普通高等教育案例版系列教材

供预防医学类、卫生管理类、临床医学类、护理、基础、口腔等专业使用

案例版

公共卫生学概论

第2版

主　编　陶芳标　李十月

副主编　贾　红　周成超　洪　峰

编　委　（按姓氏笔画排序）

马　骁　四川大学华西公共卫生学院

王文军　济宁医学院公共卫生学院

王素华　包头医学院公共卫生学院

牛丕业　首都医科大学公共卫生学院

孙鲜策　大连医科大学公共卫生学院

李　健　川北医学院

李十月　武汉大学公共卫生学院

杨新军　温州医科大学公共卫生与管理学院

武　英　华北理工大学公共卫生学院

范　春　厦门大学公共卫生学院

周成超　山东大学公共卫生学院

洪　峰　贵州医科大学公共卫生学院

贾　红　西南医科大学公共卫生学院

倪春辉　南京医科大学公共卫生学院

陶芳标　安徽医科大学公共卫生学院

编写秘书　朱贝贝　安徽医科大学公共卫生学院

科学出版社

北　京

郑重声明

为顺应教学改革潮流和改进现有的教学模式，适应目前高等医学院校的教育现状，提高医学教育质量，培养具有创新精神和创新能力的医学人才，科学出版社在充分调研的基础上，首创案例与教学内容相结合的编写形式，组织编写了案例版系列教材。案例教学在医学教育中，是培养高素质、创新型和实用型医学人才的有效途径。

图书在版编目（CIP）数据

公共卫生学概论 / 陶芳标，李十月主编. —2 版. —北京：科学出版社，2017.1

ISBN 978-7-03-050797-6

Ⅰ. ①公… Ⅱ. ①陶… ②李… Ⅲ. ①公共卫生学–医学院校–教材 Ⅳ. ①R1

中国版本图书馆 CIP 数据核字(2016)第 285345 号

责任编辑：胡治国 / 责任校对：张小霞
责任印制：赵 博 / 封面设计：陈 敬

科学出版社 出版
北京东黄城根北街 16 号
邮政编码: 100717
http://www.sciencep.com
三河市骏杰印刷有限公司印刷
科学出版社发行 各地新华书店经销
*
2009 年 7 月第 一 版 开本：787×1092 1/16
2017 年 1 月第 二 版 印张：26 1/2
2025 年 7 月第十八次印刷 字数：784 000

定价：98.00 元

(如有印装质量问题，我社负责调换)

前　言

公共卫生因人类疾苦而诞生，为人人健康而立命。公共卫生骨子里的务实、利他、人文的精神，使得它早已脱离了单纯的医学范畴。美国前医务总监埃弗雷特·库普（C. Everett Koop）博士曾说："对我们所有人来说，医疗服务只是在某些时候是非常重要的，而公共卫生任何时候都非常重要。"而在我国，由于长期重治轻防，公共卫生专业人员的数量和知识水平远跟不上社会发展的需要；临床医务工作者群体思维意识不强，少有俯看医学问题的能力。因此，公共卫生教育改革应该从入学时抓起，让医学生初进校园时就接受公共卫生思想的熏陶，培养公共卫生的专业素质与专业思维。基于这些原因，笔者最初萌发了编写这本书的想法。距离本书的第一版已有近 8 年的光景，这期间产生的新进展、出现的新问题以及激发的新思考使笔者考虑再版，试图将最前沿的知识与思潮引入课堂。

"格物致知"，将学生引向公共卫生案例，使其能有所悟，而后能怀着热忱之心走进公共卫生实践而研究、思索。为达此目的，本书采用"案例—引申的知识—扩展的内容—进展与评述"体例编写，摘取大量经典性和实时性的案例及阅读材料作为导读并丰富视野，再迁入理论知识，最后提出思考问题。让学生对公共卫生体系、职能，公共卫生基础理论，公共卫生实践有一个框架性的认识。本书以培养学生公共卫生思维为基本目标，以提高学生公共卫生素养为核心，注重知识性与实践性相结合，着重培养学生人文精神与批判性思维。

本版较上一版有较大改动，在兼顾教材稳定性和学科基本理论、基本知识连贯性的同时，按照"三篇"布局。上篇为公共卫生导论，从概念和特性、公共卫生发展简史、公共卫生职能、公共卫生体系、公共卫生人力、循证公共卫生等内容组成，全景性介绍公共卫生的内涵和实践，为预防医学相关专业在低年级开设导论性课程提供帮助，也为其他专业开设公共卫生概论性课程提供素材。中篇为健康的决定因素和健康促进策略，从影响健康的下游、中游、上游因素组织章节，避免既往从环境和遗传两个方面、多种因素分开去写的做法，符合公共卫生整体思维和应用性质。同时介绍疾病预防控制的生命历程策略、将健康融入所有政策等新策略以及新的健康促进研究，使学习者紧跟时代发展。下篇是公共卫生实践，内容涵盖了传染病、非传染病、伤害、突发公共卫生事件预防控制，职业卫生、环境卫生、精神卫生、特定人群的卫生保健及信息化时代的公共卫生，也拿出一章阐述卫生政策的制定与实施。这种多篇章编写，可为教师争对性地组织教学提供素材。

本书吸纳了国内外众多研究者的劳动成果，除编者外，国内各院校公共卫生学院的一些中青年教师为此付出了辛勤的汗水，本书的完成是大家思想火花碰撞的结晶。由于编者水平有限，疏漏之处在所难免，恳请广大师生和读者批评指正。

陶芳标　李十月

二〇一六年十一月

目　　录

下篇　公共卫生实践

上篇　公共卫生导论

第一章　公共卫生的基本内涵与属性

Fundamental connotation and attribute of public health

不同领域的专家学者对公共卫生（public health）概念的理解不同，定义公共卫生需要基于社会发展和实践的演化。不同的人赋予公共卫生的内涵和外延也会不同，它可被理解为是一项需要社会广泛参与的社会事业，像一场运动；又是像一种职业，其中有各种专业人员一起工作并致力于促进公众健康、提高生活质量；公共卫生还像一种政府服务，卫生部门代表政府实施公共卫生服务；公共卫生还可理解为一种结果，即公众的健康。但本书从理论和实践的视角编写，既把它视作一门学科，又视作一种复杂和动态变化的社会事业。公共卫生基于社会公平正义哲学，并具有明显的政治属性，与政府密切关联，利用多学科理论解决日益增加的多种挑战，需要加强国际合作。

第一节　公共卫生的基本内涵

【案例 1-1】

2003 年严重急性呼吸道综合征（severe acute respiratory syndrome，SARS）暴发流行后，世界上一批学者再次思考公共卫生的基本内涵。新西兰奥克兰大学荣誉教授（emeritus professor）罗伯特·比格尔霍尔（Robert Beaglehole）在世界著名医学杂志《柳叶刀》（*The Lancet*）上撰文——新世纪的公共卫生（public health in the new era：improving health through collective action），提出公共卫生是通过集体行动改善健康，强调公共卫生是以持久的全人群健康改善为目标的集体行动（collective action for sustained population-wide health improvement）。

比格尔霍尔的这一阐述包含了对公共卫生概念的哪些理解，它与既往专家和组织对公共卫生的定义有什么区别？

引申的知识

一、公共卫生需要集体的行动

比格尔霍尔认为，公共卫生是一项集体行动，这一行动是合作的或有组织的行为。从 19 世纪中叶以来，合作就成为公共卫生实践的核心特征。公共卫生合作伙伴是广泛的，公共卫生需要社区参与，需要多部门联动，还要充分发挥非政府机构的作用。政府在确保合作行动中起到关键作用，政府的责任既意味着规划和投入，又通过协调使不同的利益相关者（stakeholder）一起工作，公共卫生行动成为一种有组织的行为。如此，公共卫生才能促进和改善最广泛的人群健康，而不是少数人的福祉。

二、公共卫生行动具有可持续性，即需要可持久的政策

公共卫生是一项社会事业，面临的挑战很多，与社会发展水平、习俗观念、伦理道德等密切相关。同时，公共卫生的效益不像临床治疗那样立竿见影，也不像其他的投资那样有快速的受益。因此，公共卫生行动应是可持续性的，政策的持续性显得特别重要。《阿拉木图宣言》（*Declaration of Alma-Ata*）所确立的“人人享有卫生保健”的初级卫生保健策略与行动，取得了较好的成绩，但也有一些发展中国家采取了以项目为导向的公共卫生行动，政府没有制定和实施可持续发展的政策，带来的只是近期效果。

三、公共卫生的目标是全人群的健康改善并减少健康的不平等

公共卫生服务的对象是群体，但特定的公共卫生行动的目标人群可能是特定的群体，如0～6岁儿童健康管理的对象是从出生到入小学前的儿童这一群体。公共卫生的健康保护和促进，也是让全人群受益，特定的公共卫生行动健康受益应是特定人群。公共卫生行动的过程和结果评价也是群体，如儿童保健覆盖率、系统管理率、中重度营养不良率、婴儿死亡率和5岁以下儿童死亡率、意外伤害发生率等都是以群体为评价对象，一些评价指标如婴儿死亡率还需要在较大的社区实施。

公共卫生坚持社会公平正义哲学导向（详见本章第二节），不能因为社会阶层的差异、家庭出生背景和种族与族裔不同等给公共卫生的提供和筹资带来阻力，也包括个体行为限制和赋税等负担分配的公平，健康公平体现在不同的社会群体中的疾病、失能以及不良健康状况的分布差异明显。慢性疾病的患病率、婴儿死亡率、孕产妇死亡率、烟草和药物滥用、精神卫生服务、老年健康护理、环境污染、职业健康风险等地区、性别差异在任何一个国家都或多或少地存在，这是公共卫生面临的最大挑战之一。

四、公共卫生的关键主题

比格尔霍尔强调了现代公共卫生理论与实践的五个关键主题（key theme），包括：①政府应担负起对整个卫生系统的领导作用，忽视了这一点将无法实现全人群的健康改善，忽视这一点卫生部门也只会继续按生物医学模式关注与卫生保健有关的“近端”问题；②所有部门必须协作行动，忽视这一点只会恶化健康的不平等现象，而政府领导是协作行动、促进全人群健康的核心保障；③用多学科的方法理解和研究健康决定因素，用适当的方法回答适当的问题，为决策提供科学依据；④理解卫生政策发展和实施过程中的政治本质，整合公共卫生科学与政府领导及全民参与；⑤与服务的人群建立伙伴关系，使有效的卫生政策能够得到长期的社区和政治支持。比格尔霍尔认为，无论是公共卫生实践领域还是教育领域，上述五个核心主题还不能充分体现出来。

扩展的内容

一、温斯洛1920年对公共卫生的定义

美国公共卫生的领袖人物温斯洛（Charles-Edward A. Winslow）早在1920年就将公共卫生定义为：公共卫生是通过有组织的社区努力来预防疾病、延长寿命、促进健康和效益的科学和艺术。这些有组织的社区努力包括改善环境卫生，控制传染源，教育每个人注意个人卫生，组织医护人员为

疾病的早期诊断和预防性治疗提供服务，建立社会机构来确保社区中的每个人都能达到适于维护健康的生活标准，使每个公民都能实现其与生俱有的健康和长寿权利。

这一定义综合且具体地提出了公共卫生的本质、范畴及目的，体现了公共卫生的基本内涵。1952 年，世界卫生组织（WHO）采纳了温斯洛提出的公共卫生定义，一直沿用至今。

二、美国医学研究所（IOM）1988 年定义

1988 年，美国医学研究所（Institute of Medicine，IOM）在其《公共卫生的未来》的研究报告中提出，把公共卫生的使命归纳为“通过保障人人健康的环境来满足社会的利益”。

该定义强调各种影响健康的环境因素，明确公共卫生与社会、经济、政治和医疗服务不可分割的关系。该定义更加强调，确保人人健康是整个社会的利益所在。这就意味着改善他人的健康环境和健康状况符合自己的切身利益。这种“人人为我健康，我为人人健康”的主张正是公共卫生的核心价值。

IOM 的定义所反映的另外一个公共卫生核心价值是“保障”，即保障人人享有健康环境。这就意味着要持续不懈地促进和保护每个人在健康和身心全面发展方面的利益。这种价值观迎合了一句非洲格言——养育一个孩子需要全村人的付出，而公共卫生的作用就是能为人人提供服务的一个“村庄”。

IOM 的报告还界定了公共卫生的范围，确定了公共卫生的三个核心功能：评价（assessment）、政策制定（policy development）和保障（assurance）。从某种意义来说，公共卫生的三大核心功能与医学中的诊断和治疗功能相类似。如果将人群或社区看成一个人，评价就类似于诊断，保障就类似于治疗，政策制定则是介于评价和保障之间的一个中间步骤，类似于诊断之后治疗计划的制订过程。

三、威克斯观点

20 世纪 60 年代，英国实业家查尔斯·杰弗里·威克斯（Charles Geoffrey Vickers）在担任英国医学研究委员会（Medical Research Council）主席期间，从疾病和科学及社会价值观之间互动关系的角度重新审视了公共卫生。他认为，政治、经济和社会发展史上里程碑意义的事件都是在某些状况从“当然存在”转变为“不可容忍”的时候发生的。因此，公共卫生的历史同样也是不断地重新定义“不能接受的”记录。

威克斯定义强调了科学和社会价值观之间微妙、动态的关系。当健康问题从社会“可容忍状态”转变为“不能接受状态”，社会就会采取集体行动，做出公共卫生反应。这个定义有助于人们理解为什么 2004 年全球对已存在多年的禽流感亚洲流行做出不同寻常的公共卫生反应，理解 WHO 对 2009 年甲型 H1N1 流感的高度警惕。这应该回溯到 2003 年的 SARS 危机，那场灾难使全世界都看到了公共卫生在社会和经济发展中举足轻重的地位，认识到预防重大传染病“小题大做”的重要意义。社会价值观的转变已经使人们对重大传染病的忽视成为一种社会不能接受的态度，H7N9 禽流感、甲型 H1N1 流感、埃博拉病毒病（Ebola virus disease）、寨卡病毒（Zika virus）感染等严峻形势及全球行动反映了社会价值观的转变。

四、公共卫生、预防医学及医学

公共卫生与预防医学和医学密切相关，公共卫生借助于医学和预防医学理论与方法为促进人群健康服务，但公共卫生又具有多学科的性质。

表 1-1 从从业人员、服务对象、工作重点三个方面总结了各公共卫生、预防医学和临床医学的区别。实际上，他们三者紧密联系。预防医学是一门专业学科，提供疾病预防控制理论、策略

和方法并直接服务于公共卫生，而不管是临床医学还是公共卫生，都以促进个体健康和生命质量为宗旨，一部分公共卫生医生如果有很好的临床医学理论和技能，在人群疾病和健康问题的流行特征、暴露流行定性、疾病预防控制策略的制定等方面定会得心应手，并与临床医生一起工作。

表 1-1 公共卫生、预防医学和临床医学的关系

	公共卫生	预防医学	临床医学
从业人员	包括公共卫生医生在内的多学科的专业人员	公共卫生医师	临床医生
服务对象	人群、社区、环境、个体	人群和个体	病人
工作重点	健康诊断、疾病预防、环境卫生、政策制定等	疾病预防	疾病诊治、康复

他们三者的关系也可以理解为图 1-1，呈相互交集联系。

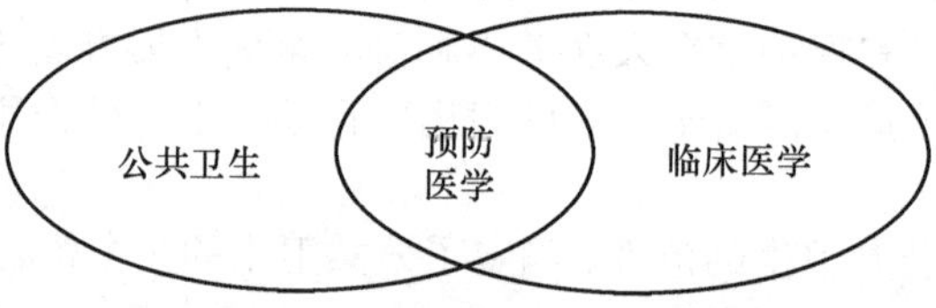

图 1-1 公共卫生、预防医学和临床医学的关系图

进展与评述

一、“新公共卫生”更加强调政府的责任

1986 年 11 月 21 日，WHO 在加拿大首都渥太华召开了世界第一届健康促进大会，发表了著名的《渥太华健康促进宪章》（*Ottawa Charter for Health Promotion*）。该宪章定义了“新公共卫生”的概念，强调公共卫生是在政府的领导下，在社会发展的水平上，保护民众远离疾病和促进健康的所有活动。同时，明确提出了健康的基本条件是和平、住房、教育、食品、收入、稳定的生态环境、可持续的资源、社会的公正与平等。根据这一定义，公共卫生的核心内容是强调政府在公共卫生事业中的核心地位，同时更加重视社会科学对促进健康的作用。

针对 SARS 危机后社会各界对公共卫生认识不清的局面，时任中国国务院副总理兼卫生部部长吴仪在 2003 年中国卫生工作会议上对公共卫生作出了如下定义：公共卫生就是组织社会共同努力，改善环境卫生条件，预防控制传染病和其他疾病流行，培养良好卫生习惯和文明生活方式，提供医疗服务，达到预防疾病、促进人民身体健康的目的。根据这一定义，公共卫生体系建设需要政府、社会、团体和民众的广泛参与，共同努力。其中，政府主要通过制定相关法律、法规和政策，促进公共卫生事业发展；对社会、民众和医疗卫生机构执行公共卫生法律法规，实施监督检查，维护公共卫生秩序；组织社会各界和广大民众共同应对突发公共卫生事件和传染病流行；教育民众养成良好卫生习惯和健康文明的生活方式；培养高素质的公共卫生管理和技术人才，为促进人民健康服务。中国政府公共卫生定义的内涵与温斯洛定义基本上是一致的，既从根本上解决了中国公共卫生体系建设与国际接轨的问题，又在中国首次提出了政府对公共卫生的有限责任概念，界定了政府在公共卫生方面的五大责任。

二、公共卫生是弥合疾病预防和医疗裂痕的重要实践

当前，中国慢性非传染病（chronic non-communicable diseases，NCD）（简称慢性病）的

流行态势非常严峻。据国家卫生和计划生育委员会估计，众多的慢性病及其危险因素在成人中检出率达到10%以上，如糖尿病、高血压、血脂异常等。显然单纯依赖于治疗不能解决日益增加的新发病例，甚至越治越多，社会沉重的疾病负担特别是经济负担难以解决，这就将弥合临床与预防的裂痕再次提上议事日程。公共卫生的内涵可以概括为三个“P”，即疾病预防（prevention）、健康保护（protection）和健康促进（promotion），这将疾病治疗、预防、健康保护和促进统一起来，应是解决慢性病等重大威胁公众健康问题的重要途径。

2015年10月30日第26届长城国际心脏病学会议等多个国际和地区心血管/心脏会议在北京召开，大会的主题为“弥合裂痕，应对挑战”，大会主席、中国心脏联盟联合主席马长生教授在开幕典礼的致辞中强调，以心血管疾病为首的慢性病危机正在全球蔓延，中国的心血管疾病发病人数不断增加并呈现年轻化趋势，心血管疾病的防控面临严峻挑战。预防和治疗、疾病预防控制和医院医疗两大体系的裂痕日益加深，公共卫生和预防医学领域大量研究成果和技术等并未在临床上获得广泛推广，未发挥出应有的作用。心血管病预防弱、临床强，整个心血管领域的从业者广泛参与到预防事业中来的意识和行为力度还不够，理念也不够，这些都是传统意义上的裂痕；从最新指南、进展到临床实践的裂痕、从传统模式到新模式转变的裂痕，也都亟待弥合。马长生认为，如果心血管病医护人员及公众都能树立预防为重的理念，能够做到“心血管病预防人人有责”，整个行业将发生巨大变化。在行动纲领和策略上，也要逐步把预防做强。如北京市2015年出台的《北京市控制吸烟条例》就是弥合裂痕最强有力的行动，也是多年来学术界、政府及全社会共同努力的结果。

第二节　公共卫生哲学与政治属性

【案例1-2】

WHO估计，每年至少有10亿人因无法获得所需要的卫生服务而备受病痛折磨，每年大约有1.5亿人因使用卫生服务而陷入经济困境，有1亿人因支付医疗费用而滑落到贫困线下，全球每年共有5600万人死亡，其中2/3的死亡人口（即3800万人）未进行登记。同时，在今后20年，为满足需求，将需要培训和部署4000万～5000万名新的卫生工作者。由此提出，实现全民健康覆盖是解决上述公众健康问题的路径，其关键是提供以人为本的综合卫生服务。

那么，全民健康覆盖提出的时代背景是什么，全民健康覆盖的基本内涵有哪些，全民健康覆盖与公共卫生两个重要属性——公平正义哲学属性和政治属性有何关联？

引申的知识

一、全民健康覆盖的基本内涵

WHO对全民健康覆盖（universal health coverage，UHC）界定为：所有人都应当享有所需要的、有质量的卫生服务，并且不因利用这些服务出现经济困难。UHC的核心价值取向是社会公平，它应涵盖全面的高质量基本卫生服务。实现UHC的主要任务是缩小国家间、地区间和人群间的卫生服务可及性及费用负担的差距。

（一）全民健康覆盖实现的要素

一个社区或国家要实现UHC，以下几个要素必不可少。

1. 提供综合性保健服务的卫生系统　首先要有一个有力、高效、运转良好、能够通过以人为本的综合保健服务、满足重点卫生需求的卫生系统。WHO强调，这一保健服务包括为艾滋病、结核病、疟疾、非传染性疾病患者及孕产妇和儿童健康提供的服务。这一卫生系统，能够为人们提供信息，并鼓励人们保持健康、预防疾病；及早发现健康方面的状况，并有能力治疗疾病，帮助患者康复。

UHC需要向人们提供综合卫生服务，即在卫生系统各级和各服务地点提供终生连续的健康促进、疾病预防、诊断、治疗、疾病管理、康复和姑息治疗服务。这样，社区成员就可在更好的条件下自行采取预防措施，从长远来看，这也可以有效节约成本。

2. 可负担性 建立为卫生服务供资的制度，确保人们在利用卫生服务时不经历经济困难，不引起因病返贫。

3. 获得基本药物和技术 国家或地区要建立基本药物制度，技术服务于诊断并处理医疗问题。

4. 受到良好训练的卫生工作者 卫生服务是由受到良好培训并积极工作的卫生工作者提供，他们拥有提供服务并以现有最佳证据为基础、满足患者需求的卫生服务能力。

5. 多部门合作 要实现UHC，还要承认所有部门对于确保人类健康均发挥着关键作用，包括交通、教育和城市规划部门。

（二）建立强有力的卫生系统，推动全民健康覆盖

UHC的一项重要内容是筹集卫生资金。需要为此筹集足够资金，通过预付和集资尽量减少直接自付额，并有效和公平使用现有资金（包括有关捐款）。

国家还必须拥有在运转良好的有效并负担得起的卫生系统中能够担当重任的卫生队伍，通过提供以人为本的高质量综合服务，满足重点卫生需求。良好的治理结构、完善的药品和卫生技术采购与供应系统以及妥善运转的卫生信息系统也很关键。

为实现UHC，不仅需要重视服务范围，而且还应重视提供这些服务的方式，重点是提供以人为本的一体化卫生保健服务。需要调整卫生服务提供工作，以便更好地向目标人群提供个体化服务。卫生系统应满足人们对长期全面健康的需求和期望，协助人们更好地理解其卫生保健需求。

二、全民健康覆盖的误区

UHC不仅仅涉及卫生筹资问题，它应涵盖完善的卫生系统的所有要素：卫生服务供应系统、卫生人力、卫生设施或交流网络、卫生技术、信息系统、质量保障机制、管理、法规。

UHC不仅是确保提供最低限度的一整套卫生服务，而且还需确保随着获得更多资源，逐渐扩大卫生服务和财务风险保障范围。国家在卫生领域实行财务风险保障制度，人们就不会因贫致病和因病致贫，保障在得病后不要被迫用尽积蓄、变卖家产、借贷度日、连累子女。

UHC并不是不惜成本免费提供一切可能的卫生干预措施，因为没有任何国家可以长期免费提供所有服务。UHC不可能在所有国家一蹴而就，但各国都可采取行动加速推进UHC，或保持已取得的进展。即使在通常能够提供便于使用和负担得起的卫生服务的国家中，政府也发现越来越难满足本国人口不断增长的卫生需求以及持续上升的卫生服务费用。

链接

全民健康覆盖与全民医保的关系

UHC不是“全民医保”，全民医保通常是指全民健康保障制度，是一种制度安排；而UHC关注点在于全民健康，其目标不是建立一种制度，而是通过建立各种制度来实现公民健康服务的覆盖与保障。UHC的核心价值取向是社会公平，实现UHC的主要任务是缩小国家之间、地区之间和人群之间的卫生服务可及性及费用负担的差距。同时，UHC的内容不单单是医疗服务的保障覆盖，还包括公共卫生、健康促进、妇幼保健、康复、老年护理和老年临终关怀、卫生决策等其他不涵盖在医疗保险范围之内的内容。

三、全民健康覆盖，初级卫生保健和公平是基础

UHC 以宣布健康为基本人权的 1948 年 WHO《组法》和 1978 年《阿拉木图宣言》所确定的“人人享有卫生保健”为基础，强调初级卫生保健的重要性。实施 UHC 的国家其财力不是主要障碍，理念更为重要。即一个国家对于公民卫生服务和健康的一种责任，贫穷的国家都可以尽力地为自己的公民健康促进做出贡献。每个国家都应当健全初级卫生保健体系，制定实现 UHC 的愿景、战略和行动领域。对于发展中国家，持续的政治支持是实现 UHC 最重要的保证，增加卫生筹资和提高资源使用公平与效率是实现 UHC 最重要的条件。

UHC 意味着各国不仅要跟踪整个国家人口的进展情况，而且要在不同的群体内部（例如，按收入水平、性别、年龄、居住地、移民身份和民族等）促进实现公平。同时，UHC 远远不止解决健康问题：为向 UHC 的目标迈进，必须促进公正，推动发展重点，并增强社会包容与和谐。

扩展的内容

一、公共卫生的公平正义属性

公共卫生的核心价值是健康的公平性。1948 年 WHO 的《组织法》即宣称健康是一项基本人权，并承诺确保为所有人提供可以达到的最高健康水平。

（一）社会公平正义与健康

社会公平正义（social equity and justice）简称公正，是人类社会基本价值追求和行为准则，是指社会为公民分配资源坚持以需要为导向，而不是以其出生背景、生活地区、收入水平或享有的特权为决定条件。但公平性不等于平等，平等（equality）是指每个社会成员获得等量的社会服务。社会公正有两个方面，一是让社会成员能够分享社会经济成果，即每个社会成员的基本尊严和基本生存条件能够得到维护和满足，每个社成员的基本发展条件能够得到保证，每个社会成员的生活水准和发展能力能够随着社会经济发展进程的推进而不断得以提升；二是让每个社会成员都能够拥有充分的自由发展空间。

健康是人类全面发展的基础，保障公民健康的公平性已成为一项衡量社会公正的重要指标。公共卫生服务以满足人们基本健康基本需求为出发点，是国家为公民的健康促进和疾病治疗及预防提供的保障，是一种公共产品和服务，这有助于实现社会的公平正义。同时，政府为公民提供公共卫生服务，满足公民的健康需求，使得政府获得存在合法性的依据增强。公共卫生服务公平性要求努力降低人群在健康和卫生服务利用等方面不公正和不应有的社会差距，遵循按健康需求和按能力支付的原则，力求使每个社会成员均能达到基本生存标准。

（二）公共卫生服务提供、卫生筹资和健康公平

公共卫生服务的服务可及性和有效性是考验政府公共卫生职能的试金石。建立覆盖乡村和城镇社区的公共卫生服务体系，解决服务的可及性，进而缩小城乡差异和地区差异；不断扩大公共卫生服务的覆盖范围，切实解决公共卫生服务内容覆盖率不能满足居民需要的问题；逐步完善城镇居民基本医疗保险和农村居民的新型农村合作医疗制度，提高报销比例，降低公民实际支出，减少因病致贫、因贫治病的社会问题；认真解决公共卫生服务的质量和效率，以公民的健康状况、满意度提高、疾病风险下降、健康素质提升为评价指标。

1. 公共卫生服务提供水平的公平性　是指有等量公共卫生需要的人得到相同数量和质量的卫生服务。公共卫生服务提供的垂直公平是指具有不同卫生服务需要的人所获得的公共卫生

服务量不同，需要水平高的人得到较多的公共卫生服务，需要水平低的人得到较少的公共卫生服务。

2. 公共卫生筹资的公平性 是指按照支付能力的大小进行筹资的原则，主要体现健康人群和非健康人群以及不同经济收入水平人群之间的风险分担。也有水平公平和垂直公平之分。

3. 公共卫生筹资水平公平和垂直公平 公共卫生筹资的水平公平是指同等收入水平和支付能力的人，不管其对卫生水平服务的实际利用如何，对于公共卫生服务应该有同等的支付额，即同等能力同样支付，也包括没有支付能力不支付的情况。公共卫生筹资的垂直公平是指具有不同收入水平和支付能力的人，对公共卫生服务应该有不同的支付额。收入水平高、支付能力强的人应该多付，收入水平低。支付能力弱的人应该少付。

4. 健康状况的公平性 是指不同性别、年龄、收入水平、职业、文化程度、种族的人群具有同样或类似的健康水平。反映群体健康水平的指标有患病率（包括两周患病率、慢性病患病率）、死亡率、婴儿死亡率、孕产妇死亡率、期望寿命等，从 20 世纪 90 年代 WHO 还用残疾（失能）调整能寿命年（disability-adjusted life years，DALYs）反映居民健康状况。

5. 健康横向公平性和纵向公平性 健康横向公平性是指具有相同卫生保健需求的人群提供相同的公共卫生服务；纵向公平性是指具体到每一个个体，当他们所处的状态不同时应提供不同的服务。如此，这就要求政府对低收入、健康状况差以及患严重疾病的人群提供帮助，才能防止因病致贫和因病返贫，降低疾病对贫困家庭的经济负担。同时，提高健康公平与提高平均水平之争有时还面临着一种选择。例如，帮助农村和边远地区的人群、社会和经济状况较差的人群需要昂贵的费用，但同时成本效果较好。

二、公共卫生的政治属性

公共卫生从来不是独善其身之举，而是密切地与人口健康、社会稳定和经济发展相关联，是公共安全的一个重要组成部分。

（一）公共卫生与人口健康

人口的规模、结构和流动等相对稳定的状态是一个国家和地区经济、社会发展的必然要求，是人口安全的主要内容。非洲的艾滋病流行导致一些国家人口期望寿命降至 40 岁以下，人力资源和生命力遭到严重破坏。中国人口出生缺陷的发生率高达 40‰～60‰，对人口素质的影响显而易见。

WHO 于 2014 年 9 月 26 日总结：“西非埃博拉疫情是人类当代最严重且紧急的一次公共卫生危机。即便是其他第四类生物危险品也没有如此迅速、持续地感染多个地区的人们。”截至 2015 年 5 月 9 日，这次暴发已报告 26 683 例疑似病例，11 022 例死亡。专家估计，这组数据或远低于实际情况。

链接

公 共 安 全

广义上的公共安全是指危及多数人的生命、健康、重大公私财产以及社会生产、工作生活安全。它包括整个国家、整个社会和每个公民从国防安全、环境安全到社会福利保障等一切生活方面的安全，自然也包括免受犯罪侵害的安全。狭义的公共安全主要包括来自自然灾害、治安事故（如交通事故、技术性事故等）和犯罪的侵害三个部分。

（二）公共卫生与政治稳定

突发公共卫生事件和其他的公共卫生危机，必定引起特定人群乃至全体居民的恐慌，严重的还会带来社会的动荡。例如，环境污染事件可能反映了政府规划、监督和预警能力，甚至引起国际纠纷。自 2014 年起新的一轮埃博拉病毒病疫情在西非的流行亦造成了社会动荡，由疾病引发的资源短缺问题造成了比病毒本身更大的负面影响。数以千计的利比里亚、几内亚和塞拉利昂居民受到检疫隔离，利比里亚首都蒙罗维亚的情况如媒体报道的那样——“灾难性”及“每况愈下”。当地医疗系统运作瘫痪，工作人员处于恐慌之中，很多罹患其他疾病的人士未能得到及时的看护，逾百位医护人员殉职。2014 年 8 月 16 日，蒙罗维亚一处检疫隔离中心发生了骚乱，示威者大肆破坏以示对政府及医护人员的不满，不少正在受到医疗监护的病人连带沾有鲜血的床上用品逃离，为疫情雪上加霜。

因此，公共卫生直接关系到国家和政府对人民的责任，突发公共卫生事件和危机考验政府的能力。SARS 以后，公共卫生观念在全社会的普及也使中国决策层深刻认识到，应对危机的能力是国家的核心能力之一。在国务院的领导下，为了应对疾病流行和社会公共事件的发生，中国已经初步制定了 100 余个专项的或部门的应急预案，除了涉及重大传染病流行、中毒事件、环境污染、核泄露等公共卫生事件外，也涉及了洪涝灾害、地震、台风等各种自然灾害，以及铁路、民航、电力、银行、煤矿等领域的重大事故，并且覆盖了各种潜在的社会安全事件。

（三）公共卫生与经济安全

据亚洲开发银行（ADB）统计，受 SARS 影响，全球经济总损失额达到 590 亿美元，其中，中国内地总损失额为 179 亿美元（人民币 1200 余亿元），中国香港经济的总损失额为 120 亿美元。有人推算，一次 SARS 暴发的经济损失相当于 5 次“9・11”事件带来的后果，可见公共卫生与经济安全和经济的可持续发展之间关系的高度密切性。实际上，即使公共卫生危机尚未暴发，其潜在的危害同样有破坏性。

进展与评述

一、中国各省期望寿命及疾病负担差异仍然需要缩小

2015 年 10 月 23 日，《柳叶刀》（*The Lancet*）在线发表的中国 33 个省全因死亡率、死亡原因和寿命损失年（YLL）的研究结果显示，与 1990 年相比，2013 年中国各省出生时预期寿命（life expectancy at birth）均有显著提高，其中西藏自治区提高最多，达 14.2 岁，河北省提高最少，为 4 岁；另外，各省出生预期寿命（图 1-2）、各年龄段死亡概率存在地区差异，死因构成具有明显异质性。这就需要制定因地制宜的卫生政策，以应对各地卫生系统所面临的不同挑战，解决健康不平等现象。

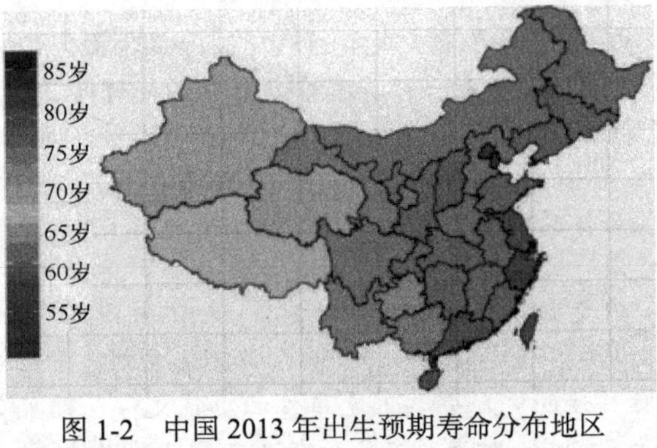

图 1-2　中国 2013 年出生预期寿命分布地区

由华盛顿大学健康测量与评价中心（IHME）牵头，并与中国疾病预防控制中心和中国妇幼卫生监测办公室协作进行，使用全球疾病负担 2013（GBD2013）研究方法所得结果。同期还发表了

1996—2012年中国5岁以下儿童死亡率成就和面临的挑战。

二、建立指标体系，监测全民健康覆盖进展

WHO早在2005年就提出了实现UHC的目标，而且对其内涵作了初步界定；2010年和2013年报告也聚焦UHC，分别从卫生筹资和研究两个方面提出促进全球UHC进程的策略和路径。世界银行（WB）和WHO正在联合开发UHC测量方法，提出了测量UHC的基本原则和指标体系。

（一）建立UHC测量指标的原则

WHO和WB提出UHC测量指标四条原则，包括：①所测量的服务覆盖应当对人群健康产生显著性影响；②测量指标应当反映人群特征；③测量指标反映卫生服务体系特征；④测量指标关注社会不平等，如不同收入水平、性别、居住地、教育水平等之间的差异。

（二）UHC监测指标体系

WHO和WB制定了一个跟踪UHC进展情况的框架，该框架确定了三项总体指标，即卫生服务覆盖、财务风险保障、对全体人口的公正性或覆盖面，协助各国发展本国的卫生系统，推进和保持UHC并监督进展情况。

1. 卫生覆盖率 为了监督在实现UHC方面的进展情况，应重点监督高质量基本卫生服务的人群覆盖面以及针对灾难性自付医疗费用的财务保障情况。应特别重视最弱势人群，如最贫困者或边远农村居民。

2. 财务风险保障 应在较广泛的卫生系统绩效框架下进行监督，跟踪卫生工作者、药品和技术的绩效并衡量对健康和财务保障的影响。

3. 对全体人口的公正性或覆盖面 衡量国家在实现全民健康覆盖方面取得的进展很重要。考虑到每个国家的特定情况，可以针对不同领域确定有关衡量指标。还可建立全球监督全民健康覆盖框架，使用国际公认的标准化衡量指标，以便进行跨国和跨时比较。

国家可以检查各项目标的实现情况，并将重点放在需要特别重视的领域上，推动UHC的逐步实现。

第三节 公共卫生安全与国际合作

【案例1-3】

2005年5月23日，第58届世界卫生大会通过《国际卫生条例(2005)》(A58/55)[以下简称《条例(2005)》]。《条例(2005)》是一部具有普遍约束力的国际卫生法，中华人民共和国是《条例(2005)》的缔约国。《条例(2005)》要求各缔约国应当发展、加强和保持其快速有效应对国际关注的突发公共卫生事件的应急核心能力，并在2012年6月15日前，发现、评估、报告、通报和处置突发公共卫生事件的能力全部达标，不能如期达标可申请延期。《条例(2005)》共分10编66条，即前言、定义、目的和范围、原则及负责当局；信息和公共卫生应对；建议；入境口岸；公共卫生措施；卫生文件；收费；一般条款；MR专家名册、突发事件委员会和审查委员会；最终条款。《条例(2005)》还包括9个附件：监测和应对、出入境口岸的核心能力要求；评估和通报可能构成国际关注的突发公共卫生事件的决策文件；船舶免予卫生控制措施证书/船舶卫生控制措施证书示范格式；对交通工具和交通工具运营者的技术要求；针对媒介传播疾病的具体措施；疫苗接种、预防措施和相关证书；对于特殊疾病的疫苗接种或预防措施要求；航海健康申报单示范格式；航空器总申报单的卫生部分。

那么，《条例(2005)》主要内容、适用产生的历程和意义有哪些？对推动公共卫生安全及其国际合作有怎样的作用呢？

引申的知识

一、《国际卫生条例(2005)》主要内容

（一）适用范围

《条例(2005)》内容与原《国际卫生条例》其适用范围从鼠疫、黄热病和霍乱三种传染病的国境卫生检疫扩大为全球协调应对构成国际关注的突发公共卫生事件，包括各种起源和来源，实际上是指生物、化学和核辐射等各种因素所致的突发公共卫生事件。

（二）对成员国能力建设要求

《条例(2005)》对各成员国国家级、地方各级包括基层的突发公共卫生事件监测和应对能力，以及机场、港口和陆路口岸的相关能力的建设都提出明确要求，以确保《条例(2005)》的实施。

（三）规定可能构成国际关注的突发公共卫生事件的评估和通报程序

《条例(2005)》规定了可能构成国际关注的突发公共卫生事件的评估和通报程序，要求各成员国及时评估突发公共卫生事件，并按规定向世界卫生组织通报。同时，要求成员国根据 WHO 要求及时核实其他来源的突发公共卫生事件信息。

（四）规定 WHO 在参与成员国应对突发公共事件中的作用

WHO 按照《条例(2005)》规定的程序确认是否发生可能构成国际关注的突发公共卫生事件，并提出采取公共卫生应对措施的临时建议和长期建议，并成立突发事件专家委员会和专家审查委员会，为 WHO 相关决策提供技术咨询和支持。

（五）成员国采用其他卫生措施的权利

各成员国可以根据本国立法和应对突发公共卫生事件的需要，采取《条例(2005)》规定之外的其他各项卫生措施，但应根据 WHO 要求，提供相关信息，并根据 WHO 要求考虑终止这些措施的执行。

二、《国际卫生条例(2005)》产生的历程

传染病在历史上是威胁人类健康最主要的疾病。14 世纪发生在欧洲和亚洲的鼠疫大流行，仅欧洲死亡就达 2500 余万人，南亚也死亡 1300 余万人。1374 年意大利威尼斯建立了世界第一个检疫站，颁布了第一部检疫规章，即海员管理规定，该规定很大程度上限制了疾病的传播。

自 19 世纪以来，西方国家商品迅速发展，国际交通往来迅猛增加。同时，鼠疫、霍乱、天花、黄热病等烈性传染病广泛流行。既往的检疫规章已经不能适应现有的情况，许多国家为防御恶性传染病的传播蔓延，相继采取检疫措施，制定检疫法规，并从地区性的协调逐渐发展到国际间的合作。第一次国际卫生会议从而于 1851 年在巴黎召开，制定了世界第一个地区性《国际卫生公约》。

随着社会及疾病的发展，《国际卫生公约》也逐渐发展。1866 年土耳其君士坦丁堡会议和 1874 年维也纳会议，针对当时霍乱历经四次世界性大流行，重点提出防止霍乱国际间传播的措施；同时将鼠疫、黄热病并列为国际检疫传染病，建立了国际流行病委员会；1892 年意大利的国际卫生会议制定了船只通过苏伊士运河检疫办法；1893 年德国的德里斯顿国际卫生会议专门研究了防止东方（印度等国）鼠疫传入欧洲的检疫措施；1897 年奥地利维也纳会议强制要求各国电报报告鼠

疫首发病例；1903 年法国巴黎第 11 次国际卫生会议修订国际卫生检疫城市 184 条，船舶除鼠；1912 年巴黎第 12 次国际卫生会议中形成的《国际卫生公约》文本，将霍乱、鼠疫、黄热病定为国际检疫传染病；1924 年比利时布鲁塞尔 24 国会议，设立海港性病防治机构；1926 年巴黎第 13 次国际卫生会议，37 个国家参加，正式通过《国际卫生公约》，共 172 条，增加天花、斑疹伤寒为国际检疫传染病，中国也出席了该会议，签订了该公约；1933 年荷兰海牙 22 国会议制定国际航空卫生公约，提出卫生机场航空卫生文件，加强机场的卫生管理。

随后，《国际卫生公约》继续发展，逐渐形成《国际卫生条例》。1944 年修订的《国际卫生公约》，提出货物、行李检查和移民与边境检疫等事项；1946 年在纽约签订了世界卫生大会组织宪章，共 21 条，制定检疫规章，成立检疫专家委员会；1948 年第 1 届世界卫生大会起草了《国际公共卫生条例》；1951 年第 4 届世界卫生大会通过了《国际公共卫生条例》。确立《国际公共卫生条例》的目的是最大限度防止疾病在国际间的传播，同时又尽可能小地干扰世界交通运输；1969 年 22 届世界卫生大会对《国际公共卫生条例》进行了修改、充实，并改称为《国际卫生条例》（International Health Regulation，IHR）；1973 年和 1981 年先后对 IHR 进行修改、补充，修改后的条例，强调了流行病学监测和传染病控制，旨在加强流行病学的监测手段在国际间的运用，以尽早发现或扑灭传染源，改善港口、机场及其周围的环境卫生，防止媒介扩散，并且鼓励各国卫生当局重视流行病学调查，减少疾病入侵的危险。

为了应对新发传染病的出现和国际间传播，1995 年召开的 WHO 第 48 届世界卫生大会通过了关于对 IHR 进行实质性修订的决议。2003 年 SARS 和随后人禽流感疫情的暴发流行增加了修订 IHR 的紧迫性，国际社会也因此呼吁扩大 IHR 的使用范围。2003 年召开的第 56 届世界卫生大会作为紧急事项讨论了 IHR 的修订问题，并要求 WHO 秘书处加快修订工作的进程。为此，WHO 加速了修订 IHR 的工作。2004 年 1 月和 9 月，WHO 先后两次提出 IHR 修订草稿，广泛征求各成员国意见；2004 年 3 月至 2005 年 5 月，WHO 先后召开各区域会议和两次政府间工作组会议，磋商修订 IHR。审议修改 IHR 修订草案文本；2005 年 5 月，第 58 届世界卫生大会通过了 IHR 的修订，即《国际卫生条例(2005)》。新的 IHR 于 2007 年 6 月 15 日生效。

三、《国际卫生条例(2005)》与公共卫生安全及国际合作

IHR 的产生是为人类社会应对疾病的挑战发挥了重要的作用，其目标是维护国家和国际公共卫生安全。《条例(2005)》主要特征概括为以下几点：体现了全人类共同利益性，与口岸建设和经济发展的相关性，实体法规范与程序法规范的兼容性，对空间和时间要求的特殊性，突出较强的专业性。《条例(2005)》的制定，体现了国际卫生检疫从单纯的隔离留验到疾病监测、卫生监督和旅行者的卫生保健经历了多个发展阶段，检疫内容不断延伸，国际检疫法规条款不断修改补充的过程，开辟了人类通过国际卫生立法形式开展国际合作与疾病进行斗争的新纪元。

近 30 年来，由于国际疾病谱发生了巨大变化，新发传染病不断发现。人类对公共卫生安全的需求不断增加，卫生检疫内容不断延伸，尤其是 20 世纪后期，全球化进程加速，人员和物资的国际流动快速、频繁，疾病国际传播的风险大大增加，《条例(2005)》可推动 WHO 成员国调整卫生检疫尤其针对新出现的传染病开展卫生检疫工作，同时进一步规范法律关系主体行为，制定了各自的法规、规定。

扩展的内容

一、公共卫生问题的国际属性

公共卫生问题具有国际属性，发展中国家在社会经济发展进程中没有兼顾到环境污染、职业卫生转移等所带来的健康问题似乎是工业化国家所经历过程的一个翻版，人口动力学改变如人口

老龄化、人口抚养比增加等在部分发达国家和中国显得特别严重，膳食模式改变如主食的单一化和精细化、动物性食品消费显著增加等增加代谢性疾病发生，静坐少动方式的流行特别是身体活动量减少、视屏时间增加更是给肥胖等健康问题雪上加霜，新发传染病和病原体耐药的出现以及国际恐怖活动等任何国家都难以幸免。

中国重大问题公共卫生问题呼唤国际合作

1. 中国重大公共卫生问题

（1）新发传染病不断出现和古老传染病的“复燃”：近 30 年来，新发传染病不断出现，这些新发传染病多数在中国先后流行，其中人高致病性禽流感、SARS、甲型 H7N9 禽流感在中国首发，其中艾滋病成为中国传染病第一位死因。结核、鼠疫、疟疾等古老传染病的“复燃”，推算中国有 4 亿人感染结核菌，10%的人有发生结核病的可能，同时结核病死亡在传染病死亡病因中排第二位。这些使公共卫生工作者再次清醒地认识到，即使是免疫规划不断扩大的今天，传染病依然是危害人类健康的严重疾病。环境破坏和自然生态系统恶化、化石能源大量使用导致的气候变化、抗生素的不合理使用等成为新发传染病和病原微生物耐药的重要推手，贫穷、拥挤、营养不良、人群流动性加快使得传染病的流行变得更为便利。

（2）慢性非传染性疾病和伤害日益成为威胁人民群众生命的主要“杀手”：高血压、心脑血管疾病、肿瘤、糖尿病居高不下，已造成中国疾病负担、医疗费用过度上涨和威胁劳动力人口健康的重要公共卫生问题。意外伤害是 1 岁以上儿童青少年的第一位死因，道路交通伤害、农村地区溺水、老年人跌倒等伤害世界带来的死亡和失能日益突出，中国也是世界上自杀率最高的国家。精神障碍和心理健康问题虽然无确切的数据，但问题的严重性成为不争的事实。中国是世界最大的发展中国家，任何重大的公共卫生问题因其基数庞大使尚处在发展和完善阶段的卫生系统难以承受。

（3）人口老龄化进程快速：中国又是人口老龄化进程最快的国家，据估计，中国仅仅用了 18 年就走完了发达国家上百年和数十年走完的老龄化进程，“未富先老”的局面已经摆在面前。

（4）环境恶化、生态破坏对健康危害加大：近年来雾霾出现的频率更繁、浓度更高、持续时间更长的特点，成为呼吸系统疾病、恶性肿瘤新的病因。经济转型时期对自然资源的过度索取和开发利用，致使空气、土壤、水、食物污染，直接或间接危害健康；而与之相伴随的是对生态的破坏，加剧新发传染病的出现。

（5）城市化和人口流动带来新的健康问题：快速的城市化进程给人类健康带来了严重的威胁和严峻的挑战，导致环境日益恶化、传染性疾病流行、慢性非传染性疾病负担加重、心理紧张相关的精神疾患增加。城市化进程中膳食结构和膳食模式的改变也加剧了慢性病的流行。同时，大批的外来流动人口引起的疾病转移和卫生公平问题也日益突出，留守儿童健康保障成为新时期的新问题。

（6）其他：《中华人民共和国职业病防治法》颁布实施后，职业卫生状况得到改善，但任重道远，职业安全事件给从业者健康和生命带来威胁。其他公共卫生突发事件也使卫生部门处于“忙于救火”的尴尬局面，中国也是世界上面临恐怖（包括生物恐怖）和暴力威胁的高风险国家。

2. 公共卫生的国家合作　历史已经证明，人类在应对疾病和其他重大公共卫生事件时，凭借一个国家的力量已经很难克服。自 20 世纪 50 年代以来，有识之士已经认识到人类需要团结和合作，才能战胜疾病；分享成果，提高预防控制疾病特别是重大传染病的能力；建立信任，相互理解和尊重。况且，突发公共卫生事件国际化趋势明显，传染病国境间传入形势严峻，更需要借助国际力量。

20 世纪 80 年代，中国政府同国际组织在妇幼卫生方面的合作取得成功，推动了妇女儿童保健体系建设、技术引进、能力建设，妇女儿童健康水平的显著提高，孕产妇死亡率和 5 岁以下儿童死亡率处于发展中国家的先进行列，也有力地贡献了人群期望寿命的延长。他山之石可以攻玉，正是由于中国政府在妇幼卫生国际合作中发挥了政府的主导作用，使得 UN 千年发展目标中的降低孕产妇死亡率和儿童死亡率两个重要指标提前实现，为发展中国家做出典范，受到国际社会的广泛好评。

二、全球卫生

在推动公共卫生国际合作方面，联合国（UN）、WHO、世界银行（WB）、联合国儿童基金会（UNICEF）在国际卫生合作中发挥了重要作用。

（一）公共卫生问题的全球化

早期的公共卫生问题特别是传染病暴发表现为从中心向周边扩散，形成区域性块状分布，但非疫源地和无输入性的感染性地区仍为安全地带。

历史上游牧民族向农耕文明转变为病原微生物的滋生与扩散创造了更多的机会；工业化和殖民化，加速了传染病流行。

自 20 世纪 90 年代以来全球化浪潮汹涌澎湃，人口的流动、货物及动植物产供销全球化、文化的交流，不仅给传染病传播与流行带来机会，甚至不良的生活方式、心理压力等也随之而来。环境污染从发达国家向发展中国家的转移，是全球化带来公共卫生问题的新的方面。

（二）重大公共卫生问题的国际卫生合作

无论是发达国家还是发展中国家，都面临着传染病和非传染病的双重压力，而区别只是流行强度不同。

重大公共卫生问题的广泛存在，需要加强国际合作。冷战结束以后，在国际组织特别是 UN、WHO 推动下，进入了一个崭新的时代。1997 年，人高致病性禽流感出现，全球即开展系列活动，2007 年以来，各国都更加重视禽流感人与人传播链形成的风险（表 1-2）。高致病性禽流感的国际合作与全球行动，为全球应对甲型 H7N9 禽流感提供了积极的经验。

表 1-2 禽流感的全球行动

时间	事件	描述
2004.3	中国东盟防治禽流感特别会议，北京	中国、东盟 10 国、东盟秘书处、联合国粮农组织、WHO 和世界动物组织参加 决定中国和东盟之间通过东盟疫情监测网络，东盟 10+3 防 SARS 联系网络以及其他网络提供禽流感信息、交流防治经验；加强中国和东盟各个国家检验检疫等边境管理部门合作；建立中国-东盟公共卫生合作机制；启动中国-东盟公共卫生基金；加强同其他国家、区域组织及 WHO 等机构的合作和交流；互派禽流感专家组；在力所能及的范围内向本地区发生禽流感疫情和面临其他威胁的国家提供资金、物质和技术援助
2005.10	全球禽流感预防部长会议，渥太华	30 个国家卫生部长和 WHO 等国际机构高级官员参会 呼吁国际社会尽快建立联动机制，全力对付禽流感，并对可能出现的“人流感”做到有备无患
2005.11	禽流感国际会议，日内瓦	WHO 等联合举办 推出一项总额 10 亿美元的抗击禽流感全球行动计划
2005.12	亚洲禽流感防控部长级会议，昆明	16 个国际和 6 个国际组织代表与会 通过《昆明倡议》，强调加强技术合作和信息交流，共同研究和开发行动防控技术，如新的疫苗开放和研究
2006 年初	禽流感防控国际筹资大会，北京	中国、欧盟委员会、世界银行共同发起 会议宗旨为动员有关国家和组织为禽流感防控筹集资金，并为筹资建立相应的管理与协调机制。通过了《北京宣言》。大会共筹得 18 亿美元
2007	—	各国更加重视人-人传染链的发生

注：东盟 10 国是指越南、泰国、新加坡、菲律宾、缅甸、马来西亚、老挝、印度尼西亚、柬埔寨、文莱；东盟 10+3 是指东盟 10 国以及中国、日本、韩国三国

三、全球卫生的内涵和基本特征

埃默里大学（Emory University）杰弗里·科普兰（Jeffrey Koplan）教授等于2009年在《柳叶刀》（*The Lancet*）杂志上撰文，定义全球卫生（global health）是以促进全人类健康、保障健康公平为宗旨，关注跨越国界和地域的健康问题，促进健康科学领域内部和外部的多学科合作，将群体预防和个体诊疗有机地整合，为促进全人类健康服务。全球卫生重点为跨民族和国家的健康问题、决定因素及解决办法。

（一）全球卫生的内涵是全球公共卫生

1. 关注全球人群健康水准的提高和健康公平　全球卫生从两个不同的层面关注人群健康，一是从提高全球健康绝对水平的角度，要让全球人口都享受到尽可能高的健康水准；二是从全球健康相对水平的角度，关注全球人口健康不公平与不平等，要求减少穷国与富国、穷人与富人、男女性别之间的健康不公平，要让全球所有弱势群体与脆弱人群都能享受基本卫生服务，促进全球范围内的健康公平性。

2. 全球卫生关注重大公共卫生问题　一是跨越国界的、发生在全球范围内的公共卫生危机。如1981年以来世界流行的艾滋病、2003年暴发的SARS、1999年发生的H1N1甲型流感、2013年流行的甲型H7N9禽流感和2014年再度在西非暴发的埃博拉出血热等。对于这一类全球卫生问题，强调全球合作、共同应对、共同防御。

链接

全球消除狂犬病新框架

世界每年有数万人死于狂犬病。在全球范围内，每10名受到疑似狂犬咬伤的人员中有4位为15岁以下儿童。每10分钟就有1人丧命，亚洲和非洲的负担最重。

WHO、世界动物卫生组织（国际兽医局，OIE）、联合国粮食及农业组织（UNFAO）和全球狂犬病控制联盟（GARC）2015年12月10日发布了用以消除人类狂犬病并可每年挽救数万人生命的新框架。

这份框架呼吁采取三项主要行动——降低疫苗价格，使人用的疫苗和抗体能够负担得起；确保被咬伤的人员得到及时治疗；开展大规模犬类疫苗接种，从而在源头上解决疾病问题。

WHO总干事陈冯富珍博士说："狂犬病是一种通过疫苗接种以及在暴露后及时实施计划免疫可以完全得到预防的疾病，但咬伤之后的治疗费用昂贵，许多亚洲和非洲国家难以承受。如果我们按照这种更加全面的方式行事，就能将狂犬病淹没在史书之中。"

截至2015年，WHO和OIE疫苗库已经向多个国家发送了1500万剂犬用狂犬疫苗。

二是指在全球范围内相互关联、相互影响的公共卫生问题，如气候变化、环境问题。对于这一类全球卫生问题，强调全球共同约束、相互监督。2015年11月30日至12月12日195国谈判代表经过密集开展双边、多边和全体性谈判与讨论，最终达成巴黎气候大会通过全球气候变化新协议。其中，共同但有区别责任、适应、损失和损害机制、资金等发展中国家关切的问题在这一协议中得到了体现。巴黎气候大会历史上首次将所有国家纳入减排进程，并调动了全球社会各界共同参与到应对气候变化的行动之中。各国代表和学者都对中国给予期望，并高度评价中国在此次大会中发挥的作用。

三是指各国各地区普遍存在的公共卫生问题，如慢性非传染病、烟草与乙醇的滥用、静坐少动的生活方式、交通道路安全事故等。对于这一类全球卫生问题，强调全球分担、共享对策。

3. 传统的公共卫生不能解决当前的重大公共卫生问题　当今，健康问题全球化无处不在。

自然灾害和重大事故、人口老龄化、气候变暖、多重耐药性传染病新发传染病等都成为跨越国界、跨越学科的公共卫生问题。解决这些健康问题与挑战，不能再像传统的公共卫生一样，仅仅靠一地区或一国之力来应对，而需要跨越国家和政府边界，动用全球性力量来解决。这即是当前公共卫生领域顺应时代变迁发展出来的一门新学科——全球卫生。由此看出，全球卫生就是全球公共卫生（global public health）。

（二）全球卫生基本特征

根据全球卫生的概念与内涵，全球卫生具有如下几个特征。

1. 面向世界人群，弱化国家边界 全球卫生重点关注那些跨越民族、国家的健康威胁与挑战，而不仅仅局限于某一国或某几个国家之间的健康问题。例如，重大传染性疾病、气候变化问题、烟草和乙醇的滥用问题、肥胖症等。全球卫生中的“全球”更多指的是问题的范围，而不是指具体地理位置，全球卫生强调的是世界人民对地球上卫生问题的共同关注，弱化了国家边界。

2. 政府主体与多元主体参与的统一 在日益相互依存的世界中，全球公共卫生问题更加复杂化、多样化，任何国家、地区都不能独善其身。参与全球卫生治理主体既包括政府及其卫生部门，还包括政府间国际组织机构、非政府组织、基金会和慈善机构等，发挥各自的力量和优势，共同担当人类维护和促进的责任。

3. 多部门合作，多学科参与 全球卫生不再局限于卫生部门的单打独斗，改变健康问题的社会决定因素，除了卫生部门之外，还需要社会发展与规划、经济以及教育、文化等部门的广泛参与。全球卫生也不再局限于公共卫生单一学科的理论和方法，由于全球公共卫生问题的复杂性，需要借助多学科工具进行解决，如经济学、社会学、政治学、国际关系学、心理学、环境科学等。

4. 分担问题，分享对策 全球卫生既是一个新概念，又是一种新理念，即“凸显协作、共同分享”。应对全球卫生问题，各国有各国的经验，应该相互尊重、包容，所有的国家都可以从别的国家学习，或者分享自己的经验与信息。这一理念对全球卫生非常重要，全球卫生也被描述成一条共享之路。

进展与评述

一、全球卫生行动和全球卫生学科发展

不同的国家、地区和国际组织及非政府组织参与了全球卫生行动，全球卫生学科也蓬勃发展。

（一）全球卫生行动

1. 国际组织的行动 WHO 作为 UN 专门性负责公共卫生全球合作的部门，长期关注在全球设置规范性的卫生标准和对成员国提供技术建议与帮助。在全球化浪潮下，WHO 也逐步实现功能转型，开始重视国际卫生法律的作用，对《国际卫生条例》进行了修改，并组织谈判和缔结了《烟草控制框架公约》。这两部重要的国际卫生法律体现出 WHO 试图在国际立法上适应全球卫生治理的需要，发挥中心作用。

WB 的主要帮助对象是发展中国家，在人类发展领域（如教育、医疗）、农业及农村发展领域（如灌溉、农村建设）帮助它们建设教育、农业和工业设施以及环境保护领域（如降低环境污染、制定实施相关法规）、基础设施建设。

世界贸易组织（World Trade Organization，WTO）对于健康的关注主要体现在协调自由贸易与公共健康两者利益的平衡上。强调自由贸易不能以损害公共健康为代价，允许成员国为保护国民公共健康的目的而采取一些例外的限制性措施；同事也强调成员国为保护国民公共健康而采取各种例外的限制性措施，不得违反国民待遇、非歧视、公平贸易等基本原则，从而对自由贸易造成

不必要的扭曲与变相的限制。近年来，随着健康权的概念日益被全球人们所重视，贸易机制在保护公共健康权中日益发挥重要作用。

2. 非政府组织行动 非政府组织（non-government organization，NGO）在公共卫生领域发挥作用的历史比较悠久。早在18世纪清洁美国城市的公共卫生行动中，美国妇女NGO起到了领导作用。19世纪的洛克菲勒基金会和抗结核病国际联盟等业余国际卫生组织合作应对传染性疾病和其他公共卫生问题。近年来，越来越多的NGO参与到公共卫生的治理活动中来，成为推动全球公共卫生合作的不可或缺的力量。其中，创立于1863年的国际红十字会的主要活动包括探视战俘和被拘押的平民，协助战俘的交换，为战乱情况下的受害者提供医疗服务和救济等。国际红十字会与红新月会协会自1919年在巴黎创建以来一直致力于激励、鼓舞、协助和促进各国红十字会开展旨在防止和减轻人类痛苦的各种形式的人道主义活动，从而为维护和增进世界和平做出贡献。比尔及梅琳达·盖茨基金会于1994年成立，致力于促进全球卫生和教育领域的平等，缩小富国和穷国在卫生保健方面的差距，确保卫生保健领域取得能挽救生命的技术进展，并将这些技术提供给最需要的人，重点领域为传染病、艾滋病及肺结核、生育保健及儿童保健、全球性卫生保健活动等。全球抗击艾滋病、结核病和疟疾全球基金（Global Fund to Fight AIDS，Tuberculosis and Malaria）（简称全球基金）是一家专业、独特的全球公共/私营合作伙伴，宗旨是为抗击世界上最具有健康威胁的疾病提供援助，补充目前由政府主导艾滋病、结核病和疟疾防治工作在资金、技术、地域覆盖等方面的不足，推广各国在防治艾滋病、结核病和疟疾领域的经验和模式。

3. 国家和地区行动

（1）美国：一直积极倡议和推动全球卫生的理念，这出于保障国家安全和维护国民健康以及扩大影响力的需要。美国在全球卫生方面的领导地位与其国家核心利益相关，即通过挽救生命和改善人们的生活，实现共同的人道主义价值观；加强卫生安全，抵御非传统领域的安全威胁；为发展中国家改善健康状况，促进这些地区的繁荣和稳定，维护美国海外最大利益。2008年美国总统大选中，奥巴马更是提出一系列全球卫生倡议，呼吁加大对全球卫生的重视，以“增进美国的领导力”。美国参与全球卫生的方式，主要通过各种援助，包括资金和技术援助等，来控制和消除疾病，进一步减少卫生问题的威胁，重点关注艾滋病、结核病、疟疾等特定疾病。

（2）欧盟：欧洲在全球卫生领域更注重对全球卫生价值及相关价值体系的构建。强调公共卫生问题的全球性，呼吁各国进行全球卫生合作，关注健康作为基本人权、健康不公平的现状以及全球卫生对于经济不发达国家的重要作用等。2008—2013年欧盟战略规划提出了健康战略四大原则，即普适的生存价值、健康是最大财富、人人享有健康、加强在全球卫生的话语权。2010年3月欧盟发布《全球卫生——应对全球化的挑战》报告，明确提出欧洲参与全球卫生的七大支柱，即发展，促进卫生作为基本人权和公共产品，研究和知识管理，合作、协调以及 知识与经验的输出，外交政策与治理，安全，应对全球化等。主张健康公平、社会正义、高质量卫生服务、消除歧视等应当作为欧洲推动全球卫生的核心。与美国一样，欧洲参与全球卫生的手段也以援助为主，同时注重全球卫生外交及相关机制的建立。

（二）全球卫生学科的发展

全球卫生行动蓬勃发展的一个重要佐证是全球卫生教学科研机构的设立与人才培养。1999年，美国加州大学旧金山分校成立全球卫生研究所，2008年该校率先创建全球卫生硕士专业，随后哈佛大学、杜克大学等国际著名高校设立全球卫生教学科研机构。目前美国医学院校开始《全球卫生》类课程的现象十分普遍，并鼓励学生增加海外实习实践机会。美国政府制订的“十万强”创新项目（100 000 Strong Initiative），特别鼓励美国医药类学生前往中国交流，增进对中国健康问题以及医药卫生制度与实践的了解。

北京大学、复旦大学、武汉大学先后成立全球卫生中心，积极开展在职培训教育和全日制学位教育工作，并于2011年成立了“中国南南卫生合作研究联盟（China Alliance for South-South

Health Cooperation Research，ASSH）”，宗旨是积极推动中国南南卫生合作领域的研究工作，为南南卫生合作提供智力支撑，该联盟成员单位也由最初的 8 家发展至 2014 年的 27 家；于 2013 年，由中国 10 所高校发起，成立了中国全球健康大学联盟（Chinese Consortium of Universities for Global Health，CCUGH），宗旨是充分共享联盟成员学校的资源、知识和经验，以跨学科的方式，开展全球健康人才培养（ 包括短期培养和长期培养）、学科建设和社会服务。

二、中国领导人国事访问与公共卫生合作

2015 年 9 月，国家主席习近平访美期间，就全球慢病管理、精准医疗、公共卫生及全球卫生安全、传染病防范与应对等四个医疗卫生领域达成共识。

其中，全球慢性病管理方面：双方注意到慢性病已成为两国的重大公共卫生问题及双方近年来在控烟、减盐等方面的合作，支持中国国家卫生和计划生育委员会同美国卫生与公众服务部进一步探索加强慢性病防控合作，通过高层政策论坛、学术交流、人文交流、考察培训等形式开展人员交流活动；加强在慢性病防治领域的基础研究和应用性研究合作，重点支持预防、诊疗和康复等领域的科学研究；通过中方创办一份类似于美国疾病预防控制中心《发病率和死亡率周报》的期刊，以及拓展现场流行病学培训项目，加强公共卫生合作；继续支持中美创建无烟工作场所伙伴项目的实施，支持心脏病、癌症、糖尿病和老龄化合作项目，并鼓励企业积极参与；关注并强调慢性病对健康的负面影响，提倡选择健康生活方式，中国国家卫生和计划生育委员会、美国卫生与公众服务部同相关合作伙伴将探讨举办首届中美健康城市论坛。

公共卫生及全球卫生安全方面：中美决定在公共卫生及全球卫生安全领域加强具体合作，加快全面落实 WHO《国际卫生条例(2005)》，并帮助高风险国家预防、检测和应对传染病威胁。随着埃博拉疫情的暴发，双方计划与非盟及非盟成员国合作建设非洲疾病预防控制中心，并与西非国家政府协作，以加强国家公共卫生能力，包括加强公共卫生骨干及一线医疗人员的能力。双方愿就西非地区卫生援助事宜加强沟通交流。双方愿继续支持“全球抗击艾滋病、结核病和疟疾基金”，并继续为该基金作出贡献。

习近平主席在 2015 年 10 月访问英国期间，两国领导人也就全球卫生深入地交换了意见。

（陶芳标）

参考文献

黄始建. 2005. 什么是公共卫生. 中国健康教育，21（1）：18-20.

李立明，吕筠. 2007. 现代公共卫生的发展及其启示. 继续医学教育，21（30）：44-49.

陶芳标，马骁，杨克敌. 2009. 公共卫生学概论. 北京：科学出版社.

特诺克. 2009. 公共卫生基础. 胡永华译. 北京：北京大学医学出版社.

Beaglehole R，Bonita R，Horton R，et al. 2004. Public health in the new era：improving health through collective action. Lancet，363（9426）：2084-2086.

Fried LP，Bentley ME，Buekens P，et al. 2010. Global health is public health. Lancet，375：535-537.

Frieden TR. 2015. SHATTUCK LECTURE：The Future of Public Health. N Engl J Med，373（18）：1748-1754.

Koplan JP，Bond TC，Merson MH，et al. 2009. Towards a common definition of global health. Lancet，373（9679）：1993-1995.

Stigler FL，Macinko J，Pettigrew LM，et al. 2016. No universal health coverage without primary health care. Lancet，387（10030）：1811.

Wang Y，Li X，Zhou M，et al. 2016. Under-5 mortality in 2851 Chinese counties，1996-2012：a subnational assessment of achieving MDG 4 goals in China. Lancet，387（10015）：273-283.

Zhou M，Wang H，Zhu J，et al. 2016. Cause-specific mortality for 240 causes in China during 1990-2013：a systematic subnational analysis for the Global Burden of Disease Study. Lancet，387（10015）：251-272.

第二章　从远古走来的公共卫生

Public health：from ancient times

人类曾有长达 250 万年的时间靠采集及狩猎维生；大约在 1 万年前，人类社会经历农业革命，人们开始守着麦田过着定居的日子；在 16 世纪前，从没有人绕地球航行一周；1500 年，人类还被局限于地面，天空仍专属飞鸟的领域；1969 年，人类已登上月球，可以俯瞰人们赖以生存的家园。人类历史已经历巨大变迁，但追求从未改变，为了生存，为了活得更久、更健康。

人类趋利避害的本性以及集居生活的特征让公共卫生的实践一直伴随人类的发展。从最开始的与恶劣自然环境作抗争，再到对抗农业革命时代、工业革命时代的副作用，再到今天公共卫生已作为政府职能的一种重要体现，公共卫生与人类活动相伴始终。追溯公共卫生的思想起源并感悟其内涵的不断发展具有饮水思源的意义。本章作为承前启后的一个章节，试图描绘一幅公共卫生历史的简图，人们可从其发展历史中更加深刻地体会公共卫生的发展脉络。

第一节　远古时期朴素的公共卫生思维

那是远古的洪荒之年，从有巢氏“构木为巢，以避野兽”开始，在应对恶劣自然环境的过程中，人们逐渐认识到群体的重要性，这势必会引发公共卫生实践，这是人类面对不同时期问题时的进步与思考。

【案例 2-1】

现在的罗马仍在使用 2 500 年前古罗马时代修建的下水道，公元前 6 世纪左右，伊达拉里亚人使用岩石所砌的渠道系统，将洪流从罗马城排出，渠道系统中最大的一条截面为 3.3m×4m。公元 33 年，罗马的营造官清洁下水道时，曾乘坐一叶扁舟在地下水道游历一遍，足见下水道是多么宽敞。罗马帝国设计和建立的城市供水排水系统是古代文明的典范。

从古代到近代，下水道的修建与公共卫生思想的践行有怎样的联系？

引申的知识

正如雨果所说“下水道是一个城市的良心”，现代城市规划中，给排水设计是一项十分重要的内容，是城市建设水平的重要表征。输水道和排水道作为重要的公共设施，使人们有可使用的洁净的水并排出废水，是人们生存和生活的基础，也是一个城市存在和发展的重要条件，具有重大的公共卫生意义。

一、古代下水道建设与公共卫生萌芽

世界上最宏伟的古代下水道当属古罗马时期伊达拉里亚下水道了。直至建成 2 500 年后，该下水道在现代的罗马仍在使用。罗马人相信疾病的预防比治疗更重要，注重实践的罗马人常常以观察环境的方法来确定导致不健康的原因。这种观察使罗马人相信不健康与诸多因素有关，如湿

地沼泽、污浊的空气、不洁净的水、尸体残骸、个人卫生不良等。要避免这些不利于健康的因素就要通过采取有效措施来改变环境，例如，修建输水道输入纯净的水，修建排水道排出污物，促进公共厕所的修建和完善，使人们生活更健康。当时，尽管罗马城发生过一些流行病，但是相比希腊却很少暴发严重的瘟疫，这与罗马人重视环境卫生有直接关系。

中国古代在城市建设中也讲究供水与排水系统的规划。中国古时称谓下水道的名称就有好几种，诸如沟、窦、渎、石渠、埔墁等。所用的材料和方法也有多种，有用陶管铺设，有用石块修造，或用砖块砌成。据《考工记》记载："窦，其崇三尺"，表明当时的下水道已有3尺（1尺=33.3cm）高度。据《左传》"成公六年"（公元前585年）记载："土厚水深，居之不疾，有汾浍以流其恶"，可见当时人民已发现积存污水致人疾病，要排除污水以保障人体健康。后来的记载更为明朗，如宋代《养生类纂》引《鲁般宅经》述："厅前天井停水不出主病患"；《琐碎录》述："沟渠通浚，屋宇洁净无秽气，不生瘟疫病"。根据这些记载，说明古人对污水处理，基本上是从卫生学角度来考虑的。隋唐时代，中国封建文化高度繁荣，当时的城市建设和卫生设施较前代更加进步。当时，整个长安城（西安）不但街道宽敞，街道两侧普遍建有排水沟，在东西两市的巷道下面有砖砌的排水暗沟，这些暗沟最后都通向大街两侧的明沟。明、清都城北京的设计，即是参照唐代长安城的规划，据清昭涟《啃亭杂录》记载，明宫廷内下水道工程更为壮大，或用生铜铸成，或用巨石砌成，管径粗达数尺。这在当时世界范围来说，也属少有的卫生工程。

二、近代下水道建设与"疫病"预防

近代下水道的雏形源于法国巴黎，至今巴黎仍拥有世界上最大的城市下水道系统。全长2 347km的巴黎下水道的精巧与实用程度可与中国四川成都的都江堰相媲美，数百年来默默无闻地为巴黎市民提供良好的公共服务。下水道没有老鼠，四壁整洁，地下没有脏物，干净程度可媲美巴黎地面上的街道。虽淌着污水，但没有臭气熏天的感觉。巴黎人将排水系统当做城市建设的重要构成部分，是公共安全和城市功能的重要保障。所以，他们的"水道系统设计有远见、管道建设起点高、布局合理"，并"不断根据城市发展，随时改进下水道体系"。这既是公共意识细致入微的体现，更是政府危机规避意识的实践。政府将群众生活的困难和可以预见的公共危险等，切实通过货真价实的公共投入和社会机制进行消解。

1700年，伦敦已经是一个拥有57万人口的欧洲超级大都市，但城市的排水系统极其糟糕，垃圾遍地，城市里到处是粪便的气息。由于水体污染，1848—1849年，一场霍乱导致1.4万伦敦人死亡。疫情结束后，为了改善滋生传染病的温床——伦敦下水道，英国着手改进城市排水系统。1856年，约瑟夫·巴瑟杰（Joseph Bazalgette）承担设计伦敦新的排水系统的任务。他计划将所有的污水直接引到泰晤士河口。整个工程在1865年完工，但实际长度超过设计方案，下水道全长达2000km。不过，伦敦这个现代意义上的城市下水道的一个重要特点还在于将污水与地下水隔离开来。尽管在城市下水道完工的1865年伦敦再次发生霍乱，但由于下水道把污水与地下水分隔开了，也就有效地避免了霍乱菌污染水源，从而阻止了霍乱的进一步传播，因此这一年的霍乱感染人数是历年最少的，而且之后伦敦再也没有发生过霍乱。

德国人在中国青岛铺设地下水管道也是一项重要的公共卫生措施。地方志《胶澳发展备忘录》记载，1898年德国在青岛的殖民驻军经常发生肠炎，德国人认为大肠杆菌和痢疾流行很可能是因为倾盆大雨时病菌流入水井中，污染饮用水源。因此，德国人展开了青岛城市下水道系统的改良计划，要把青岛建设成为"接待南部欧洲病人的疗养地"。为改善城市居民的健康而建设地下管道系统，这并不是德国人来到青岛后才有的想法。事实上，德国人在19世纪中叶就在考虑铺设现代化的城市下水道系统，当时霍乱、伤寒等疾病频繁地袭击德国。究其原因，是因为当时德国正在进行大规模的城市化发展，大量的人口涌进城市，这让落后的城市卫生系统不堪重负。于是，为了解决棘手的城市卫生问题，德国的许多城市开始铺设下水道系统。

扩展的内容

一、中国神话传说中的预防医学思想

古时，禽兽多而人少，人常常受到野兽的攻击和侵害。中国古代神话中发明巢居的英雄有巢氏，也称“大巢氏”，以避野兽，从此人们由穴居到巢居。《庄子·盗跖》中记载“古者禽兽多而人民少、于是民皆巢居以避之。昼拾橡栗、暮栖木上，故命之曰有巢氏之民。”燧人氏是传说中第一个发明人工取火的人，带领人们走出茹毛饮血的岁月，《汉书》有“教民熟食，养人利性，避臭去毒”的记载。伏羲氏观乎天地、创八卦、推演阴阳，始制九针、疗疾患、保全健康。神农尝百草的故事源远流长，《淮南子·修务》中记载神农氏“尝百草滋味，水泉之甘苦，令民知所辟就，当此之时，一日而遇七十毒。”透过神话故事，我们了解到上古时代的人们已经开始掌握防病养生之道，初步形成了朴素的预防医学思想。

二、中国传统医学治未病的思想

早在公元前8世纪至公元前7世纪的《易经》中就有“君子以思患而豫（预）防之”的记述。中国《黄帝内经》中的“圣人不治已病而治未病”“夫病以成而后药之，譬如渴而穿井，斗而铸锥，不亦晚乎”的思想是至今中国卫生界所遵守的“预防为主”战略的最早思想，它包括未病先防、已病防变、已病防渐等多个层面内容。医祖扁鹊的“疾在腠理，汤熨之所及也；在肌肤，针石之所及也；在肠胃，火齐之所及也；在骨髓，司命之所属，无奈何也。今在骨髓，臣是以无请矣。”说明他十分重视疾病的预防，他之所以多次劝说及早治疗，就寓有防病于未然的思想。医圣张仲景继承了《黄帝内经》中的治“未病”的思想，在《金匮要略》中提到“问曰，上工治未病，何也？师曰：夫治未病者，见肝之病，知肝传脾，当先实脾……中工不晓相传，见肝之病，不解实脾，惟治肝也”。并把能否掌握早期治疗、积极防止病情转变作为区别“上工”与“中工”的标志。唐代医学家孙思邈在《千金要方》中更为明确地表述了“上医治未病之病，中医治欲病之病，下医治已病之病”的预防为主思想。《淮南子》里记述道：“良医者，常治无病之病，故无病”。

三、中国传统医学中朴素病因观

将人的健康状况与周围环境联系起来的理论在中国传统医学中比比皆是。如《春秋·左传》中“土厚水深，居之不疾；土浅水浅，其恶易觏”的这番话有着深刻的科学内涵。地势高之地，气候干燥，湿疾不生；其地水深，河流能冲走人们生活和生产所产生的污秽废物，蚊虫也难以滋生，故较少发生疾病。地势低下之地，湿气重，人易罹患湿邪所致的诸如水肿、泄泻、湿痹之类的疾病；水浅之地，秽物易积留，蚊虫得以滋生，传染性疾病就容易传播泛滥。这体现了自然环境对人体的影响，亦是中医学整体观念的一个重要反映。《黄帝内经》对内外环境对健康的影响也有相应的论述，已认识到人与环境之间的辩证统一关系，“人与天地相参也，与日月相应也”，“夫百病之所生者必起于燥湿、寒暑、风雨、喜怒、饮食、居处”。考古资料发现，远在原始社会人类就知道通过建设畜圈来保护环境卫生。很久以前，人们就已认识到水源清洁与否、水质好坏与人体健康关系十分密切，早在四千多年前中国人民就已开凿水井而饮用井水，两千多年前已有定期淘井和清洁井水的措施。《管子》里明确记载“当春三月……抒井易水，所以去滋毒也”。《后汉书·礼仪志》载有“夏至日浚井改水，……可以去温病”。《吕氏春秋》中对水质成分与健康的关系更有深刻的阐述，“轻水所，多秃与瘿人；重水所，多尰与躄人；甘水所，多好与美人；辛水所，多疽与痤人；苦水所，多尪与伛人”。祖国医学上的瘿病主要是指甲状腺肿，现代医学已证明，饮水和食物中缺碘可引起单纯性甲状腺肿。所谓尰，即脚肿的疾患，躄是腿瘸，在长期饮用含有某种过量化学物质或不正常的水后，引发身体畸形及骨骼、关节病变，这种病情与当今的大骨节病十分相似。中国人民也早就知道喝开水的好处，宋代庄绰特别强调“纵细民在道路，亦必饮煎水”。明代李时珍对水源的选择与水质的关系作了非常精辟的论述，“凡井水有远从地脉来者为上，有近处江湖来者次之，其城市近沟渠杂入者，成碱，用须煎滚，停一时，候碱澄乃用之，否则气味俱恶，不堪入药，食，茶，酒也”。

四、古希腊与古罗马预防医学思想

古希腊，医学之父希波克拉底（Hippocrates of Cos，公元前460—前377）在著名的《空气、水和地方》一书中提出不健康状态或疾病是人与环境不平衡的结果。他认为环境——包括气候、空气、土壤、水质、居住条件及营养等对健康都有重要影响。“知道是什么样的人患病比知道这个人患的是什么病更重要”“医师医治的不仅是疾病，更重要的是病人”都是他重要的观点。古罗马医学家克劳迪亚斯·盖伦（Claudius Galenus，129—199）指出：“因为在重要性和时间上，保证健康优于治疗疾病，所以，我们应该首先考虑如何维持健康，然后才是如何很好地治疗疾病。”古罗马以后，欧洲进入了黑暗的中世纪，医学的发展受到严重阻碍。

链接

扁鹊三兄弟

据《鹖冠子·卷下·世贤第十六》记载：魏文王曾求教于名医扁鹊（图2-1）：“你们家兄弟三人，都精于医术，谁是医术最好的呢？”扁鹊：“大哥最好，二哥差些，我是三人中最差的一个。”魏文王不解地说：“请你介绍得详细些。”扁鹊解释说：“大哥治病，是在病情发作之前，那时候病人自己还不觉得有病，但大哥就下药铲除了病根，因而他的医术难以被人认可，所以没有名气，只是在我们家中被推崇备至。二哥治病，是在病初起之时，症状尚不十分明显，病人也没有觉得痛苦，二哥就能药到病除，使乡里人都认为二哥只是治小病很灵。我治病，都是在病情十分严重之时，病人痛苦万分，病人家属心急如焚。此时，他们看到我在经脉上穿刺，用针放血，或在患处敷以毒药以毒攻毒，或动大手术直指病灶，使重病人病情得到缓解或很快治愈，所以我名闻天下。”魏文王大悟。良医者，常治无病之病，故无病；圣人者，常治无患之患，故无患。

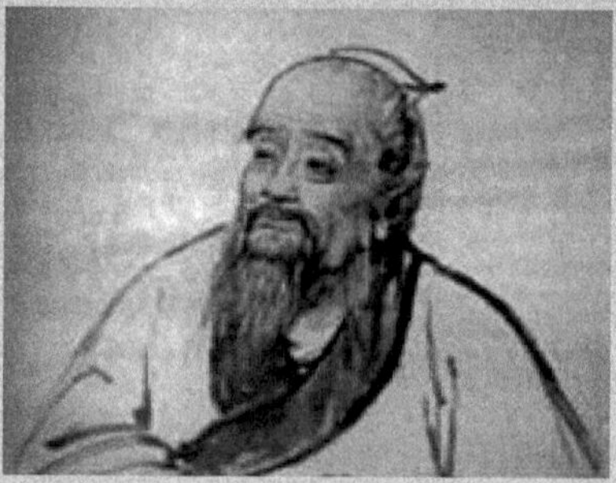

图2-1 扁鹊（公元前407—前310）

进展与评述

农业革命带来了定居和大规模集居，带来了城市化和阶级分化，也带来了许多负面的健康问题。人类为了继续生存和发展，就必须通过有组织的努力来解决大规模集居生活带来的负面健康问题，公共卫生的概念和实践也就在这个过程中产生了。人类渐渐地认识到处理群体的健康问题不能简单地等于单个健康问题处理的总和。要保护群体健康，必须通盘考虑，综合解决诸如预防和控制传染病，控制和改善与生活有关的自然环境（如垃圾和废物处理等），保障食物和饮水的安全和数量，治疗和照料老弱病残等与群体健康有关的一系列问题。因为综合治理这些影响群体健康的问题涉及面广，个体不可能单枪匹马去完成，需有组织、有计划地去解决。这些事实促使人类产生了对公共卫生最早的朴素认识和具体行动。

一部公共卫生的历史就是一部人类作为群体对健康和疾病体验和认识的历史；就是一部人类遭受战争和自然灾害后不断探索，扩展科学知识来保护自己的历史；就是一部社会、经济、政治体系如何创造健康的或不健康的生活环境的历史；就是一部人类个体和群体为了生存和发展而不断寻求有效的措施来改善健康和预防疾病的历史。

第二节　公共卫生诞生前夜

人类从黑暗的中世纪走过，文艺复兴重燃理性的火光，资本的海外扩张及第一次工业革命带来的科学技术的进步使得生产力得到极大提高，人类开始迈向现代化，而随之产生的新的公共卫生需求催生了现代公共卫生事业的发展。

【案例 2-2】

当 24 岁的爱德华·詹纳（Edward Jenner）（图 2-2）从伦敦学医回到故乡时，他的理想是当一名乡村医生，尽他所能去济世救民，对当时的医生来说，面临的最大问题是如何应对恐怖的天花。詹纳观察到牛的乳房上长出的红肿脓疮和天花病人身上的症状十分相似，即使在天花最猖獗的时候，挤奶女工也从不会患上天花。是不是被牛的天花感染过的人，也可以像被人类天花感染过的人一样，获得对天花的永久免疫呢？詹纳对此作出了大胆的假设并付诸实验。

1796 年，詹纳顶着种种压力和指责，在一个叫菲浦斯的 8 岁男孩身上进行了牛痘接种的人体实验，他用针在菲浦斯臂上划出两道约 2cm 米长的浅痕，接种上牛痘疱疮浆液。结果表明，菲浦斯在出现了一系列类似感染天花的轻微症状之后，再给他接种人痘就没有任何天花的症状，这场被一些人指责为拿人命作赌博的实验最终以詹纳的完胜而告终。只有詹纳知道，这不是一场赌博，因为这次试验是建立在他可靠的理论推断基础上的。此后又经过数十次接种试验，都取得了同样的免疫效果，于是，詹纳于 1798 年编著《牛痘来源及其效果研究》一书，系统地总结了他的理论，成为人类征服天花征程中的宣言书。

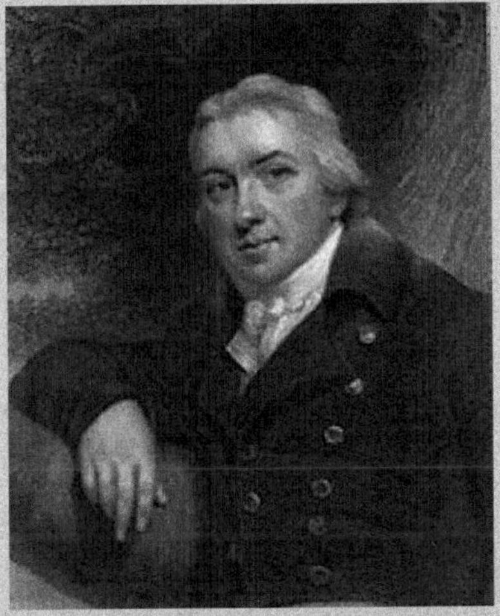

图 2-2　詹纳·爱德华（1749—1829）

天花起源于何处？在人类历史上造成怎样的危害？人类经历怎样的抗争才将它征服？

引申的知识

一、天花的起源与危害

天花（smallpox）是由天花病毒（variola virus）引起的一种烈性传染病，也是到目前为止，在世界范围被人类消灭的第一个传染病。天花病毒繁殖非常快，能在空气中以惊人的速度传播。潜伏期约为 12 天，感染后的初期症状包括：高热、疲惫、头疼及背痛。2～3 天后，会有典型的天花红疹明显地分布在脸部、手臂和腿部。病灶在几天之后开始化脓，直到第 2 个星期开始结痂，接下来的 3～4 周慢慢发展成疥癣，然后慢慢剥落。天花来势凶猛，病死率可高达 30%。

天花大概进化形成于一万年前人口相对稠密的农业社会的生态环境中，它最早在欧亚大陆如东北非或印度的居民中流行，并在这些地方成为地方病。考古学家在埃及法老拉美西斯五世（公元前 1160—前 1156 年在位）的木乃伊面部发现痘疤，这是被发现的最早的天花病例。古代印度的梵文典籍已提到天花，古印度人以为该病由女痘神所致，便以她的名字希塔拉（Sitala）作为病名。苏联学者认为，欧洲原无天花，13 世纪十字军东征时才从亚洲传入，15 世纪在俄国出现。清人邱熹（1723—1851）也曾说："外洋（指西洋）向无此疾，后来他外传染，患亦滋多。"所以，天花起源于旧大陆，其具体的起源地还是一个待研究的复杂问题。

据西班牙史学家、著名传教士拉斯·卡萨斯（Las Casas）的调查，天花是由西班牙征服者传入新世界的。1518 年 12 月，天花的传染病首次出现在美洲，后在圣多明各地区（位于现今的多米尼加共和国）的印第安人中传开。天花在美洲蔓延、肆虐极其可怕，据西方学者统计，天花短期内即造成美洲半数以上的人口死亡，是印第安人的第一杀手。对天花瘟疫造成的可怕结果，一个目睹西班牙殖民者征服阿兹特克帝国（位于墨西哥）过程的传教士描述："在一些地方满门皆绝。死者太多，以致无法全部掩埋；而臭气漫天，只好推倒死者房屋以作坟墓。" 16 世纪初，人口 2500 万、创造印第安民族辉煌文明之一的阿兹特克帝国没有被西班牙军队击败，却在天花流行过后消失了。

17～18 世纪天花在西半球肆虐，一些历史统计认为，天花曾至少造成 1 亿人死亡，另外 2 亿人失明或留下终生瘢痕。法国启蒙时代的思想家、哲学家伏尔泰（Viltaire，1694—1778）估计他那个时代欧洲有 1/5 的人死于天花，有 1/5 的人成了"麻子"。俄国 18 世纪时每年也有约 10 万人染上天花，有约 3 万人死于此病。1853 年，夏威夷当地居民 80%死于天花。1903 年，天花使南美卡亚波部族几乎全部灭绝，15 年后生存者仅剩 500 余人。19 世纪中叶，中国福建等地天花流行，病死率超过 50%。20 世纪 50 年代初，每年估计仍有 5 000 万个病例。到 1967 年，患天花的人数已经降低到 1 000 多万。

二、征服天花

（一）中国人痘接种术

对于这种可怕的传染病，中国医学家一直在进行战胜它、预防它的可贵探索。对中国人什么时候发明出了人痘接种术有三种说法，即始于公元 8 世纪的唐代的赵氏鼻苗法、公元 11 世纪的宋代峨眉山神医和公元 16 世纪明代安徽宁国种痘三种。一般学者从论据充分、有旁证资料的角度出发，多承认公元 16 世纪之说，清代医家俞茂鲲（字天池）在《痧痘集解》（原名《痘科金镜赋集解》）（图 2-3）中明确记载道："种痘法起于明隆庆年间（公元 1567—1572 年），宁国府太平县，姓氏失考，得之异人丹徒之家，由此蔓延天下，至今种花者，宁国人居多。"

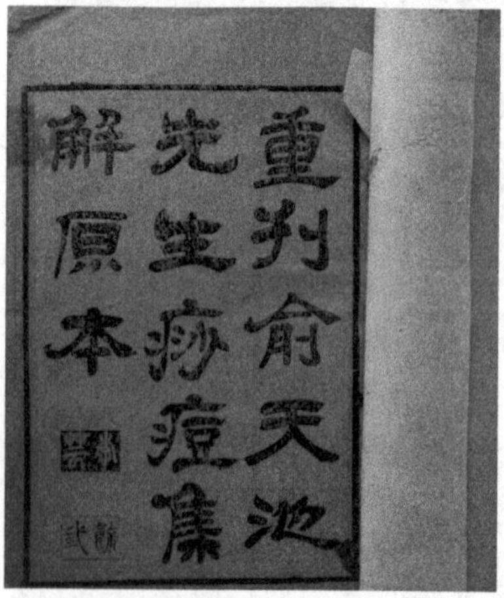

图 2-3 《痧痘集解》

清代康熙皇帝对接种人痘防疫技术的推广有莫大功劳。1681 年，康熙命官员去江西招募种痘医师，朱纯嘏成为第一个为皇家种痘的医师，被康熙派往东北地区 49 旗和喀尔喀为满蒙官员的子孙种痘。由于康熙坚决推广人痘接种，天花流行的猖獗势头得到遏制。喜讯传到国外，首先是俄国于 1688 年请求派医师来学习种痘技术。而后，人痘接种法由俄国传至土耳其，英国驻土耳其大使夫人玛丽·沃尔特利·蒙塔古（Mary Wortley Montague）由中国医师接种了人痘，随后，这项技术就传于英国，并且得到了英国女王的信任，很快盛行于全英国，并传至欧洲各国及印度等。中国的种痘技术于 17 世纪传到美洲，18 世纪初传到了中国的邻邦日本和朝鲜并推广了这项技术。伏尔泰在批评那些反对推广种痘技术的人时说："我听说一百多年以来，中国人一直就有这种习惯，这被认为是全世界最聪明、最礼貌的一个民族的伟大先例和榜样。"

（二）詹纳的牛痘接种术

18 世纪欧洲天花盛行，夺去了无数人的生命。所以中国的人痘接种法自土耳其传入英国后很快风行英伦三岛，英国的医生普遍采用人痘法预防天花。但人痘接种法有很大的局限，它实质是人为地造成一次轻度的天花感染，故仍有一定的风险性，被接种的天花病毒并不总是温和与安全的，它有时发作得很猛烈，也有一定的死亡率和面容毁损。被接种者在痊愈前也会传染健康人成为传染源，减小接种剂量虽安全些但免疫效能又差。所以在欧洲，被接种人痘的富人常常住进天花专科医院，以便治疗和防止家属感染。

因此，人们努力改进接种，寻找新的痘苗。18 世纪末英国医师詹纳注意到患过牛痘的挤奶工不会感染天花。詹纳受中国人痘术启发，发明了牛痘接种术，于 1796 年试验成功并不断完善。牛痘比起人痘具有安全、副作用小、产生抗体快、抗天花感染力强、受痘者不传染人等优点，因而不久便取代了盛行两百多年的人痘术。詹纳在《牛痘来源及其效果研究》一书中系统地总结了他的理论，他在人类历史上第一次系统地描述了通过预防接种控制一种传染病的理论并对之进行有目的的人体试验，这是人类对传染病通过人工免疫进行预防的最优秀的范例。

1976 年， WHO 发起了推广接种、消灭天花的运动。最后一个自然发生的天花病例在 1977 年的索马里，而最后一个天花病例的发现在 1978 年，当时一名妇女在伯明翰大学的实验室里感染了这种疾病。1980 年 5 月 8 日，WHO 庄严宣布天花已被彻底消灭。现在，天花病病毒只保留在美国亚特兰大的疾病预防与控制中心（CDC）和俄罗斯 Koltsovo 的国家病毒和生物技术中心，以供研究之用。

扩展的内容

一、中世纪公共卫生实践

中世纪（middle ages）是欧洲主要是西欧历史上的一个时代，自西罗马帝国灭亡（公元 476 年）到文艺复兴和大航海时代（13 世纪末～14 世纪中叶）的这段时期。中世纪被描绘为黑暗和污秽的时代，但中世纪的人口数据显示，平稳的人口增长一直持续到 14 世纪，之后因为黑死病（black death）即腺鼠疫（glandular plague）大流行而导致人口锐减。在中世纪城镇人口快速增长的同时，其城镇已经发展形成了有效的卫生措施，城市中的公共卫生服务已初见雏形。当时的政府法律已经开始关注公共健康问题，建立饮水水源保护措施，规定取水的河流上游禁止抛弃动物尸体，不准洗脏衣服；进行垃圾处理，一切行业产生的垃圾和副产物都必须被适当处理；对传染病患者进行隔离；设立公共卫生机构和公立医院，对穷人提供基本医疗服务和社会救济帮助；开始食品卫生监督，要求新鲜食品应在日落前出售，肉饼必须用鲜肉或家禽制成，陈腐的肉不得使用，售卖变质食品会受到惩罚。欧洲经历麻风病与黑死病的大流行后，人们认识到了公共卫生的重要性，以政府主导的现代公共卫生萌芽开始形成。欧洲威尼斯于 1485 年建立了国境卫生检疫制度，来自鼠疫流行区的船只必须在港口外检疫观察 40 天。

二、16～17 世纪公共卫生实践

漫长的中世纪欧洲笼罩在黑暗之中，历史的车轮缓缓向前，大航海时期的地理大发现以及文艺复兴重燃的理性曙光让人们逐渐从黑暗中走出。欧洲的全球海外扩张过程中产生的公共卫生需求，加上这一时期物理学、化学、解剖学、生理学的长足进步和显微镜、望远镜、温度计、气压计的发明，生命统计、实验室研究、临床对照试验和免疫接种等新方法的出现为现代公共卫生的诞生奠定了基础，近代科学革命深深地影响了公共卫生的产生和发展。

人口的增长及健康对工业和国际贸易为特征的现代化国家的崛起非常重要，英国开始注意到社会福利和大众健康的重要性。自 1538 年起，英国部分地方自治政府开始发布《人口死亡报告》周报和年报，在 1601 年《不列颠伊丽莎白济贫法》明确规定地方自治政府对穷人的健康和社会福利负责，每个公民在理论上都应对住处所在街道的清洁负责。基于政治、经济、社会和伦理考虑而形成的这项重要公共政策为现代公共卫生的诞生铺平了道路。1629 年开始，英国中国《人口死亡报告》包括了死亡原因表。1662 年，约翰·格兰特（John Graunt）在英国发表了《基于人口死亡报告的自然和政治观察》论文。格兰特的论文奠定了使用卫生统计资料进行卫生服务规划的基础，确定了人口学、生命统计和分析方法的科学性，提供了用年龄、性别和区域死亡率来评价群体健康状况的基本方法。荷兰微生物学家安东尼·范·列文虎克（Antony van Leeuwenhoek，1632—1723）发明了显微镜，提供了研究微生物的科学手段。

三、18 世纪公共卫生实践

18 世纪时公共卫生和社会医学方面已开始引起人们重视，虽然实施范围有限，但已经有了很多改进。英国人约翰·霍尔德（John Howard，1726—1790）终生致力于监狱改革和公共卫生改进方面的工作。他调查研究了德国、意大利、法国、荷兰、希腊、土耳其等国家的监狱设施、医院、海港检疫，写出了以改善监狱、医院的卫生状况为目的的著作，建议成立专门治疗热病的特殊病院。有着"劳动者之父"的意大利医生贝尔纳迪诺·拉马兹尼（Bernardino Ramazzini，1633—1714），深入工厂认真研究了工人的生产环境、健康状态及职业性危害因素，1713 年发表《论手工业者的疾病》，这是一本世界上第一部全面论述职业病的著作，列举了在 52 种职业中工人会遇到的激惹性物质、粉尘、金属及其他腐蚀性物质可能造成的健康损害以及重复劳动和暴力对工人的危害，并提出个人防护方法。他还是最早系统地描述指出噪声可致耳聋的人。除此之外，他积极倡导采取措施以保护工人健康，以此形成舆论压力，终于使关于工厂安全和工人补偿的法令以得通过。1747 年英国皇家海军军医、英国海军卫生学的创始人詹姆·林德（James Lind，1716—1794）进行了著名实验，用六种不同的食谱治疗 12 个患坏血病的海员，发现利用柑橘类水果和新鲜蔬菜可治疗坏血症，后发表了题为《论坏血病：关于该病性质，病因和治愈的探索》的研究论文。而陆军军医、苏格兰人约翰·普林格尔（John Pringle，1707—1782）呼吁改善军营供水和排水状况，改良沼泽，增建军营中必要的卫生设施，适当修建兵营便所，明确一些兵营卫生的规则。他还主张军队的医院应该中立，同时受交战双方的保护。1755 年米哈伊洛·罗蒙诺索夫（Mikhailo Lomonosov，1711—1765）在俄国进行了出生统计、婴儿死亡率、医疗服务质量、酗酒和职工健康的研究。18 世纪，由政府行政部门管理监督的海港检疫也有效地控制了鼠疫在欧洲的流行。

18 世纪后半叶开始的工业革命席卷欧洲，工业经济的兴起，使工业集中，人口都市化，环境破坏、工人的贫困和城市居民公共卫生状况恶化成为这一时期的突出特点。由于工人生活贫困，营养不良，居住环境卫生条件恶劣，霍乱、结核等传染病流入城市，使居民死亡率迅速增加。人道主义者为之震惊，于是在医师的支持下，人们开始呼吁关注社会健康，卫生运动很快在工业化的欧洲展开。英国的多个大城市于 1765 年陆续开始实行卫生法规，后其他小城市也纷纷效仿。卫生法规的实行，通过掩盖污水、修建街道、安设路灯、改良下水设施，有力地推动了环境卫生的改善。至 18 世纪末，英国所有的大都市在外观上都已具备了现代化都市的雏形。

四、中国这一时期的公共卫生

从远古时期中国先进的预防医学思想到明清时期中国的公共卫生事业发展已明显落后，究其原因是中国的闭关锁国，被历史的潮流甩在了身后。在欧洲迅猛发展的时候，中国的公共卫生处于停滞状态。但期间中国人痘接种技术的发明在世界医学史上写下了光辉的一页，它不仅是牛痘发明以前人类预防天花的有效方法，更重要的是它成为人工免疫法的先驱。

到近代，作为城市近代化的重要组成部分，中国公共卫生事业近代化步履缓慢，是由多方面因素决定的。首先，与工业化水平有关，公共卫生事业近代化，需要与之相适应的近代工业产品，以及近代医生、医药器材和技术，而这些正是中国近代一般城市所缺乏的。其次，与中国城市制度性缺陷有关。近代以前，中国城市除京师以外，多为省、府、州、县的治所，驻市衙门中治人之官多，治事之官少，没有专门机构负责公共卫生事业，城市的污水处理、垃圾清理、传染病防治，多由有关行会或士绅、居民等社会力量负责，既无专司，亦无专人，因此基本处于半无政府状态。再次，与人们的生活习惯、传统观念有关。据记载，当医生要求给北京一些居民的儿童进行免费牛痘接种时，竟遭到拒绝，理由是“此痘疮乃孩儿之疫病，非患一次不可，故人为预防乃违天理。多有以种痘为邪法而排斥者”，这是以迷信抵拒科学。由此可见，公共卫生事业的近代化，是一个综合性的系统工程，关乎物质、制度、精神层次的文明。中国近代公共卫生事业举步维艰，进展缓慢，正是中国近代化艰难脚步的缩影。

进展与评述

中世纪后期，由于传染病对社会的冲击，人们逐渐摒弃寄希望于宗教化解灾难，开始理性寻求应对传染病的有效方法，并积累了一些传染病防控的经验。

欧洲随后经历文艺复兴，工匠与学者结合，劳动与思想结合，引领科学空前繁荣，为建立在科学基础上的现代公共卫生的出现准备了条件。

资本的海外扩张将天花带到新大陆——美洲，西班牙征服者也将原本只存在于美洲的梅毒引入旧大陆（包括欧洲、亚洲和非洲），其传播速度之快、范围之广令人惊讶，疾病的跨洲流行是人类先前未曾经历过的。

同时，伴随着发达的工业和贸易，资本的不断积累，人类社会的生产力也在不断提高，城镇化进程加速，人们的聚居方式开始改变，人口密集程度迅速增加，社会资源分布严重不均，随之而来的公共卫生问题相继出现。

因此，工业化进程中出现的新问题、新需求及新技术，催生了现代公共卫生事业的发展，让我们隐约可以预见现代公共卫生的雏形。

第三节　现代公共卫生

公共卫生问题与人口集聚数量、人口密度、互动频率成正比关系。现代公共卫生起源于第一个现代化工业国家——英国，这一时期的领袖作用不可估量，公共卫生先驱们的努力使得现代公共卫生雏形初现，后继者又将这一事业继续发扬光大，造就了今天这样的辉煌。

【案例 2-3】

历史学家、《被遗忘的苦难——英国工业革命的人文实录》一书作者派克 E·罗伊斯顿（Pike E. Royston）对现代公共卫生学先驱埃德温·查德威克（Edwin Chadwick）有极高的评价：很少有人像埃德温·查德威克那样为后世做了那么多好事，虽然历史尚未急于承认他的功绩。他是第一批最伟大的卫生改革家之一，如果没有他以及他所挑选、鼓舞、推动和指挥的人们的努力，在工业革命中出现的大批城镇就必然会消亡，为自己的发展所窒息，被自己的废弃物所毒害。他为了唤起维多利亚女王时代人们的羞耻心，让他们认识自己所处的令人作呕的状况，促使他们下决心予以改变，曾经有过一次人人皆知的大发作。

英国的“公共卫生之父”埃德温·查德威克为现代公共卫生做出怎样的贡献？评价中提到的大发作指的又是什么呢？

引申的知识

一、查德威克的实践

（一）工业化与公共卫生问题

公共卫生问题与人类社会发展相伴始终，有社群生活，就有公共卫生问题存在，公共卫生问题与人口集聚数量、人口密度、互动频率成正比关系。19 世纪，现代公共卫生的开始，它源于第一个实现现代化工业化的国家——英国，这是因为英国是最早面临工业革命带来的威胁的国家。工业革命中，随着新兴的工业城市的出现，人口在城市大量集聚，而城市住房和公共卫生设施建设的速度远远落后于人口增长的速度，从而造成严重的公共卫生问题，其中又以水的供应，垃圾及污水的处理、传染病防治等问题最为迫切。在工人居住的贫民区里，没有下水道，没有清洁的饮用水，通风采光条件也很差，街道中堆积如山的垃圾散发出阵阵刺鼻的恶臭。恶劣的公共卫生状况是造成大规模瘟疫流行的重要原因。

（二）查德威克与《公共卫生法》

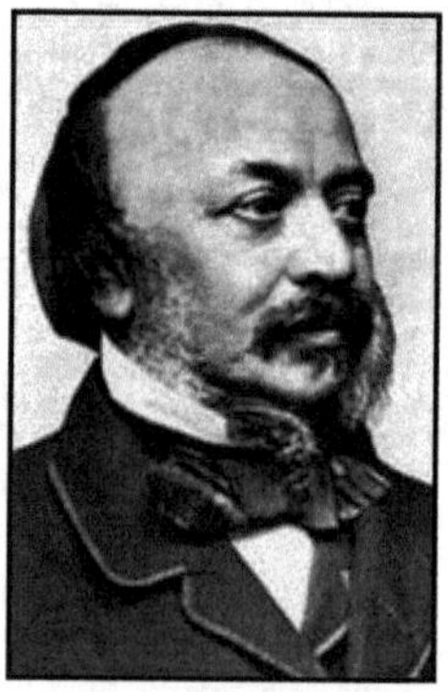
图 2-4 埃德温·查德威克（Edwin Chadwick，1800—1890）

埃德温·查德威克（Edwin Chadwick，1800—1890）（图 2-4）1800 年 1 月 24 日出生于英国曼彻斯特的朗赛特，1810 年随父母迁居伦敦，在家接受私人教育。15 岁开始他就在律师事务所学习，从事法律和新闻方面的工作，培养了查德威克的逻辑思维、社会调查技能、数据统计分析能力和书写表达能力。查德威克之所以走上公共卫生事业的道路，与功利主义哲学家杰里米·边沁（Jeremy Bentham，1748—1832）对其影响有密切关系。查德威克于 1830 年初成为边沁的秘书，帮助他撰写刑法原理，陪在他身边直至 1832 年边沁去世。

1832 年，查德威克加入英国皇家济贫法委员会，由其撰写的济贫法的调查报告直接促成了 1834 年新济贫法的诞生，英国于 1834 年通过了《济贫法修订法案》，它取代了 1601 年的《济贫法》。由中央政府设立专门机构对穷人的健康和社会福利负责任，提高了城市和社区应对环境与供水卫生问题的能力，标志着有组织的政府主导的现代公共卫生时期的到来，这一时期预防医学和保障健康的医学对策已逐渐成为立法和行政的问题。

正是出于对济贫法改革而进行的社会调查产生了为后世所知的著名的查德威克报告，也就是前文提到的大发作。于 1842 年，查德威克出版了著名的《对英国劳动人口卫生状况的报告》（*Report on the Sanitary Condition of the Labouring Population*），这个报告后来被视为公共卫生事业的经典文献。这一份报告包括三大方面的内容：一是用大量的事实揭露了英国主要城市存在的令人震惊的公共卫生问题，“很明显存在的问题来自下水道、城市清理、洁净水等方面的不足” 。二是揭示出瘟疫与公共卫生之间的关系。他指出劳动人口患病与缺乏净水供应、缺乏下水道等排污设施、缺乏有效的生活垃圾处理等不良卫生状况有关，建议通过管道供应清洁饮用水，修建下水道排除污水和厕所排泄物。该报告还揭示了瘟疫传播的真正原因，纠正了当时英国公众对瘟疫和疾病传播所持的不正确的看法，唤起了人们对公共卫生的重视。三是提出改善公共卫生条件的建议，呼吁政府立法和改革。在报告中，查德威克明确指出，诸如修建下水道、清洁城镇环境，这些都在立法机关的职责范围内，要解决上述问题必须通过行政和立法途径，而且是必不可少的。呼吁政府通过立法形式干预公共卫生，保护公众尤其是劳动大众的健康。

查德威克通过他的报告促使英国议会通过公共卫生法案，1848 年，英国设立了中国卫生局，并制定了世界上最早的卫生立法《公共卫生法》（*Public Health Act*）（也称查德威克法案），这是第一部冠以公共卫生之名的法律，它是中央政府开始干预公共卫生领域的标志性事件，也是中央政府在公共卫生领域的第一次尝试。这部法律涉及公共卫生的各个方面，但重点还是在排污和清洁水供应上。立法规定，城市必须设立上下水道，污水和废弃物要集中处理，采用专家参与地方卫生行政部门，负责供应清洁水。

二、同时代的公共卫生领袖

德国卫生学家约翰·彼得·弗兰克（Johann Peter Frank）就曾尖锐地指出国民的悲惨生活是疾病的温床，并要求政府采取措施保护公众健康，实行国家医学监督计划，在《全国医学监督体制》一书中论述了儿童卫生、环境卫生、医学教育、国家责任等，要求重视传染病和卫生管理，他被医学界公认为预防医学与社会医学的先驱。

1848—1854年，被称为“流行病学之父”的英国著名内科医生约翰·斯诺（John Snow，1813—1858）针对伦敦霍乱的流行，创造性地使用了病例分布的标点地图法，对伦敦宽街的霍乱流行及不同供水区居民霍乱的死亡率进行了调查分析。他首次提出了“霍乱是经水传播”的著名科学论断，并通过干预成功地控制了进一步的流行，成为流行病学现场调查、分析与控制的经典实例。这是人类历史上首次一个公众服务机构（地方政府）在科学理论指导上做出的有可靠证据支持的对霍乱暴发的干预决策，这是人类首次根据理性而不是根据迷信来面对疾病和控制疾病的典范。

约翰·西蒙（John Simon，1816—1904）是继查德威克后英国又一位杰出的公共卫生改革家。尤其是他在1855—1876年20余年间担任英国中央政府的卫生官（medical officer），亲历了自19世纪50～90年代英国公共卫生改革最激烈、最艰巨的时期。他本人先后20余年为政府和议会撰写的卫生报告对于研究这一时期公共卫生改革进程具有极高的参考价值。1857年，由西蒙撰写，以向卫生总署主席提交报告的形式，印发了《防疫和防疫史的报告》（*Papers Relating to the History and Practice of Vaccination*）。该报告是英国防疫史上划时代的著作，书中详细论述了天花的历史和疾病原理，并且追述了人类与天花做斗争的历史，继而分析了接种对天花防治的意义，最后详细记叙了英国在19世纪40～50年代的防疫情况。报告引用了很多当时英国医学界权威的观点，用大量的统计资料证明接种对于防疫的意义。西蒙在书中正式写道：“除非个人有特殊原因，否则（专业条件下）防疫必须在民众大规模展开。”他的这本书，去除了人们对于防疫效果的疑问，代表着医学界和政府在制定一项社会政策上开始相互合作。正是在西蒙的影响下，政府制定有关卫生政策更加取决于事实和科学，而非传统。

链接

时代的英雄，公共卫生事业需要领袖

公共卫生领袖是超常的“沟通-连接者”，善于“拼七巧板”。他们将管理特长与强大的专业优势相结合来积极发展职业，阐明其共享价值，构建未来。为更好地训练和发展公共卫生领域的领袖推荐三种方法：第一，领导力课程应针对正从相对较窄的管理位置向公共卫生领域领袖位置转换的个人。第二，公共卫生训练需更多地关注和理解应用权力和权威的构建去帮助发展能影响政策制定的技能。第三，好的经验和实践方法应该定期、广泛地分享。

扩展的内容

一、卫生学学科的形成

19世纪工业革命时期，随着都市人口迅猛增长，传染性疾病、物理和化学因素所致的职业危害已经严重威胁人类健康，但是当时仍限于以个体为对象进行治疗和预防，此时的公共卫生可以称为卫生学（Hygiene），指人类为了保护健康而采取的一切卫生实践行为。使卫生学成为一门精确学科的人是德国公共卫生学家马科斯・约瑟夫・范・皮腾科费尔（Max Joseph von Pettenkofer，1818—1901），他将物理和化学方法应用到卫生学方面。他用实验方法研究卫生学，研究空气、水、土壤对人体的影响；测定了大气中二氧化碳对呼吸的意义，并发明了测定空气中二氧化碳含量的方法；研究了住宅的通气和暖气设备，于1882年发表了《卫生学指南》一书。此书为现代卫生学奠定了基础，一百多年来卫生学有了很大的发展，也分化出很多卫生学科，如环境卫生学、食品与营养卫生学、劳动卫生学、儿童少年卫生学等。卫生学所关心的人，主要指一个生物的人，虽然有的学科也提到"人群"，但很少系统地研究人群健康及其影响因素；卫生学所研究的环境主要是指自然环境，虽然它也研究一些像城市和工厂等社会环境条件，但它很少涉及社会因素（如经济、文化等）的作用和影响。卫生学所提出的"卫生要求"或称之为"标准"，多是从人体健康要求出发的，大多未考虑到社会经济状况能否满足需要。

二、现代公共卫生

19 世纪末 20 世纪初，人类在与天花、霍乱、鼠疫等烈性传染病斗争的过程中逐步认识到要以群体为对象进行预防，运用环境卫生和预防疾病的策略，如使用疫苗、隔离消毒、处理垃圾粪便、修建安全的给排水系统，改善居民营养状况等。公共卫生措施成了社会有组织的行为，后来更成为政府保障公众健康的主要手段，由此公共卫生的概念（图 2-5）初步形成，即以环境、人群、健康为模式，针对人群中疾病发生和发展规律，运用各学科的理论、知识、技能研究社会和自然环境中影响健康和造成疾病的主要因素，探求病因和分析这些疾病因素的作用规律给予评价，并通过公共措施的实施来预防和治疗，以达到保护健康和促进健康的目标（图 2-6、图 2-7）。这一时期涌现出许多著名的医学家和诺贝尔医学奖获得者，他们杰出的工作为公共卫生学的建立奠定了科学的基础，推动了传染病预防和控制工作。如结核杆菌的发现者、德国医师罗伯特・科赫（Robert Koch）；法国医学家、寄生虫热带病学的创始人查尔斯 L・A・拉弗朗（Charles L. A. Laveran）；德

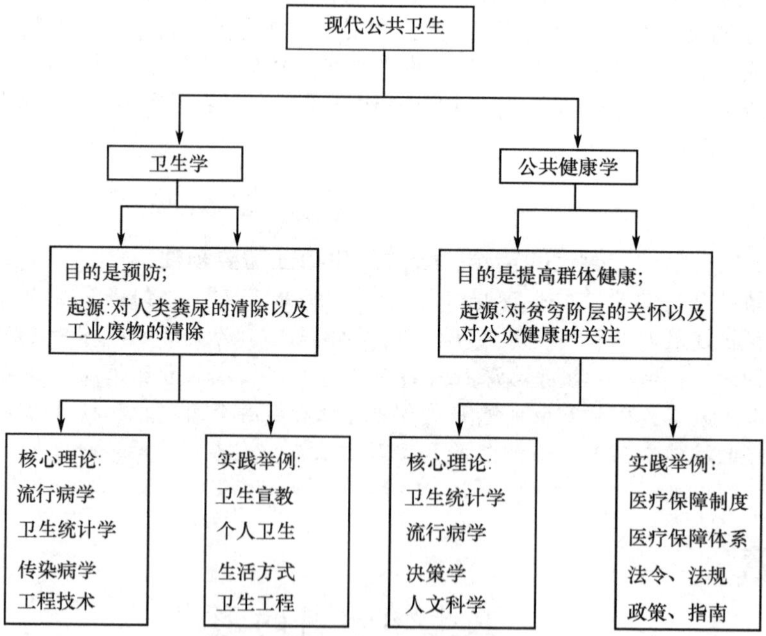

图 2-5 现代公共卫的概念和范畴

国科学家，成功研制了白喉、破伤风抗毒素的埃米尔・阿道夫・冯・贝林（Emil Adolf von Behring）；

英国医师罗纳德·罗斯（Ronald Rose）发现疟疾是通过蚊子传播的；法国细菌学家查尔斯·尼科尔（Charles Nicolle）证实斑疹伤寒由跳蚤传播。

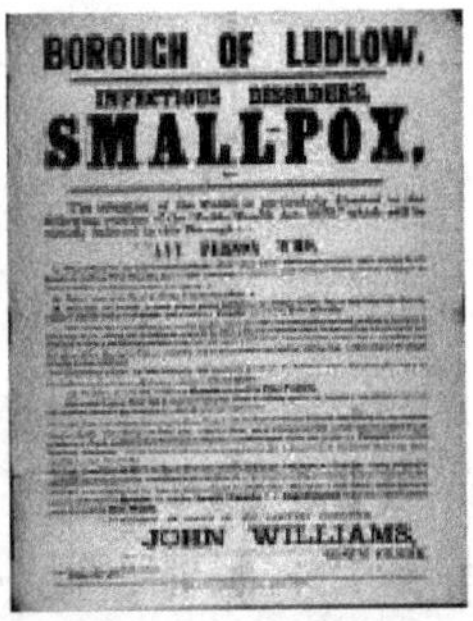

图 2-6　牛痘海报（Smallpox poster，1877）

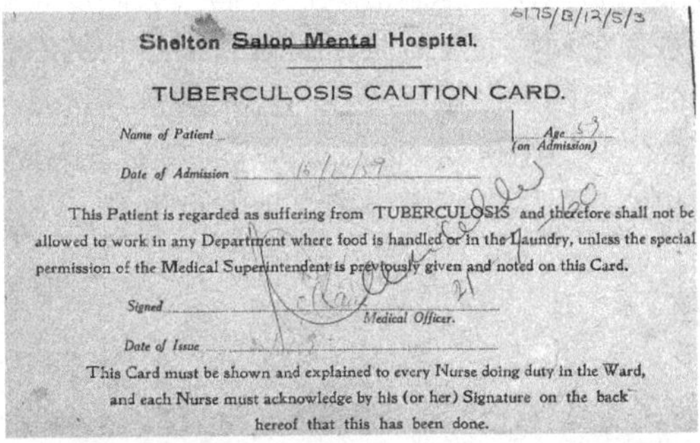

图 2-7　结核病警示卡（Tuberculosis caution card，1859）

而进入 20 世纪公共卫生行动随着对传染病有效预防和控制，如疫苗的研制和计划免疫的实施，使成千上万的人免于传染病的死亡威胁。同时逐渐完善的疾病预防控制体系，为预防和控制传染性疾病与慢性非传染性疾病提供了有效的系统。环境卫生行动，减少了环境污染和生态破坏，消除或减少环境对人类健康的直接和间接影响。

公共卫生干预策略的实施，是现代公共卫生的重要方面。社区卫生服务、循证公共卫生等正在得到加强。同时，认识到卫生需求测量和评价、社区诊断往往是公共卫生行动的第一步。

随着社会的发展，人们发现影响健康的因素除物质环境外，社会因素起着很大的作用。而要改变这些环境和行为因素，单靠卫生部门已难以胜任。因此有学者提出了新公共卫生（new public health）的概念。其要素包括公平地获得有效的医疗保健、以社区参与为基础的伙伴式健康公共政策及部门间的合作。新公共卫生强调了把改善物质和社会环境、个体预防和适宜的治疗结合起来，通过多部门的合作和社区的参与，在多种场所开展健康促进，从而实现公共卫生所肩负的使命，使公共卫生成为社会可持续发展的坚强后盾。现代公共卫生学还关注到公共卫生问题的全球化和公共卫生政策的国际化等方面。

三、公共卫生学院的出现

公共卫生学的发展推动了公共卫生教育。1916 年美国洛克菲勒基金会决定建立公共卫生学院，1918 年霍普金斯大学建立公共卫生学院，1921 年哈佛大学建立公共卫生学院，此后世界各国相继出现了公共卫生学院。20 世纪 50 年代，中国仿照前苏联建立了与医学院分离的公共卫生学院。20 世纪 80 年代，中国高等医学教育专业目录将医学分为临床医学、基础医学和公共卫生与预防医学，公共卫生学与医学逐渐分离开来。然而，越来越多的教育研究者和实际工作者认识到，公共卫生与医学教育的分离不利于培养适应社会需要的公共卫生医学人才，弥合裂痕——医学与公共卫生教育的整合成为现代公共卫生和医学教育的趋势。

四、中国当代公共卫生先驱

中国近代也有不少临床医学家转向公共卫生学的研究，如中华医学会创始人之一、湘雅医学院创始人颜福庆教授（1882—1970）；被推崇为中国公共卫生学之父的陈志潜教授（1903—2000）；鼠疫防治专家，首任东北防治鼠疫全权总医官、中华医学会创始人之一、首任全国海港检疫事务管理处处长、哈尔滨医学专门学校（哈尔滨医科大学前身）创始人的伍连德博士（1879—1960）；热带病学专家、热带病研究所所长钟惠澜教授（1901—1987）等。

他们不仅推动了中国的公共卫生的教育事业，更为重要的是参与到重大公共卫生事件的处置、传染病的预防控制和社区卫生服务等工作中。例如伍连德博士受命于危难之中，从1910年到1931年在中国鼠疫大流行重灾区和东北鼠疫防治中心所在地哈尔滨，先后领导了中国东北两次鼠疫大流行的控制工作。陈志潜教授提倡公医制度，积极开展健康教育，先后参与陶行知和晏阳初分别在南京郊区和河北省定县平民教育促进会的农村卫生实验区建设。在定县创立了他构想多年的农村三级保健网开展保健服务和健康教育。抗日战争期间，他除组织领导战伤救护外，在四川省建立市县公共卫生机构80余处，并创办了重庆大学医学院。他为中国的卫生事业，尤其是农村社区保健和公共卫生教育做出了卓越的贡献。

链接

鼠疫斗士伍连德

伍连德（图2-8），字星联，祖籍广东新宁（今台山县），1879年3月10日出生于马来亚槟榔屿。公共卫生学家，医学博士，中国检疫、防疫事业的先驱，北京协和医学院及北京协和医院的主要筹办者，1935年诺贝尔生理学或医学奖候选人。

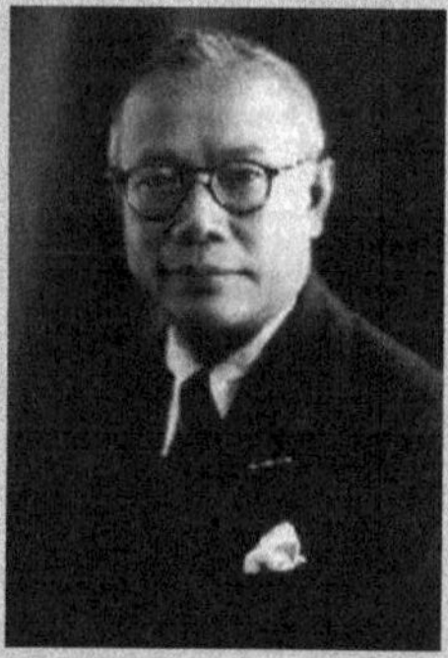

图2-8 伍连德博士（1879—1960）

1910年鼠疫从西伯利亚肆虐而至，很快蔓延中国东北，伍连德临危受命，在他去哈尔滨不到4个月的时间里，让这场连俄罗斯、日本束手无策的、死亡人数达6万之多、震惊世界的烈性传染病竟然销声匿迹，使指挥这次防疫的伍连德名扬环球。根据在这次鼠疫中得出的成果，他提出了一项改变了鼠疫研究史的学说：肺鼠疫。从这项理论开始，鼠疫在后世的研究中逐渐分成了腺鼠疫（鼠传染人）、肺鼠疫（人人之间可传染）、败血症鼠疫等。1911年4月3日，他邀请11国专家，于沈阳召开了“万国鼠疫大会”，这是中国历史上首次召开国际学术会议，与各国专家共同完成了500页的《1911年国际鼠疫研究会会议报告书》。1913年，他整理的相关文章发布在了医学顶级杂志《柳叶刀》（*The Lancet*）上，成为了中国历史上首位在国际顶级学术期刊上发表文章的人。1926年，他将自己与鼠疫做斗争历程整理出版：《肺鼠疫论述》（*A Treatise on Pneumonic Plague*）这部480页的鼠疫理论专著，正式创立了“肺鼠疫”学说，被誉为“鼠疫研究的里程碑”。

进展与评述

考古学和历史学发现，在相近的营养条件下，世界各文明古国的人均寿命无明显差别。现代医学出现前世界各地的人均寿命通常都在30～40岁内波动，如果发生了战争和饥荒就会降到20岁左右。尽管人类在漫长的历史中发展出了无数的医疗体系，但这些体系对于人均期望寿命却没有特别突出的影响。人均寿命真正的快速增长则是现代公共卫生体系建立之后的事情了。

1998年由美国作者约翰·罗彬斯（John Robbins）编著的《还我健康》（*Reclaiming our health*）一书出版，全书深刻反省美国当时的医疗制度与体系，出版后震撼美国医学界。此书以一则医学寓言故事开篇，故事大致讲述在一个富饶的国家，人们很容易坠落山崖，国家医疗机构为防止人们跌落山崖致死，将大量的精力投入至制造昂贵的救护车和建造现代化的医院，以便救治跌落山崖下受伤的人们。而对于有人提出在山崖周围建起护栏，防止人们跌落的建议置之不理，最后导致国家暴动不断，分崩离析。这则寓言至今读起来仍发人深省，由于预防医学/公共卫生体系与临床医疗对健康问题看待的视角与处理方式的不同，使得两者之间的冲突成为必然。

20世纪前，预防是医学活动的中心，卫生措施在对抗传染病的过程中战功卓越，而第二次世界大战后由于全球经济的迅速发展、社会的转型、人们的生活方式的改变，癌症、心血管疾病等慢性疾病成为人类的主要杀手，此时临床医疗迅速崛起，公共卫生所受的关注度持续下降。随着科学技术的进步，临床诊疗手段日益先进，医学不断迈向更微观的层面，正当人们为能越来越早地发现微小癌症而欢欣鼓舞时，医学界也开始出现诸多思考与质疑。

著名医史学家罗伊·波特（Roy Porter）在《剑桥医学史》（*The Cambridge Illustrated History of Medicine*）前言开篇写道："在西方世界，人们从来没有活得这么久，活得这么健康，医学也从来没有这么成绩斐然。然而矛盾的是，医学也从来没有像今天这样招致人们强烈的怀疑和不满。"英国伯明翰大学社会医学名誉教授托马斯·麦基翁（Thomas McKeown）在他的著作《医学之角色与疾病之源》（*The Role of Medicine and the Origin of Human Disease*）书中分析人类健康之所以进步的原因是营养、卫生环境、生活习惯，它们比任何诊治都更为有效，书中提到"抗生素"与"疫苗"并非是传染病减少的原因，真正的原因是"食物制造法、运输法和储存法及卫生之进步"。人类史上首位成功完成心脏移植的外科医生克里提恩·巴纳（Christiaan Barnard）曾说今日的医生都在科技的花招中迷失了自我，以致医学之真正功能完全被二十世纪的大时代科技蒙蔽。他在1996年第一次世界外科大会上提到，对人类健康有真正贡献的有三种人：抽水马桶发明者（使卫生进步），压力泵发明者（欧洲因此各大城市可将水加压经由水管送至全市，扫除中世纪各种大型公众性疾病），以及首先使用塑料胶布做房屋地基防潮材料的建筑业者。同时他还指出水管匠、铁匠、泥水匠对人类健康所做的贡献大于所有外科医科加起来的作用，消灭伤寒的不是医生而是水管匠，制止肺结核的不是药物研究者，而是为贫户疏散过度拥挤的居住所的社工人员。

由此，我们不得不思考在面对新形势下的健康问题，如人口老龄化、慢性疾病呈现"井喷"式发展和环境污染等问题，我们是否应该转变对应策略。重视公共卫生手段，让预防重回医学活动的重心，必然会给解决这些问题带来新的契机，这也是这个时代赋予公共卫生的新的使命。

（马　骁　朱贝贝）

参考文献

何小莲. 2003. 论中国公共卫生事业近代化之滥觞. 学术月刊，34（2）：61-67.

李立明，姜庆五. 2015. 中国公共卫生理论与实践. 北京：人民卫生出版社.

陶芳标，马骁，杨克敌. 2009. 公共卫生概论. 北京：科学出版社.

曾光，黄建始，张胜年. 2013. 中国公共卫生·理论卷. 北京：中国协和医科大学出版社.

第三章　近百年来的三次公共卫生革命

Three public health revolution over the past century

20 世纪以前人类面对的主要生命健康威胁是传染病。以控制传染源、预防接种、改善环境为主要内容的第一次公共卫生革命对于控制和消灭传染病发挥了巨大作用。20 世纪中叶，影响人类健康的主要疾病从传染病转变为慢性非传染性疾病，高血压、糖尿病等慢性病占据了疾病谱和死因谱的主要位置，并且成为第二次公共卫生革命的主要对象，而推行健康生活方式成为重点举措。之后随着以疾病为中心向以健康为中心的全社会参与和健康促进策略的不断推进，第三次公共卫生革命应运而生。三次公共卫生革命都是伴随着人类面临的主要疾病和健康问题的变化而逐渐形成发展的，随着公共卫生革命而来的是卫生观念、技术、政策策略乃至医学模式的革命。在三次公共卫生革命过程中，人类对疾病的认识更加深入，防控疾病的手段更加科学，防控措施更加完善。了解三次公共卫生革命的过程并从中汲取经验，有助于我们更好地面对未来的挑战。

第一节　第一次公共卫生革命

【案例 3-1】

举世闻名的诺贝尔生理学或医学奖于 1901 年首次颁发，授予了研究白喉血清疗法的德国医学家埃米尔・阿道夫・冯・贝林（Emil Adolf von Behring 1889—1894 年），贝林的主要工作是研究白喉，当时欧洲每年有 5 万多名儿童死于白喉。一开始贝林运用当时防治传染性疾病的通常思路，研究如何通过消毒阻断病菌的繁殖和传播来防止人体感染，他尝试运用氩和汞消毒，但都失败了。在实验期间，他发现老鼠从未遭到炭疽的感染，鼠血清能摧毁炭疽杆菌。于是他把白喉杆菌打入几内亚猪（一种小白鼠）体内，发现一些幸存动物再注射白喉杆菌，可免于发生白喉，他将血清中的物质称为“抗毒素”，用动物的血清可以治愈其他动物的这种疗法，称为血清治疗。1890 年，贝林根据实验结果提出了“抗毒素免疫”的新概念。耐受过白喉的动物血清中有着对抗白喉毒素的抗毒素，它能中和毒素，使之失效，这在医学上称为“抗毒素的被动免疫”。为此，年轻的贝林被誉为免疫学尤其是血清疗法的创始人。1891 年圣诞节，贝林首次成功地用羊的血清，治愈了一例住院在柏林医院内的白喉患儿，1913 年，贝林还成功研发了白喉疫苗，为人类征服白喉迈出了重要的一步。

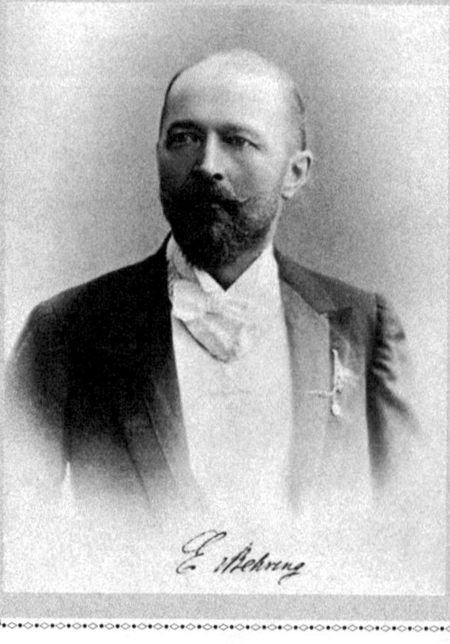

什么是血清疗法？贝林的研究工作在预防和控制白喉中的作用有哪些？该工作的公共卫生意义是什么？

引申的知识

一、什么是血清疗法

血清疗法是一种被动免疫疗法，是指将已被免疫的动物血清（抗血清）注射到相应疾病的患者身上以达到治疗的目的。这种血清称为治疗血清。恢复期病人的血清也可作为一种抗血清治疗其他病人。自1890年德国微生物学家冯·贝林和在德国工作的日本微生物学家北里柴三郎发现白喉抗毒素血清具有治疗效果以来，血清疗法已成为传染病治疗的一项原则。

二、贝林的研究工作在预防和控制白喉中的作用

白喉是由白喉杆菌引起的急性呼吸道传染病，传染源是病人和带菌者，主要通过呼吸道飞沫传播，也可经玩具、衣服、用具等间接传播。该病呈世界性分布，四季均可发病，以秋冬或早春季节较多，人群对该病普遍易感，而儿童易感性最高。白喉杆菌产生的外毒素是致病的主要原因。白喉感染后的临床特征为咽痛，咽、喉、鼻等处假膜形成，以及发热、乏力、恶心、呕吐等中毒症状；假膜范围大时，颌下淋巴结及颈部软组织肿胀致颈部呈牛颈状；严重者可引起心肌炎和周围神经麻痹等。根据临床表现可将白喉分为四种类型，其发生率由高到低依次为咽白喉、喉白喉、鼻白喉和其他部位的白喉。

20世纪20年代，仅美国每年就有13 000～15 000人因白喉而死亡，其中大多数是儿童。1891年贝林发现白喉血清疗法并成功治愈一例患儿后，1892年贝林与法兰克福化学制药公司合作研究批量生产出“抗毒素”的方法，并于两年后成功生产出了白喉疫苗。目前，对易感者预防接种白喉类毒素是控制白喉的根本措施，不少先进国家及地区已通过免疫接种基本控制了白喉的发生，危害人类健康千年之久的白喉终于基本被消灭。

三、贝林研究工作的意义

在贝林之前，人们多集中寻找或制造直接杀伤病菌的物质，以此来对抗细菌性疾病，对于依靠生物体免疫能力进行治疗的研究尚不成熟。贝林的研究成果是利用了生物体自身抗击病菌的能力，奠定了免疫学的理论基础，为提高人类健康水平做出了巨大贡献，开启了人类征服传染病的新途径。卡罗琳医学院诺贝尔委员会的教授们对贝林的贡献给予了这样的评价：“对血清疗法的研究，特别是在治疗白喉应用上的贡献，由此开辟了医学领域研究的新途径，也因此使得医生手中有了对抗疾病和死亡的有力武器。”

扩展的内容

一、第一次公共卫生革命的背景：传染病的威胁

传染病是20世纪以前造成人类疾病和死亡的主要原因，尤其是历史上几次霍乱和鼠疫的暴发，夺去了无数人的生命。据记载，1829年莫斯科霍乱造成3.3万人死亡；1832年，巴黎霍乱暴发，6个月内1.8万人死亡；1831—1833年，霍乱在英国流行，造成2万人死亡；1848—1849年，霍乱再次肆虐英国，造成5万人死亡。历史上还有3次鼠疫大流行，541—542年查士丁尼大瘟疫造成2500万人死亡；1346—1350年黑死病大规模侵袭欧洲，导致欧洲30%人口死亡；1855—1959年中国和印度鼠疫大流行造成大约1200万人死亡。除霍乱和鼠疫之外，历史上流感的杀伤力同样惊人，16世纪的“英国疫病”和“俄罗斯流感”至少杀死了25万欧洲人，1918—1919年的西班牙流感造成全世界约10亿人感染、2500万～4000万人死亡。

欧洲文艺复兴、宗教改革、技术发展、跨国企业的出现、国家建设及海外扩张，加快了欧洲

的工业化、城镇化和国际化步伐。大规模海外贸易和殖民扩张，使得原本局限于一隅的传染病踏上了全球扩散的路程。欧洲人将天花带到美洲，造成无免疫力的土著印第安人大量病死，同时又将美洲的梅毒带回欧洲大陆，并向世界其他洲扩散。到 19 世纪，欧洲工业化的迅速发展，带动了城市化进程，密集的人口和密集的房屋，拥挤、通风不良、厕所条件差的住房，没有污水和垃圾处理设施，人、畜粪便和垃圾的大量堆积，导致经蚊子、苍蝇、老鼠等传播的传染病和食物源性、水源性疾病开始在人群中滋生和流行。

这一切构成了那个时代人类面临的主要健康威胁。面对传染病的不断肆虐，人类掀起了第一次公共卫生革命的浪潮。

二、第一次公共卫生革命的特点

第一次公共卫生革命始于 19 世纪后半叶工业革命方兴未艾的欧洲，以严重危害人类健康的传染性疾病和寄生虫病为防治对象，在充分利用当时科学发现和发明所提供的技术支持的基础上，主要通过免疫接种、抗生素治疗及改善卫生条件等措施，达到降低传染病发病率和死亡率，延长平均期望寿命的目的。第一次公共卫生革命实际上伴随着卫生观念、技术和方法、管理决策的革命。

首先，它是一次观念的革命。传染病对人类的肆虐使人们形成了大众健康的概念，意识到传染病的控制不是个人的事情，是公共的问题，必须大家携手共同应对。而进入 19 世纪后的一系列科学发现和发明也改变了人们对传染病的认识，意识到传染病是可以预防的，改善卫生环境、预防接种等都可以大大降低传染病的危害，减少了大众对传染病的恐慌。这些观念的改变，形成了公共卫生的观念革命。

其次，它是一次技术和方法的革命。免疫技术（预防接种）、传染病治疗技术（抗毒素、抗生素）、流行病学方法的发展、显微技术（病原体的发现和认识）、公共卫生工程（下水道、厕所、公共饮水改造）等给公共卫生革命带来了契机，提供了防控的手段。

接种疫苗是预防和控制传染病最经济、有效的公共卫生干预措施。18 世纪欧洲蔓延天花，死亡人数高达 1.5 亿以上。1796 年，英国乡村医生爱德华·詹纳（Edward Jenner）发明牛痘接种法，由牛痘病毒制备而成的牛痘疫苗可促使人体产生对天花病毒的抵抗力。该方法一经问世便很快在全世界广泛推行，使得天花的死亡人数骤减，由此开启了用疫苗预防疾病的时代。而在此前 300 年，中国人已经发明了接种人痘预防天花的方法。1882 年法国化学教授路易斯·巴斯德（Louis Pasteur）首次将兔脑脊髓制备的减毒狂犬疫苗应用于人预防狂犬病并获得成功，这是人类历史上首次征服狂犬病，从而为疫苗预防狂犬病开了先河。

如果说疫苗的发明是传染病预防的关键，那么抗生素的发明则是传染病治疗的里程碑，它对于控制传染源发挥了巨大的作用。1928 年 9 月，苏格兰细菌学家亚历山大·弗莱明意外发现能够抑制并杀死葡萄球菌的霉菌，并将这一霉菌命名为“盘尼西林”（penicillin）。但弗莱明没有提取出纯净的青霉素，这一发现在当时并没有引起外界的重视。1938 年，澳大利亚裔英国病理学家霍华德·沃尔特·弗洛里（Howard Walter Florey）对十年前弗莱明的发现很感兴趣，在德国化学家恩斯特·伯里斯·钱恩（Ernst Boris Chain）与英国生物化学家罗曼·乔治·希特利（Norman George Heatley）的帮助下，共同提取出纯净的青霉素。青霉素可有效防止伤口感染，拯救了第二次世界大战时期成千上万的士兵，被视为“救命药”。青霉素的发明开创了抗生素时代，它对于人类治疗和控制传染病起到了巨大的作用。1945 年，弗莱明、弗洛里与钱恩因此获得了诺贝尔生理学或医学奖。1943 年，美国微生物学家塞尔曼·亚伯拉罕·瓦克斯曼（Selman Abraham Waksman）从链霉菌中分离出链霉素，链霉素对抗结核杆菌有特效作用，成为青霉素后第二个生产并用于临床的抗生素，由此他 1952 年获得诺贝尔生理学或医学奖。此后，世界各地开始大规模寻找各类抗生素。1947—1958 年，金霉素、氯霉素、土霉素、制霉菌素、红霉素、卡那霉素等相继被发现。抗生素的发明使得传染病逐渐被攻克，患者被治愈后，也减少了其作为传染源将疾病传播给他人的风险，进一步巩固了传染病预防的效果。

1911 年中国东北发生鼠疫大流行，中国杰出的流行病学家伍连德教授组织调动政府和社会力量，通过对疫区和交通线实施封锁，对患者和接触者实施隔离观察，对死亡患者尸体进行焚化等一系列措施成功控制了这次鼠疫大流行。这也是有史以来人类第一次应用隔离封锁等流行病学措施成功控制鼠疫大流行和呼吸道传染病大流行的成功范例。

在与传染病的斗争中，人们也开始意识到人口密集、环境污染、饮水卫生也是预防控制传染病的重大问题。要保护群体健康，就需要综合解决饮用水安全、污水和废物的处理等一系列问题。1856 年，伦敦工程师约瑟夫·巴瑟杰（Joseph Bazalgette）在伦敦修建下水道工程，修建长达 160km 的排水系统，将伦敦市的全部污水排往大海，并将污水和地下水隔开，有效解决了导致霍乱的水源问题。病理学之父鲁道夫·魏尔肖（Rudolf .L.K. Virchow）在德国积极倡导和实践卫生改革，在柏林建立了很好的供水和污水处理系统，使柏林成为一个健康的城市。这些公共卫生工程在当时被称为工业奇迹。

最后，它也是一次公共卫生决策的革命。第一次公共卫生革命促进了地区或国家的公共卫生体系的建立，在卫生决策中重视预防和公共卫生资源的投入，这为以后的公共卫生决策起了引领作用。19 世纪 30～40 年代，英国国会任命改革家埃德温·查德威克（Edwin Chadwick）调查劳动人口的卫生状况，发表《大不列颠劳动人口卫生状况的调查报告》，提出了采用综合治理的行动框架，在英国掀起卫生改良运动。英国设立了国家和地方卫生委员会，卫生委员会的出现首次确定了政府在公共服务领域检查和规范社会卫生状况的组织结构和职责，开启了政府主导现代公共卫生的先河。借鉴英国卫生改良运动和经验，雷苗儿·沙特克（Lemuel Shattuck）调查了美国人口卫生环境状况，发布《波士顿普查报告》，成为美国现代公共卫生系统发展的蓝图。1950 年，美国马赛诸塞州政府发表了著名的美国早期公共卫生文件《麻州卫生委员会报告》，报告倡导建立州、市卫生局，组织公共资源开展卫生监督，传染病控制，食品卫生和生命统计工作以及为婴儿和儿童提供卫生服务。

三、第一次公共卫生革命的成就

第一次公共卫生革命的最大成就是使传染病的发病率和死亡率大幅度下降，平均期望寿命延长。从 19 世纪末到 20 世纪 50 年代，仅仅半个世纪，人类就在地球上消灭和基本控制了天花、麻风、鼠疫、霍乱等烈性传染病，在与这些瘟疫的斗争中大获全胜。随着长期笼罩欧洲的一个传染病圈的消失，人类第一次卫生革命首先在发达国家完成，继而把胜利成果推向发展中国家。1980 年 5 月 8 日，WHO 宣告：全世界消灭了天花；1991—2002 年，WHO 宣布美洲、欧洲消灭了脊髓灰质炎，中国于 2001 年宣布消灭脊髓灰质炎；20 世纪末，有效控制了麻风、白喉、鼠疫等；20 世纪中、后期的全球传染病死亡率低于 10%。通过第一次公共卫生革命，全球大部分地区的疾病和死亡谱发生了重大变化，因传染性疾病死亡的人数大大减少，而慢性非传染性疾病的影响开始凸显。

第一次公共卫生革命也为公共卫生体系的建立奠定了基础，使全社会意识到应对传染病是政府的职责，需要调动全社会的资源，形成从卫生工程到疫苗接种到疾病监控的防控体系。同时，第一次公共卫生革命也促使人们对传染病有了明确、科学的认知，意识到了预防疾病的重要性。

进展与评述

一、第一次公共卫生革命并未结束

从全球公共卫生的发展趋势看，传染病的防控已经取得了重要进展，传染病的发病和死亡人数明显下降。然而传染病的流行受到自然环境、人类活动等多种因素的影响，这些因素发生改变时极有可能造成新的传染病流行，而使我们依旧面临着传染病的严峻挑战。

（一）传统传染病并未完全消灭

传染病的控制谱分为控制、消除、消灭三个等级。目前，绝大多数传染病只能以控制发病和防治流行为目标。极少数条件成熟、措施有效的传染病才可以达到消除的要求。而极个别的疾病在条件成熟的前提下，在世界各国的协同努力下，才可以达到消灭的目标。目前全球达到消灭目标的传染病仅有天花一种。结核、伤寒、霍乱、鼠疫等传染病甚至还没有达到控制的目标。达到控制目标的传染病再到消灭是极其艰巨的过程，要达到这个目标，有赖于科学和社会的进步。因此，传染病的控制仍需进一步努力。

（二）新发传染病不断出现

自 20 世纪 70 年代起，新发传染病不断出现，包括由已经存在的病原微生物改变或进化而导致的新发感染，或已知的感染扩散到新的地区或人群，或由于环境改变所引起的既往未知的新发感染以及由于耐药性的出现使已知的病原体对公共卫生产生新的威胁，如艾滋病、SARS、人感染高致病性禽流感、埃博拉出血热、中东呼吸综合征等。自 20 世纪 70 年代以来，除少数年份外，大都有一种或一种以上的新传染病被发现，迄今新发传染病已经高达 40 余种，而且其病原微生物种类复杂，有病毒、细菌、立克次体、衣原体、螺旋体及寄生虫等。由于人类对新发传染病的防治办法了解甚少，且无天然免疫力，一旦暴发新的传染病，容易对健康造成严重危害，同时给社会经济带来极大损失。因此，对新发传染病的研究和投入不能停止，我们应做好准备，随时应对可能出现的新发传染病，避免暴发或流行。

传染病仍然与战争、饥荒一起排在人类生存所面临的最大威胁的前列。因此，人类与传染病的斗争远没有结束，传染病的预防控制仍是国际上重大的公共卫生问题。

二、抗生素使用面临的问题

自从 1940 年青霉素应用于临床，半个世纪以来抗生素的种类已经达到几千种，临床常用的有几百种。抗生素作为抗感染的主要药物，对维护人类健康发挥了重要作用。

随着抗生素在临床的广泛、大量使用，其滥用和浪费现象也日益严重。中国是抗生素滥用最严重的国家。据不完全统计，中国目前使用量、销售量排在前十五位的药品中，有 10 种是抗生素，门诊感冒患者约有 75%应用抗生素，外科手术抗生素应用率高达 90%。中国食品药品监督管理局调查发现，40%以上的抗生素使用不合理。WHO 调查显示，中国住院患者抗生素使用率高达 80%，远远高于 30%的国际水平。抗生素滥用容易使细菌产生耐药菌株、诱发各种不良反应、菌群失调和二次感染等，既造成了人类健康的损失，也加重了社会和患者的负担。中国每年约有 8 万人直接或间接死于滥用抗生素，由此造成的机体损害和其他损失更是无法计算。

因此，有学者认为如果人类不能妥善处理抗生素滥用问题，我们将很快进入后抗生素时代，越来越多的细菌对抗生素产生耐药性，长此下去全球将面临无抗生素可用的境地。而要避免出现这种情况，就必须全社会共同努力，从合理应用抗生素开始，从我开始，同时鼓励和支持科学家不断发明新的抗生素。

（孙鲜策　高梦婷）

第二节　第二次公共卫生革命

【案例 3-2】

美国总统富兰克林·德拉诺·罗斯福（Franklin Delano Roosevelt）于 1945 年 4 月 12 日去世，享年 63 岁。死因为脑出血（血压 300/190mmHg）。和无数美国民众一样，罗斯福总统最终被心血管病攫取了生命。遗憾的是，罗斯福总统的血压从 1932 年的 140/100mmHg 升至 1944 年的 186/108mmHg，在此期间并未采取系统有效的治疗措施。1948 年 6 月 16 日，哈里·杜鲁门（Harry Truman）总统将国家心脏法案列入法律，美国国会在该法案中声明："心脏和循环疾病（包括高血压等）严重威胁国民健康，是美国人民的主要死因，占所有死因的 1/3 以上。"法案拨款 50 万美元进行 20 年的心脏病流行病学研究。1948 年正式开始的弗兰明汉心脏研究（Framingham Heart Study）是美国卫生和人类服务部公共卫生服务署在美国麻州波士顿市郊区弗兰明汉社区开展的一系列关于心脏病的流行病学队列研究。该研究首次选择研究非传染病，首次研究生活方式和疾病的关系，首次在研究对象中包括女性。该研究至今已经研究了几代人。罗斯福总统的私人心脏病专家曾写道："我经常想如果当时已有现代化的高血压治疗方案，历史将会如何发展？"

什么是弗兰明汉心脏研究？弗兰明汉心脏研究的公共卫生意义是什么？

引申的知识

一、弗兰明汉心脏研究起源

早在 20 世纪 40 年代，心血管疾病就已成为美国居民的主要死因。由于缺乏心血管疾病预防及治疗的相关知识，多数人认为死于心脏病是难以避免的。罗斯福在 1933—1945 年任美国总统期间，由于未明确诊断及开展危险因素治疗，也未曾幸免于此。

1935—1941 年，6 年间罗斯福总统血压值升高明显，升至 188/105mmHg，尽管如此，其私人医生、耳鼻喉科专家阿德米拉尔·罗斯·麦金泰尔（Admiral Ross McIntyre）坚持认为总统身体健康，血压也未高于正常范围。1944 年 3 月，诺曼底登陆计划正在进行中，但罗斯福总统却因劳力性呼吸困难、出汗等症状住院。心脏病专家霍德华 G·布瑞恩（Howard G · Bruenn）负责总体治疗。

罗斯福总统轻度发绀，心影增大，血压为 186/108mmHg，布瑞恩医生给出"高血压、高血压性心脏病、心力衰竭"初步诊断。但是，当时治疗手段有限，布瑞恩仅建议服用洋地黄药物，同时减少食盐摄入。治疗 2 周后，心影减小，部分症状得到缓解。但治疗 1 个月后，在苯巴比妥治疗无效的情况下，血压升至 240/130mmHg。

1945 年 4 月 12 日，罗斯福总统去世，死因为脑出血（血压 300/190mmHg），享年 63 岁。1948 年 6 月 16 日，杜鲁门总统将国家心脏法案列入法律，美国国会在该法案中声明："心脏和循环疾病（包括高血压等）严重威胁国民健康，是美国人民的主要死因，占所有死因的 1/3 以上。"法案拨款 50 万美元进行 20 年的心脏病流行病学研究，并且成立国家心脏研究所。

1947 年，在起草国家心脏法案之时，美国公共卫生服务机构授权吉尔平 F·米多尔斯（Gilcin F. Meadors）制订流行病学研究提案。马萨诸塞州综合医院和哈佛医学院的教授们主张该流行病学研究设立在马萨诸塞州的弗兰明汉。1947 年 10 月 12 日，美国公共卫生服务开始资助马萨诸塞州的研究。1947 年 11 月，弗兰明汉正式成为研究基地。

二、弗兰明汉心脏研究的历程及其主要成果

弗兰明汉心脏研究可以分为三个阶段。第一阶段是研究的前 30 年，是传统的流行病学队列研究，通过收集资料和观察分析发现有高胆固醇、高血压及吸烟的研究对象更容易发生心脏病。第二阶段开始于 20 世纪 70 年代，新技术应用到研究中去测量和动态追踪监测心脏功能。第三阶段始于 20 世纪 80 年代后期，分子和基因水平的研究开始引进，发现了与临床危险因素和心脏病有关的基因。该研究的意义在于为现代公共卫生提供了预防的科学证据，从根本上改变了人们对非传染性疾病的观念。今天我们知道的心脏病和卒中的危险因素绝大部分来自弗兰明汉心脏研究。1980—2000 年，美国人因心脏病而死亡的人数减少了一半。

弗兰明汉心脏研究是罗斯福总统继承人签署的一份法案，开展数年来，为人类认识高血压、心力衰竭等心血管疾病做出了巨大贡献。正如罗斯福总统私人心脏病专家写道："我经常想知道如果当时已有现代化的高血压治疗方案，历史将会如何发展？"

三、弗兰明汉心脏研究对公共卫生政策的影响及其意义

（一）弗兰明汉心脏研究对公共卫生政策的影响

在以弗兰明汉为基础的观察性研究基础上，全球开展了一系列干预研究，也取得了相似的研究成果。这些研究成果为各国政府制定相应的健康干预政策提供了宝贵的基础资料。过去的几十年间，通过降低血压和对低密度脂蛋白升高患者的管理，危险因素及其引起的疾病的可干预性已被证实。通过弗兰明汉的研究，各国政府制定了有效的一级预防和二级预防措施，使政策的制定更有利于健康。

（二）弗兰明汉心脏研究的意义

弗兰明汉心脏研究的意义在于为现代公共卫生提供了疾病预防的科学证据，从根本上改变了人们对非传染性疾病的观念。弗兰明汉心脏研究确认了心脏病危险因素，医生可以通过早期发现和干预这些危险因素，来防止心脏病发生，人们也可以自己主动培养健康的生活方式来减少危险因素，把握自己的健康。弗兰明汉心脏研究开发的心脏病危险因素评价表已经在预防医学和健康管理实践中广泛应用。从某种意义上讲，弗兰明汉心脏研究及其主要成果为第二次卫生革命的开展及其阶段性成果的取得奠定了坚实的基础。

扩展的内容

一、第二次公共卫生革命背景、对策及目标

第二次公共卫生革命以慢性非传染性疾病为对象，通过发展早期诊断技术、提高治疗效果、加强疾病和健康危险因素监测、改变不良的行为生活方式、合理营养和体育锻炼等措施，以降低慢性非传染性疾病的发病率和死亡率。

（一）第二次公共卫生革命背景

第二次世界大战以后，各国的经济条件普遍改善，加之公共卫生事业迅速发展，以及第一次公共卫生革命的成功，使人口死亡率特别是婴儿和孕产妇死亡率明显下降，促进了人类寿命和人口数量的激增。许多国家 65 岁以上人口所占比例日趋增大，进入"老龄化社会"行列。现代工业化、都市化带来的人口集中，居住和交通拥挤，生活紧张、忙碌，社会关系复杂多变，导致人们

的行为和生活方式发生变化。这时，影响人类健康的主要疾病已由传染病逐步转变为非传染性疾病，传染病在疾病谱和死亡谱上的顺位逐渐下降，并为生活方式及行为疾病等所取代。疾病谱的根本改变向全球卫生事业提出了新的挑战。公共卫生工作的主攻方向由控制传染病转向由生活方式引起的心脑血管疾病、恶性肿瘤、意外伤害、糖尿病和精神病等慢性病。

20 世纪 70 年代到 21 世纪初是现代公共卫生科学预防和控制慢性病的重要时期。始于 20 世纪 40 年代以弗兰明汉心脏研究为代表的对心血管疾病的研究和始于 20 世纪 50 年代以杜尔和希尔的吸烟与肺癌关系研究为标志的对癌症的研究，为现代公共卫生对非传染性疾病采用预防和干预危险因素的新途径提供了大量可靠的科学依据。针对人类社会飞速发展的现代化进程以及疾病谱的改变，首先对健康的认识由过去的“健康就是没有病”演变为世界卫生组织定义的“健康是身体上、精神上和社会适应上的完好状态，而不仅是没有疾病或虚弱”。随后人们认识到，仅靠过去的生物医学模式的指导，已经远远不能适应人类健康进程的需要，尤其无法从根本上解决由生活方式引起的慢性非传染性疾病，于是诞生了“生理-心理-社会”这一新的医学模式。美国保健福利部于 1979 年发布了关于促进健康和预防疾病的报告——《健康的人民》，划时代地提出了进行第二次公共卫生革命的口号，建立起主要针对冠状动脉粥样硬化性心脏病（冠心病）、卒中、糖尿病等重大疾病的防治体系。

（二）第二次公共卫生革命的主要措施

一些发达国家和发展中国家在过去数十年来进行的慢性病预防控制实践表明，如果采取积极态度和措施，慢性病是可以预防的。这些措施包括采取早期诊断技术，提高治疗效果，加强疾病监测，特别是控制与疾病发生发展密切相关的危险因素，通过健康教育和宣传增加公众的健康知识和自我保健能力，倡导健康的行为生活方式，控制吸烟、酗酒、吸毒，提倡合理营养和体育锻炼，调整公共卫生政策和调整卫生系统方向与能力，营造健康的卫生文化氛围和健康的生态与生活环境，建立合作伙伴关系，增进部门协作与合作，建立监测慢性病及其危险因素系统，以观察发展趋势和预防控制效果，调整预防控制对策等。

（三）第二次公共卫生革命的目标

第二次公共卫生革命以防治慢性非传染性疾病为主，包括心脑血管疾病、癌症、糖尿病和慢性阻塞性肺疾病等。通过发展早期诊断技术、加强疾病监测、提倡建立健康的行为生活方式以及提出合理营养和体育锻炼等综合性社会卫生策略，以降低慢性非传染性疾病的发病率和死亡率。

二、第二次公共卫生革命的成就

（一）慢性病主要危险因素的界定及控制

第二次公共卫生革命使慢性非传染性疾病在发达国家和一些发展中国家得到了有效控制，平均期望寿命延长取得了举世瞩目的可喜成绩。其重要的成就包括发现了大部分慢性病的危险因素如吸烟、有害饮酒、不健康饮食、缺乏体力活动及肥胖等。在此基础上，又制订了一系列有效的危险因素控制措施，如控烟、全民健身等。

链接

《2013—2020 年预防控制非传染性疾病全球行动计划》综述

愿景：使世界摆脱可避免的非传染性疾病负担。

目标：通过在国家、区域和全球层面开展多部门协作与合作，减少非传染性疾病导致的可预防和可避免的发病率、死亡率和残疾负担，从而使所有人群在各个年龄都能达到最高能达到的健康和生产力标准，使非传染性疾病不再成为人类福祉或社会经济发展的障碍。

总原则：生命历程方法；人权方法；个人和社区赋能；基于公平的方法；循证策略；国家行动及国际合作与团结；全民健康覆盖；多部门行动；管理现实、已知或潜在的利益。

（二）慢性病防控全球行动

1. 联合国大会关于防控慢性病的决议 2010年，联合国大会通过了预防和控制非传染性疾病的决议，强调需要在国家、区域和全球各级采取一致行动和协调对策，以切实应对非传染性疾病，特别是心血管疾病、癌症、慢性呼吸系统疾病和糖尿病这四种最主要非传染性疾病在发展和其他方面带来的挑战。大会认识到非传染性疾病给人类带来的巨大痛苦，已威胁许多会员国的经济，增加了国家之间和人口之间的不平等，从而危及包括千年发展目标在内的国际商定发展目标的实现。2011年9月，被誉为"防控慢性疾病的里程碑"的第66届联合国大会预防和控制非传染性疾病（NCD）的高级别会议于纽约召开。会议核准了WHO的《2013—2020年预防和控制非传染性疾病全球行动计划》，该计划旨在通过国家、区域和全球层面开展多部门协作与合作，减少慢性病导致的可预防和避免的发病率、死亡率和残疾率，使慢性病不再成为人类福祉或社会经济发展的障碍。

2. 慢性病防控的全球机制 目前，在WHO的领导下，190多个会员国于2011年就减轻可避免的非传染性疾病负担全球机制达成了一致意见，其中包括《世卫组织2013—2020年预防和控制非传染性疾病全球行动计划》。该计划旨在通过九项全球自愿目标，到2025年将由NCD造成的过早死亡数降低25%。这九项目标的部分重点是解决烟草使用、有害使用乙醇、不健康饮食和缺乏身体活动等可加大罹患这些疾病的危险因素。该计划提出了用以实现九项自愿全球目标的"最划算"或者具备成本效益、影响力大的干预措施，如禁止所有形式的烟草和乙醇广告，用多不饱和脂肪替换反式脂肪，促进并保护母乳喂养，以及通过筛查预防宫颈癌。

2015年，各国将根据《2014年全球非传染性疾病现状报告》所报2010年基线数据开始设定国家目标并衡量进展情况。联合国大会将于2018年召开第三次非传染性疾病问题高级别会议，评估到2025年实现自愿性全球目标所取得的国家进展。

进展与评述

一、第二次卫生革命——中国面临的挑战

（一）慢性病危险因素增加提升了第二次卫生革命的复杂性

随着中国社会经济的快速发展，工业化和城镇化的速度与规模日渐增大，但也增加了慢性病的风险因素。一方面，工业化付出了巨大的资源环境代价，环境污染问题严重；另一方面，消费结构升级，生活方式转变，虽然改善了卫生健康条件，但也同时带来了慢性病风险因素的流行，如肥胖和超重。同时，中国是世界上最大的烟草生产和消费国；医疗资源的配置倾向于"只治不防"；重视医疗事业发展，而轻视人群健康等。这些因素致使公众遭受越来越大的慢性病威胁。这些均增加了中国开展第二次卫生革命的复杂性。

（二）慢性病防控体系不健全提升了第二次卫生革命的艰巨性

中国的慢性病死亡率高于发达国家和部分发展中国家，而且中国慢性病呈现出"年轻化"的趋势。约有65%以上的劳动人口患有慢性病。但与严峻的慢性病发病形势相比，中国的慢性病防控却相对薄弱。虽然中国在高血压的防控技术方面已相对成熟，但也呈现出"三高"（患病率高、致残率高、死亡率高）和"三低"（知晓率低、管理率低、控制率低）的特征。而慢性病造成的疾

病负担日益沉重。另外，慢性病最主要的四大共同风险因素：烟草使用、缺乏运动、有害使用乙醇及不健康饮食在中国的控制效果不明显。中国的慢性病防控体系并不十分健全，慢性病防控的科学机制还未建立，基层医疗卫生机构未能承担起慢性病防控的重要职责等。这些都成为中国慢性病防控取得胜利的制约因素，提升了第二次卫生革命的艰巨性。

二、联合国可持续发展目标背景下的第二次卫生革命的重点内容

在新一轮的联合国可持续发展议程中，与慢性病有关的内容集中体现在 1 个目标、4 个子目标和 1 条附则中。其中 1 个目标是：确保各年龄的人群享有健康的生活，促进健康福祉。4 项子目标包括：第一，到 2030 年，通过预防和治疗，将非传染性疾病早死率降低 1/3，促进精神卫生和健康福祉；第二，加强滥用药物的预防和治疗，包括麻醉药品滥用和乙醇有害使用；第三，到 2020 年，将全球道路交通事故导致的死伤数目减少一半；第四，到 2030 年，极大减少危险化学品，以及空气、水和土壤污染导致的死亡和患病人数。1 条附则即：在所有国家，酌情加强世界卫生组织《烟草控制框架公约》的实施。

这一新的可持续发展目标是首次在联合国主导下，由联合国成员国共同参与谈判、达成的发展共识。因此，这是具有真正意义的全球共识，在健康领域，为第二次卫生革命深入开展提出了新的目标。

（孙鲜策　周成超）

第三节　第三次公共卫生革命

【案例 3-3】

1999 年，美国著名的公共卫生专家、加利福尼亚大学洛杉矶分校的莱斯特·布瑞斯洛（Lester Breslow，1915—2012）教授在《美国医学会杂志》（*JAMA*）发表论文，介绍了健康促进的概念及提出背景，提出了对健康促进这一理念的重新思考和更精确的定义，并指出了生活能力的界定和衡量以及应该从事健康促进工作的群体，首次提出了第三次公共卫生革命的概念。2004 年，《美国预防医学杂志》（*American Journal of Preventive Medicine*）发表了题为“A third public revolution”的社论，呼吁大家做“上医”，扩展公共卫生与预防医学的知识领域，关注健康决定因素，寻求获得群体健康的新方法，促进全人群健康，进一步明确了第三次公共卫生革命的提法。

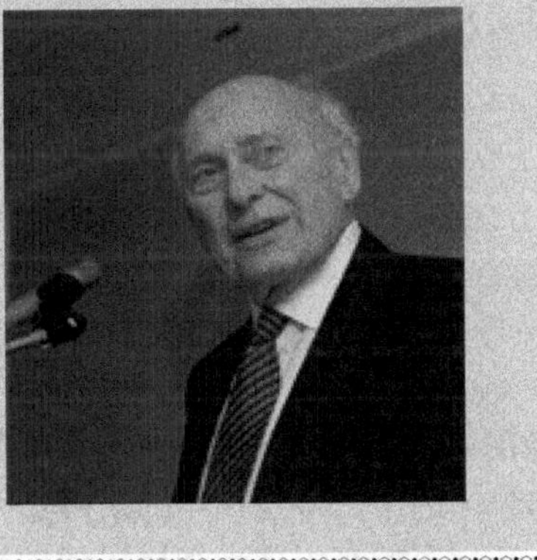

那么，第三次公共卫生革命的历史背景是什么？核心内容有哪些？其基本的行动从何入手呢？

引申的知识

一、第三次公共卫生革命的背景

随着人类社会的不断进步，经济水平和生活水平的不断提高，健康不仅作为一项基本人权，而且成为人类生活的第一需要。人们的健康意识越来越强，保健需求越来越高，尤其是第二次公共卫生革命的成功，大大增强了人们的自我保健意识，坚定了必胜的健康信念。保健成为一种现

代时尚，长寿为越来越多的人所渴求。与此同时，人类健康的威胁除了来自内源性机体和功能紊乱之外，外在的环境污染和社会条件的改变，如家庭、社会、工作场所的变化等，开始日益显露。而且一些新发传染病和旧传染病的不断出现，在对健康可持续发展进程和医学模式提出更高要求的同时，也提出了新的挑战。

总结第一、二次公共卫生革命的经验与教训，1998 年 5 月，在日内瓦召开的第 51 届世界卫生大会上，审议通过了 WHO 提出的“21 世纪人人享有卫生保健”的全球卫生战略，确定了使全体人民增加期望寿命并提高生活质量、在国家之间和国家内部改进健康公平、发展可持续卫生系统以满足人民需要的总体目标。WHO 提出，“人人享有卫生保健”是一个永恒的理想，而不是一个阶段目标，实现健康的过程是人类自身发展的过程。由此，医学目标开始了从以疾病为中心向以健康为中心的转变，医学目的也从对抗疾病和死亡逐渐转变为对抗早死、维护和促进健康、提高生命质量，医学模式则由“生理-心理-社会”进一步演变为“环境-生理-心理-社会”。这可视为第三次公共卫生革命的开始。

二、第三次公共卫生革命的对策与目标

进入以信息化和全球化为特征的 21 世纪，公共卫生在第一次革命尚未全面胜利，一些传统的传染病死灰复燃，一些传染病因耐药问题变得棘手；新发传染病此消彼长，严重危胁人们的健康和生命。第二次革命正在起步，使人们对以改善行为和生活方式为主要行动的慢性病控制充满信心。然而挑战总是很多，如环境的污染、老年化进程加速、城市化发展迅猛等成为新的健康问题。第三次公共卫生革命注重健康促进策略，有前两次以“疾病”为中心的公共卫生革命转而建立以“健康”为中心的公共卫生服务模式，涵盖决策指挥系统、新型公共卫生体系建设、预防控制系统、执法监督系统、信息系统、应急预警系统、妇幼保健、精神卫生、医疗救治系统、后勤保障系统等，以合力保障社会群众生命健康。需要进一步树立健康新观念和大卫生观念，加强健康促进和健康教育，坚持可持续发展策略，保护环境，发展自我保健、家庭保健及社区保健等综合性措施，以提高生活质量，促进人类健康长寿，实现人人享有卫生保健的目标。

三、第三次公共卫生革命的核心倡导

第三次公共卫生革命倡导政府是公共卫生的决策者，确立健康优先的地位，取得“社会参与和部门合作是取得成功关键”的共识，坚持预防为主。

公共卫生肩负着维护卫生资源、卫生服务、卫生利用的公平性使命，没有政府的领导和倡导是无法实现的。只有全社会确立健康的优先地位，确立健康是生产力，是社会和个人的资源，才能在某种意义上倒逼政府发挥决策者的作用。第三次公共卫生革命另一个准则就是改变公共卫生和个体健康是卫生部门的事情这一观点，一些人错误地把疾病的救治简单地交付给医院和医生。越来越多的有识之士和居民认识到，防病治病要从依靠医学科技和卫生部门转变为依靠多学科和全社会参与，维护和促进健康不再由卫生计生部门唱“独角戏”，而是政府和全社会的共同责任与行动，体现出“人人为健康，健康为人人”、“人人健康，人人参与”的大卫生观念。同时，人们渐渐认识到，生态系统是生命有机体与自然环境及社会环境之间的相互作用，人类和环境的各要素共同构成了一个综合的相互作用的系统。只有遵循生态-经济-文化-健康等整合的原则，人类才有可能享有持续的健康，人类社会也才有可能持续发展。人类对疾病的预防，在原有“三级预防”的基础上，逐步向实施由个体到群体乃至全人类以及从个人、家庭到社区、区域乃至国家、全球战略规划、宏观调控等整体预防保健的方向发展。

扩展的内容

一、第三次公共卫生革命面临的问题

（一）环境的可持续发展问题

中国作为一个人口大国，由于地理和气候等原因，生态系统本身比较脆弱。但目前粗放的生产方式，导致了资源和能源过度消耗，引发了环境问题的日益严重。根据世界银行2012年的报告，中国每创造1美元的产值所需的平均能耗是日本的11.5倍、法国的7.7倍、美国的4.3倍。中国生态环境的承载能力，已经接近并即将超过临界线。消耗了大量能源的城市正在加重全球的能源危机。不可持续的发展以及不负责任的能源利用破坏了环境，并且导致了气候改变。气候变化增加了疾病发生和传播的机会，危害人类健康，洪涝灾害后，感染性腹泻如霍乱、痢疾、伤寒增加。这让我们认识到环境的变化所带来的影响除了长期慢性作用外，有时是突发的、悲惨的，甚至是不可挽回的。

人与环境是相互依存、相互影响、对立统一的整体。在自然界，每一个物种都不能独立存在和发展，必须与其他物种相互联系、相互依存，组成生命的网络。而这种相互依存的关系又与所处的自然环境紧密相关，从而形成了一个完整的生态体系。生态环境是人类生存和发展的基础，与人类的健康息息相关。生态环境的破坏、环境污染的加重严重威胁着人类的生存环境，使人类面临新的健康风险。生态环境变化对新发传染病的发生和传染病的暴发流行具有重大影响。中国自20世纪80年代以来，社会经济已经保持高速发展的势头，但在经济发展的同时，日益突出的资源和环境污染问题已成为导致慢性病的重要危险因素。

环境污染可造成急、慢性中毒事件，增加人群慢性病的发生率。环境污染是恶性肿瘤发生率增长的不可忽视的因素。如大气污染已被确认为人类致癌物，还与心血管病等慢性病的发生有关。职业和生活环境污染还会严重影响子代健康，环境危险因素在重大出生缺陷发生中起至关重要的作用。目前已知的人类环境致畸物包括生物、物理、化学等多种因素，国内外已有大量有关环境与出生缺陷的研究报道。

（二）老龄化进程加速

据报道，全球人口老龄化速度将在2010年后加快。联合国发布的《世界人口展望：2008》预计，2010—2050年，全球60岁以上老年人口系数从11%上升到22%，少年儿童的比例将从30%下降至21%，老龄人口将首次超出少年儿童人口数，世界进入全面超级老龄化时代。世界人口结构正在发生转型变化，人口老龄化的速度与程度前所未有，许多发展中国家在还没有摆脱“人口爆炸”带来的沉重负担时，又将面临人口老龄化的冲击。

中国在20世纪末，60岁以上老年人口占总人口的比例超过10%，已开始进入老龄化阶段。进入21世纪后，中国人口老龄化速度加快（图3-1）。面对中国老龄化进程过快这一社会和医学问题时，政府和居民在思想和物质储备方面都明显不足。随着老年人口的增多，许多慢性病、心理卫生问题、意外跌倒致伤以及一些传染病的问题也在增加。如何在老年人口基数增大、人口老龄化加快而且发展不平衡的条件下，促进老年人的健康，提高其生活质量，是中国社会发展中面临的重大问题。

（三）传染病和慢性非传染病的双重压力

从20世纪后半叶起，全世界范围疾病谱发生转变，传染性疾病相对减少，而慢性非传染性疾病的负担在全球范围内快速增加。据估计，在2001年，全球5650万总死亡人口中，约60%死于慢性病，全球疾病总负担的46%是由慢性病所致。预计到2020年，全球总死亡的75%、全球疾病总

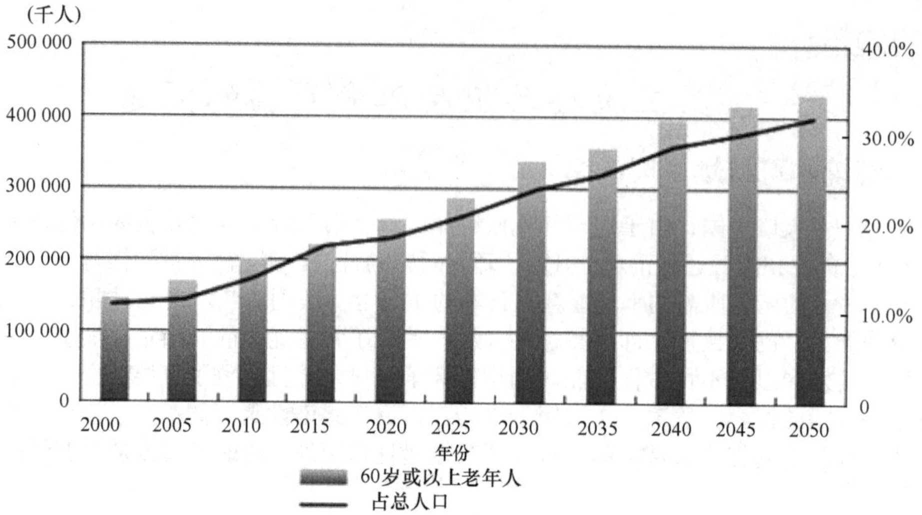

图 3-1　中国 60 岁或以上人口现状与预测

负担的 57%将由慢性非传染性疾病所致。改革开放 30 多年来，中国的社会经济发展取得了长足进步，但不利于健康的生活方式也在显著增加，静坐少动行为由成人蔓延到儿童，居民的视屏时间明显增多，体力活动减少，睡眠不足，生活和自我成长的压力加大。与此同时，中国居民高蛋白、高脂肪的摄入增加，吸烟率难以控制，吸烟年龄提前、女性烟民增加等。肺癌、乳腺癌、肠癌、前列腺癌、糖尿病、冠心病、高血压、精神障碍等发病率明显上升，而且发病年龄呈现低龄化倾向。

在近十几年，人类经历 SARS、禽流感、埃博拉病毒病、寨卡病毒病等新传染病，同时，性传播疾病、结核病等传统的传染病发病率增加，耐药性增多。对传染病而言，尽管新发传染病病原我们仍难以预测，但大量使用能源导致的气候变化、环境恶化和自然生态系统的改变、抗生素的滥用等成为了许多微生物基因变异的部分原因。城市化加速和人口的流行性增强，传染病的流行更为便利。

环境污染和破坏、气候变化，无论对慢性病还是传染病特别是新发传染病的流行都有直接和间接的影响。保护环境就是保护健康，是促进经济和社会发展的根本保证。

二、社会生态学模型与第三次公共卫生革命

传统的公共卫生实践一直强调疾病预防的生态策略，历史上许多传染病流行的控制甚至消灭都是健康生态学模型应用的结果。当慢性非传染性疾病对健康的影响日益严重时，人们仅关注到与其密切相关的行为因素，而实际上慢性疾病是多种因素综合作用的结果，在行为背后往往有着复杂的社会因素和其他环境因素，因而更需要采用健康社会生态学模型来指导新时代的公共卫生实践。

健康社会生态学模型是指导公共卫生实践和解决人口健康问题的观点、思维方式和理论模型。该理论认为，健康的决定因素包括生物学因素、行为生活方式和心理因素、卫生服务因素以及物质和社会环境因素，强调人口健康是上述因素相互依赖和相互作用的结果，并在多个层面上交互作用来影响个体和群体的健康。该模型结构分为五层：核心层是先天的生物遗传学因素；核心层之外是个体的行为生活方式及特征；再外一层是家庭和社区的人际网络；第四层是生活和工作条件，包括社会心理因素、是否有工作以及职业因素、社会经济地位、自然环境和次生环境、公共卫生服务、医疗保健服务等；最外一层是当地、构架乃至全球水平的社会、经济、文化、卫生和环境条件以及有关的政策等（图 3-2）。

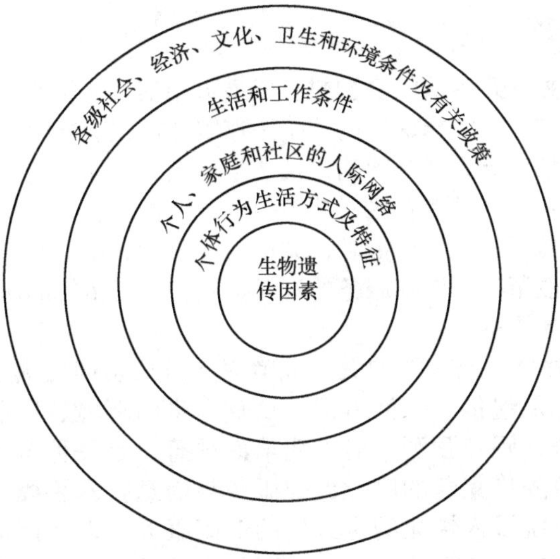

图 3-2　健康生态学模型

第三次公共卫生革命是以社会生态学模式的综合干预措施来提高人群健康和生活质量的健康促进。它注重部门合作、社会参与和个体健康生活方式的促进，通过健康促进，使居民从对于健康的传统理解转向对健康的生命质量的关注，关注生命，享受生活，同时提高整个社会对健康活动的参与意识。健康的影响因素包括生物学因素、行为生活方式因素、环境因素和卫生服务因素，这些因素以多层面上交互作用的社会生态学模式影响着个体和群体的健康。第三次公共卫生革命是人们对 WHO 1948 年提出的健康定义的接受，是在认同健康的决定因素的基础上的一个认识的飞跃。

三、健康干预和社区健康管理

（一）健康干预

1. 健康干预的定义　健康干预（health intervention）是指对影响健康和不良行为生活方式等危险因素以及导致不良健康状态进行处置的措施手段，包括健康咨询与健康教育，营养与运动干预、心理与精神干预、健康风险控制与管理，以及就医指导。实际上，健康干预就是针对健康人群、亚健康人群、疾病人群的健康危险因素进行全面监测、分析、评估、预测和干预的全过程。根据干预对象、干预手段和干预因素的不同健康干预可有多种形式，具体包括：个体干预、群体干预、临床干预、药物干预、行为干预、生活方式干预、心理干预、综合干预等。

2. 健康干预的目标

（1）降低疾病风险：健康管理的意义在于通过健康干预有效控制健康危险因素，降低疾病风险，对一般人群的健康干预能够充分发挥一级预防的作用，从而有效预防和控制疾病。

（2）控制疾病进展：健康干预可以有效降低疾病风险的同时，对病人群体的早期干预可以有效控制病情进展和并发症的出现。美国的健康管理经验证明，通过有效的主动预防与干预，健康管理服务的参加者按照医嘱定期服药的概率提高了 50%，医生能开出更为有效的药物与治疗方法的概率提高了 60%，从而使健康管理服务对象的综合风险降低了 50%。

（3）减少医疗费用：疾病一级预防和早期干预是疾病控制最为有效和性价比最高的手段，通过对一般人群和病人群体的健康干预，可以明显减少医疗费用和降低健康损失。数据证实，在健康管理方面投入 1 元，相当于减少 3～6 元医疗费用的开销。如果加上劳动生产率提高的回报，实际效益可达到投入的 8 倍。

（二）社区健康管理

1. 建立社区医疗卫生服务体系的必要性 随着城市居民生活水平的提高和健康意识的不断增强，人们已不再满足于“有病才求医”的传统医疗服务模式。同时随着社会经济的高速发展和城市人口老龄化的进程加快，导致各类疾病以及老年性疾病患病率上升，从而对健康维护及改善的医疗需求日益增长。而在中国城市社区医疗卫生资源结构配置不合理的情况下，社区卫生服务机构所提供的医疗服务远低于社区居民需求，城市居民“看病难、看病贵”的问题突出。因此中国城市社区卫生服务必须改革社区医疗服务的运行机制，改变传统的医疗服务模式，建立以健康管理为中心的社区医疗服务体系。

2. 健康管理 是指对个人或人群的健康危险因素进行全面监测、分析、评估以及预测和预防的全面管理过程。它从遗传、生活习惯、饮食、生活环境、职业行为等方面出发，对影响身体健康的各种因素进行跟踪预测、对疾病早期预警，是一种全方位地进行健康干预的前瞻性理念。健康管理结合先进完善的医疗保健服务与信息技术手段，以各层次医疗机构为依托，为居民提供科学、系统及人性化的全方位的健康服务，以此调动个人与家庭自我保健的积极性，充分有效地利用有限的医疗资源来达到最大的健康改善效果。最终达到防治疾病发生、控制疾病的发展、降低医疗费用、提高生命质量的目的。而社区健康管理以社区全体居民为服务对象，对全社区居民的生命全过程进行系统的监控、指导和维护服务，将预防保健、健康教育和疾病治疗结合到一起，落实“小病在社区、大病进医院、康复回社区”的服务模式，真正实现“治未病”的目标，有效地分流患者，减轻大医院的压力，逐步缓解看病难、看病贵的问题。因此，它对建立中国城市社区医疗卫生服务新型体制，推进中国城市医疗卫生事业的改革与发展将起到巨大的推动作用。

3. 社区卫生服务的特点 “以健康为中心”是社区卫生服务不同于医院的临床服务的显著标志之一，也是社区卫生机构存在的基础和价值。以健康为中心，就是要全面普及卫生常识，大力促进健康教育，使广大社区居民掌握健康知识，拥有健康的生活方式。为此，社区卫生机构必须提供公共卫生服务和基本医疗服务，并适应医改方向，率先迈出实质性的一步，适应解决看病难、看病贵的需要，适应老龄化社会的需要，适应卫生发展重心下移战略，适应卫生发展的重点前移战略，适应和谐社会建设的需要，适应以人为本的科学发展观的需要。

进展与评述

第三次公共卫生革命与健康城市建设

1. 健康城市的内涵 WHO对健康城市的定义是——健康城市应该是一个不断开发、发展自然和社会环境，并不断扩大社会资源，使人们在享受生命和充分发挥潜能方面能够互相支持的城市。复旦大学傅华教授等提出了更易被人理解的定义：健康城市是指从城市规划、建设到管理各个方面都以人的健康为中心，保障广大市民健康生活和工作，成为人类社会发展所必需的健康人群、健康环境和健康社会有机结合的发展整体。

建设健康城市，是在20世纪80年代面对城市化问题给人类健康带来挑战而倡导的一项全球性行动战略。WHO将1996年4月2日世界卫生日的主题定为“城市与健康”，并根据世界各国开展健康城市活动的经验和成果，同时公布了“健康城市10条标准”，作为建设健康城市的努力方向和衡量指标。

健康城市还包括生活在城市里面的人们，健康不只是外部环境的健康，还有人们心理上的健康。

链接

健康城市的10条标准

- 为市民提供清洁安全的环境。
- 为市民提供可靠和持久的食品、饮水、能源供应，具有有效的清除垃圾系统。
- 通过富有活力和创造性的各种经济手段，保证市民在营养、饮水、住房、收入、安全和工作方面的基本要求。
- 拥有一个强有力的相互帮助的市民群体，其中各种不同的组织能够为了改善城市健康而协调工作。
- 能使其市民一道参与制订涉及他们日常生活、特别是健康和福利的各种政策。
- 提供各种娱乐和休闲活动场所，以方便市民之间的沟通和联系。
- 保护文化遗产并尊重所有居民（不分其种族或宗教信仰）的各种文化和生活特征。
- 把保护健康视为公众决策的组成部分，赋予市民选择有利于健康行为的权力。
- 做出不懈努力，争取改善健康服务质量，并能使更多市民享受健康服务。
- 能使人们更健康、长久地生活和少患疾病。

2. 健康城市的目标　WHO的健康城市项目是一个长期的持续发展的项目。其追求的目标是把健康问题列入城市决策者的议事日程，促使地方政府制订相应的健康规划，从而提高居民的健康状况。每个健康城市都应力争实现以下目标：创建有利于健康的支持性环境；提高居民的生活质量；满足居民基本的卫生需求；提高卫生服务的可及性。

3. 健康城市建设的重点　第三次公共卫生革命以社区卫生服务为主要载体，体现以健康为中心的公共卫生服务模式，但健康城市同样也是第三次公共卫生革命的切入点。健康城市建设与"社区卫生服务"一起引领当前国际卫生改革与发展的方向。但中国健康城市的建设目前还处于初级阶段，需要不断探索和总结经验。从第三次公共卫生革命的角度来看，中国的健康城市应着重以下方面的建设：①健康城市的涵义是广泛的，要结合地方的社会和文化背景对健康问题进行界定，并根据现状设定阶段性优先目标和重点建设领域。②关注健康城市建设的过程，倡导多部门协作与社区参与。政府部门、社区居民、非政府组织的广泛参与及相互协作是推动健康城市建设的动力。健康城市建设的过程也是社区组织与社区参与的过程，是增强社区归属感、营造和积累社会资本的过程。因此，在目前由政府主导自上而下的同时，要进一步加强自下而上，从而形成上下联动的良好局面。③明确制订行动计划及考核激励机制。明晰的行动计划是健康城市建设目标实施的重要保障。为此，社区和居民应该通过社区诊断明确他们存在的健康问题，确定自己的工作重点。然后在部门协作的前提下，明确各部门的职责和任务，并由协调委员会严格保证考核激励机制的执行。④社会健康价值观与文化的塑造和培育是一个艰巨的任务和漫长的过程，但它对人们的健康有着重大和深远的影响，这在健康城市的建设中不可忽视。

（孙鲜策）

参考文献

大河. 2011. 伦敦下水道"工业奇迹"的传奇与困顿. 中国国家地理，(9)：68-73.

傅华，李洋，郑频频，等. 2007. 第三次公共卫生革命的提出与健康城市建设. 环境与职业医学，24（3）：353-356.

郭晓奎. 2012. 后抗生素时代我们如何征服细菌. 上海交通大学学报（医学版），32（11）：1401-1403.

王旭东，孟庆龙. 2005. 世界瘟疫史. 北京：中国社会科学出版社.

张齐，甄橙. 2016. 白喉血清的发现者贝林. 中国卫生人才，03：86-87.

曾光，黄建始，张胜年. 2013. 中国公共卫生理论卷. 北京：中国协和医科大学出版社.

Breslow L. 1999. From disease prevention to health promotion. JAMA，281（11）：1030-1033.

Khan AS，Fleischauer A，Casani J，et al. 2010. The next public health revolution：public health information fusion and social networks. Am J Public Health，100（7）：1237-1242.

Kickbusch I，Payne L. 2003. Twenty-first century health promotion：the public health revolution meets the wellness revolution. Health Promot Int，18（4）：275-278.

Richmond JB. 1980. Prevention：the second public health revolution. Urban Health，9（1）：30-32.

Scytchfield FD. 2004. A third public health revolution. Am J Preve Med，27（1）：83-84.

第四章 公共卫生的职能与公共卫生体系

Functions and system of public health

当代公共卫生理论与实践的核心内容涉及卫生政策制定与实施过程中所体现出的政治属性、采用多学科的理论和方法来理解和研究健康的决定因素、各级政府需要担承的整个宏观卫生系统的领导作用等。这些内容，一方面体现着发挥公共卫生职能的重要性；另一方面，也从侧面反映了公共卫生体系建设的复杂性，而本章就是要对公共卫生的职能和体系分别进行详细介绍。

第一节 公共卫生职能

公共卫生职能所涉及的活动并非仅限于卫生部门所管辖的公共卫生领域，许多活动还需要政府的其他部门（乃至非政府组织、非营利组织和私营机构等）来协作参与或实施，本节将着重介绍公共卫生基本职能。

【案例 4-1】

中国疾病监测系统（DSPs）创建于 1978 年，分别于 1989 年、1990 年、2004 年和 2013 年经历了四次重大发展，疾病监测点在逐步扩大，监测内容也在逐步增加，特别是增加了慢性病的分析调查。目前中国共有 605 个监测点，监测人数占中国人口的 24%，疾病、死亡、危险因素等，都在这些监测点中进行。

基于 DSPs 的监测，1990 年主要监测出生、死亡和传染病的发病情况，2004 年开始做慢性病危险因素监测，2015 年通过整合多部门资源和技术力量，建立中国成人慢性病与营养监测系统，长期、连续、系统地收集和分析居民慢性病和营养状况及其影响因素信息。对该监测系统数据分析发现，造成慢性病死亡的前十位病种分别为：脑卒中、冠心病、慢性阻塞性肺病、肺癌、肝癌、肾癌、高血压性心脏病、阿尔茨海默病和其他痴呆、食管癌、慢性肾病。通过建立的相关数据共享平台和机制，加强了数据分析与利用并发布权威信息，为政府制订慢性病防控与营养改善政策提供了科学依据。

监测是公共卫生体系的神经系统，是公共卫生主要职能之一。什么是公共卫生监测，除了公共卫生监测，尚有哪些公共卫生职能？

引申的知识

一、公共卫生监测定义

“监测”（surveillance）一词最早于 1955 年在脊髓灰质炎疫苗现场试验中正式使用，其后相当长一段时间监测主要针对传染病。1965 年 WHO 开始使用流行病学监测，并将其定义为“动态的流行病学调查、研究”。第 21 届世界卫生大会（1968 年）把监测对象扩大至非传染病，包括残疾和有关健康危险因素等。1980 年后，流行病学监测逐步为公共卫生监测（public health surveillance）

所取代。1992年，国际公共卫生监测大会进一步丰富了监测的内涵，监测活动不仅是资料的收集、整理、分析、解释及反馈，还应把监测信息用于制订公共卫生行动或干预的计划、执行和评价等。

公共卫生监测的内涵随着社会发展而不断丰富。当前被普遍接受的公共卫生监测定义为，连续、系统地收集疾病或其他健康相关资料，经过分析、解释后形成信息，并及时将信息反馈给所有需要知道这些信息的人或机构（如决策者、卫生部门工作者和公众等），以便采取公共卫生行动或干预，并评价所采取行动或干预的效果。公共卫生监测是制订、实施、评价疾病和公共卫生事件预防控制策略与措施的重要信息来源。

二、公共卫生监测种类

1. 传染病监测 WHO《国际卫生条例》确定的4种国际检验传染病为天花、脊髓灰质炎（野毒株所致）、新型流感病毒所致人流感、严重急性呼吸道综合征。此外，霍乱、肺鼠疫、黄热病、病毒性出血热、西尼罗热、登革热六种传染病需要国际通报。

《中华人民共和国传染病防治法》规定的法定报告传染病分为甲、乙、丙三类，共39种。凡在中国领域范围内发生的传染病，都需要进行报告。

传染病监测内容包括：人口学资料如人口、出生、死亡等；传染病发病和死亡水平及其分布特征；人群免疫水平如人群易感性等；病原体的型别、毒力和耐药性等；动物宿主和媒介昆虫种类、分布及病原携带情况等；防控措施效果及传染病疫情预测等。

2. 非传染病监测 随着疾病谱的转变，监测范围进一步扩大到非传染病。目前非传染病监测主要包括慢性非传染病（慢病）监测及死因监测等。

（1）慢病监测：中国慢病监测主要包括高血压、糖尿病、冠心病、脑卒中及恶性肿瘤等。其监测内容主要包括人口资料的收集整理和高血压、糖尿病等主要慢病资料的收集两个方面。

（2）死因监测：是通过连续、系统收集人群死亡率和死亡原因等资料，对其变化规律进行分析的过程。其监测内容主要包括人口资料的收集和整理、死因资料的收集等。

3. 健康危险因素监测 内容主要包括职业病危害因素监测、电离辐射健康危险因素监测、食品健康危害因素监测、环境健康危害因素监测、学生常见病和相关健康危害因素监测及妇幼保健健康危害因素监测等内容。

除上述三类监测外，尚有其他种类监测如媒介生物监测、抗药性监测等。

三、公共卫生监测作用

作为公共卫生主要职能之一，公共卫生监测主要目的是收集并解释数据，为疾病预防和控制提供有价值的信息。具体作用：①确定主要公共卫生问题，描述其分布和发展趋势；②查明暴发等异常情况原因，及时采取干预措施；③评价公共卫生干预措施效果；④预测疾病流行态势，估计卫生服务需求；⑤确定疾病危险因素和高危人群，制定公共卫生策略和措施。

扩展的内容

一、何为公共卫生职能

尽管公共卫生的基本职能属于公共产品，政府有责任保证这些公共产品的提供，但限于各种条件，政府不一定能承担全部职能的履行和实现。限于公共产品的非营利或低营利特性，私营机构和个体可能不愿意为公共卫生的相关服务来付费，因此，政府便需要投资大部分的基本公共卫生职能，或者至少需要保证足够的资金来实现这些职能。尽管公共卫生的有些职能范畴远远超出了卫生部门的管辖范围，但是，在这些职能的履行过程中，卫生部门还是需要发挥主导作用，以最终提升和促进人群的健康水平，预防和控制疾病在人群中的蔓延。

综合第一章中对于公共卫生的定义和上述案例，我们可以将现代公共卫生职能定义为那些旨在消除影响健康的危险因素，预防和控制疾病及伤害，保护和促进人群健康，并努力降低健康不公平性的一系列活动。

二、WHO 对公共卫生职能的界定

WHO 于 1998 年提出了公共卫生的九项基本职能，主要包括：①监控健康状况；②传染病与非传染性疾病的预防、监测和控制；③健康促进；④公共卫生立法；⑤为弱势人群和高危人群提供个体卫生保健服务；⑥公共卫生管理和人力资源供给；⑦职业卫生；⑧保护环境；⑨特殊公共卫生服务。

在此基础之上，WHO 西太平洋区域办事处在 2002 年提出了更具体的公共卫生的九项基本职能，分别为：①健康状况的监控和分析；②流行病学监视及疾病预防与控制；③制定公共卫生政策和规划；④对卫生系统和服务实施战略性管理以改善人群健康；⑤制定和执行法律法规以保护公众健康；⑥公共卫生人力资源发展和规划；⑦健康促进、社会参与和赋予能力；⑧保证个体和人群卫生服务的质量；⑨研究、发展和实施创新性的公共卫生措施。

链接

WHO 西太平洋区域

西太平洋区域是 WHO 六个区域之一，覆盖约 18 亿人口，由 37 个成员国家和区域组成，其中包括中国。该区域总部设在菲律宾的马尼拉，代表 WHO 在亚太地区行使相关职能，旨在实现 WHO 推进全球健康的目标。

三、中国公共卫生职能

结合中国的基本国情和发展现状，中国公共卫生体系被赋予的职能主要涉及的领域有：①具有公共卫生学意义的疾病的个体治疗服务，如“中东呼吸综合征”和“埃博拉”的治疗等，旨在减少传染源，属于疾病的预防和控制策略之一，再如治疗急性呼吸道感染和急性营养不良症等；②以人群为基础的公共卫生服务，如以人群为基础的各种健康教育活动；③针对个体层次的预防服务，如疫苗接种、婚前及孕产期保健等。

目前中国公共卫生体系的基本职能可以具体细化为以下 10 个方面：

1. 预防和控制疾病（或危害健康的事件）　①对正在发生的疾病或危害人群健康的事件，如环境污染，新发疾病的出现，传染病流行，慢性病流行，化学、辐射和生物危险物暴露，突发公共卫生事件等，进行流行病学调查，采取预防和控制措施，对具备公共卫生学意义的疾病进行早期的预防、诊断和治疗；②对可能发生的突发公共卫生事件做好应急准备，包括应急预案、人员和物资的常规储备等；③对有明确病因、危险因素或具备特异预防手段的疾病实施健康保护措施，如疫苗接种、食盐加碘、饮水加氟、职业防护、婚前和孕产期保健等。

2. 监测人群的疾病（或健康）状况　①持续收集、整理和分析、利用、报告与反馈、交流与发布和人群健康相关的各种信息；②建立并定期更新目标人群的健康档案，及时完成当地卫生年鉴的编写工作。其中与人群的健康相关的信息主要有：社会人口学、经济学等基本信息；人群的基本健康水平，如膳食营养水平和生长发育水平等；疾病（或健康）的基本发生概况，如地方病、寄生虫病、非传染性疾病、突发公共卫生事件、传染病、营养缺乏疾病和心理疾病等；疾病或健康的相关影响因素，如心理的、社会的、行为的（特别是生活习惯）、生物的、环境的、职业的、饮食的相关影响因素；基本公共卫生服务项目的提供（如疫苗接种、健康教育和健康素养的提升等）和利用情况；区域内拥有的公共卫生资源的现状，如人力、设备配置和拥有的经费等。

上述两项职能包括了中国的疾病预防控制机构开展的疾病预防与控制、疾病监测和应急处置等常规工作。

3. 积极开展健康教育与健康促进活动 ①制作科学而有效的健康教育材料；②设计和推进健康教育活动，提高个体改善健康所需要的知识和技能，特别是那些针对不同机构和场所开展的健康促进活动（如公司、学校等），同时，积极支持个体的健康行动。

4. 制定并及时修订疾病预防与控制相关的公共政策和规划 ①多部门协调，保证健康领域相关社会政策的一致性；②制定并及时修订健康领域的相关法律、行政法规、社会政策和部门规章等，积极支持个体和社区的健康行动，有力地支持各种公共卫生实践，努力实现健康和公共卫生服务的公平性；③制定并及时修订区域内的卫生规划，科学合理地制定本区域的健康发展目标及可测量的指标，及时跟踪目标实现进程，以实现健康水平的不断改善。

5. 执行卫生领域相关的法律、法规、政策、规章和卫生标准 ①积极并依法开展卫生行政许可、资质认定和卫生监督；②全面执行卫生领域的相关法律、行政法规、公共政策、部门规章、卫生标准等；③依法开展对规程和执法行为的督察工作；④通过构建适当的机制并开展教育活动，促进个体和组织对卫生领域的相关法律、行政法规、公共政策、部门规章、卫生标准等的内化和依从。

6. 鼓励社会参与，发展多部门间的协作关系 ①完善社区组织，推动社区建设，努力提高社区独立解决健康问题的能力；②积极构建伙伴关系，共享资源和收益，共担责任和风险，营造一个有利于促进人群健康的环境；③鼓励和支持合作伙伴承担部分公共卫生职能，并对其进行必要的监督和管理。

上述公共卫生的第3～6项职能融合了健康促进的理念，即提升个体的健康素养，同时改善宏观的自然、社会、经济环境，以降低环境对人群健康造成的不良影响，主动地开展维护和改善自身的健康的行动。实际上，上述这四项职能与《渥太华宪章》（1986年）中提出的五项促进健康的行动的策略相吻合。

7. 保证公共卫生服务的质量 ①制定科学合理的公共卫生服务的质量标准，确定有效并可靠的测量工具；②监督并改善公共卫生服务的质量及安全性。

8. 保证公共卫生服务的实用性和可及性 ①保证个体与人群卫生服务的实用性和可及性；②帮助弱势人群获取必需的卫生服务；③通过多部门协作，努力实现卫生服务的公平性。

第7～8两项职能涉及的是对公共卫生服务的供给即要确保公共卫生服务的公平性、可及性、安全性和质量。

9. 加强公共卫生体系的建设工作

（1）推动公共卫生专业人才队伍建设工作，具体包括：①开展多种形式、行之有效的教育培训；②完善执业资格认定、绩效考核和竞争上岗机制；③采取有效的管理方法，保证公共卫生人才队伍的稳定和提升。

（2）发展公共卫生信息系统建设工作，具体包括：建设和运营管理公共卫生信息系统平台；多部门协作，全面整合信息系统。

（3）建设公共卫生实验室，提升实验室的检测能力。

（4）建设和完善公共卫生体系的基础结构，健全公共卫生体系的管理和运行机制。公共卫生体系的基础结构（包括人力资源、信息系统和组织架构等）是整个公共卫生体系的神经中枢，其稳固程度很大程度上决定着整个公共卫生体系的职能是否能够正常发挥。

10. 发展和施行创新性的公共卫生措施 ①针对公共卫生相关议题，有计划地进行相关的基础性和应用性研究，进而制定创新性的公共卫生相关的措施，支持公共卫生的决策和实践；②积极传播和转化相关研究成果，并应用于公共卫生的实践工作；③与国内外相关研究机构和高等院校保持密切沟通，推进合作事宜。此项职能旨在为公共卫生实践及公共卫生体系的可持续发展提供数据支撑和科学依据。

概括而言，上述十项职能可以大致归纳为规划、实施、技术支持、评价和质量改善以及资源保障（包括人力、物力、技术、信息和资金等）五个环节，不同环节的职能分别由不同的部门或机构来承担。

进展与评述

一、美国公共卫生职能

美国医学研究所（IOM）在 1988 年不仅提出了基于国家层面的公共卫生发展目标，还提出并定义了日后被公共卫生学术界所广泛接受的公共卫生机构的三大核心功能（core functions）——评估（assessment）、决策（policy development）、保障（assurance）。

1. 评估 所有公共卫生机构都应当定期系统地对社区健康有用的信息进行收集、综合并加以分析，这些信息包括社区健康状况、社区健康需求数据、流行病学数据和其他健康数据。

2. 决策 所有相关公共卫生机构都必须担起责任，推进科学知识和公共卫生决策相结合，促进公共卫生政策的形成，并制定综合性的公共卫生政策，从而为民众的利益服务。

3. 保障 公共卫生机构不论是通过鼓励其他相关实体提供服务，还是通过制定条例强制他们提供服务，或者是公共卫生机构自身直接提供服务，目标都旨在保证提供最基本的服务，从而达到让公众满意的预设目标。必须让政策的制定者和民众一起参与，共同决定个体以及社区卫生的重点服务项目。这些服务都应当由政府向整个社会提供，这其中也包括给个体医疗服务给予补偿。

在基层卫生部门的实践过程中，最难实现的功能就是保障功能。倡导疾病治疗服务的普及并非难事，但是真正要为美国 16%的人口（总数超过 4500 万）提供医疗服务则复杂得多。因为在美国为个人提供疾病治疗的资源一般都不属于公共部门，并且公共卫生机构若是过多地关注这一内容，必然会挤占原本将用于人群疾病预防及控制的资源。2003 年 IOM 的报告指出了这一问题，同时呼吁要在美国实现全民医保。

二、美国公共卫生职能新视角：目标管理及其效果

IOM 1988 年的报告中指出公共卫生体系存在着一系列问题：体系杂乱无章，丝毫没有目标或发展前景可言，基本与学术研究脱节。由于这些问题的激发，另一方面也因为克林顿政府重视改善卫生服务体系，公共卫生专业人员开始对这一学科领域进行系统地回顾。“9·11”事件及后来的炭疽恐吓事件都有力地推动了公共卫生领域的科研进展。许多疾病和健康方面的陈旧观念逐渐被新的认识所代替，目前大家都认为健康与遗传、社会文化因素、疾病照料及预防是紧密相连的；公共卫生这门学科将逐渐得到重视，因为它能够解决类似突发性传染病、暴力等其他学科较少涉及或无法解决的问题。

在过去的几十年里，政府部门等公立机构采用了私营机构的某些管理工具，并取得了良好的效果。而近几年，卫生部门又将良好的管理机制与解决社区卫生问题的方法相结合，使得公共卫生问题的解决能力得以提升。其中最为重要的就是目标管理及总质量管理的应用。1979 年发布的《健康人民：美国医学总监关于健康促进与疾病预防的报告》（*Healthy People: The Surgeon General's Report on Health Promotion and Disease Prevention*）中，就包括用可以测量的目标来提高整个国家

公共卫生产出的措施。为了保证到1990年实现4个年龄段美国人死亡率的降低，报告设定了一系列的目标：①婴儿的死亡率降低35%；②1～14岁年龄段人群的死亡率降低20%；③15～24岁年龄段人群的死亡率降低20%；④25～65岁年龄段人群的死亡率降低25%。除此之外，针对老年人群，目标提出要减少65岁以上的老年人的伤残时间。

在相关领域专家的协助之下，美国卫生与人类服务部于1979年初步完成了15个领域各自具体目标的起草工作，随后经过2年的外部讨论，最终在1981年发布了《健康促进与疾病预防：国家的目标》（*Health Promotion/Disease Prevention：Objectives for the Nation*）。这份报告包含了15个领域的226个子目标（涉及改善健康状况、提高群众健康意识、减少健康危险因素、完善预防性卫生服务并加强监测等），且这些目标需要在1990年实现。

最终，关于死亡率的4个目标中有3个实现甚至超额完成：降低婴儿和成人死亡率的目标实现了，儿童死亡率降低的目标超额完成，但是降低青少年的死亡率的目标未能实现，主要是因为这一年该年龄组的故意（如谋杀）和非故意（如机动车事故）的致命伤害率比例较高。226个子目标里的32%在1990年实现，30%有所进展，15%的具体目标没有任何进展甚至情况恶化，其余的目标缺乏数据说明其状况。然而总的来说，这一项目取得了巨大的成功，它促进了公共卫生界的团结，激励着那些期望改善公众健康状况的人们。

受到健康国民项目成果的鼓舞，美国卫生与人类服务部公共卫生司（U.S.Public Health Services，PHS）在20世纪80年代末便开始制定2000年的目标。《2000年健康人民》（*Healthy People 2000*）中包含332项具体目标（涉及健康促进、医疗保健、疾病和监测、数据系统四个方面），可划分为22个重点领域。把监测与数据系统列入新的目标，目的是为追踪目标进展提供依据，尽可能防止因为缺少数据无法考察项目进展情况的出现。

《2000年健康人民》的追踪数据显示，21%的目标已经实现，41%的目标有所进展，11%的目标超额完成，2%的目标没有进展，只有15%的目标情况恶化，10%的目标无法取得数据进行评估。

《2000年健康人民》项目的成功又推动2010年新目标的设定，该目标由IOM指导完成。由于有人批评之前目标制定的项目和种类太多，没有分清重点，《2010年健康人民》的制定者在28个领域中凝练出了10项核心健康指标，如图4-1所示。

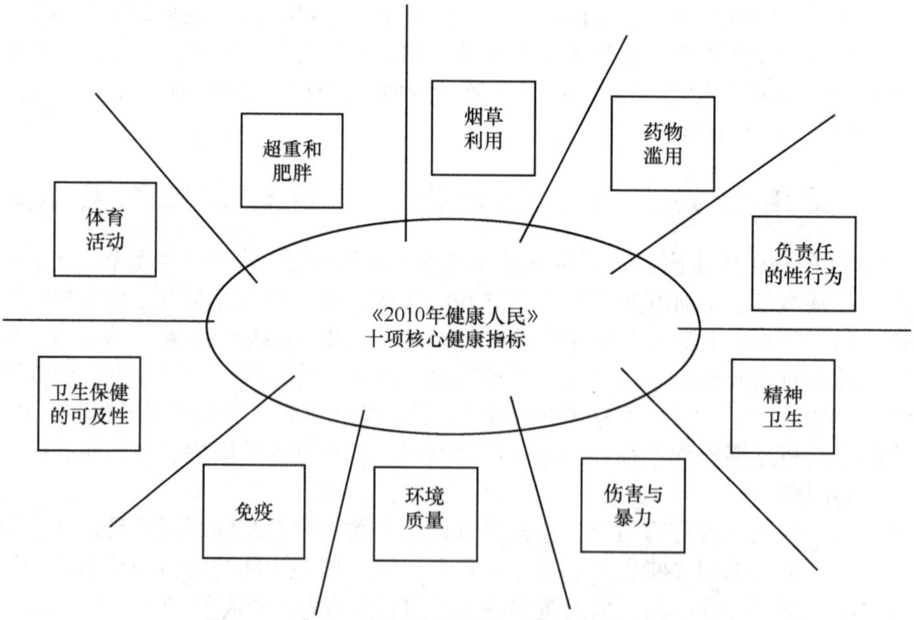

图4-1 《2010年健康人民》十项核心健康指标

实践证明，制定可量化的健康目标并追踪其进展，能够有效吸引国家关注民众的健康状况。许多政府机构都参与了目标的制定，共同思考促进健康的方法，同时也给予了私营机构参与的机会。因此，项目获得了美国各方力量的支持。

第二节　公共卫生体系

一个国家或地区的公共卫生体系是否完善直接影响其健康水平、卫生安全乃至社会稳定。健全的公共卫生体系能有效保证人们的健康需求得到满足，提升人们健康水平，有效预防疾病和伤害，控制各种突发性事件。公共卫生体系的建设不只涉及卫生领域，它还涉及个社会的方方面面，如组织机构的筹建、卫生基础设施的建设以及相关法律制度的制定等。

【案例 4-2】

西非埃博拉病毒疫情是一场自 2014 年 2 月开始暴发在西非的大规模病毒疫情。2014 年 4 月 17 日，据 WHO 报告，几内亚的埃博拉临床病例有 202 例，其中 125 例已死亡。7 月 27 日，WHO 报告几内亚、塞拉利昂、利比里亚、尼日利亚四国累计病例已达到 1323 例，其中 729 例已死亡。截至 2014 年 12 月 2 日，WHO 关于埃博拉疫情报告称，几内亚、利比里亚、塞拉利昂、马里、美国以及已结束疫情的尼日利亚、塞内加尔与西班牙累计出现埃博拉确诊、疑似和可能感染病例 17 290 例，其中 6128 人死亡。感染人数已经超过 1 万，死亡人数上升趋势正在减缓。2014 年西非埃博拉病毒疫情暴发的感染及死亡人数都达到历史最高，并仍处于恶化状态中。

西非埃博拉病毒疫情为何会失控，需要建立什么样的公共卫生体系才能有效预防和治疗各种突发传染病？

引申的知识

一、埃博拉病毒

埃博拉病毒（*Ebola virus*），也译作伊波拉病毒，是一种十分罕见的病毒。埃博拉病毒是一种能引起人类和灵长类动物发生埃博拉出血热的烈性传染病病毒，感染者症状与同为纤维病毒科的马尔堡病毒极为相似，包括恶心、呕吐、腹泻、肤色改变、全身酸痛、体内出血、体外出血、发热等。其引起埃博拉出血热有很高的病死率，为 50%～90%，致死原因主要为卒中、心肌梗死、低血容量休克或多发性器官衰竭。

埃博拉病毒，生物安全等级为 4 级（艾滋病为 3 级，SARS 为 3 级，级数越大防护越严格）。病毒潜伏期可达 2～21 天，但通常只有 5～10 天。

链接

“埃博拉”名称的由来

“埃博拉”是刚果（金）（旧称扎伊尔）北部的一条河流的名字。1976 年，一种不知名的病毒光顾这里，疯狂地虐杀“埃博拉”河沿岸 55 个村庄的百姓，致使数百生灵涂炭，有的家庭甚至无一幸免，“埃博拉病毒”也因此而得名。

二、公共卫生体系不健全是西非埃博拉病毒疫情失控的重要原因

在埃博拉暴发前，三个疫情最严重的国家卫生系统都非常脆弱，几乎没有经费投在卫生体系

及保健方面。大部分西非地区，每人每年花费在卫生上的投资少于 100 美元。所以，受到埃博拉侵袭时，当地资源已经非常有限。甚至于医护人员防护的工具都很紧缺。在这种情况下，当地医护工作者——与疾病接触最密切的人——开始感到恐慌并离职，于是局面更加恶化。在利比里亚，护士曾因埃博拉而罢工。

此外，在这些国家或地区，疾病监控系统也是七零八碎。一些赴疫区援助的无国界医生发现问题后，需要从基层开始建立监控系统。相比之下，那些成功击败过病毒的地区——如乌干达——有着完善的疾病监控系统。这意味着疑似病例能够迅速检查并报告，相关信息也会通过监控网络以最快速度传播到中国，这样预防措施和公共卫生行动可以立即启动。

三、埃博拉疫情——中国应对举措

2014 年 9 月 18 日，国家主席习近平在印度新德里宣布，中国政府将再次向国际社会抗击埃博拉疫情提供援助。习近平指出，当前西非埃博拉疫情加剧蔓延，给国际社会带来严峻挑战。为支持利比里亚、塞拉利昂、几内亚等国抗击埃博拉疫情，帮助疫区周边国家加强防疫能力建设，支持有关国际地区组织在抗疫斗争中继续发挥领导和协调作用，中国政府决定在此前提供两批援助的基础上，再次向上述三国提供金额为 2 亿元人民币紧急现汇、粮食和物资援助，向 WHO 和非盟各提供 200 万美元现汇援助。

针对持续蔓延的埃博拉出血热疫情，中国国家质检总局在前期工作基础上继续采取一系列严密措施，筑牢境外、途中、口岸三道防线，发挥口岸防火墙作用，严防埃博拉疫情传入。

扩展的内容

一、何为公共卫生体系

美国疾病预防与控制中心认为：公共卫生体系包含管辖地区内所有利于提供公共卫生服务的公共、私人及志愿机构。也就是说，公共卫生体系是由影响特定人群健康水平的相互关联、相互作用的不同角色的参与者构成的网络。这些参与者通过自身的行动和互动来发挥作用。不论是州还是地方的政府公共卫生机构，都是公共卫生体系的核心部分，但这些机构几乎从未提供全方位的基本公共卫生服务。而提供这项服务的是医院、医疗志愿机构、心理健康服务中心、学校、民间团体、信仰组织及许多其他组织。

中国学者范春把公共卫生体系定义为以促进大众健康为目标的公共卫生活动所涉及的一系列相关政策、法律、组织机构和具体措施等要素的集合，是在各自权限内提供公共卫生服务的公共、私立及志愿组织的总体。公共卫生体系经常被描述成为人们健康提供服务的各种组织机构所构成的网络。公共卫生体系中的组织和部门很多，如各级政府公共卫生机构、健康促进组织、公共安全组织、文艺组织、社会慈善组织、志愿者组织等。其中，政府公共卫生机构和卫生保健的提供者是公共卫生体系的核心。

相对于美国疾病预防与控制中心所下的定义，学者范春的定义既凸显了公共卫生体系的全面性，同时也明确了公共卫生体系的目的性。

二、公共卫生体系构成

（一）美国疾病预防与控制观点

美国疾病预防与控制中心认为在公共卫生体系主要包括：

1. 卫生服务提供机构 如医院、社区卫生服务中心、实验室、疗养院、心理健康机构以及其他提供预防和治疗的机构。

2. 公共安全机构　如消防、警察、急救医疗服务，这些机构工作的重点是预防和应对紧急健康状况。

3. 慈善服务机构　如政府援助机构、食物银行、交通运输供应商和其他为人们获得医疗卫生和健康促进服务提供帮助的机构。

4. 教育和青年发展组织　如学校、青少年中心和其他团体，这些组织对儿童进行宣传教育并提供帮助，从而使他们能够在面临健康和其他生活问题时做出明智的选择。

5. 休闲和艺术相关组织　这些组织有利于改善社区环境，改善社区人们的身心健康。

6. 经济和慈善组织　如社区发展委员会、社区和商业协会及劝募协会，它们能够为个体和组织提供必需的社会资源。

（二）其他类似观点

与此类似，学者朱长才认为疾病防控机构、传染病院和卫生监督机构不是公共卫生体系的全部内容。政府公共卫生机构是整个公共卫生体系中最重要的组成部分，在公共卫生体系的运行中发挥关键性的作用。但仅仅依靠政府公共卫生机构是不能完成公共卫生的所有职能的，公共卫生体系还必须包括：医疗服务提供者，如医院、社区卫生服务中心等，负责为个体提供预防和治疗等基本卫生服务；公共安全部门，如公安、消防等，负责处理危害大众健康的安全事件；劳动保护、环境保护、食品安全监督等机构，以确保健康的生存环境；教育、文化、体育等机构，创造有利于健康的精神环境和氛围；交通运输部门，为卫生服务的提供和获取提供便利条件；商务机构，为个体和组织的生存发展提供经济资源；民政机构、慈善组织等，为社会弱势人群提供救助、保障和发展的机会。

若只就公共卫生体系中涉及的医疗卫生机构来说，也应该包括：①疾病防控体系：国家、省、市、县 CDC 及乡镇（社区）卫生中心；②卫生监督体系：国家、省、市、县卫生监督机构；③公共卫生应急指挥体系：设立国家、省、市、县的应急协调领导小组，在发生突发事件时变为应急指挥部；④医疗救治体系：各类医疗机构、急救中心及采供血机构；⑤信息网络体系：负责监测、预警和报告，连接国家、省、市、县的医疗卫生机构和其他部门。

一个完善的公共卫生体系可以细分为诸多的子体系，主要有以下六个子体系：①公共卫生的政策法律体系。在法律框架之下，各个国家或地区依据本国的实际情况制定公共卫生政策，完善执法环境，加强执法监督，改善执法条件和执法手段。②疾病预防控制体系。包括疾病防控组织机构、信息网络体系和疾病监测网络体系。③突发公共卫生事件应急体系。从世界范围应对突发事件的实际看，不论是发达国家还是发展中国家，都必须建立一整套完善的突发事件应急体系。④公共卫生监督体系。为保证卫生法律法规的有效实施，必须建立一个完善的卫生执法和监督体系。⑤医疗救治体系。医疗救治体系是为应对突发事件而建立的一系列网络系统，它是现代公共卫生体系的一个重要组成部分。建设医疗救治体系的关键是完善医疗救治网络系统、配备先进的医疗救治设备以及培养合格的专业救治队伍。⑥基本卫生服务体系。中国的卫生服务组织主要包括预防服务提供组织、医疗服务提供组织、基层卫生服务组织、妇幼卫生提供组织等。

三、中国公共卫生体系发展

（一）新中国建立至改革开放期间中国公共卫生体系的发展

中华人民共和国成立至改革开放之初，中国逐步建立了富有特色并适应时代要求的公共卫生体系。当时，中国走的是计划经济的道路，所以公共卫生体系也主要为社会发展计划服务，公共卫生体系和公共卫生事业的规划运行也高度地遵守着计划，以“预防为主、防治结合”为指导方针。公共卫生体系的主体结构包括中央和地方的卫生行政主管部门、各级医院、卫生防疫站、社区（乡镇）卫生院及村卫生所。医疗服务方面，在城镇推行公费医疗制度，在农村则推行合作医疗制度，居民基本上能够获得基本的医疗服务。在疾病的预防与控制方面，传染病的预防控制工作主要由各级卫生防疫站负责，并逐渐完善了关于传染病的报告网络系统。与此同时，中央及地方各级政府都成立了爱国卫生运动委员会，其主要负责动员和组织社会积极参加爱国卫生运动，目的是为了改善卫生环境、预防各种疾病。总的来说，中国的公共卫生体系在当时的条件下为维护和促进大众的健康发挥了相应的作用，特别是在传染病的预防与控制方面获得了令人瞩目的成绩。随着改革开放的深入，中国经济社会发生了翻天覆地的变化，由计划经济时代步入市场经济时代。因此，原有的公共卫生体系已经无法满足社会主义市场经济所需，中国公共卫生体系正在经历重要的转型时期。

（二）当前中国公共卫生体系

中国目前的公共卫生体系依然是政府主导下社会各部门共同参与的卫生系统。国家制定关于公共卫生的法律法规及相关的卫生政策。各级政府设立的卫生行政主管部门的职责是本地区的卫生规划的制定，公共卫生事业的行政管理以及卫生资源的分配。政府下设的疾病防控中心、专科医院（职业病医院、妇幼保健院等）和卫生院是疾病预防与控制机构。各级卫生监督所肩负着公共卫生的执法职责。政府及其卫生行政主管部门、环境保护部门、民政部门、财政部门、劳动部门，协同医院、疾病预防控制中心、卫生监督部门等构成突发事件应急体系。此外，县级医院、城镇社区医院和村卫生室为居民提供基本医疗和卫生服务。

自 2003 年以来，政府对公共卫生体系的构建和发展给予了高度重视，把公共卫生体系的建立看做经济社会发展的重要基础，并提出一个工作目标，即“要尽量在短时间内完成疾病防控体制、突发卫生事件应急机制以及卫生执法监督体系的建立和完善工作；在较长一段时期内做好中国城市基本医疗服务体系、农村卫生服务体系、环境卫生体系以及财政经济保障体系的完善工作”。

（三）中国转型时期公共卫生体系建设的重点

促进中国农村卫生事业的发展，加大对农村疾病的预防和控制。

完善卫生执法监督体系。加强公共卫生法律体系建设，改善执法环境，加大监督力度。

完善健康教育和促进的网络体系。深入开展卫生科学知识的宣传活动，积极举办爱国卫生运动，在全社会倡导健康的卫生习惯，提高广大群众的卫生意识。

不断推进医疗卫生体制改革和制度创新。要大力推行医疗机构的分类管理，使卫生资源得到合理配置，打破条块分割的情况。完善城镇社区卫生服务，健全职工基本医疗保险制度，进一步推进农村基本医疗保险制度或合作医疗制度的建设，逐步落实对特殊困难群众的相关救治制度。

完善财政支持体系，加大对公共卫生的资金投入。一方面，政府要调整财政支出结构，增加对卫生事业的经费投入，并重点向公共卫生倾斜；另一方面，政府需要调整对基础设施的投资结构，增加公共卫生基础设施建设投入，并重点向农村倾斜。

完善突发公共卫生事件的应急管理机制。

完善公共卫生的社会动员机制，倡导全社会积极参与，及时有效地组织人力、物力和财力。

完善公共卫生的管理机制，充分发挥公共卫生服务的职能，进一步提高公共卫生服务的质量。

进展与评述

中国转型时期公共卫生体系所面临的挑战

1. 中国的公共卫生体系建设任重道远 当前，中国的公共卫生事业还面临着许多严峻挑战，慢性非传染性疾病及传染性疾病是其中最主要的两大威胁。首先，慢性非传染性疾病是当下中国社会最主要的疾病负担，如癌症、心脑血管病、精神疾患等。其次，传统和新发传染病对人们的健康构成巨大的威胁，如 2003 年发生的 SARS 病毒疫情及禽流感，给了我们一个重要的警示。因此，在研究传统疾病的同时，当前还必须加强对新发传染病的研究，找到防治的方法。

新发传染病的暴发及蔓延会对公众的生命安全、经济发展及社会稳定带来严重的影响。经济全球化、城镇化和经济的快速发展及由此导致的环境污染问题、人口老龄化问题，导致中国慢性非传染性疾病的负担越来越重，已经成为最迫切的公共卫生问题。预防控制慢性非传染性疾病和传染性疾病的双重压力，更进一步加深了中国公共卫生体系构建的复杂性和艰巨性。

2.“重治轻防”的错误观念阻碍着中国公共卫生体系的建设 有些地方政府部门依然存在“重治轻防”的错误思想观念，这一观念与贯彻“预防为主”的方针背道而驰，阻碍了中国公共卫生体系的建立与发展。由于中国各级政府部门“重治轻防”的观念长期影响着公共卫生事业的建设和发展，造成预防和治疗严重脱离的局面，必须采取强有力的措施加以纠正，而且这一局面很可能会持续较长一段时间。

3. 公共卫生管理体制不适应时代发展的需要 中国的公共卫生任务具有复杂性、长期性和艰巨性，目前实行的公共卫生管理体制无法适应这一任务要求。中国的经济和社会发展较不均衡，东部沿海地区的经济发展较为迅速，因而公共卫生体系建设的投入经费相对较多，卫生体制改革的进度较快，正在开展以城乡医疗保障为基础的卫生体系建设。而在中西部地区，特别是那些贫困落后地区，公共卫生体系建设经费投入严重不足。东部与中西部的这种不平衡的发展状况阻碍着公共卫生体系建设的健康、协调发展。

4. 公共卫生资金投入不足 中国的公共卫生事业目前还没能发展成为真正的公益事业，大多数地区在公共卫生方面的财政支出仅仅能够维持工作人员的基本工资。各级政府以及社会团体组织对于公共卫生事业的投入无法满足其需求。

5. 专业人才匮乏，管理水平不高 中国现有的公共卫生人才队伍仍然不能充分应对越来越严峻的公共卫生问题。而且，在人才的培养、选拔及录用等诸多环节上依旧存在着体制方面的壁垒，毫无疑问这必将阻碍公共卫生人才队伍的建设。

6. 执法和监督的法律运行机制有待完善 随着中国社会经济的健康有序发展，应该在整个社会营造健康完善的法制环境，进一步树立卫生法律的权威。目前，在公共卫生建设方面，中国的执法环境还有待提高，人为干扰法律正常运作的现象时有发生。

7. 应对卫生突发事件的体制机制不完善 对于突发性事件，中国的应急指挥协调机制还不健全，对于突发公共卫生事件的应急控制、救治体制有待进一步完善。

（周成超 孔凡磊）

参 考 文 献

范春. 2009. 公共卫生学. 厦门：厦门大学出版社.

李立明，姜庆五. 2015. 中国公共卫生理论与实践. 北京：人民卫生出版社.

罗伯特·华莱士. 2011. Maxct-Rosenau-Last 公共卫生与预防医学. 第 15 版. 尹力，王陇德译. 北京：人民卫生出版社.

孙成斋. 2008. 突发公共卫生事件应急处理实践. 合肥：安徽人民出版社.

谭晓东. 2015. 循证公共卫生与案例分析. 武汉：武汉大学出版社.

陶芳标. 2009. 公共卫生学概论. 北京：科学出版社.

詹姆斯·郝圣格 2015. 当代美国公共卫生：原理、实践与政策. 赵莉，石超明译. 北京：社会科学文献出版社.

朱长才. 2013. 公共卫生与预防医学导论. 武汉：武汉大学出版社.

Bunker JP，Frazier HS，Mosteller F. 1994. Improving health：measuring effects of medical care. Milbank Quarterly，72：225-258.

Centers for Disease Control and Prevention. 2007. National Public Health Standards Program User Guide. Washington，DC：CDC.

Davis RM. 1998. Healthy People 2010：National Health Objectives for the United States. BMJ，317（7171）：1513-1517.

Institute of Medicine. Committee for the Study of the Future of Public Health. 1988. The Future of Public Health. Washington, DC. National Academies Press.

National Center for Health Statistics. Healthy People 2000 Final Review. Hyattsville，MD：Public Health Services；2001：382. Library of

Congress Catalog Card Number 76-641496.

U.S. Department of Health and Human Services. 1979. Healthy People：The Surgeon General's Report on Health Promotion and Disease Prevention. DHEW Publications No. 79-55071. Washington，DC：U.S. Public Health Services.

U.S. Department of Health and Human Services. 1990. Public Health Service. Healthy People 2000：National Health Promotion and Disease Prevention Objectives. Washington，DC：Government Printing Office.

U.S. Department of Health and Human Services. 1991. Health Promotion/ Disease Prevention：Objectives for the Nation. Washington，DC：Information Resources Press.

U.S. Department of Health and Human Services. 2000. Healthy People 2010：Understanding and Improving Health，2nd ed. Washington，DC：U.S. Government Printing Office，17，24.

第五章　公共卫生人力建设

Construction of public health human resources

在医学卫生的发展中，卫生公平性问题始终是制约卫生事业发展、提高全体居民健康素质的瓶颈。卫生服务的可得性受卫生资源配置的直接影响并影响卫生公平性，其中卫生人力资源是卫生资源中的基本要素和最活跃的部分。当前全球公共卫生现状日益严峻，在各级公共卫生机构“硬件”建设得到明显改善的情况下，作为“软件”之一的公共卫生人力建设则成为制约公共卫生事业发展的关键因素。如何提高公共卫生工作整体实力，加强公共卫生工作的核心能力——公共卫生人力建设无疑是重中之重。

第一节　公共卫生人力全球状况

卫生人力资源是一个国家卫生系统的核心，公共卫生人力资源的发展更是被列为国际优先议程。公共卫生人力资源的素质、组成和分配被广泛认为是卫生系统工作效能至关重要的决定性因素。全球卫生人力资源在社会经济地位、行政系统、卫生系统和健康状况方面表现出多样性。全球大部分国家都面临卫生人力资源短缺和分布不均衡的问题，这阻滞了联合国千年发展目标的实现，导致健康状况的不平衡。

【案例 5-1】

WHO 在第三届全球卫生人力资源论坛（2013 年）上发布了一份题为《一个普遍的真理：没有人力资源就没有健康》(*A universal truth：No health without a work force*) 的全新统计报告，称卫生人员短缺的问题正在日趋恶化，如得不到有效解决，全球数十亿人口的健康将受到严重影响。报告称，目前全球在满足民众的基本医疗需求方面短缺专业卫生人员约 720 万，这一数字预计到 2035 年将持续攀升到 1300 万，使实现“全民健康覆盖”的目标面临严峻挑战，尤其是在孕产妇和婴幼儿保健领域。报告指出，全球现有 58 个国家，其 90%的产妇死亡以及 80%的死产婴儿案例都是因为缺乏经过专业训练的接生人员所导致。同时，2012 年共有 660 多万五岁以下幼儿死亡，其中大多数都是死于原本可以预防和治愈的疾病。如果有更多的专业卫生人员，就可以避免年轻的生命如此不必要的丧失……

该报告中为什么会出现如此严重的卫生人力短缺问题，全球卫生人力资源分布状况到底如何，如何应对并改变这种状况？

引申的知识

一、卫生人力短缺问题日趋恶化

世界各国在加强卫生人才培养方面近年来取得了一些进展，更多的国家已经达到联合国千年发展目标中“每万人平均拥有 23 名专业卫生人员服务”这一基本要求；然而，尚未达标的国家还有 83 个且主要集中在撒哈拉沙漠以南的非洲地区，其中 47 个国家共拥有 168 所医学院，11 个国家没有任何卫生教育机构，24 个家中国仅有一所医疗卫生学校。随着世界人口增长、慢性病流行等因素而不断升高的卫生需求目前难以得到满足，卫生人力短缺的问题将日趋恶化，其主要原因是现有卫生人力分布不均与分布无效、卫生人员移民、卫生人力低培养率和低雇佣率、卫生人力老龄化、全球健康服务贸易等。

（一）卫生人力分布不均

一支合格的卫生人力队伍是卫生系统提供服务的关键。根据各国人口统计和调查，目前全球共有 5910 万全职卫生人员，其中 2/3 是直接提供医疗服务的医生、护士、药剂师等人员，1/3 是医疗管理和服务人员，如实验室和社区卫生人员，但这些医务人员的分布很不均匀。在东南亚地区，卫生人力资源的总体水平达到每千人卫生人员数 2.7，其中柬埔寨、印度尼西亚、老挝、缅甸、越南五国严重低于 WHO 规定的千人口卫生人力阈值 2.28。若要达到 WHO 要求，这五个国家还需要 884 868 名卫生人员。发达国家和发展中国家每百万人口卫生人力资源差别很大，高收入国家的百万人口卫生人力资源数是低收入国家的 3～4 倍。医生与护士的比例也有差距，美国和加拿大平均每个医生有 4 个护士，而秘鲁、巴西、巴基斯坦、玻利维亚、越南等国，每个医生还不到 1 个护士。

（二）卫生人力分布无效

1978—2001 年的卫生人力资源与人口比值数据分析显示，卫生人力资源的数量与健康状况如死亡率等强烈相关，说明卫生人力资源总体情况可以用来解释产妇死亡率、婴儿死亡率和 5 岁以下儿童死亡率。目前没有国际标准的医护比，但是医护比过低一定程度上说明卫生系统的低效能。但同时在一些相对低收入的国家如孟加拉国、印度、玻利维亚、越南等国的医护比远远超过了全球平均水平，说明卫生人力资源的覆盖不仅存在不足的问题，还存在分配无效的问题。

（三）卫生人员移民

虽然卫生人力大量移民的相关数据资料较少，但是仍有证据显示中低收入国家的卫生人力资源已经被耗尽，而且形势愈加严峻，其主要原因之一就是移民。资料表明，1/3 的南美洲医科毕业生移民，津巴布韦 18 000 名护士在国外工作。许多菲律宾和印度尼西亚的卫生人员移民到新加坡、中东和经济合作与发展组织国家（Organization for Economic Cooperation and Development，OECD）。据报道，菲律宾护士每年移民数量从 2000 年的 7683 名升至 2009 年的 13 014 名。2001—2004 年，约有 40 000 名国外护士在英国注册，这些护士大部分来自菲律宾、南非、澳大利亚和印度。2007—2008 年，英国超过一半的新的专业注册都是来自国外。工作条件简陋和工资待遇低下是导致卫生工作者离开卫生机构或移民的主要原因。如菲律宾护士每月收入为 58～115 美元，而美国和英国的护士月收入为 5000 美元；喀麦隆有 80%的调查对象表示居住条件是其倾向移民的原因；乌干达有 72%、塞内加尔有 89%的调查对象认为工资待遇是其倾向移民的原因。

（四）卫生人力低培养率和低雇佣率

在医疗资源匮乏的国家和地区，如非洲、东南亚，包括老挝、柬埔寨和缅甸，卫生人员的低培养率和低雇佣率与卫生人员的短缺紧密相关。各国每十万人口培养医生、护士数量差异很大：新加坡、马来西亚每十万人口培养医生数为 8 名，而老挝和缅甸不到 1 名；菲律宾每十万人口培养护士数为 78 名，而缅甸和柬埔寨只有 4 名。撒哈拉以南非洲国家中有 2/3 的国家只有一所医科学校，有些国家一所都没有。教育基础设施和教育者的投资正在减少，技能培训趋向于集中在那些高技术但是容易移民的人员，趋向于强调初步训练而非持续的专业发展。而且，即使有培养足够卫生人员的能力，并不意味着就有足够可提供医疗服务的医务人员。如菲律宾，2007 年培养了近 3000 名医生、超过 60 000 名执证护士；印度尼西亚（人口约为菲律宾的 3 倍多）每年培养 5500

名医生、34 000 名护士。然而两个国家由于雇佣能力有限、卫生人员移民大城市或改行，导致仍然存在卫生人力资源的短缺。2009 年，菲律宾约有 400 000 名执证护士无法被聘用到护理岗位上。

（五）卫生人力老龄化

随着人类预期寿命的不断延长以及生育率的持续下降，全球人口的老龄化问题日益严重。卫生人力也同时受到了人口老龄化的影响。据统计，1995—2000 年，欧洲 45 岁以下的医生数量减少了 20%，而 45 岁以上的医生数量却增加了 50%以上。欧盟 27 国中 5 个成员国 45 岁以上的护士几乎占到护理人员总数的一半。有些国家由于卫生人员退休数量激增，同时又供给不足，不得不延长法定退休年龄。数据显示，在 WHO 各区域中，欧洲国家的平均法定退休年龄最高，男性平均在 64 岁，女性平均在 61 岁。

（六）全球健康服务贸易

全球健康服务贸易的快速发展成为影响卫生人力资源分布的一个重要原因。全球患者国际流动的主要目的地是新加坡、泰国和马来西亚，2005—2006 年，约有 200 万外籍患者。2005 年，约 130 万外籍患者到泰国就医，2006 年，约 30 万外籍患者到马来西亚就医，约 40 万到新加坡就医。在泰国，外籍患者占患者总数不到 1%，新加坡和马来西亚的外籍患者占患者总数的 4.3%~4.5%。导致外籍患者到东南亚就医的主要原因：①优质的医疗服务（国家鉴定系统认证和通过 JCI 认证医院的增加）；②本国医疗服务的短缺、长期的等待，国外医院的热情好客、低花销。国际医院认证与医疗服务贸易互相促进，截至 2007 年，东南亚地区有 38 所医院得到了 JCI 认证。与 OECD 国家相比，在亚洲就医能够节省 90%的医疗费用。新加坡、马来西亚、泰国已将提供健康医疗服务作为国家重要经济来源的一个策略。

二、不同国家与地区卫生人力资源分布状况

根据不同国家的经济发展与卫生人力资源特点，卫生人力资源地区类型可划分为五大类：崇尚个人自由和市场化道路的以美国为代表的发达国家；福利制度比较完善的英国（欧洲）和澳大利亚（大洋洲）；受儒家思想影响很大的以日本为代表的东方发达经济体；正在崛起的以印度（亚洲）为代表的新兴经济体；以及经济发展相对比较缓慢落后的非洲国家等。

（一）美国的卫生人力资源

美国的医疗卫生机构作为独立的经济体，实施着商业化的运作模式，政府干预少。美国医疗机构的高科技设备（如 MRI）的配置量是西方发达国家里最多的，其卫生支出也是全世界最高的，占美国国内生产总值的 15%以上，但是其中政府投入不足 50%，远远低于英国和澳大利亚。美国的卫生人力资源比较丰富，每千名美国人平均拥有 2.42 名医生和 9.81 名护士，分布在三种不同类型的卫生机构：首先是私人诊所，2/3 的医生在诊所中工作，提供大约 80%的医疗服务；其次是医院，包括政府举办的公立医院、营利性私人医院及非营利性医院；最后是政府公共卫生机构、慈善组织、健康维持组织等。健康维持组织是一种采用按人头预付经费的、服务受严格控制的管理型保健组织，大约覆盖美国人口的 1/4。但是美国卫生人力分布严重不平衡，初级保健与家庭医生短缺，农村与贫困社区医务人员不足。大约 1/20 的农村县没有医生，1/2 的农村县没有儿科医生。

（二）英国的卫生人力资源

在医疗卫生服务上，英国采用了严格的集权控制制度，也就是英国政府自身就是医疗卫生人力的最大雇主，直接雇有 100 多万卫生员工，并与 7 万余独立执业的医师和药师签约。高度的中央集权控制有效地控制了医疗费用的支出，英国高科技医疗设备的配置数量与其他西方发达国家相比偏低，卫生总费用占国内生产总值的比重（约 8%）更是远远低于美国。尽管如此，英国的卫

生成就举世瞩目，其卫生服务的公平性成为世界各国的典范。英国是卫生人力最富有的国家之一，每千名英国人拥有 2.74 名医生和 10.13 名护士。英国只有大约 10%的人参加商业医疗保险，从另外一个侧面反映了英国人对现有医疗体制的满意程度。

（三）澳大利亚的卫生人力资源

澳大利亚实施全民医疗保障制度，其全民医疗保障是 Medicare，与美国的 Medicare 不同。澳大利亚的 Medicare 以税收为支柱，覆盖全体公民。澳大利亚的社区医疗依然以私人诊所为主力，医院则以公立为主，公立医院床位占总床位数的 67%左右。澳大利亚政府非常重视利用经济激励手段引导私立医务人员的行为。Medicare 购买私立诊所和私人药店所提供的医疗与药品服务，支付方式主要按服务项目计费。与此同时，澳大利亚还扶持商业医疗保险的发展，通过经济激励机制鼓励人们参加商业医疗保险，澳大利亚参加商业医疗保险的人数维持在总人口的 45%左右。澳大利亚卫生人力资源丰富，每千人拥有 3.66 名相当于全职工作的医生和 10.81 名相当于全职的护士，医生平均每周工作 43.30 小时。尽管如此，由于人口老龄化和完善的福利，加之人力资源分布不均，很多社区仍旧存在卫生人力短缺现象。迄今，澳大利亚仍然对劳动力市场上紧缺的工种实施技术移民政策。近年来，吸引护士到澳大利亚工作成为弥补澳大利亚护理人力缺口的重要手段，来自海外的护士大约占澳大利亚护士总数的 16%。

（四）日本的卫生人力资源

日本人崇尚的集体主义精神对日本建设全民医疗保障制度所产生的影响不可忽视。日本目前实施的全民医疗保障制度不同程度上受到美国和德国的影响。日本的医疗保健体系是一种公立和私立混合的系统，大多数医疗设施规模较小，属于私立性质（80%）。日本的医疗卫生人力资源主要依靠自身培养，从国外移民流入的很少，同时流失到其他国家的也很少。每千名日本人拥有 2.14 名医生和 4.14 名护士，约 1/3 的医生独立执业。在医疗卫生行业就业的员工中，专业医务人员所占的比重很高（接近 60%）。日本的全科医生和专科医生之间的功能界限模糊不清，在社区执业的医生，基本都提供全面的医疗保健服务。日本缺乏对专科医生培训的规划和限制，致使大量的医生进入非常精细化的专科培训，但是最终却不得不转行从事全科医生的工作，而全科医生的培训则缺乏规范。日本的病人通常不需要预约就可以直接上门就医，很多人无论何种疾病，也不管疾病多么严重，都直接上医院寻求昂贵的专科医疗服务。

（五）印度的卫生人力资源

印度的医疗服务 75%由私立机构提供。在医疗卫生支出中，私人支出是公立支出的 3 倍。由于医疗保险业不发达，90%以上的私人支出由病人支付。印度的医疗卫生管理实施高度的分权制度，建立了多层级的医疗卫生设施，但是基层医疗组织力量十分薄弱，许多基层医疗站只有一名卫生员（通常是女性），负责 5000 人口的基本医疗服务。与此同时，大批基层医疗站招不到合格的卫生员。公立医疗服务的缺失，加之政府对私立医疗服务管控力度不足，严重地妨碍了印度医疗卫生服务体系的绩效。不仅如此，服务不规范和滥用药品所造成的耐药性问题已成为世界公共卫生关注的难题。印度是人才流失的重灾区。印度每年培养 25 万余医生，其中很多移民至英国、美国、加拿大、澳大利亚、新西兰等官方语言是英语的西方发达国家。据统计，由印度移民至 OECD 国家的医生占这些国家医生总数的 15%左右。印度本国的卫生人力则异常短缺，每千名印度人拥有 0.65 名医生和 1.00 名护士，被 WHO 列为卫生人力危机国。

（六）非洲国家的卫生人力资源

非洲的医疗卫生事业发展非常落后，大多数国家都是传统的国际援助对象，其医疗卫生服务体系十分复杂，非公立医疗服务设施在非洲国家占有很大的比重。众多国际援助机构（包括国际组织、外国政府、非政府机构、私营公司等）在非洲国家的运作，某种程度上超出了非洲国家本地卫生部门的管辖权限。在非洲，非政府组织机构（NGOs）异常活跃，填补着非洲国家私立医疗服务与公立医疗服务所覆盖的服务人群之间的空缺。非洲的消费者对 NGOs 提供的医疗服务认可程度很高，其行为和运作模式对其他医疗卫生机构影响深远。

2006 年，WHO 划定了 57 个医护人力严重短缺的国家（图 5-1）。其中，36 个非洲国家被划定在内。撒哈拉非洲国家人口占世界人口的 11%，其疾病负担占全球的 25%。但是该地区的卫生人力只占全球的 3%，卫生经费只占全球的 1%。然而，未被纳入到现代医疗体系的传统医疗，在非洲的作用不容忽视，高达 80%的非洲人利用传统医疗作为自己的初级保健服务。

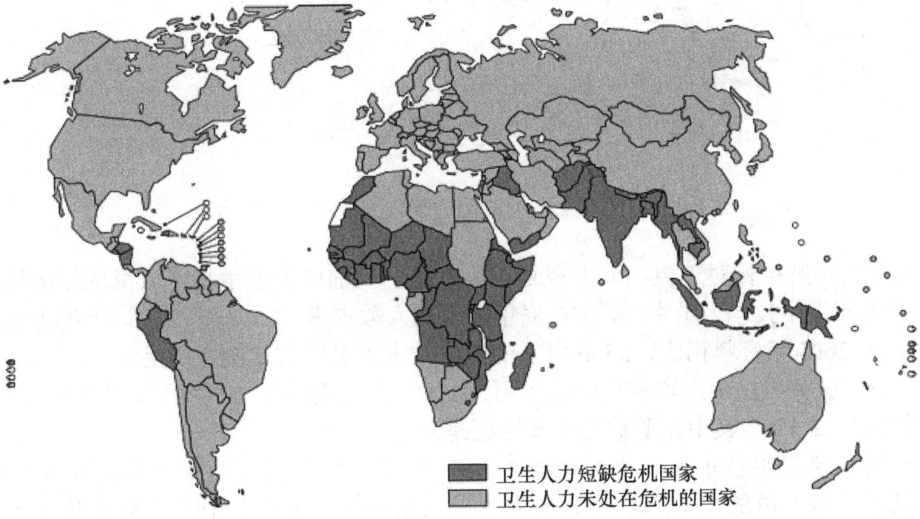

图 5-1　医护人力严重短缺的国家

（七）中国的卫生人力资源现状

基于《中国卫生统计年鉴》和《2006 中国卫生人力报告》资料描述和分析中国卫生人员的数量、结构和分布特征。

1. 卫生人员数量　截至 2011 年年底，中国的卫生人员总量为 862 万人，其中卫生技术人员 620 万（图 5-2）。每千人口卫生技术人员的数量为 4.58 人，处于全球中等水平。中国卫生人力总量在过去 60 多年的时间里，总体保持上升的趋势。20 世纪 50 年代，卫生人员数量快速增长，每年递增约 11 万人。20 世纪 60 年代停滞不前，在 180 万人上下波动。20 世纪 70～80 年代快速发展，每年递增约 15 万人，90 年代后递增速度放慢。2001—2003 年卫生人员数量出现负增长。2005 年以后，卫生人员数量再次快速增长，每年递增均超过 20 万。值得一提的是中国农村赤脚医生队伍的变化，中国 1968 年开始建立“赤脚医生”制度，卫生人员总量显著上升；1985 年不再使用“赤脚医生”名称，开始建设和发展“乡村医生”制度；到 2011 年年底，中国已有 106 万名乡村医生。

2. 卫生人员结构　不同类别卫生人员的结构决定着卫生服务提供的模式。医护比对于医疗机构的服务提供影响甚大，当护理人员数量较少时，医生就需要承担一些护士的工作，从而降低卫生资源配置的效率。中国护理人员长期处于短缺的状态，新中国成立初期的医护比约为 1∶0.1，但是护士数量的增长速度明显比医生的增长速度快。到 2011 年，医护比基本维持在 1∶1 左右。但非正式的卫生人员，如照顾病人的护工等这些信息在卫生统计资料中往往得不到反映。

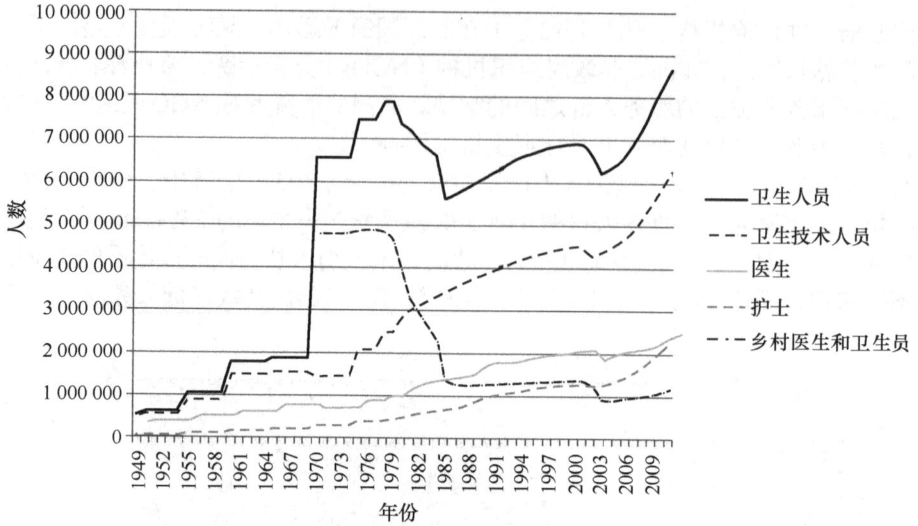

图 5-2 中国卫生人员总量的变化（1949—2011 年）

卫生人员的年龄结构对于卫生人力规划至关重要。目前中国卫生技术人员的年龄结构以中青年为主，2011 年卫生技术人员中 25～54 岁年龄段的人数占 83.2%，55 岁及以上的卫生技术人员只占 9.1%。与 2005 年资料相比，55 岁以上的卫生技术人员所占比例有所上升。

女性在卫生服务提供中发挥着重要的作用，卫生人员中通常以女性居多。2011 年中国卫生技术人员中女性占 66.5%，其中注册护士中女性更是高达 98.3%。

学历结构反映卫生技术人员接受医学专业教育的水平，很大程度上影响着医疗服务的质量。中国卫生技术人员的学历通常分为研究生、大学本科、大专、中专、高中及以下几类。中国卫生技术人员的学历水平不断提高，2011 年，拥有大学本科及以上学历的卫生技术人员数量占 25.7%，而 2005 年这一比例只有 17.1%。在所有卫生技术人员中，执业医师的学历明显高于其他类别的卫生技术人员，大学本科及以上学历者占 53.0%，而在注册护士中，大学本科及以上学历者只占 9.6%。

3. 卫生人员分布 是分析卫生人力资源现状的一个重要方面，包括地域分布和城乡分布。从地域分布来看，中国的东、中、西三类地区的卫生人力资源分布不均衡。2011 年，东部地区每千人口卫生技术人员数为 5.49 人，而中部和西部地区分别为 4.04 人和 4.00 人。经济水平、社会发展程度、卫生投入和卫生服务需求量的差异是造成卫生人力资源配置地域差异的主要原因。

卫生人力资源的城乡分布差异是限制农村地区卫生事业发展的重要因素。与卫生人力的地域差异相比较，卫生人力的城乡差异更大。2011 年中国城市地区每千人口卫生技术人员数为 7.9 人，而农村仅为 3.19 人。卫生人力的城乡差异不仅仅表现在数量上，人员素质的差异更加明显。以基层医疗卫生机构为例，2011 年城市地区社区卫生服务中心的卫生技术人员中大学本科及以上学历者占 19.1%，而农村地区乡镇卫生院仅为 5.9%（表 5-1）。

表 5-1 2011 年中国基层卫生技术人员分布的城乡差异（%）

	城市社区卫生服务中心			农村乡镇卫生院		
	卫生技术人员	执业医师	注册护士	卫生技术人员	执业医师	注册护士
研究生	0.7	1.7	0	0	0.2	0
大学本科	18.4	37.5	5.7	5.9	16.0	2.0

续表

	城市社区卫生服务中心			农村乡镇卫生院		
	卫生技术人员	执业医师	注册护士	卫生技术人员	执业医师	注册护士
大专	40.3	38.4	41.0	34.8	42.4	32.1
中专	35.5	19.4	50.0	51.8	35.7	62.0
高中及以下	5.2	3.1	3.2	7.5	5.7	5.7

三、卫生人力资源短缺的应对

全球卫生人员资源短缺的现实，给各国人民的健康造成了极大的威胁。对人群造成的影响是无法获得基本卫生服务，包括疾病预防、药物发放、急诊服务、临床服务等有关信息以及挽救生命的干预措施，如儿童计划免疫、安全孕产期保健和分娩服务，以及艾滋病、结核病和疟疾的治疗服务。对卫生人员造成的影响是工作量和压力增加，导致工作缺乏动力、疲惫、缺勤、崩溃、生病、转向条件好的国家和地方工作，甚至脱离卫生行业到其他领域发展。因此，应采取切实行动，有效应对卫生人力资源短缺造成的各种挑战。

（一）加强卫生人员的培训和资金支持

为解决卫生人力资源短缺危机，需要在卫生人员的培训和支持等方面有更多直接的投资。需要初期资金来培训更多的卫生人员。随着他们毕业和进入卫生人力队伍，需要更多资金支付他们的工资和福利待遇。所有国家应将卫生人力作为一项重点和实施管理人力的国家计划。加强政治承诺并结合相应的投资，以支持长期的卫生人力资源规划及发展努力；收集更多可靠数据，以强化对劳动力市场和干预政策的分析；扩大中层及社区卫生工作人员的作用，使初级卫生保健更可获得；在卫生人员严重短缺的地区，确保足够的奖励和安全有效的工作环境，以有效挽留卫生人力并对其进行均等分配。

（二）确保卫生人力的招聘与改善工作环境

第二次世界大战后“婴儿潮”出生的一代人在现有的卫生人力中占据着多数，目前，他们正陆续进入退休年龄。要想保持充足的卫生人力，确保卫生人力的可持续供给，需要各国积极开展招聘和培训，确保适宜人才的有效补给和改善工作环境：提高卫生工作者的工作动机和道德水准，留住现有的卫生人力；采取激励措施吸引离开卫生行业的人员重返岗位，减少卫生人力的浪费；有效引导潜在的卫生人力，有效配置现有卫生人力，提高人才的使用效率；评估卫生人力费用，确保足够的经费；在社区卫生机构进行慢性病管理和提供长期护理服务，促进卫生资源的有效利用。例如，喀麦隆有55%的卫生工作者表示如果卫生保健系统管理水平得到提升，他们愿意留下；加纳、南非和乌干达分别有 64%、68%和 36%的卫生工作者表示如果工作环境得到改善，他们愿意留下。

链接

实现与卫生相关的千年发展目标需要卫生人员

实现与卫生相关的千年发展目标存在的主要障碍是：卫生人员严重短缺，技能组合不够充分，地域分布不够均衡。

根据世卫组织确定的最低临界点，要提供妇幼卫生基本服务，需要达到每万人口 23 名医生、护士和助产士。世界银行分为低收入经济体的 49 个国家中，仅有 5 个国家达到了这一要求。联合国促进妇女儿童健康全球战略已将这 49 个国家列为重点。

几乎所有国家都存在卫生人员的种类及其个人的能力范围的组合欠佳问题，加上边远及农村地区高质量卫生人员的短缺，对妇女儿童获得可以挽救生命的干预措施和服务带来了障碍。

卫生人员队伍由参与行动的各方面人员组成，其首要目的是增进健康，包括卫生服务的提供者，如医生、护士、助产士、药剂师及社区卫生工作者；还包括卫生管理和支持人员，如医院行政人员、区卫生管理人员及社会工作者。

扩展的内容

一、卫生人力资源和公共卫生人力

“人力资源”一词由当代著名管理学家彼得·费迪南·德鲁克（Peter Ferdinand Drucker，1909—2005）于1954年在其著作《管理实践》(*The Practice of Management*）一书中提出。它包括广义和狭义两个角度定义。广义的人力资源是指在一定范围内的人口中具有劳动能力的人的总和，是能够推动社会进步和经济发展的具有智力和体力劳动能力的人员的总称，具有数量和质量两个方面；狭义的人力资源是指在一定时期内，某组织中具有的能够为组织的发展贡献体力和智力的人的总称。

（一）卫生人力资源

广义上的卫生人力资源是指已经或正在接受卫生职业培训，正在或可能参与促进、保护、改善人群健康活动的所有人员的总称；狭义上的卫生人力资源是指一定时期内，在卫生组织中从事或提供卫生服务及相关服务的人员总和，如在医疗保健、疾病预防控制、卫生监督、医学科研和在职教育等卫生机构工作的在职人员。卫生人力资源是一个国家、地区卫生系统的重要组成部分，是卫生系统维持和强化自身功能的关键，是反映一个国家、地区卫生服务水平的重要标志。在一定的物力和财力资源基础上，卫生人力资源是卫生事业发展的决定性资源。

（二）公共卫生人力

公共卫生人力指的是公共卫生专业人员、从事具有公共卫生性质工作的卫生专业人员、采用公共卫生方案的卫生管理干部和对公共卫生事业有所贡献的其他人员。现代公共卫生事业要求其人力配置能够适应社会的发展。合理配置公共卫生人力是保障群体健康的必要条件之一。在公共卫生人力中，老年就业人口也占据了一部分比例，一些老专家教授以他们丰富的工作经验及阅历，提升了一定区域内公共卫生人力的素质水平。

二、公共卫生人力的类别

WHO专家委员会将公共卫生人力分为三类：①专业人员：公共卫生医师，消毒、公共卫生及有关的工程师，基础化学和生物学家，公共卫生监察员；②辅助和技术人员：卫生助理，技术员，操作人员，通信及协调专业组织的办公室人员；③次要和非技术人员：医务助理，驾驶员，饲养员，保管员，实验员及勤杂人员。以上仅是从主要的方面进行分类，由于各国实行不同的医疗保健制度，故人力分类和名称也不尽相同。

美国公共卫生协会（APHA）根据公共卫生发展的现状和未来，提出了公共卫生人力划分意见：①流行病学家；②环境工程师；③环境工程技师；④环境科学专家；⑤环境科学技术人员；⑥职业安全与卫生专家；⑦职业安全与卫生技术人员；⑧健康教育者；⑨公共卫生政策分析员；⑩卫生服务事业管理人员；⑪公共卫生与社区服务人员；⑫精神卫生与防止药物滥用方面的社工；⑬精神治疗医师、精神健康提供者；⑭乙醇与药物滥用的咨询顾问，包括成瘾性疾病的戒断；⑮心理咨询顾问。该意见体现了公共卫生各个专业与其他卫生保健专业的不同特征。

中国卫生部《医药卫生中长期人才发展规划（2011—2020 年）》对公共卫生机构人员的内涵予以明确，提出公共卫生机构人员包括疾病预防控制、卫生监督、健康教育、精神卫生、妇幼保健、应急救治、采供血以及卫生部门所属计划生育技术服务机构的人员。

三、公共卫生人力面临的挑战

（一）人力的短缺

公共卫生人力的短缺是一个包括数量、结构在内的短缺。公共卫生人力包括政府雇员和部分非政府机构从事公共卫生工作的人员。如美国估计有 4 440 000 余人，每万人口中有 8 名公共卫生人员，而 20 世纪 70 年代每万人口中有 10 名公共卫生人员；中国公共卫生人才数量更加不足，每万人口中仅有 1.4 名公共卫生人员，在食品安全、健康教育、妇幼卫生、采供血等方面人才缺乏，尤其院前急救人员匮乏，每名院前急救人员服务 12.6 万人，与全球每名从业人员服务 1 万人口的配置水平差距较大。公共卫生人力数量不足面临的挑战主要体现为：①高空缺率；②高流动率；③人力年龄偏大；④符合退休条件的人员比例较大。美国的一项调查显示，人员缺乏最严重的主要在以下几个领域：公共卫生护士、流行病学家、实验室工作人员和环境卫生专业人员。

（二）能力的不足

当前大多数公共卫生人力在其专业技术领域有很好的表现，能够胜任具体的业务工作，但可能还缺乏在管理学、行政技能、社区组织和诊断方面能力的培训，而这些能力在实施复杂的多方合作的公共卫生活动是必需的。而且，社会、经济、政治的发展变化，给公共卫生领域带来了很多新的问题，公共卫生从业人员必须不断更新知识，做好应对。新的能力强调公共卫生在社会管理系统中的地位，了解和建立与工作伙伴关系，了解与卫生问题有关的社会、经济、文化和政治的因素，改变疾病干预计划设计的角度和方法。新能力还要求能够利用现代化的信息处理技术、实验检测技术、现场监测与调查技术，同时还有更强的与服务人群、同行和政府沟通的能力。

（三）城乡分布差异明显

公共卫生人力的城乡分布差异是全球许多国家共有的问题。据估计，全球约有一半的人口生活在农村地区，但仅有 38%的公共卫生护理人员和不到 1/4 的医生为农村人口提供卫生服务。甚至在一些发达国家如法国和德国，尽管卫生人员总量不少，但是农村地区也同样缺少卫生人力。

链接

全球卫生人力联盟

全球卫生人力联盟的目标是全世界每一个人，无论身在何处，都能在一个健全的卫生体制中获得技术精湛、态度积极和受到理解支持的卫生人员的服务。该联盟倡导和推动国际社会与各国采取行动来解决卫生人力资源危机问题，以促进与卫生有关的千年发展目标和人人享有卫生保健目标的实现。

联盟理事会由各个利益相关方的代表组成。联盟秘书处设在 WHO，由几个核心专业人员组成，主要工作是推动和协调堪帕拉宣言和全球行动议程的实施。秘书处直接向理事会报告项目成果，向 WHO 报告人事和财务事项。WHO 并不向联盟提供经费支持，也不控制联盟的活动。但 WHO 是联盟的创始机构之一，也是联盟的合作伙伴，像专业团体、非政府组织和其他利益相关方包括捐款国政府一样，在理事会中拥有永久席位。联盟还拥有一批全球卫生人力资源方面的国际专家，他们是联盟的核心力量。如果需要，联盟会成立专题组和工作组来研究一些具体问题，如如何留住人才和减少人才外流问题、教育和培训问题、经费投入问题，艾滋病预防、治疗、关怀和支持服务的普遍可及性问题等。

还有一些国家，虽然农村地区严重缺乏卫生人力，城市地区却有大量未就业的医务人员，如科特迪瓦、马里、刚果（金）等。

进展与评述

公共卫生人力建设的重要性

卫生人员短缺是影响国际卫生和千年发展目标以及疾病预防、治疗、关怀和支持服务普遍可及性指标的最主要障碍之一。

当前公共卫生问题已经超越了国界，越来越受到国际社会的重视。公共卫生人力建设已引起国际社会的广泛关注。《国际卫生条例（2005 年）》对各成员国的公共卫生应对能力提出了具体要求，涉及多项人员能力建设内容，如海陆空口岸的 12 项公共卫生核心能力，其中包括制订尽可能切实可行的计划并提供受过培训的人员，以控制入境口岸及其附近的媒介和宿主。

随着人民群众经济水平的提高，对健康的需求日益加大，居住环境不断变化，疾病谱也不断变化，新发传染病增多，对公共卫生工作提出新的要求。这就需要加强公共卫生人力建设，调整优化公共卫生人力结构，提高人员素质。中国 2009 年发布的《中共中央国务院关于深化医药卫生体制改革的意见》也明确要求“提高公共卫生服务和突发公共卫生事件应急处置能力”。

人力资源作为推动公共卫生工作的主体，已占据了全球公共卫生战略的首要地位，为此，各国公共卫生机构和专家不断探索人员能力建设的规律并已取得一定进展。

第二节　公共卫生人力建设

公共卫生人力是确保为人民群众提供安全有效、方便廉价的基本医疗和公共卫生服务的关键，是公共卫生事业得以可持续发展的关键因素。针对制约公共卫生人力建设和发展的因素，不断优化公共卫生人力配置，不断完善公共卫生人力建设规划、激励和保障机制，才能有效促进和推动公共卫生事业的健康发展。

【案例 5-2】

第一届亚太地区卫生人力资源论坛 2012 年 11 月 29 日在中国广西南宁举行。来自东盟多国、印度、日本、澳大利亚等 10 余个亚太国家以及 WHO 主管卫生人力资源的高级官员和知名专家学者分享各国公共卫生人力资源开发与管理实践做法和经验，共商新形势下如何加强亚太地区公共卫生人才队伍建设和发展。

1. 柬埔寨面临着卫生人力资源配置不平衡问题，柬埔寨将采取干预政策，提高卫生工作人员的技能水平，在卫生专业人员的分配和保留上给予基层工作人员优先权，给予适当的报酬以激励工作人员提高他们的工作业绩水平。

2. 日本卫生人力资源虽然在数量上的需求得到满足，但在引进劳动力和流出方面仍存在问题，而且地区差距严重。随着未来老龄化的加剧，将有可能缺乏人力资源。日本政府正在采取必要相关支持项目以应对。

3. 印度面对卫生人力资源产出不均匀等状况，需要增加产出能力弥补人力资源短缺，增加助产士学校，建立地区卫生知识机构，加强卫生人力资源管理等。

4. 中国对公共卫生人才培养的重视力度不够，医学院校办学重临床轻预防现象十分普遍，使得公共卫生人力资源缺乏储备，中国每年需要增加 8 万名公共卫生技术人员。

上述案例中可以看出加强公共卫生人力建设具有紧迫性和重要性，那么，应如何建设公共卫生人力？公共卫生人力建设有哪些内容？

引申的知识

一、如何建设公共卫生人力

（一）为经济欠发展地区吸引与保留公共卫生人才

经济欠发展地区缺少合格的公共卫生人员，是全球许多国家普遍面临的问题。为了解决这一难题，许多国家和地区尝试了不同的干预措施。

1. 教育类干预措施　医学教育是卫生技术人员培养的源头和基础。因此，从医学教育的招生、课程设置、培养方式等方面，提高医学毕业生到经济欠发展地区和基层就业的比例是各国普遍采用的办法。

（1）招收经济欠发展地区的医学生：大量可靠证据表明，经济欠发展地区背景的医学生毕业后更容易回到当地工作。南非的一项研究表明，经济欠发展地区背景的学生毕业后到当地工作的可能性是城市学生的 3 倍。美国的学者进行了一项长达 20 年的纵向研究，发现毕业后 11～16 年后，仍有 68%经济欠发展地区背景的毕业生在当地工作。Cochrane 综述表明："从单项措施来看，招收经济欠发展地区医学生与当地工作的关联强度最高。"从经济欠发展地区定向招收医学生，通常需要固定的招生名额、一定的经济资助以及学业和社会支持，否则，经济欠发展地区学生一般较难获得接受医学教育的机会。

（2）在经济欠发展地区开设医学院校：许多观察性研究的结果显示，在经济欠发展地区的医学院校，医学生毕业后更容易留在当地工作。中国的一项研究发现，经济欠发展地区的医学院校培养的学生有 34%留在当地工作，而在两所沿海城市地区医学院校，这一比例分别为 4.9%和 9.8%。经济欠发展地区医学院校招收的学生通常为农村学生，因此这项干预措施和招收经济欠发展地区背景的医学生的效果通常混杂在一起，难以分析其独立的效应。

（3）医学教育中增加农村卫生的内容：农村和城市卫生服务在内容和形式上有很大差异，因此对卫生人员知识和技能的要求也有不同。医学生大多数在城市的卫生机构里实习，学习先进的技术，利用复杂的仪器。而农村的卫生机构缺乏这样的仪器和技术，毕业生难以有效根据农村的特点提供卫生服务。在医学教育课程设置中增加与全科医学和农村卫生相关的内容，可以提高毕业生到农村工作的知识和能力，但是否能提高毕业生到农村工作的比例，这方面的证据很少。另外，在毕业实习中如果能够到农村卫生机构轮转一段时间（4～36 周不等），也会影响医学生毕业后的职业选择，增加去农村工作的可能性。

2. 强制性干预措施　是指通过行政命令的手段，强制性安排医学毕业生或卫生人员到特定地区工作一段时间，以解决当地缺少卫生人员的问题。强制性干预措施在世界各地广泛运用。WHO 一项研究发现，有 70 多个国家曾经或正在采用各种不同形式的强制性手段促使卫生人员到经济欠发展地区工作。根据是否配合使用激励机制，强制性措施可分为两类：

（1）有激励机制的强制性措施：并不完全依靠政府的行政命令，同时也依靠强制性手段所附加的激励机制吸引卫生人员到经济欠发展地区工作。这些激励措施可以分为几类：①与教育培训有关的激励措施：医学毕业生为了获得研究生教育或专科进修的机会，必须到经济欠发展地区服务一定的时间，如蒙古和越南。②与职业发展有关的激励措施：规定医学毕业生或卫生人员在获得执业资格或者晋升之前，必须到经济欠发展地区服务一段时间，如缅甸、南非。③与经济有关的激励机制：将在以下的经济激励性干预措施中介绍。

（2）无激励机制的强制性措施：这类措施要求医学毕业生或卫生人员无条件地服从国家和政府的分配，到经济欠发展地区服务一段时间。中国在实行"双向选择，自由择业"的政策之前，也是实行这种"国家包分配"的强制性政策。伊朗、古巴等国家都有类似的政策。甚至在澳大利亚，国际医学毕业生如果要进入该国执业，也必须首先在卫生人力缺乏的地区服务满 10 年。这类无激励机制的强制性措施的理论依据是：国家和政府承担了医学教育的主要成本，因此医学毕业生获得了行医的知识和技能后，有义务按照国家的需要，为经济欠发展地区和偏远地区的人群提供服务。

尽管强制性干预措施在全球许多国家普遍实施，但极少有项目对这些干预措施的效果进行严格的评估。强制性干预措施能在较短时间内为缺少卫生人力的地区提供临时的解决方案。但从长期来说，仍然无法从根本上解决问题。

3. 经济激励性干预措施 经济激励也是各国经常采用的干预措施。几乎每个国家都有不同形式的经济激励措施吸引和留住经济欠发展地区的卫生人力。这类措施的形式多样，主要分为两大类。

（1）直接的经济激励：这类经济激励措施不附加任何的条件，单纯依靠经济杠杆的作用吸引医学生和卫生人员到经济欠发展地区工作。如提高经济欠发展地区的工资待遇、发放补贴、为经济欠发展地区医学生提供奖学金或助学金等。这类措施的组织实施相对比较简单，只要有足够的资金来源，在较短时间内就可以组织实施。而且，在其他条件保持不变的情况下，利用经济学的原理和方法，也比较容易预测这类直接的经济激励措施能够在多大程度上提高经济欠发展地区的吸引力。

（2）有附加条件的经济激励：这类措施在为医学生和卫生人员提供经济激励的同时，要求接受对象必须到经济欠发展地区服务满一定的时间，否则就要如数或加倍退还接受的经济激励。这其实是经济激励性干预措施和前面提到的强制性干预措施的结合。

有关这类项目的文献主要来自发达国家，尤其是美国和日本。日本自治医科大学从1972年开始，每年从每个地区招收2～3名医学生，为他们提供全额奖学金，但学生必须与学校和当地政府签订合同，6年学业结束后必须回当地卫生机构服务9年。美国科罗拉多州从1992年开始，为医务人员偿还总额不超过7万美元的教育贷款，作为条件，受资助对象必须到经济欠发展地区服务至少2年。

尽管有些证据表明，接受经济激励的卫生人员比未接受的人员更容易到经济欠发展地区工作，但由于研究方法上无法排除选择偏倚的影响，目前的证据还无法得出这类干预措施是否有效的结论。尤其是这类经济激励性干预措施主要来自发达国家，其结论能否推广到像中国一样的发展中国家，还有待进一步的证据支持。另外，经济激励性干预措施，自然需要一定的财政能力才能实施。

4. 管理和支持性干预措施 经济欠发展地区的个人生活环境和职业发展环境等方面的条件远远比不上大城市地区，因此在这些方面采取一些管理和支持性的干预措施也将有助于改善经济欠发展地区对卫生人员的吸引力。在有些文献中，把这类措施归入非经济类的激励性措施。这些措施包括以下几点：①改善生活条件，包括卫生条件、住房条件、交通条件、网络和电话、子女教育等。这些因素在不同地区的重要程度有很大差异。例如，子女教育在中国是一个非常重要的因素，尤其对于女性卫生人员来说更是如此。②改善工作环境，包括设备条件、管理风格、指导支持等。③促进农村和城市卫生人员的交流。④为经济欠发展地区卫生人员创造进修培训和职业晋升的机会。⑤提高经济欠发展地区卫生人员的社会地位。

（二）强化绩效管理，提高现有卫生人员的绩效

为提高现有人员的工作绩效，应该从以下三个方面加强绩效管理：

1. 具体的工作层面 以下措施可以从具体的工作层面提高卫生人员的绩效：①明确具体的工作任务；②促进和发扬职业化精神；③卫生人员所拥有的知识技能与所承担的工作任务相协调一致；④支持性的监督、考核和反馈机制。

2. 支持系统层面 每一位卫生人员都需要一定的支持才能有效开展工作。这些支持系统包括：①合理的薪酬水平；②充分的信息和沟通；③良好的设施和物资供应。

3. 工作环境层面 以下三类措施能有效改善工作环境，从而提高现有卫生人员的工作绩效：①倡导终身学习；②建立有效的团队管理；③管理团队的责权一致。

（三）注重危机管理，强化公共卫生人力保障机制

危机管理是一项专门性的工作，需要相应的知识、技术和经验。而强化人力资源保障机制是

突发公共卫生事件应急危机管理的根本保障。

1. 建立健全公共卫生专家咨询制度　充分发挥专家在突发公共事件的信息研判、决策咨询、专业救援、事件评估等方面的作用。

2. 完善应急救援专业队伍的管理机制　培养一批能胜任危机管理工作的领导人才和专业技术人员，加快形成一支高素质的公共卫生危机管理队伍。

3. 加大对公共卫生人才的培养、引进和使用力度　建立公共卫生及其相关专业人才数据库。突发公共卫生危机事件一旦发生，政府可以迅速从数据库中抽调相关专业人员立即投入到危机管理工作中。这样既能在日常情况下不浪费专业人才，又能在紧急状态下及时抽调到专业人才，做到资源的合理利用。

二、公共卫生人力建设有哪些内容

（一）公共卫生人力建设规划

以组织发展战略和组织目标为基础，制定与实施公共卫生人力建设规划，以实现公共卫生机构中的人力供需平衡，保障公共卫生机构在长期发展的同时，最大限度地实现员工的个人利益与价值。公共卫生人力建设规划有利于机构组织明确在未来一定时期内人力资源管理的重点，有利于发挥公共卫生人力职能以及相关政策的合理定位，保持公共卫生人力长期竞争优势。

（二）工作分析、设计与评价

工作分析是人力资源建设的基础性工作。通过工作分析、设计与评价，掌握公共卫生机构中各类职位相关信息，明确各职位对任职者的要求，在此基础上，将工作分析的结果与人力资源各职能模块有效地衔接起来，从而为整个公共卫生人力体系的建设提供基础，满足公共卫生机构发展的客观要求。

（三）公共卫生人员招聘与甄选

人员招聘是公共卫生机构获取卫生人才的途径。通过招聘可以吸引、筛选、获取机构组织发展所需的公共卫生人员，同时通过招聘平台传播机构文化、提升机构形象、提高机构竞争能力。人员招聘是公共卫生人力建设的重要内容。

（四）公共卫生人员素质测评

素质测评是卫生人力建设的基础性工作，广泛应用于卫生人员招聘、选拔、配置、考核、职业规划等工作中。人员素质测评工具的使用，使公共卫生人力建设更加规范化与科学化。

（五）公共卫生人员培训

人员培训是公共卫生人力开发与增值的重要途径。通过培训让公共卫生人员理解、接纳机构组织文化，提高专业素质，提升工作绩效，进而实现公共卫生机构整体绩效的提升。

（六）公共卫生人员薪酬管理

科学、合理、公平、有竞争力的薪酬机制，能有效地激励公共卫生人员工作的积极性，提升其工作效率与工作品质，不合理的薪酬机制则可抹杀员工的工作热情，甚至可能导致公共卫生人员价值观与工作行为的扭曲，直接影响到疾病预防控制与健康促进等卫生服务的安全性与质量。因此，制定科学合理的薪酬政策、确定合理的薪酬水平与设计合理的薪酬结构，对吸引、获取、保留、激励公共卫生人员意义非凡。

（七）公共卫生人员绩效管理

绩效管理是人力资源管理的核心工作之一，卫生机构通过对员工进行科学、系统、有效的绩效管理，来不断提升卫生人员个人绩效水平，继而提升卫生机构的整体绩效水平，以保障组织目标的实现。人员绩效管理与其他人力资源管理模块关系密切，人员绩效考评结果可为人员培训、人员配置、薪酬调整、职业生涯规划管理等人力资源管理工作提供重要依据。

（八）公共卫生人员职业生涯规划

在保障机构目标实现的前提下，最大限度地实现员工个人发展目标是现代人力资源建设的新理念。公共卫生机构在对员工进行全面评估的基础上，根据机构发展需要，结合员工职业胜任特征与个人愿望，帮助员工进行职业生涯设计与实施，实现机构发展与员工成长同步，机构目标与个人发展目标同向的双赢局面。

（九）员工关系管理

公共卫生机构通过拟定和实施各项人力资源政策和管理行为，调节员工与员工之间、员工与机构之间的相互关系，从而实现机构和个人的目标。员工关系管理包括员工沟通管理、冲突管理、离职员工管理，以及人事关系管理、劳动关系管理、职业安全管理等内容。

（十）公共卫生人员激励

员工的工作状态对其工作绩效会产生直接且重要的影响。卫生机构通过机构文化、薪酬政策、晋升管理等经济性与非经济性激励手段对员工进行有效的激励，保持公共卫生人员高昂的工作热情，吸纳、保留优秀人才，为提升人类健康水平服务。

图 5-3 归纳总结了公共卫生人力建设的主要内容。

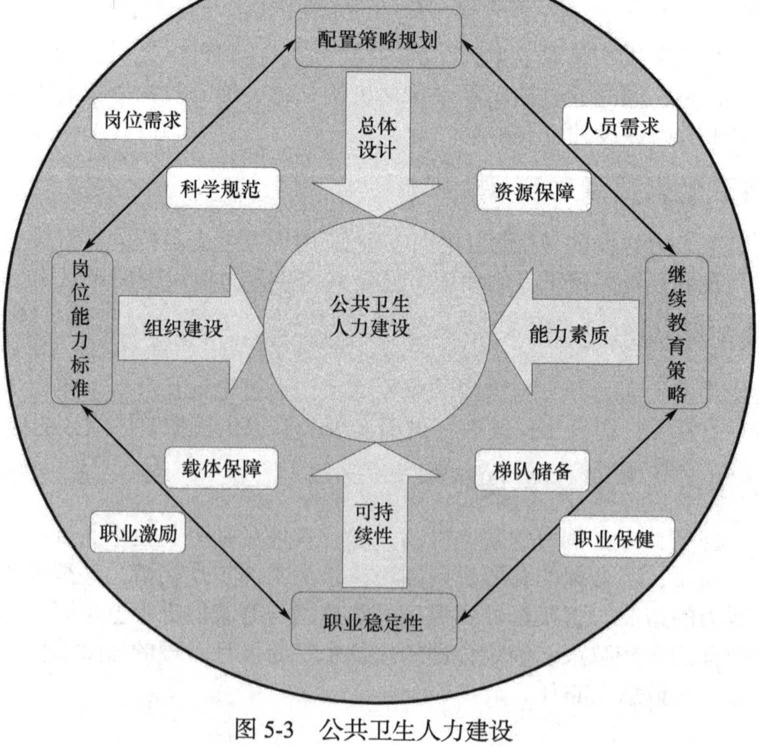

图 5-3 公共卫生人力建设

扩展的内容

一、公共卫生人力的特征

公共卫生人力除具有人力资源的特点，即生物性、能动性、动态性、智力性、再生性和社会性外，还具有以下鲜明的行业特征。

（一）劳动需要高度复杂的专业知识与技能

公共卫生服务的复杂性与风险性，决定了从事公共卫生服务的人员必须具备足够的专业知识、技能、经验。

（二）培养周期长、成本高

从事公共卫生服务的人员不但需要系统的专业知识与技能，更需要丰富的疾病临床与预防控制经验，而这些能力的取得需要一定时间。因此，相对于其他行业的人力资源，公共卫生人力资源需要培养的时间更长。除了在校学习时间普遍高于其他专业之外，在岗公共卫生人员还需要进行不断的知识更新，其实践经验的积累也需要漫长的时间。只有经过长期、持续的专业知识、技能的学习与经验累积的公共卫生人员，才能够胜任这种高度专业性的工作。漫长的培养周期也决定了公共卫生人力资源的高培养费用及高时间成本。

链接

人力资源基本特征

人本身所具有的生物性、能动性、智力性和社会性等特性，决定了人力资源具有以下基本特征：

- 人力资源是主体性资源或能动性资源。
- 人力资源是具有生产性、消费性与再生性的资源。
- 人力资源是特殊的资本性资源。
- 人力资源是高增值性资源。

（三）劳动具有高风险性

公共卫生人力的劳动风险是由公共卫生职业本身特点决定的，由于疾病的复杂性、服务对象个体状况的多样性，医学对许多疾病的认识还很有限，这使得公共卫生人员在提供服务时要面临许多不确定因素，伴随着许多已知或未知的职业风险；如公共卫生人员在提供服务的过程中具有职业暴露的风险，职业暴露一旦发生，就会对公共卫生人员的身体健康或生命安全造成严重的威胁；而在面对重大疫情、自然灾害等突发公共卫生事件时，公共卫生人员要承受巨大的社会责任、工作强度和心理压力，因此，其劳动强度高、工作难度大。

（四）劳动需要不同专业的人员共同协作

公共卫生服务的复杂性与连续性，决定了公共卫生服务的提供者，必须通过明确的分工与有效的协作才能够完成这种高度复杂的工作，例如，面对突发公共卫生事件，需要与临床医生、护士、检验师等不同岗位专业人员的共同协作才能得以完成。

（五）社会责任重大

公共卫生服务关系到人的生命与健康，公共卫生人员的责任心，知识、技能水平与群众或病人安全以及服务的效果息息相关，因此公共卫生人员承担着巨大的社会责任和对公众救死扶伤的义务。

（六）注重个人成长与发展

公共卫生人员属于高知识群体，他们接受过良好的专业教育，拥有明确的职业理想，对人生价值的实现具有很高的追求，因此他们对自己所从事的专业具有很高的忠诚度，也更加注重个人成长与发展。

二、公共卫生人力能力要求

1990 年，“核心能力”（core competency）概念在世界知名的《哈佛商业周刊》首次提出并很快得到公认，从此各国关于核心能力的研究理论和实践案例数不胜数。公共卫生人力被公认为应具备五大核心知识和技能：流行病、卫生统计、环境卫生（包括食品卫生、职业卫生、放射卫生）、卫生服务管理、社会和行为科学。实践证明，这些知识和技能框架对促进现代公共卫生的发展发挥了不可替代的作用。但是，为了满足新的公共卫生使命，国际公共卫生界提出，公共卫生人力应增加八项新核心知识和技能：信息利用、基因理解、沟通交流、文化理解、社区参与式研究、政策法律、国际卫生、伦理。

（一）美国公共卫生人力能力要求

美国疾病预防与控制中心、美国公共卫生协会、美国公共卫生学院协会、美国环境卫生协会、美国卫生计划协会等 15 个机构和组织联合组成了一个旨在促进公共卫生教育和实践的网络——连接科学与公共卫生实践委员会，该委员会对 21 世纪的未来公共卫生使命展开了一系列卓有成效的研究。2001 年 4 月，该委员会起草了“公共卫生专业人员核心能力”（core competencies for public health professionals）体系，通过面向社会广泛征求意见，于 2004 年 4 月确定了最后版本，该体系对未来美国及世界公共卫生领域的人力资源发展起到深远的影响。

该体系对核心能力的界定是：为了充分提供“基本公共卫生服务”（essential public health service）所必需的一系列个人技能，各类人员需要通过学习来提高各种能力以达到熟练水平，学习内容将随个人背景和工作任务而有所区别。该体系分为 8 个领域的 68 种核心能力，领域分别是分析性评价、政策制定/项目计划、沟通交流、文化理解、全方位社区工作、基础公共卫生知识、财务计划和管理、领导能力和系统思维。68 种核心能力均分别针对一线人员、高级人员和监督管理人员三个层次岗位作了相应的区别要求。能力要求达到的程度分为“知道、熟练和精通”三种等级。

（二）中国公共卫生人力能力要求

目前中国仍未对公共卫生人力核心能力有明确界定，但在实际的公共卫生人力管理过程中，初步形成了针对不同管理环节、运用不同管理载体的能力评价标准。

1. 以专业技术资格为载体的能力评价体系 随着社会的发展，中国公共卫生各专业的职称评价出现了许多有益的变化。在评价目的上，由作为专业水平标志的职称转变为专业水平起点标志的专业技术资格；在评价范围上，由单位内评聘合一转变为社会化评定和单位聘任分离；在评价形式上，由评审个人申报材料为主转变为国家或地方考试与评审材料相结合；在评价内容上，由多年来各地执行不同标准转变为中国执行统一标准。

2001 年，中国开始对卫生系列的中初级专业技术资格逐步实行以考代评和与执业准入制度并轨的考试制度（即参加国家医师资格考试、取得执业助理医师资格者可聘任医士职务，取得执业医师资格者可聘任医师职务），其他的预防医学、药学、护理和技术专业的初级资格执业准入分为理论考试和实践操作能力考试两部分，所有中级资格准入分为理论考试、评审工作经历和科研能力三部分。

2005年，中国下发了《预防医学专业高级专业技术资格标准条件（试行）》，首次在中国范围内对13个公共卫生领域相关专业的副高和正高级技术资格条件进行明确，该标准将业务能力分为从事本专业“日常工作能力”、“科研能力”和“带教能力”三个模块，并结合每个专业对这三模块做出简要要求。在各地专业技术资格考评工作中，有关部门还普遍考核了申报者的计算机操作能力和科技外语阅读能力。

2. 以继续医学教育为载体的公共卫生在职人员能力要求　继续医学教育是中国提高公共卫生在职人员岗位实际工作能力的重要途径，以学习新理论、新知识、新技术、新方法为主，与学历教育形式互为补充、共同促进。

自2003年“非典”疫情出现以来，中国公共卫生系统重点对在职人员加强了传染病、现场流行病学、卫生法规等方面的培训，使广大公共卫生工作人员有效地提高了应对突发公共卫生事件的意识和技能。2004年，中国原卫生部（现卫生与计划生育委员会）决定在中国范围内对各级医疗卫生机构现任或后备领导干部进行岗位培训，加快各级卫生管理干部向职业化方向发展。在实施设计过程中，公共卫生机构管理干部作为一个独立单元进行，以提高解决实际问题能力为主、以培养十项基本工作能力为具体目标。十项基本工作能力分别是基本管理能力、信息利用能力、自我学习能力、人际交流能力、财务管理能力、人力资源管理能力、政策法规把握能力、专业技术指导能力、突发公共卫生事件应对能力。

3. 以岗位聘任为载体的公共卫生人员上岗能力标准　为深化疾病预防控制和卫生监督体制改革，中国各级公共卫生机构普遍开展了干部人事制度改革，采取以竞争上岗、择优录用为主要形式的岗位聘任，从原则上提出了一些宏观的公共卫生人才能力标准，如“会经营管理，懂公共卫生，技术过硬，作风扎实，日常公共卫生服务完成出色，突发公共卫生事件有效应对”。

中国疾病预防控制中心从2001年起就承担了原卫生部下达的干部人事制度改革综合试点任务，经过几年的试点，探索出一整套基本适合单位实际情况的用人机制。2005年，中国疾病预防控制中心在岗位分级工作中使用一套自行研究制定的上岗能力评价标准，该标准对党政管理岗位和专业技术岗位区别要求，所有岗位的上岗条件均分政治思想素质和专业素质两大模块，党政管理岗位专业素质侧重于基本资格、政策调研能力、科研能力、日常管理能力等要素，专业技术岗的专业素质框架见表5-2。可见，该体系已经大大超越了过去单纯以职称确定岗位等级之类不适应时代和机构发展要求的做法，赋予了更多的国家级疾病预防控制机构工作特点。

表5-2　中国疾病预防控制中心专业技术岗位专业素质框架

基本资格	科研能力	现场指导能力	政策参谋能力
专业技术资格	承担科研任务	常规指导基层	起草工作文件
研究生导师资格	发表科研论文	突发事件处理	制定法规文件
社会学术兼职	编写专业著作	现场指导责任	承担政策咨询
专家荣誉称号	获得国家专利		
	荣获科研奖励		

三、中国公共卫生人力核心能力建设

纵观全球公共卫生，来自传染病、慢性非传染性疾病、自然灾害、环境污染、人为灾难等许多方面的挑战愈加严峻。当前，中国公共卫生事业发展千头万绪、任务繁重，重中之重是加强人才队伍建设。这不仅是中国社会经济协调发展的客观需要，也是各级政府、公共卫生机构和广大公共卫生工作者的内在要求。在“人力资源是第一资源”已形成社会共识的前提下，各级政府和公共卫生机构在当前国家大力建设公共卫生体系的背景下，发挥公共卫生“硬件”投入的优势，提升公共卫生人力素质，使“硬件”更“硬”、“软件”更“强”，提高公共卫生工作整体实力。

（一）公共卫生核心能力传递链的建设

确定中国公共卫生核心能力，必须考虑中国国情，既不能盲目照搬国外做法，也不能将现有体系推倒重来。中国公共卫生核心能力的内涵是各级公共卫生机构围绕自身的使命、职责和任务，最大限度地运用管理手段、使用有效资源、提升综合实力，在维护人民健康和社会经济协调发展中发挥重要作用。各级公共卫生机构应整合现有管理手段、资源，充分考虑管理环节中的条、块管理衔接，建立一条具有可操作性的公共卫生核心能力传递链（图 5-4），形成一种核心能力的良性循环和递增。

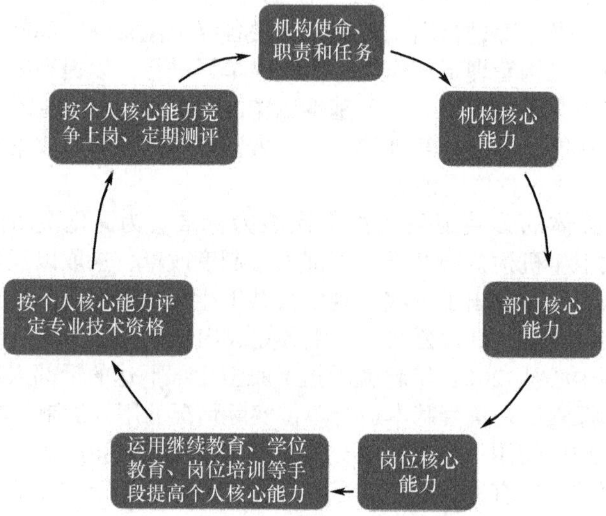

图 5-4 公共卫生机构核心能力传递链模式

（二）公共卫生人才核心能力的适宜能级

对不同类型的机构、领域和岗位，核心能力的标准有不同的能级要求，而适宜的能级就是最好的。中国公共卫生人才具有不同的结构特点，例如：从专业领域看，可分为党政管理、公共卫生和后勤保障；从工作范围看，可分为面向机构外系统、面向本机构、面向本部；从工作地点看，可分为室外现场作业、实验室操作、办公室事务等。因此，可把不同的知识、技能与态度标准与不同的公共卫生人力结构特点进行匹配、细化、组合，从多维角度综合考虑各自的核心能力能级。

（三）公共卫生人才核心能力的制度保障

“十年树木、百年树人”，提高中国公共卫生人才的核心能力不能一蹴而就，必须形成制度长期坚持。提升公共卫生核心能力，各级政府需从机制上保证公共卫生机构的投入和发展，公共卫生系统应以提高核心能力为主导开发公共卫生人力建设，推行具有生机和活力的用人机制，优化人才队伍结构，推进公共卫生人力核心能力的可持续发展。

进展与评述

一、公共卫生人才全球化视野

全球卫生问题与政治、经济、社会、外交、宗教等密切相关，公共卫生人才需要具备国际化视野，需要有全球性的立场，以及广阔的知识面和洞察力。例如，传染病控制一直是全球卫生的重要关注点，但并非所有的传染病都受到同样重视。那些随时有可能传染给任何人的疾病，如SARS、甲型流感等疾病受到的重视程度非常高，而那些主要局限在贫困地区尤其是热带地区炎热潮湿气候环境下的传染病却容易被忽视——如血吸虫病、淋巴丝虫病、麦地那龙线虫病等。究其原因，一是这些疾病绝大多数发生在发展中国家，对发达国家的直接威胁不大；二是消除这些疾病所需投资巨大，而眼前获益有限。虽然WHO、疾病发生地区等一直重视这些疾病，但在欧美发达国家普遍遭遇经济危机时，筹资的难度就更大。因此，“被忽视的热带病”仍然是一个难以解决的问题。再如结核病的控制，如何在贫困地区降低这一疾病的患病率，需要考虑的不仅是实验室技术、诊断与治疗的正确性以及药物的有效性，也要考虑在不同经济水平地区实现健康保障和卫生服务提供的公平性。如果让经济不发达地区居民享有与经济发达地区相匹配的卫生服务和健康保障，没有政策、资金和服务能力的支持是不可能的。因此，政府的执政理念、财政支持（如转移支付）、服务能力的提升，都是关键因素。

二、中国初级卫生保健——全球卫生治理的典范

20世纪60～70年代，中国采用低成本基层卫生人力（赤脚医生）、爱国卫生运动、三级卫生保健网等创新性的“有中国特色的”解决方案，以较低的卫生投入获得了较理想的健康结果。中国在初级卫生保健方面的成就，成为了WHO的成功案例，并在发展中国家和地区得到广泛的运用与发展。对于当前全球面临的人口老龄化和长期护理保健问题，西方国家现有的加大资源和人力投入的路径已经困难重重，如何破解这个难题，全球将目光投向了快速老龄化的人口大国——中国。中国从世界各国的经验中获得了很多启示，同时，也可以在实践工作中总结经验，形成自己的影响和“软实力”。

（洪　峰　高艳荣）

参考文献

毛静馥. 2013. 卫生人力资源管理. 北京：人民卫生出版社.
默森，布莱克，米尔. 2009. 国际公共卫生：疾病，计划，系统与政策（原著第二版），郭新彪译. 北京：化学工业出版社.

第六章　循证公共卫生

Evidence-based public health

循证公共卫生（evidence-based public health，EBPH）是指应用最佳的研究证据，结合社区的实际情况与居民健康服务的需求，制定公共卫生的政策与策略，开展疾病预防与健康促进的实践。循证公共卫生的概念启迪于循证医学，但随着社会发展与居民健康服务需求的提高，循证公共卫生学科领域范围不断扩大，已成为公共卫生决策与公共卫生实践的重要方法学基础，使公共卫生项目的计划与实施更加科学与合理，有效地促进了公共卫生政策的实施效率。

第一节　循证公共卫生的基本涵义及特征

循证公共卫生在公共卫生决策与公共卫生项目的制定、干预与评估方面起着越来越重要的作用，它能保证决策基于最新最可靠的科学证据并得到有效的实施，能及时评估并修正公共卫生项目干预的偏性，针对专门的公共卫生问题，提供具有充分证据的决策信息。

【案例 6-1】

美国密苏里州立法机构在 1984 年通过了《儿童约束法》，要求 4 岁以下儿童坐车时必须使用合格的安全座椅，或者是后座安全带。但法律通过 8 年，守法者只有大约 50%。为此，1992 年密苏里卫生厅参照弗吉尼亚州的相同项目，设计了一项“请坐安全座椅”（TASP）的干预试验项目，旨在监督促进儿童安全座椅的使用。项目征集自愿者参加，通过电话、明信片以及提供地址和联系方式等方法，收集没有使用儿童安全座椅的车牌号的报告，然后通过邮件告知车主在何时何地没有守法，同时通过语音电话免费提供相关帮助信息。实施 2 年后对该项目进行了评估，发现该项目几乎没有任何效果。类似的项目在其他 15 个州都有开展，但几乎都没有得到任何有效的证据。因此 1995 年 9 月各州都停止了该项目的实施。

上述案例说明了什么问题，在开展公共卫生活动或项目时应该注意什么？

引申的知识

一、上述案例中为什么要停止 TASP 项目的干预

公共卫生实践活动的核心就是要以科学为依据，结合社区的公共卫生服务需求及社区卫生资源，统筹计划、实施公共卫生项目活动，及时评估活动的有效性，并做出相应的调整。在上述的干预项目中，密苏里公共卫生管理部门原设想能通过大家的监督报告，发现违反儿童安全座椅使用的驾驶人，并通过告知和提供免费咨询帮助信息，促使儿童安全座椅的使用率提高。但项目实施 2 年后，评估结果并没有取得预期的效果。因此项目评估结果不能支持“请坐安全座椅”（TASP）项目的实施能有效提高儿童安全座椅的使用率。由此可见，依据科学的证据来制定、执行项目并评价其有效性是循证公共卫生的核心精髓。正如 1999 年罗斯 · 布朗森博士（Ross Brownson）所给出的循证公共卫生定义：循证公共卫生就是通过应用科学推理的原则，以及适当运用项目计划

0 的各种模型，来制定、执行、评价公共卫生政策和项目的有效性。

二、在 TASP 项目评估中如何设计干预效果的评价

在评估 TASP 项目的有效性研究中，为了获得试验者的信息，项目设计了通过自愿者报告的方式，获得了没有使用儿童安全座椅的车照号信息，然后将这些车照号的人员随机分为试验组和对照组，通过向试验组人群寄送儿童安全座椅的教育宣传信件进行行为干预，2 年后通过比较两组干预前后儿童安全座椅的使用率变化来反映项目的干预是否提高了儿童安全座椅的使用率。同时，还通过电话调查被干预者对干预项目的感受。该评估通过各种途径收集数据并进行印证，控制了各种社会经济方面的混杂，并采用了定量评估和定性评估两种方法结合。这样基于严谨科学设计的评估为干预项目是否继续执行提供了循证决策的依据。

三、卫生技术评估及其应用

上述案例实质上是采用了卫生技术评估的方法。卫生技术评估是卫生政策和卫生管理决策的基础工具和方法，应用广泛。它不仅包括对药品、设备、生物制剂和诊疗程序等的评价，也包括公共卫生项目（如疾病干预措施）、医疗支持系统（如药品目录、电子健康档案管理等）、组织管理系统（如卫生资源配置与调整、医疗费用支付方式与管理、卫生政策等）的综合评估。卫生技术评估的内容包括评价对象的属性、可能产生的结局和经济效果、对医疗卫生系统和社会伦理及政治的影响等。卫生技术评估强调评估的系统性、连续性和综合性。其目的是为科学化决策提供循证支持。卫生技术评估在国际上已经得到广泛应用，并成为各国卫生决策的重要组成部分，发挥着越来越重要的作用。

四、循证公共卫生决策

根据 1996 年牛津大学循证医学中心主任戴维·劳伦斯·萨基特（David Lawrence Sackett）教授和缪尔·格雷（Muir Gray）教授给出的循证医学定义："循证医学是有意识地、明确地、审慎地利用现有最好的证据制定关于个体患者的诊治方案。实施循证医学意味着医生要参酌最好的研究证据、临床经验和患者的意愿进行实践……"引申出来循证公共卫生决策（evidence based public health policy）的概念，即指：慎重、准确和明智地应用现有最佳的研究证据，根据当地卫生资源情况和居民健康服务需求三者结合，制定出切实可行的卫生政策。从循证公共卫生决策的概念，可以看出科学证据、社区居民的健康服务需求、可利用的资源是循证公共卫生决策的三要素（图 6-1）。根据循证决策的理念和方法制定的公共卫生政策可以减少个人主观决断导致的偏差，照顾居民健康需求和健康公平性，有效的利用卫生资源，为政策的推进实施提供保障。

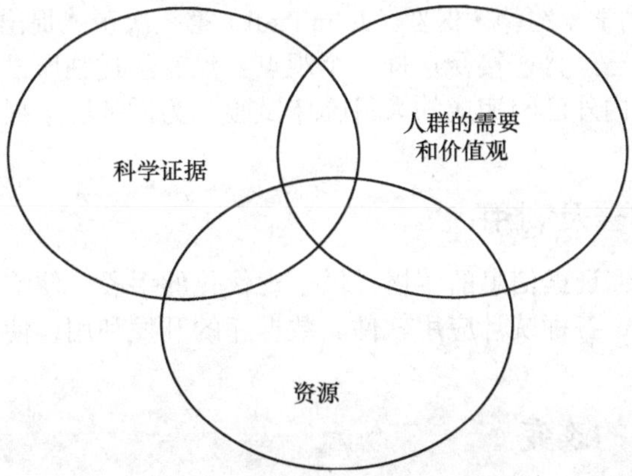

图 6-1　循证卫生决策的三要素

扩展的内容

一、循证医学及其起源

循证公共卫生启迪于循证医学，循证医学（evidence-based medicine，EBM）是近年来从临床实践中发展起来的一门新兴交叉临床医学基础学科，已成为国际上医学研究的新方向。其核心是：任何医疗决策的确定都应基于客观科学研究的依据；任何临床诊治决策，必须建立在当前最好的研究证据与临床专业知识和患者的价值相结合的基础上。循证医学作为一种观念模式、理论模式和实践模式，越来越深刻地影响着当代医学行为。作为代表当前医学实践的主流方法学，循证医学不仅对临床思维模式、临床实践产生了重要影响，也对临床研究、预防医学、药学、护理学以及辅助临床科室的发展产生了不容忽视的影响。

循证医学思想起源于 19 世纪中叶，1972 年英国著名的流行病学家、内科医生阿奇·卡克伦（Archibald Leman Cochrane）在其专著《疗效与效益：健康服务中的随机对照试验》中指出，由于医疗资源的有限，医疗服务应该使用被恰当证明是具有明显效果的医疗保健措施。1987 年 Cochrane 根据妊娠和分娩结果撰写的系统评价获得的令人信服的结果，向世人揭示了循证医学的实质，并奠定了循证医学方法的里程碑。

20 世纪 80 年代，以著名的内科学和流行病学萨基特为首的一批临床流行病学家在加拿大麦克马斯特大学，率先在年轻住院医师中开展循证医学的培训，并取得良好的效果。1992 年萨基特教授与他的同事们正式提出了循证医学的概念，并在英国牛津成立了以已故的英国内科医生、临床流行病学家阿奇·科克兰（Archie Cochrane）博士姓氏命名的英国 Cochrane 中心；1993 年英国牛津正式成了国际 Cochrane 协作网（Cochrane Collaboration）。Cochrane 协作网的建立，促使了临床医学从经验医学模式向循证医学转变，促进了循证医学的发展。

随着循证医学的发展及其原理应用范围的不断扩大，如今循证医学的思想不仅用于指导临床治疗，同时指导循证诊断、预防、卫生决策等。因而，从广义上讲，循证医学即是遵循证据的医学，指任何医疗、卫生决策都应基于客观依据，包括医疗处方、临床治疗指南以及政府制定医疗卫生政策都应以现有的最可靠的科学证据为依据。

二、循证医学产生的背景

循证医学的产生有其独特的历史、社会、科学及经济背景，具体来说循证医学的产生得益于以下几个因素：

（一）临床研究证据的极大丰富

从 1938 年美国流行病学家约翰·保罗（John Paul）第一次正式提出临床流行学概念开始，经过四十多年的发展，人们已经普遍接受这样一个观点：没有经过临床试验验证疗效的任何药物都不能应用于临床实践。国内外已经完成的大量临床试验，为循证医学提供了宝贵的科学证据和实践经验。

（二）信息手段的普及利用

信息技术的发展为临床证据信息的传播提供了现代化的手段，使临床医生能快捷地查找、获取和评价临床证据。另外，各种统计应用软件、数据库的开发利用，使得复杂的评价方法变得相对简单易用。

（三）人类疾病谱的改变

人类疾病谱已从单因素疾病向多因素疾病转变，一些曾经威胁人类生命的暴发性传染病、寄生虫病等已基本得到有效控制。而癌症、心血管病等慢性及非传染性疾病成了威胁人类健康的主要疾病。由于人类的社会性、人体的复杂性和独特性，人们不得不重新审视经验医学方法的体外实验或动物实验的结果，从而使临床试验的结果越来越受到重视。

（四）经验医学诊疗方法的局限性

在经验医学阶段，临床疗效观察的病例大多只有几十至几百例，观察周期为数周至数月，并且往往缺乏严格的科研设计，结论多带有一定偏移性。例如，硝苯地平（心痛定）应用于高血压治疗，由于其降压效果显著且对肝、肾、骨等器官没有明显毒副作用，在较长一段时间内被作为安全有效的降压药而广泛使用。但经过多项随机对照试验的分析表明，硝苯地平有明显增加病人发生心肌梗死及死亡的风险。这使得一种已广泛使用 20 年的药物，最终才被认识到其安全性存在问题。

（五）临床试验终点的改变

临床试验终点已从“以改善临床症状为评价终点”向“满意终点”转变。人们对医疗质量的要求日益提高，更加关注疾病治疗的预后指标，包括生活质量及远期影响等。所以对临床试验的科研设计、观察周期等的要求越来越严格。

三、循证医学与传统医学的关系

循证医学与传统医学最重要的区别在于，循证医学遵循的临床实践证据，是采用科学的标准，进行严格的分析和评价，从而被确认是真实的、有临床意义的并适用于临床实践的、当代最佳的科学证据，而且随着科学技术的不断进步，新的研究结果不断出现，证据也被不断地更新。因此循证医学与传统医学的主要区别有以下几点：

1. 证据的来源不同　传统医学主要来自于个人经验加上高年资医生的指导、动物实验、实验室研究、零散的临床研究和教科书；循证医学则强调人体样本随机对照试验（randomized controlled trial，RCT）的临床结果。

2. 评价结果的指标不同　传统医学以适度疗效指标为主，即以症状的改善、实验室检测结果的变化来评价治疗结果；循证医学以满意的终点指标为主要观察指标，如发生率、病死率、致残率、生存质量等为观察指标。这些是医生和患者最关心的治疗结果，更具客观性和可靠性。

链接

循证医学与循证公共卫生的区别

循证公共卫生启迪于循证医学，但两者在证据产生的质量、数量、实施干预措施的时间、性质、产生干预效果的周期，以及专业人才的培养和决策的产生等方面都有较大的区别：

特　征	循证医学	循证公共卫生
证据的质量	试验研究	观察和准试验研究
证据的数量	较多	较少
干预措施至产生效果的时间	较短	较长
专业培养	较正规，有证书或执照	不太正规，缺乏标准证书
决策	个人	团队

3. 对研究方法的要求不同　传统医学以个人经验为主，对疗效的研究多属局部小样本，不可避免临床变异性；循证医学则要求提供证据的临床研究必须遵循方法学原则，用科学可靠的方法来规范临床研究行为，尽可能将各种偏倚控制在最小范围内。

4. 对样本量的要求不同 传统医学对疗效的研究不是非常重视大样本，通常由一个或少数几个医院或医生完成；循证医学强调以最佳证据进行医疗决策，所遵循的证据必须经过对所有同类研究的严格评价和筛选，往往这些证据都是基于大样本、多中心、大规模的临床试验。

5. 医疗模式的不同 传统医学强调以疾病和医生为中心；循证医学强调以患者为中心。

四、循证公共卫生的特征

（一）公共卫生服务对象的群体特征

公共卫生的对象具有群体特征，使得公共卫生的政策和项目受益面广泛。公共卫生政策会影响更广泛的人群，应用的背景和环境也远比临床医疗复杂，因此循证公共卫生强调社区优先选择（community preferences）的作用，即把以科学为基础的干预项目同社区居民的健康需求和资源优势结合起来，共同实施公共卫生实践，提供有效的公共卫生服务。因此公共卫生工作需要社会、政府以及广大民众的共同参与。

（二）循证公共卫生的证据特征

与临床医疗证据主要来源于严格控制条件的随机对照试验或是长期随访的纵向研究证据相比，公共卫生的研究证据更多来源于横断面的研究，或是半试验性研究，甚至更为广泛的证据如专家的经验、论文发表的研究结果、各种现有的统计资料、相关人员的咨询意见、政策评估报告、网络资源、各种政策方案的成本估算以及由经济学和统计学模型推算的结果等。公共卫生证据的质量和数量都与临床证据有较大的相差，导致循证公共卫生实践滞后于临床医学实践。在开展循证公共卫生决策时，基于社区的参与性研究往往由公共卫生人员、研究人员和社区人员共同确定社区的公共卫生问题并制定和开发干预的策略与措施，研究人员需要及时收集数据信息来开展项目的评价。

（三）循证公共卫生的需要多学科的联合

公共卫生工作已经超越了医学领域的范畴，而扩大到管理、经济、政治、文化等多学科的交叉和融合。疾病的防控及健康的促进虽然是以医学知识为专业依据，但采取的手段仅仅局限于医疗手段难以受益于广大的民众，需要通过政策、管理及文化甚至政治的手段才能收到更好的效益。循证公共卫生的学科基础包括了流行病学、社会学、心理学、毒理学、管理学、经济学、人类学、政治学等各个学科领域。因此公共卫生专业人员不仅要学习临床知识，更是要掌握流行病与统计学的理论和方法，并学习有关卫生经济、管理、卫生法律等相关知识。公共卫生队伍也应该由多学科相关专业的人员组成，才能更好地提升公共卫生循证决策的水平。

进展与评述

一、循证医学的理念不断渗透到不同学科

（一）循证医学的应用范围不断扩大

随着循证医学思想的发展，循证医学已经不仅用于临床治疗，其应用范围不断拓展，已广泛应用于医学相关的诸多领域，EBM 与医学各个领域相结合，产生了循证医疗（evidence-based health care）、循证诊断（evidence-based diagnosis）、循证决策（evidence-based decision-making）、循证医疗卫生服务购买（evidence-based purchasing）等分支领域。EBM 与临床各专业结合，产生了循证外科（evidence-based surgery）、循证内科（evidence-based internal）、循证妇产科（evidence-based Gynecology

& obstetrics)、循证儿科(evidence-based pediatrics)、循证护理(evidence-based nursing)等分支学科。

(二)循证公共卫生与循证卫生决策越来越受到关注

随着经济发展与居民健康需求的提高，新老传染病与慢性病对健康的威胁，公共卫生面临着严峻的挑战；医疗卫生经费及医疗资源的不足，促使政府的公共卫生决策需要更多科学的证据。如在美国、墨西哥等一些国家通过循证研究，实施了更为科学的老年健康照护与健康干预措施，制定的老年福利政策使老年人得到更实惠的医疗照顾。2002 年加拿大的卫生保健蓝皮书报告中，就采用了循证的原理和方法，并明确体现在谨慎推荐意见中。国内在开展老年健康干预的循证研究方面，通过与国际机构的合作，也取得了较大的进展并不断深入。

二、循证公共卫生促使公共卫生政策的制定由主观决策向循证决策转变

随着循证理念的发展和普及，越来越多的卫生决策者和管理者意识到循证公共卫生在公共卫生服务决策中的重要性，卫生政策的制定由主观决策(opinion based decision making)转变为循证决策(evidence based decision making)的发展趋势成为必然。循证公共卫生在政策制定领域中萌芽并发展，不仅仅是方法学的发展，更是决策理念的进步，它强调了公共卫生政策的制定必须有据可依，最大限度地降低政策制定中的主观随意性。

三、发展中国家循证公共卫生决策面临较多困难

(一)循证意识不强

相对于发达国家而言，发展中国家的卫生决策者循证决策的意识还比较薄弱，研究人员在提出研究课题时，更多的是根据自己的专业兴趣及特长而不是卫生服务的特定需求，这不能从根本上保证所获得的证据有利解决公共卫生问题。

(二)证据来源不足

在发展中国家推行循证公共卫生决策，最大的问题是证据不足。证据是循证决策的核心因素，目前发展中国家在决策中采用的经系统评价后的证据，大多数是来源于发达国家。一方面，由于所处的经济社会结构、人文环境的不同，发展中国家在利用这些证据时，往往会产生结果的偏差；另一方面，发展中国家的证据评估系统本身也不完善，对系统综述的知识比较欠缺，若要将定性系统综述和定量系统综述灵活地运用于证据评估当中，还有大量工作需要去做。

(三)卫生资源缺乏

发展中国家由于经济条件有限，医学研究资源往往匮乏，有限的研究资源主要使用在基础研究和临床研究方面，分配到公共卫生领域的资源相当有限。经济发展不平衡也是制约发展中国家循证公共卫生决策发展的一个重要因素。充裕的经济能帮助卫生政策有更合理和有效的安排，同时，当经济快速发展到一定阶段，卫生政策会出现滞后效应，即在经济发展不平衡的情况下，发展慢的地区可能连最基本的卫生服务都不能保障；发展快的地区，可能在某种程度上存在卫生政策滞后效应，导致卫生政策制定难度加大。因此，卫生决策者要具有科学决策的思路和技术。所幸的是，随着中国经济的快速发展与经济实力的增强，这一状况正在得到改善。基于人民健康需求的公共卫生政策为老百姓的健康提供了保障。

第二节 循证公共卫生实践

循证公共卫生实践是指根据地区或是区域居民健康问题的需求，依据现有最好的科学证据，结合当地的卫生资源及经济状况制定并实施针对性的干预措施，进行适时的效果评估和干预政策措施的调整，以取得最佳的实践效果。循证公共卫生实践是循证医学在公共卫生实践中的具体应用，能确保公共卫生获得最大的效益和收效。

【案例 6-2】

某 30 岁的城市污水处理厂工人，其同事感染了甲型肝炎，他听说这是职业病，便询问医院的医生是否有相应的防治措施。医生根据该问题由此而提出一个“城市污水处理工人患甲型肝炎的危险度是否增高”的问题，如果答案是肯定的，则应当考虑采取相应的预防接种措施。该医生在 Medline 使用“sewage and hepatitis A and occupation”检索到 19 篇文章，仅 9 篇横断面流行病学研究论文，其中 4 篇报告职业性接触污水与甲型肝炎没有关联，另 5 篇报告有关联。不同作者依据各自的研究结果，一些学者建议进行免疫接种，而另一些则持反对意见。该医生对证据进行的综合分析发现，这些研究获得的证据质量不高，并且结果相互矛盾。基于对这些证据的分析和评价，认为没有充分证据建议雇主需要对所有工人进行免疫接种，并且决定对此问题进行深入研究。然而如果某工人特别担心职业性甲型肝炎感染的危险，医生认为也可以为其提供免疫接种。

该案例告诉了我们应如何来开展公共卫生实践？循证公共卫生实践的工作步骤有哪些？循证公共卫生实践效果如何？

引申的知识

一、医生的评估和决策过程反映了什么

上述案例中，医生将遇到的临床问题“因为有污水处理厂作业工人感染甲肝，其他工人是否需要接种甲肝疫苗”转变为一个可以查询证据的循证医学问题“城市污水处理工人患甲型肝炎的危险度是否增高？”并通过文献的检索、详细的阅读与文献的评估，认为已有的研究还没有充分的证据认为其他作业工人需要接种甲肝疫苗。但同时也提出，如果有工人特别担心感染，也可以提供免费的接种。可以看出决策的出台不只是仅仅依据了文献，同时也考虑了工人的需求和卫生资源的情况。因此体现了循证公共卫生实践的查证、循证和决策程序。

二、循证公共卫生实践的操作步骤

循证公共卫生决策的实施步骤是基于循证医学演变而来的，通常可以把循证公共卫生的决策分为以下七个步骤：

（一）提出需要解决的公共卫生问题

确定需要优先解决的公共卫生问题关系到决策能否为人群提供满意的卫生需求服务，是公共卫生决策领域涉及的最复杂、最广泛的问题。在提出问题时需要考虑：要解决的问题是什么、优先考虑的因素是什么、什么策略比较有效、策略涉及哪些人和部门等因素。一般通过以下几步来完成：确定问题、按优先次序排列问题、分析问题、陈述问题、最终确定优先解决的问题。上述案例中，根据工人提出的同事感染甲肝，是否需要采取措施的问题，该医生提出了一个循证问题，

即“城市污水处理工人患甲型肝炎的危险度是否增高”，即开始了循证的第一步。

（二）检索与公共卫生问题相关的研究证据

根据优先要解决的公共卫生问题，决定要查找的研究证据。通常按照性质不同，证据可以分为描述性资料、分析性资料、评估性资料和政策分析预测四类。需要注意的是，循证公共卫生政策的制定不仅仅是医学领域的科学技术问题，此外，还涉及其他如社会学、经济学、教育、伦理、司法等非医学领域的证据，都同样对循证公共卫生政策起着关键作用。上述案例中，医生根据提出的问题，在 Medline 使用“sewage and hepatitis A and occupation”进行了证据的检索。

（三）评估证据质量，找到最佳证据

在评估过程中，不仅要关注证据来源的科学质量，还要考虑证据与当前政策问题、背景环境的相关性、对覆盖人群的代表性等。所研究对象的不同，检索得到的证据类型也不尽相同，需要根据文献的不同类型选择不同的评价标准。例如，系统综述的结论取决于纳入论文的质量。因此，对纳入论文的质量评估是整个系统综述过程中重要的部分。上述案例中，医师通过证据的检索发现，仅有 9 篇相关的横断面流行病学研究论文，这些证据的结果矛盾且证据的质量不高。

（四）评价效果的大小和可信度

根据证据性质，按照优先解决问题的影响力大小进行分类，评估其可行度。其中对文献进行综合分析、开展系统综述是被实践证明有效的一种方法。案例中的医师评价检索到的证据认为总体来说证据的效度和信度都不太高。

（五）评估结果的外推性

所谓外推性是指该结果在拟解决主要的公共卫生问题时具有的普遍性，即在不同的情况下所出现的结果是没有变化的。评价结果的外推需要审慎进行。案例中的医生根据评价的结果推论甲型肝炎的感染与职业暴露并没有密切的关系。

（六）进行决策

在经过以上步骤后，决策者根据评估结果的外推性，综合考虑各项因素后制定和选择政策决策的方案。根据前面的推论，因而案例中的医生认为没有必要让企业对所有的工人进行预防接种，但是如果某工人特别担心职业性甲型肝炎感染的危险，医生认为也可以为其提供免疫接种。

（七）总结上述循证决策的效果，指导今后的循证实践

评估方案实施的公平、效果和经济可行性并不断改进，正如案例中提到，医生也将对污水处理厂工人的职业暴露是否会导致甲型肝炎这一问题开展进一步的研究，为循证的决策提供更确切的证据。

总结见图 6-2。

三、公共卫生活动中的循证实践

循证公共卫生虽然起步较晚，在现代公共卫生实践中循证理论渗透以及循证方法的应用日益频繁，概括起来，主要体现在以下方面：

（一）标准的制定以及危险因素的评价

国际癌症研究机构（International Agency for Research on Cancer，IARC）对环境致癌物进行判定时，依据循证的原则对研究的资料来源、可信度进行评价，并根据评价的结果进行分类。将对

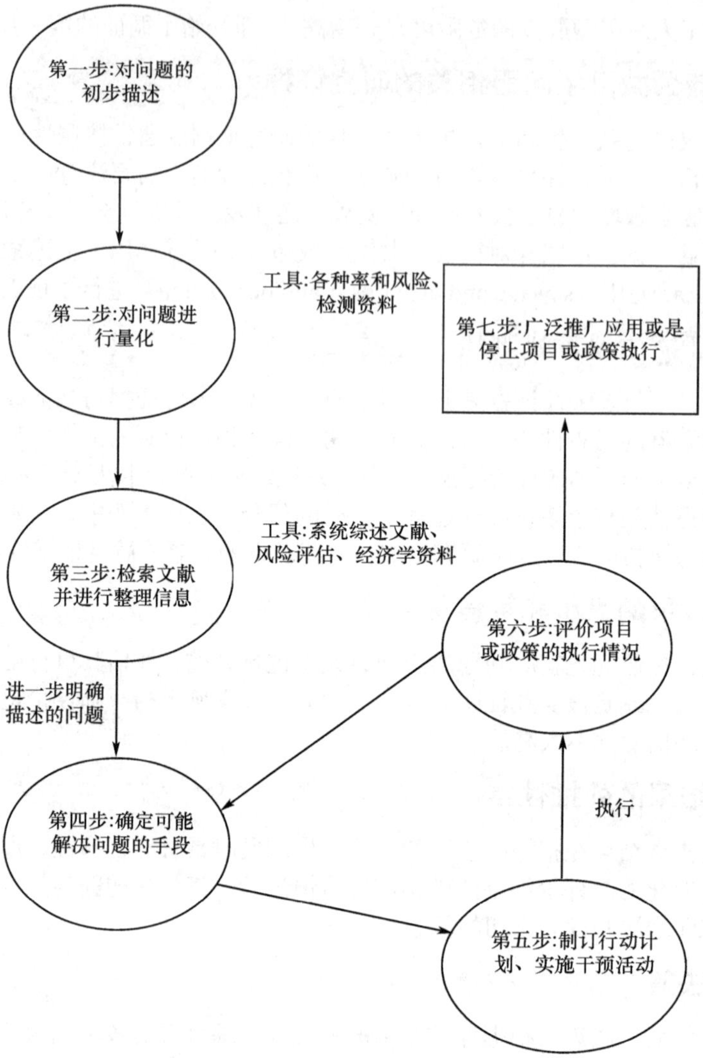

图 6-2 循证公共卫生实践的实施框架

人类和对动物致癌的证据分别进行评估，分别评出证据充分、证据有限、证据不足三个级别，并综合两方面的证据来评价化学物的致癌性。根据证据的类型和强度将致癌物分为四大类：第Ⅰ类为确认的人类致癌物（carcinogenic to humans）：指有充分人类研究证据证实有致癌性。第Ⅱ类分为Ⅱa 和Ⅱb 两组，Ⅱa 组为可能人类致癌物（probably carcinogenic），仅存在有限研究资料支持人类致癌证据。Ⅱb 组为可疑人类致癌物（possibly carcinogenic），动物实验致癌性证据充分，而人类致癌证据不足。第Ⅲ类为尚无法判断的可疑致癌物，人类和动物致癌性证据都不充分。第Ⅳ类为非致癌物，无人类和动物致癌的证据。

2002 年，WHO 为了确保公共卫生服务的实施，提出将原来保障基本药物供给的“基本药物”（essential drugs）改成“基本药物示范目录”，（essential medicines）并将基本药物的定义从原来的“最重要、基本、不可缺少、满足人们必需的药品”修改为“能满足人群基本健康需要，根据公共卫生现状、有效性和安全性及比较成本效果证据遴选的药品”。定义强调了基本药物遴选过程中的循证原则和信息公开，使遴选过程更科学、透明。根据此要求，中国开展基本药物循证评价方法学研究，通过对中国 2009 年版基本药物和 25 个国家基本药物的循证评价和比较，建立中国基本药物目录遴选指南和配套的方法学技术指南与标准及遴选证据库，研究制定了中国的基本药物。

（二）卫生决策的制定

中国在2003年的SARS暴发流行期间，通过建立和完善疫情报告制度，根据及时准确的SARS疫情报告、流行病学调查研究和流行趋势分析，制定并发布了一系列控制疫情的相关决策和法规，使抗击非典的斗争取得了阶段性的胜利。而在SARS暴发初期，医务人员没有认识到其传播、扩散的危害程度，随着医务人员患病人数的剧增，医院内感染才得到充分的重视。制定一系列防控决策的科学依据来自于广大医疗卫生工作者和流行病学专家的大量实践和循证活动的总结，以此做出的科学决策，最终控制了SARS的流行。

（三）循证公共卫生管理

随着人民生活水平的提高，保健食品消费已经进入到广大普通老百姓中，但保健食品行业发展迅速，2010年保健食品的产业规模超过了2600亿元。但对于保健食品有利于健康的科学论证却相对缺乏，加上一些不法的企业以次充好、通过虚假广告、添加违禁药品，造成每年都有公众对一些热销的保健产品产生质疑，对保健食品急需加强监管。2015年中国新颁发的《食品安全法》第七十五条规定，保健食品声称的保健功能，应当具有科学依据，而且不得对人体产生急性、亚急性或慢性危害。如果企业声称其保健食品或某种事物成分对人体具有健康功效，则必须提供循证医学的证据，即健康声称必须是基于系统、客观地收集所有可获得的科学证据（检索文献），并对所有的证据进行质量评价、Meta分析和系统评估的结果。由此可见，将循证公共卫生引入食品安全管理能有效杜绝虚假宣传，保护消费者利益、促进公平贸易，鼓励学术研究和食品企业的创新。

扩展的内容

一、循证公共卫生实践的作用

（一）有利于整合和提升现有成果的能效

循证决策可以有效整合现有的单个公共卫生案例研究，即通过归纳和总结各类现有的公共卫生案例研究证据，以产生高质量、可信赖的证据帮助公共卫生决策。

（二）有利于促进知识和经验的共享

为了便于大家共享知识和证据，大多数的循证决策证据库都为使用者提供了便于阅读和理解的使用简介和证据概要，以便促进研究结论的转换。例如，ACC政策协助促进网主要致力于为Cochrane证据库生产评价概要，美国的效果评价摘要数据库致力于制作一页式使用指南，其主要涉及健康照护干预措施。

（三）有利于提升科研创新的效率

由于循证决策所使用的证据库有别于通常意义的数据库，因此要求搜索者具备一定的专业检索知识，如编写检索式等，并且要求检索者对检索领域有一定程度的了解。这些都促使该领域不断改善和创新检索方式以提高效率。

（四）有利于指导公共卫生决策

在公共卫生决策过程中加强循证的理念，可以避免政策制定者的主观偏倚。在西方发达国家，循证公共卫生决策的方式已经形成，各类循证数据库储存了大量高质量的供循证决策的证据，为公共卫生决策制定者参考。如麦克马斯特大学的循证决策网络推广平台，截至2015年1月共存储了3000余条帮助卫生决策的循证决策系统评价，其中有227条记录是政府卫生系统管理效果的循证决策证据。

二、循证公共卫生实践的应用

循证公共卫生的理论与方法在各类公共卫生实践活动中的应用主要体现在以下几个方面：

（一）研究制定疾病防治措施

通过搜集最佳证据，研究与制定针对某种疾病的有效防治措施。如旧金山艾滋病基金通过召集 HIV 相关研究组织、专家学者、相关项目执行者与卫生政策制定者等，对 HIV 的最佳防治措施进行讨论并搜集相关证据，以此来制定科学、经济、有效的 HIV 防治措施。

（二）研究制定人群健康促进策略

以人群为研究水平，通过对证据的搜集，获得人群健康状态及预防保健服务相关指标，以帮助研究与制定人群水平上的健康促进策略。有研究者通过对爱沙尼亚、拉脱维亚和立陶宛自 1992～2005 年采取的一些人群健康促进策略和当地人群健康水平的变化进行相关证据的搜集与评价研究，为修改和完善人群健康促进策略提供了有效的科学依据。

链接

循证证据检索方法与步骤

1. 提出问题　基于公共卫生实际中遇到的问题，需要进行梳理从而成为一个循证医学问题。

2. 选择检索方法及数据库　根据所提出问题的类型和现有的条件，检索最相关的数据库，如检索结果不能满足需要，再检索其他相关的数据库。

3. 选择检索词　为提高检索质量和检索效率，检索时应对主题词词表的内容有所熟悉，同时也要注重对自由词的检索。

4. 制定检索策略　检索策略是指在分析检索信息需求的基础上，选择适当的数据库并确定检索途径和检索词，确定各词之间的逻辑关系与检索步骤的一种计划或思路，以制定出检索表达式并在检索过程中修改和完善检索表达式。

5. 对检索结果进行评估　对检索结果的评估主要是看检索结果是否在预期范围之内。

6. 再次检索或补充检索　当检索结果不满意时，需要对已检索的数据库进行再次检索或另行检索新的数据库进行再次检索。

（三）社区卫生服务研究

社区是聚居在一定地域范围内的人们所组成的社会生活共同体，在人们的生活、工作、教育、医疗等各方面都发挥着重要的作用。循证公共卫生用于研究社区的卫生服务，有利于提高卫生服务的公平性并优化卫生资源配置。

（四）卫生政策制定

通过系统搜集与评价有关公共卫生宏观政策制定过程、内容与实施效果等的证据，用于指导卫生政策的制定，可以使制定的卫生政策达到低成本、高效率、高质量地提供最有效的优质服务的目的。

（五）卫生标准的制定

通过实践公共卫生理论，对各类危险因素的危险度进行评价，从而制定相关卫生标准。

进展与评述

一、循证公共卫生实践的发展现状

（一）在发达国家的发展现状

国际上的循证公共卫生决策主要通过 Cochrane 和 Campbell 这两个协作网之间的合作来实现。Cochrane 协作网成立于 20 世纪 90 年代，是世界上第一个循证医学中心。该协作网内部推行高效率、高透明度的组织机构和管理机制，其评价结果在政府的公共卫生决策、循证医学教育等方面发挥着重要作用，目前已遍布世界 6 大洲、13 个国家。Campbell 协作网成立于 2000 年，是继 Cochrane 协作网之后的又一个循证决策组织。经过十几年的发展，目前已拥有 3 个专业课题组和 3 个方法学组，为决策者提供了大量的可靠证据。

应用 Cochrane 系统的评价结果，已经成为发达国家公共卫生决策时的参考依据。目前，大部分发达国家和地区已经积累了大量循证公共卫生决策与实践的成果经验。如在 1993—2003 年，美国传染病协会、美国疾病预防与控制中心、美国儿科协会、国家结核病协会和加拿大传染病协会等五个循证决策组织通过举行一些座谈，将最新流行病学证据、医疗技术及其他卫生预防指南都投入到控制结核的实践中，使得 2003 年美国的结核发病率降低了 44%，达到历史最低水平。

（二）在发展中国家的发展现状

发展中国家的循证公共卫生决策起步较晚。中国在 1997 年成立了第一个循证医学中心，并于 1999 年被国际 Cochrane 协作网批准成为世界上第 13 个中心，经过十几年的发展，循证的理念逐渐在各个卫生机构中得到认可。在 2003 年 SARS 期间，中国循证医学中心利用循证医学的原理和方法，开展多方面的 SARS 研究，包括原始研究、二次研究、绩效研究等，为突发公共卫生事件应对提供了重要证据。

另一个较具代表性的是南非 Cochrane 中心，它自 1996 年成立以来，已在南非及其周边地区开创了良好的工作局面。特别是对于 HIV/AIDS 的防治问题，南非 Cochrane 中心结合本国实际，与人类免疫缺陷症毒艾滋病评价组共同建立了一系列有价值的合作项目，同时也为其他国家的 HIV/AIDS 防治工作提供了一定的科学依据。

受特定的社会结构、经济、意识形态及长期以来的决策习惯等多种因素的影响。在发展中国家，公共卫生政策的决策方式正从以传统的主观臆断式为主转向循证决策方式，证据在决策过程中的作用越来越受到重视，真正科学的循证决策机制正在建立。

二、中国循证公共卫生决策需要研究者和决策者共同努力

尽管中国已经开始走上了公共卫生循证决策之路，但是在推动循证公共卫生决策方面面临着困难和挑战，正如发表在 2013 年《柳叶刀》（*The Lancet*）杂志上“Towards evidence-based public health policy in China”文章所述，中国需要在公共卫生决策系统层面进一步发展，需要提高认识，加强自身能力建设，增强研究者和政策制定者沟通并建立有效的政策转化体系。由于决策者的立场背景、思维方式的不同，使得卫生政策的研究者和卫生政策制定者对许多问题的认识有着较大差异，导致了中国推动循证公共卫生决策的障碍，使得科学研究的结果与政策制定的循证依据出现脱节。因此，中国的政策研究者应该要学会加强对科研结果的传播，使政策的制定者熟知和理解科学研究的结果；同时政策的决策者也要重视科学研究结果对决策过程的影响，在认同循证公共卫生决策的基础上，加强对循证公共卫生的教育与培训，提高对学术机构和高校的研究水平及政策转化能力。只有这样，中国的循证公共卫生决策之路才能走得更加顺利。

第三节　循证公共卫生的证据及数据库

随着医学科技的不断发展和人们对医学认识的逐渐深入，人们对公共卫生决策科学性的要求也越来越高，循证的概念及思想逐渐被接受。目前很多循证公共卫生所依据的循证公共卫生数据库主要还依赖于 Cochrane 协作网和 Campbell 协作网，国内循证公共卫生数据库还需要加强建设。

【案例 6-3】

世界癌症研究基金会（World Cancer Research Fund，WCRF）和美国癌症研究所（American Institute for Cancer Research，AICR）组织编写了 2007 年出版的《食物、营养、身体活动和癌症预防》（Food，Nutrition，Physical Activity，and the prevention for Cancer），书中描述了有关因素对身体各部位癌症的危险性，并按照因果关系的证据强度将它们分成七类：①降低危险性—证据充分；②降低危险性—很可能；③降低危险性—证据有限（提示）；④增加危险性—证据有限（提示）；⑤增加危险性—很可能；⑥增加危险性—证据充分；⑦不可能对危险性有显著影响。该书是根据全球文献进行系统综述所获得的专家评价提出的建议。该书为公共政策制定者、医药卫生工作者、科研工作者提供了全面的研究结果，并对全球范围内大量的关于食物、营养、肥胖、身体活动和癌症预防方面的证据进行了综述，从而提出了 10 条癌症预防的建议。

什么是循证公共卫生的证据？证据是如何进行分级？有哪些循证公共卫生数据库可供公共卫生决策者使用呢？

引申的知识

一、WCRF 和 AICR 为什么对相关的因素进行分级？分级的依据是什么

近年来，许多未得到一致性结论的研究甚至一些与科学悖谬的观点被当作成熟的科学成果广为传播甚至被用来指导营养的实践，导致在学术界和群众中都引起较大的思想混乱。例如，近年有关牛奶诱发癌症、糖尿病的研究引起了是否应该继续饮用牛奶的极大困惑；亚洲和欧美的一些国家都有酸性—碱性食物影响健康之说；还有维生素补充剂有害-有益的争论、素食与健康关系的争论等。普通百姓并不清楚不同的研究方法、不同的研究手段及不同的研究结果之间有何区别。哪些研究证据不足，不能形成结论？哪些研究已经是肯定的结果。因此急需通过对研究结果进行分类，让大众了解不同因素与疾病之间的联系论证强度是不相同的。由此可见，证据的分级对于指导实践具有十分重要的意义。正如上述案例中，就将相关的因素对身体各部位癌症的危险性划分为七个等级。

从上述的案例中我们可以看出，证据的分级是根据研究质量确定的。有限的证据在确定危险性上是比较弱的；反之则较强。尽管证据分级的方法有很多，但其核心是根据临床流行病学的原则和方法来确定，通过评价证据的真实性与应用价值来确定其级别。因此循证医学的证据是核心，但对证据的评价是关键。

二、循证公共卫生的证据

科学的证据是循证公共卫生的核心，广义的证据可以是教科书、专著、期刊和电子出版物以及各种以新媒体为载体传播的知识和信息，除此之外，专家的经验、论文发表的研究结果、各种

现有的统计资料、相关人员的咨询意见、政策评估报告、网络资源、各种政策方案的成本估算以及由经济学和统计学模型推算的结果等都可能是循证公共卫生的证据。但是严格定义的循证公共卫生的证据则是特指基于特定问题的关键词检索的科学研究结果并经过严格的循证方法学评价、通过定量和定性的Meta分析或系统评价，才能作为循证公共卫生的证据。

与临床医疗证据相比，公共卫生的证据许多是流行病的调查研究，包括描述性、分类性、分析性及评估性的研究证据，尤其以横断面的调查或者准试验的社区干预试验研究证据居多。根据证据的不同应用，公共卫生的证据可以分为两类：即Ⅰ类证据和Ⅱ类证据。Ⅰ类证据是指能证明可预防风险与疾病之间存在较强联系的证据；Ⅱ类证据是指能反映公共卫生干预措施或项目相对有效的证据。然而，中国循证公共卫生决策发展仍处于初级阶段，与多数发达国家相比循证意识相对较弱，循证医学更偏重医疗卫生决策研究，而循证公共卫生决策方面的研究及文献相对较少，在公共卫生决策中还没有真正发挥循证的有效作用，影响了循证公共卫生实践的开展。

三、流行病学方法是产生循证公共卫生证据的重要基础

流行病学起始于约翰·斯诺（John Snow）对于1854年伦敦霍乱暴发的调查。斯诺通过在统计地图上标注病人的分布，从而找到了霍乱暴发流行的水井，由此奠定了流行病学在传染病调查中的分布理论。1948年第一个临床随机对照试验的诞生，开启了临床流行病方法的历史。临床随机对照试验解决了临床研究中不能识别的混杂因素对试验结果干扰的问题，使其成为临床研究的“金标准”。很多流传已久的医疗方法无法得到临床试验的验证，如放血疗法、维生素E预防肺癌、β胡萝卜素预防心脏病等。20世纪80年代发展起来的临床流行病学促使了临床研究方法走上规范化的道路，并逐渐发展成为循证医学证据的评价标准。现在循证医学中的核心问题—证据的评价许多都是以流行病学方法为基础发展起来的。因此流行病学是循证医学的重要基础。早期的循证医学主要关注临床干预效果、疾病的诊断、病因及疾病的预后，但随着循证医学应用范围的扩大，循证的理念已深入到各个学科，特别是在公共卫生领域，不管是在卫生立法、政策和干预措施的制定、卫生技术评估方面，还是在医疗卫生机构的管理方面都得到广泛的关注和应用。

扩展的内容

一、证据的分类

循证医学证据是一个十分宽泛的概念，证据可以是动物实验或是细胞培养的结果，也包括专家的经验，但一般是严格按照临床流行病学设计原则所开展的临床试验结果，且经过同行专家评审得以在学术期刊上公开发表的学术论文。但不管什么样的证据，都需要经过严格的评审，并给出不同的评级，以不同的强度推荐给临床医师，作为循证实践的依据。证据种类繁多，按照不同的标准可以分为四大类：

（一）按研究方法分类

按照研究方法的不同，可以将循证医学证据分为原始研究证据和二次研究证据两类。

1. 原始研究证据（primary research evidence） 是指直接在受试者中进行单个有关病因、诊断、预防、治疗和预后等试验研究所获得的第一手数据，对其进行统计学处理、分析、总结后得出的结论。它主要包括随机对照试验、队列研究、病例对照研究等。

（1）随机对照试验（randomized controlled trials，RCT）：是采用随机分配的方法，将符合要求的患者随机分配到试验组和对照组，实施干预后，通过比较观察两组的结局，对疗效和安全性进行评价。由于随机可以最大程度上平衡各种已知和未知的混杂因素在两组中的分布，使得这种方

法具有良好的真实性，因此被视为高质量的研究证据，主要用于临床治疗性或预防性研究。

（2）队列研究（cohort study）：是将特定人群按是否暴露于某种可疑因素或暴露程度分为不同亚组，追踪观察两组或多组成员结局发生的情况，比较各组之间结局发生率的差异，从而判定这些因素与该结局之间有无因果关联及关联程度的一种观察性研究方法。队列研究是经典的前瞻性研究，常用于病因研究、治疗性研究、预防性研究或预后研究，是群体研究中常用的方法。

（3）病例对照研究（case-control study）：是一种具有对照的调查研究方法，它以现在确诊的患有某种特定疾病的病人作为病例，以不患有该病但具有可比性的个体作为对照，通过询问、实验室检查或复查病史，搜集既往各种可能的危险因素的暴露史，测量并比较病例组与对照组中各因素的暴露比例，经统计学检验，若两组差别有意义，则可认为因素与疾病之间存在着统计学上的关联。

2. 二次临床研究证据 是尽可能全面地收集某一问题的全部原始研究，进行严格评价，整合处理、分析总结后得出综合结论。主要包括系统评价、临床实践指南、卫生技术评估和卫生经济学研究等。

（1）系统评价（systematic reviews，SR）：是针对某一具体的临床问题，系统而全面地收集全世界所有已发表或未发表的相关临床研究的文章，采用统一、科学的评价标准筛选出合格的研究，进行质量评价，用 Meta 分析等统计学方法进行定量合成或描述性方法进行定性的综合，得出可靠的结论，并随着新的临床研究结果的出现及时更新。系统评价被认为是最佳证据的来源。

（2）临床实践指南（clinical decision analysis，CPG）：是正对特定的临床情况，收集、综合和概括各级临床研究证据，系统制定出帮助医师做出恰当处理的指导意见。一般由卫生行政主管部门组织指定。

（3）临床决策分析（clinical decision analysis）：是针对患者，遵循国内外最先进的证据，结合卫生经济学观点和患者意愿决定患者治疗和处理过程，通过权衡各种备选方案的利弊，选择最佳方案和措施。

（4）临床证据手册（handbook of clinical evidence）：是指由专家对各种原始研究和二次研究进行严格评价后汇总撰写，针对临床常见病、多发病有无证据及证据强度进行评价，是目前全球最权威的循证医学临床证据。

（5）卫生技术评估（health technology assessment，HTA）：是对卫生技术的技术特性、安全性、有效性（效能、效果和生存质量）、经济学特性（成本-效果、成本-效益、成本-效用）和社会适应性（社会、法律、伦理等）进行系统、全面的评价，为各层决策者提供合理选择卫生技术的证据。

（6）卫生经济学研究（health economics）：是应用经济学原理和分析方法来解决卫生事业中的问题，希望用最小投入得到最大产出的一门学科。

（二）按研究问题分类

按照研究问题的不同，可以将研究证据分为病因研究证据、诊断研究证据、预防研究证据、治疗研究证据、预后研究证据五大类。可以是原始研究证据，也可以是二次研究证据。

（三）按用户需要分类

按照用户需求的不同，可以将研究证据分为系统评价、临床实践指南、卫生技术评估、健康教育材料、卫生经济学研究等类型。

（四）按获得渠道分类

按照获得渠道的不同，可以将研究证据分为公开发表的临床研究证据、灰色文献、学位论文、会议资料、内部刊物、未刊稿等类型。

二、循证医学的证据分级

证据分级是指按照临床流行病学原则和方法有关的质量评价标准，用以评价证据的真实性与应用价值。证据的分级有不同的方法，其中具有代表性的证据分级方法包括 CTFPHE 标准、ACCP 标准、AHQR 标准、SIGN 标准、牛津大学循证医学中心标准、证据金字塔及 GRADE 标准。

1. CTFPHE 标准　是 1976 年由加拿大卫生部成立的定期体检工作组（CTFPHE）负责制定的，用于评价常规体检和免疫接种的工作绩效。为了使工作中体检措施决策者更多地依据科学证据而非主观推测来决定对何人采取何种体检措施。

2. ACCP 标准　是 1986 年由萨基特教授提出的“五分法”，该方法对 I 级证据的 RCT 定义了质量标准，即大样本 RCT 优于小样本 RCT，且将证据质量与推荐强度等级进行一一对应。后来经过戈登·盖亚特（Gordon Guyatt）教授和黛博拉·库克（Deborah Cook）等的修改完善后，形成了一套独立的系统，用于指导美国胸科医师学会（American college of Chest Physicians，ACCP）抗血栓药物的使用。

3. AHQR 标准　是1992 年由美国卫生保健政策研究所（Agency for Healthcare Research and Quality，AHRQ）制定的临床实践指南。AHQR 标准将随机对照试验的 Meta 分析作为最高级别的证据。

4. SIGN 标准　1996 年由英格兰北部循证指南制定项目（North of England Evidence Based Guidelines Development Project，NEEBGDP）发布制定了证据分级标准和推荐强度，将 RCT、Meta 分析和系统评价共同作为最高级别的证据。这是英国继加拿大和美国之后较系统全面发布自己的分级标准。2001 年苏格兰院际指南网络（Scottish Intercollegiate Guidelines Network，SIGN）发布了更详细的证据分级和推荐强度，即 SIGN 标准。

5. 牛津大学循证医学中心标准　1998 年由临床流行病学和循证医学专家鲍勃·菲利普斯（Bob Philips）、克里斯·鲍尔（Chris Ball）及萨基特等共同循证制定了新的分级标准，并在 2001 年 5 月发表于英国牛津循证医学中心的网络上。该标准首次在证据分级的基础上整合分类概念，涵盖了临床治疗、预防、病因、危害、预后、诊断和经济学分析七个方面，更具有针对性和适应性，是循证医学教学和临床循证实践中公认的经典标准，也是循证教科书和循证期刊使用最为广泛的标准。

6. 证据金字塔　循证医学是根据现有最佳的证据开展循证实践，其中证据是循证医学的核心，也是循证实践的基础。随着科学技术的发展，海量的证据难以被实践者所获取和评判，因此医学信息学将证据进行了分类。证据的分类有很多不同的方法，其中 2001 年美国纽约州立大学下州医学中心推出证据金字塔将动物研究和体外证据纳入证据统一的分级系统，见图 6-3。证据金字塔不仅拓展了证据范畴，同时简洁明了、形象直观，因而得到了广泛的传播。从证据金字塔的分布可以看出，不同的证据其作用和意义是不一样的。每一层都代表着不同的研究类型。位于塔底的证据是广泛大量的基础研究，塔底的证据距离循证实践应用相距较远；往上一层为动物实验的证据，相对于细胞培养等方法，动物实验的证据距离塔尖进了一层；随着金字塔的上升，是关于对人的研究，包括病理报告、专家评述、病例对照研究、队列研究等各种流行病学研究方法；位于塔尖的则是可以直接用于指导循证实践的 Meta 分析、系统评价等。从证据金字塔可以看出，不同的研究设计其证据的水平是不一样的。由此也进一步看出，流行病学是循证公共卫生的重要基础。

7. GRADE 标准　2000 年包括 WHO 在内的 19 个国家和国际组织共同创立“推荐分级的评价、制定与评估”（grading of recommendations assessment，development and evaluation，GRADE）工作组，由 67 名包括临床指南专家、循证医学专家、各个标准的主要制定者及证据研究人员构成。该工作组制定出国际统一的证据质量分级和推荐强度系统，并于 2004 年正式推出。GRADE 标准是第一个从使用者角度制定的综合性证据分级和推荐强度标准，易于理解、方便使用。由于其科学合理、过程透明、适用性强，目前包括 WHO 和 Cochrane 协作网在内的 28 个国际组织、协会已经采纳 GRADE 标准，已成为证据发展史上的里程碑事件。

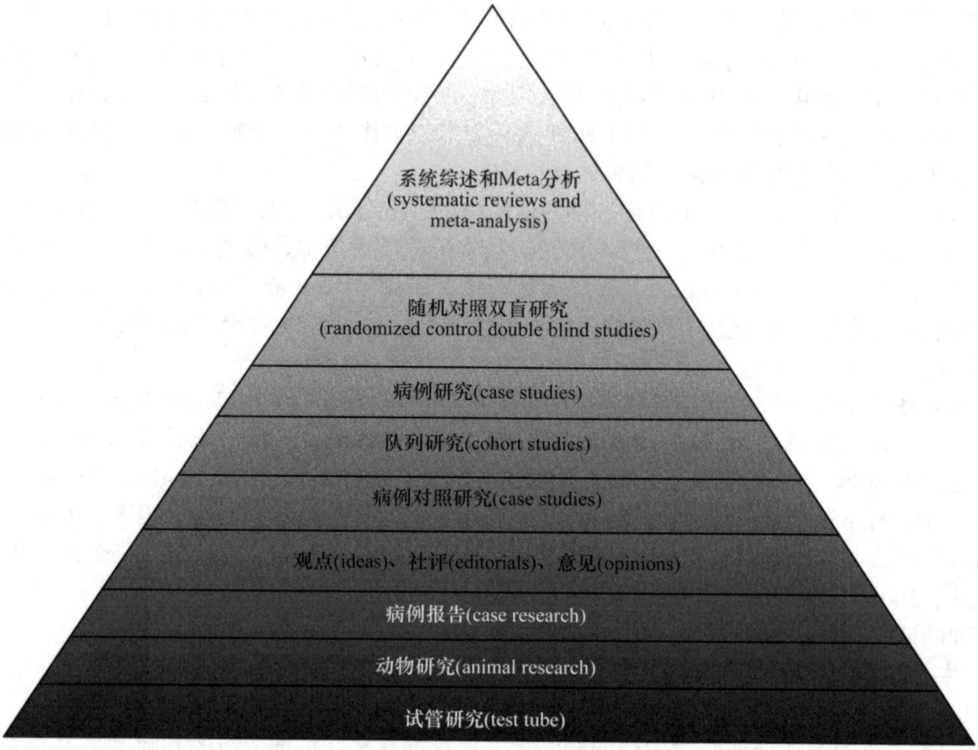

图 6-3 证据金字塔

三、系统评价与 Meta 分析

Meta 分析是由英国心理学家吉恩 V · 格拉斯（Gene V. Glass）在 1976 年首次提出的统计学方法，并首次将其运用于教育学研究领域对多个研究结果的综合定量。Meta 分析后来被应用于医学领域，并日益受到重视。20 世纪 80 代国际上即有 50 种杂志发表各种介绍或应用 Meta 分析方法的论文。自 20 世纪 90 年代以来，已发表数以千计的有关 Meta 分析的论文，涉及医学研究的各个领域，包括病因研究、诊断性试验、防治评价、预后研究等。Meta 分析的基础是建立在全面、系统的对文献研究质量评价基础上，因此学术界也把对于医学文献的全面系统的评价称之为“系统分析”，如果应用特定的统计方法定量地进行系统分析时称为 Meta 分析。

系统评价（systematic review，SR）是近年来发展起来的一种新的文献综述形式，其基本过程是以某一具体问题为基础，系统、全面地收集全世界所有已发表或未发表的研究结果，采用临床流行病学严格评价文献的原则和方法，筛选出符合质量标准的文献，进行定性或定量合成（meta analysis），去粗取精，去伪存真，得出综合可靠的结论。并随着新的研究结果的出现及时更新，以提供最新的知识和信息作为重要的决策依据，改进循证实践。

系统综述与传统的叙述性文献综述比较有较大的区别：传统的叙述性综述（narrative review）是由作者根据特定的目的和需要，围绕某一题目收集相关医学文献，采用定性分析的方法，对论文的研究目的、方法、结果、结论和观点进行分析和评价，结合自己的观点和临床经验进行阐述和评论，总结成文，供学术交流和发表。这样的综述因缺乏严格、科学、系统的方法，阐述的观点存在一定的局限和偏性。主要存在的问题包括：①因检索工具的限制，使得检索的文献有限，容易造成因资料收集不全而带来的偏性；②未采用临床流行病学或循证医学的原则和方法进行文献质量的真实性和可靠性评估，无论质量好坏，一视同仁；③没有对其研究结果进行定量的统计分析和合成，而只是进行定性的描述或列举其观点；④叙述性综述没有定期的及时更新；⑤因主要是进行观点的文字性阐述，重复性较差。

系统综述与传统的叙述性综述比较（表 6-1），在资料的收集、文献的选用、结果的再合成方法和更新时间等各方面都更全面、客观、科学、及时。因此，其已成为文献综述的重要方法。

表 6-1　系统评价与传统综述的比较

特征	叙述性文献综述	系统评价
研究的问题	涉及的范畴更广泛	常集中于某一临床问题
原始文献来源	常未说明、不全面	明确，常为多渠道
检索方法	常未说明	有明确的检索策略
原始文献选择	常未说明、有潜在偏倚	有明确的选择标准
原始文献评价	评价方法不统一	有严格的评价方法
结果的合成	多采用定性方法	多采用定量分析
结论的推断	有时遵循研究依据	多遵循研究依据
结果的更新	未定期更新	定期根据新试验进行更新

链接

循证医学证据分类方法

循证医学证据分类有不同的方法，常见的分类方法见下表：

分类标准	一级类别
按研究方法分类	原始临床研究证据
	二次临床研究证据
按研究问题分类	病因临床研究证据
	诊断临床研究证据
	预防临床研究证据
	治疗临床研究证据
	预后临床研究证据
按用户需求分类	系统评价
	临床实践指南
	卫生技术评估
	健康教育材料
	卫生经济学研究

续表

分类标准	一级类别
按获得渠道分类	公开发表的临床研究
	灰色文献
	学位论文
	会议资料
	内部刊物
	未刊稿

进展与评述

一、循证公共卫生数据库建设滞后影响了循证公共卫生实践的开展

Cochrane 协作网和 Campbell 协作网是两个最常用的循证公共卫生数据库。Cochrane 协作网有专门的循证医学图书馆（Cochrane Library），并有专门的系统评价工作组（Cochrane Review Groups，CRGs）负责制作各种系统评价，以光盘、电子期刊等形式提供免费下载，并免费提供各种系统评价供免费下载使用。Cochrane Library 中与循证公共卫生决策相关的数据库包括 Cochrane 系统评价数据库、卫生技术评估数据库、NHS 经济学评价数据库。Campbell 协作网为公共卫生决策和教育提供高质量、可靠的数据库，为循证公共卫生决策和教育提供系统评价。

二、中国循证公共卫生决策数据库建设亟待加强

循证医学证据是循证实践的重要依据，不同的证据其质量有较大差异，为了能为临床实践者提供高质量而有效的证据，对证据进行分类分级是必然。证据的分级也从定性到定量、从局部到整体、从片面到全面、从分散到统一，逐渐形成了大家共识的证据评定方法。同时，随着对医学问题认识的不断深入和新技术的不断应用，新的问题和新的证据也不断出现。如何为临床工作者和医疗实践者提供更多高质量而又便捷的证据，也给循证的研究带来了更多的挑战。循证医学证据的分类分级的原理和方法是循证医学的核心，信息技术的发展和应用使对信息的处理更加便捷，也为证据的分级提供了高效的技术手段，但同时也要注意失去控制与没有组织的信息将造成资源的浪费。经过严格评审并成为推荐意见的诸如指南等可作为科学决策的直接证据。

（贾　红　喻晓娇）

参 考 文 献

黄建始，张慧，钱运梁. 2012. 循证公共卫生. 北京：中国协和出版社.

李立明，吕筠. 2006. 关注循证公共卫生决策. 中华流行病学杂志， 27（1）：1-4.

唐金陵. 2011. 循证金字塔与循证实践新思路. 中华流行病学杂志，12（32）：1193-1198.

杨明亮，吴廉. 2008. 循证公共卫生. 公共卫生与预防医学， 19（4）：1-3.

于菲菲，吴骋，马修强，等. 2013. 循证公共卫生决策数据库的发展现状与展望. 中国卫生统计，30（3）：448-450

詹思延. 2008. 流行病学. 第七版. 北京：人民卫生出版社.
张一鸣. 2010. 中国卫生产业. 循证公共卫生决策的概念与操作步骤. 中国卫生产业，7（3）：84-87.
Brownson RC，Chriqui JF，Stamatakis KA. 2009. Understanding evidence-based Public Health policy. Am J Public Health，99（9）：1576-1583.
Jiang F，Zhang J，Shen X. 2013. Towards evidence-based public health policy in China. Lancet，381：1962-1964.

中篇　健康的决定因素和健康促进策略

第七章　影响健康的下游因素

Downstream determinants of human health

在人类健康的决定因素中，影响健康的下游因素包括：遗传因素、生理生化因素、免疫和微生态等机体因素。这些因素或单独或综合作用于机体，从而对人类健康产生不同程度的影响。

第一节　遗 传 因 素

遗传（heredity）是指遗传物质从上代传给后代的现象。在生物繁殖过程中，子代与亲代不仅在形态、外貌上相似，而且在生物的构造、生理和生化特征等方面都相似，以保持世代间的延续，保持物种的相对稳定。遗传是生物界存在的普遍现象，一切生物均按照特有的模式产生后代，使每一物种的个体都继承着前代的各种基本特征。

【案例 7-1】

2013 年 5 月 14 日，好莱坞知名女星安吉丽娜·朱莉（Angelina Jolie）致信《纽约时报》，声称她已经接受预防性的双乳切除术，以降低患癌风险。朱莉在给《纽约时报》的文章中写道，自己之所以进行这项手术，是因为她有遗传家族史（她母亲 2007 年因卵巢癌去世），医生给她进行了基因检测，结果显示 BRCA1 基因突变，据此判断她患乳腺癌和卵巢癌的风险分别为 87%和 50%。为降低癌患风险，她接受了双侧乳腺切除手术，切除了全部乳腺组织，仅保留乳头，并植入了假体。朱莉并不是第一个做“预防性乳房（乳腺）切除术”的健康人，国外早在 20 世纪 60 年代，就已经对有明确乳腺癌家族史的患者开展了这类手术。在预防性双乳切除术之后，她被告知手术是成功的，她罹患乳腺癌的风险已经从 87%下降到不足 5%。2015 年 3 月，朱莉在医生建议下，又预防性地切除了卵巢和输卵管。

那么，朱莉为什么要切除乳房？朱莉切除乳房能避免下一代乳腺癌的风险吗？家族性乳腺癌与散发性乳腺癌的遗传易感性有什么不同？

引申的内容

一、朱莉切除乳房的原因

乳腺癌是女性最常见的恶性肿瘤之一，2014 年的数据显示，全球乳腺癌的发病率为 11.9%，其中有 5%～10%为家族性乳腺癌。在这些家族性乳腺癌中，约 40%的患者发生了乳腺癌易感基因 1（breast cancer susceptibility gene 1，BRCA1）和乳腺癌易感基因 2（breast cancer susceptibility gene

2，BRCA2）的突变。BRCA1/BRCA2 突变基因携带者具有较高的乳腺癌和卵巢癌的患病风险。在欧美人群中，BRCA1 突变基因携带者在 70 岁时罹患乳腺癌和卵巢癌的概率分别约为 57% 和 40%，而 BRCA2 突变基因携带者两者的发病概率分别为 49% 和 18%。有国外研究报道，如果一个女性的姐妹或母亲中有一人患乳腺癌，则该女性患乳腺癌的风险是一般人群的 1.5～3 倍，如果有 2 人或 2 人以上患乳腺癌，那么她患乳腺癌的风险更高。

朱莉的母亲患乳腺癌和卵巢癌多年，在与癌症搏斗了近 10 年后于 2007 年死于卵巢癌，朱莉的姨妈亦携带有 BRCA1 突变基因。由于朱莉的癌症家族史，医生经基因检测后发现朱莉为 BRCA1 基因突变携带者，判断其患乳腺癌的风险为 87%，患卵巢癌的风险为 50%，因而朱莉决定接受预防性的双侧乳腺切除术，以降低患癌风险。

BRCA1 基因定位于人类染色体 17q21，于 1994 年克隆成功。BRCA2 基因定位于人类染色体 13q12.3，于 1995 年克隆成功。BRCA1 和 BRCA2 为抑癌基因，在 DNA 损伤修复、细胞周期调节、基因转录激活、染色质稳定等方面发挥着重要作用。BRCA1 和 BRCA2 基因突变分布于整个编码区，最常见的致病性突变为移码突变、无义突变等。这些突变大多突变导致截短蛋白的形成，使 BRCA1 和 BRCA2 蛋白质功能丧失，从而导致肿瘤的发生。BRCA1 和 BRCA2 基因突变以常染色体显性遗传方式传递给子代。

BRCA1 和 BRCA2 基因在不同人种中的突变率不同，具有种族差异。研究表明：在西方及欧洲白种人的家族性乳腺癌中，BRCA1 和 BRCA2 总突变率为 15%～20%；中国人 BRCA1、BRCA2 基因的致病性突变率约为 10.5%。BRCA1、BRCA2 基因突变与中国家族性乳腺癌的发生密切相关，且 BRCA2 基因的突变率高于 BRCA1，而西方白色人种以 BRCA1 突变较常见。

BRCA1、BRCA2 是目前已经明确的与乳腺癌有关的基因，女性一旦被确认携带突变 BRCA1、BRCA2 基因，患乳腺癌的概率将大大增加。据估算，携带突变 BRCA1 基因的女性患乳腺癌的概率超过 80%，携带突变 BRCA2 基因的女性患乳腺癌概率也达到 60%以上。预防性乳房切除术，可以大大降低乳腺癌的风险。预防性双侧乳房切除术分为两种：一种是乳房全切，另一种是保留乳头乳晕的皮下乳腺全切。在案例 7-1 中，安吉丽娜·朱莉携带家族性遗传易感突变 BRAC1 基因，医生预估她患乳腺癌的概率为 87%，实施保留乳头乳晕的皮下乳腺全切后，她患乳腺癌的概率下降到 5%以下，但不能保证今后百分百不会患乳腺癌。

二、朱莉切除乳房能否降低下一代罹患乳腺癌的风险

乳腺癌的发生是遗传因素与环境因素交互作用的复杂过程，其中遗传方面有多种基因（如癌基因、抑癌基因、错配修复基因等）参与其中，这些基因决定个体患乳腺癌的风险，即构成了乳腺癌遗传易感性的物质基础。

子女的遗传物质一半来自于父亲，一半来自于母亲，如果父母任何一方在遗传物质上存在着缺陷，都有可能传给子女。遗传性乳腺癌的发生与遗传物质上的缺陷是相关的，携带这样缺陷基因的妇女患乳腺癌的危险性远远高于一般人，并且通过遗传缺陷的传递而传给下一代。

流行病学调查显示，BRCA1 和 BRCA2 基因突变能大大增加罹患乳腺癌和卵巢癌的风险，突变基因可以常染色体显性遗传方式传给子代。基因型又称遗传型，它反映生物体的遗传构成，即从双亲获得的全部基因的总和。表现型是生物体把遗传下来的某一性状发育的可能变成现实的表现。在本案例中，安吉丽娜·朱莉选择了预防性乳房切除手术，可以降低她本人患乳腺癌的风险，但是由于手术行为只能改变表现型，而难以改变基因型，朱莉所携带的家族性遗传易感突变基因 BRAC1、BRAC2 仍然可以遗传给下一代。可见，朱莉切除乳房很难降低下一代免受乳腺癌风险，对其后代进行易感突变基因 BRAC1、BRAC2 的检测，有利于乳腺癌的早期诊断和早期预防。

近年来，由于基因治疗及基因编辑技术的发展和应用，人类可以直接在分子水平上有针对性地修复甚至置换致病基因或纠正异常基因的表达调控从而治疗疾病，这也为乳腺癌的预防提供了新的可能。但这也产生了许多问题和争论，如安全性的问题、社会公正的问题、基因技术滥用的

问题及基因信息的隐私保护问题等。

三、散发性乳腺癌与家族性乳腺癌的遗传易感性

乳腺癌和大多数恶性肿瘤一样，都是由环境因素和遗传因素共同作用的结果。乳腺癌可粗略地划分为家族性乳腺癌和散发性乳腺癌。前者是指具有家族聚集性的乳腺癌，其家族中一级或二级亲属中有 2 例或 2 例以上的乳腺癌患者。家族性乳腺癌的发生率占乳腺癌的 5%～10%，散发性乳腺癌占 90%～95%，即大多数乳腺癌属于后天获得性发病，没有明显的遗传性。家族性乳腺癌风险可能来源于两种：一是家族成员携带着某一乳腺癌易感基因；二是家族成员共同暴露于同一环境危险因素（如生活方式、饮食行为等一致）。

具有家族遗传倾向的乳腺癌高危人群包括：①发病年龄小于 35 岁；②除家族中最先发现患乳腺癌的患者外，至少存在一个或一个以上、一级或二级亲属罹患乳腺癌或卵巢癌；③家族中最先发现患乳腺癌的患者为双侧乳腺癌；④家族中最先发现患乳腺癌的患者同时患有或曾经患有卵巢癌；⑤家族中最先发现患乳腺癌的患者为男性乳腺癌。

大量的研究表明家族性乳腺癌的发生与乳腺癌易感基因（BRCA）结构、功能的异常密切相关。BRCA 主要由 BRCA1、BRCA2 和 BRCA3 组成，国内外研究较多的是 BRCA1、BRCA2 与乳腺癌的相关性。欧美人群中家族性乳腺癌的 BRCAl 的突变率较高，达 45%左右，遗传性乳腺癌 BRCAl 基因突变检出率可达 90%。而在散发性乳腺癌中检测出 BRCAl 基因的突变率较低，突变位点也不一致。因此一般认为散发性乳腺癌 BRCA1 的突变位点比较分散，未形成较为集中的突变热点。但有 30%～40%的散发性乳腺癌中 BRCA1 mRNA 和蛋白表达降低或缺失，表明 BRCA1 也是参与散发性乳腺癌发生、发展的重要基因。目前，BRCA1 在散发性乳腺癌中的具体功能和作用机制尚不清楚。

家族性乳腺癌和散发性乳腺癌患者发病年龄、病理类型以及易感基因突变发生率存在一定的差异。家族性乳腺癌患者发病年龄明显早于散发性患者，家族性乳腺癌患者的病理类型以乳腺黏液癌为主，而散发性乳腺癌则以导管原位癌为主，家族性乳腺癌患者的易感基因突变发生率高于散发性患者。

与家族性乳腺癌病例相比，绝大多数散发性乳腺癌的发生主要与低外显率基因有关。这些基因的遗传学变异主要是通过改变蛋白质的表达水平、功能以及与细胞内外被修饰因素的相互作用，进而产生相应的肿瘤易感性。易感基因多态性与乳腺癌发生风险的相关性研究，有助于探讨相关基因之间、基因与环境之间的相互作用，以便有针对性地制定乳腺癌预防控制策略，更大范围地保护乳腺癌易感人群。

扩展的内容

一、遗传学基础知识

遗传物质是指亲代与子代之间传递遗传信息的物质。除一部分病毒的遗传物质是 RNA、朊病毒的遗传物质是蛋白质之外，绝大部分生物的遗传物质，其化学本质是 DNA。在分子水平上，遗传物质的存在形式是 DNA；在细胞水平上，遗传物质的存在形式是染色体。

DNA 是储存遗传信息的物质基础，存在于染色体/染色质内，还存在于细胞核外的质体、线粒体等细胞器中。染色质是指间期细胞核内由 DNA、组蛋白、非组蛋白及少量 RNA 组成的线性复合结构，是间期细胞遗传物质存在的形式；染色体是指细胞在有丝分裂或减数分裂的特定阶段，由染色质聚缩而成的棒状结构。染色质和染色体是细胞周期不同的功能阶段中所处的不同的结构状态，其化学本质是相同的。在真核细胞的细胞周期中，大部分时间是以染色质的形态存在的。

基因是带有遗传信息的 DNA 片段，是控制生物性状的基本遗传单位。基因是遗传变异的主要物质，支持着生命的基本构造和性能，储存着生命的种族、血型、孕育、生长、凋亡过程的全部

信息。生物体的一切生命现象都与基因有关，也是决定生命健康的内在因素。

（一）遗传病的类型

遗传性疾病，简称遗传病（genetic disease），是指遗传物质的改变所导致的疾病。中国常见的遗传病有：珠蛋白生成障碍性贫血、唐氏综合征、白化病、血友病、先天性聋哑、色盲症、软骨发育不全、苯丙酮尿症、黏多糖贮积症等大约40余种。根据遗传物质的改变方式，可将遗传病分为以下五类。

1. 单基因遗传病（single gene disease）　是指由单个基因突变所引起的疾病，呈孟德尔式遗传。单基因遗传病可分为：①常染色体显性遗传病；②常染色体隐性遗传病；③X 连锁显性遗传病；④X 连锁隐性遗传病；⑤Y 连锁遗传病。

2. 多基因遗传病（polygenic disease）　是指由多对微效基因（minor gene）和环境因素双重作用而引起的一类疾病。每个微效基因的效应微小，但累加起来可形成明显的致病效应。多基因遗传病多为一些常见病和高发病。

3. 染色体病（chromosome disease）　是指由于染色体的数目或结构异常而引起的一类疾病。由于染色体畸变往往涉及多个基因，所以常表现为复杂的临床综合征。除部分特殊的染色体结构畸形外，该病一般不在家系中传递。

4. 线粒体遗传病（mitochondrial genetic disease）　是指由于线粒体内的 DNA 突变所引起的疾病。线粒体中所含的 DNA，是独立于细胞核染色体外的遗传物质，称为线粒体基因组。由于精子和卵子在形成受精卵时，只有极其少量的精子细胞质参与其中，所以线粒体的突变基因一般由卵子传递给后代，呈现为母系遗传。某些神经系统疾病、神经肌肉疾病都与线粒体 DNA 突变有关。

5. 体细胞遗传病（somatic disorders）　是指由不同基因突变的累加效应所致的疾病。体细胞的基因突变，是体细胞遗传病发生的基础。例如，恶性肿瘤的发生源于体细胞遗传物质的突变，因此恶性肿瘤被认为是体细胞遗传病。该病只在特异的体细胞中发生，是20世纪90年代之后确定的一类遗传病。

（二）遗传病的特征

1. 遗传性　基因突变和染色体畸变是细胞内遗传物质改变的两个方式。发生在生殖细胞或受精卵内遗传物质的改变，可形成基因病和染色体病；发生在体细胞内遗传物质的改变，可形成体细胞遗传病；线粒体内基因的突变，也被认为是细胞内遗传物质的改变，可形成线粒体遗传病。遗传性，是遗传病不同于其他疾病的主要依据，是遗传病的根本属性。

2. 垂直性　在生殖细胞或受精卵内发生的遗传物质的改变具有垂直传递的特征。但是，体细胞遗传病一般并不在上、下代之间垂直传递。需要注意的是，并不是每个遗传病的家系中都能观察到垂直传递的现象，其原因可能是：①遗传病垂直传递的并非是已观察到的疾病，而是导致遗传病发病的基础，即遗传物质发生的改变；②有的患者是首次突变产生的病例，是家系中的首例；③有些遗传病特别是染色体异常的患者，以致活不到生育年龄或不育；④有些类型的遗传病在家系中表现为散发病例。

3. 终身性　尽管经过治疗可以改变遗传病的表现型或改善症状，但是迄今尚不能根治遗传病，因此遗传病终身难以治愈。

4. 先天性　在遗传病患者出生前，其致病基因或染色体异常往往已表达，因此大多数遗传病具有先天性的特征。例如，多指、唇裂、脊柱裂、白化病及唐氏综合征等。但不是所有的遗传病都是先天性的，有些遗传病出生时并无症状，要到一定年龄才发病。例如，肌营养不良症，一般在儿童期才发病。同样，也并不是所有的先天性疾病都是遗传病，有些先天性疾病是孕期受外界不良因素影响而引起胎儿发育异常，不属遗传病范畴，如先天性心脏病，它并不都是遗传病。

5. 家族性 由于存在共同的致病基因，多数遗传病往往表现出家族聚集现象。但是，不是所有的遗传病都表现为家族性，例如，一些常染色体隐性遗传病（如白化病）常常是散发的。而家族性疾病并非都是遗传病，如夜盲症是由于饮食中长期缺乏维生素 A 所引起的。

二、遗传因素在健康决定因素中的作用

健康取决于遗传因素和环境因素的相互作用。大多数健康问题的发生，都是遗传因素和环境因素相互作用的结果。在疾病的形成过程中，遗传因素的作用大小可用遗传度（heritability）来衡量。遗传度越大，表明遗传因素的贡献越大。如果一种疾病完全由遗传因素所决定，遗传度就是 100%；如果一种疾病完全由环境因素所决定，遗传度就是 0。在健康决定因素中，遗传因素和环境因素所占比重各有不同。

按照遗传因素在健康决定因素中的作用大小，可将遗传因素的作用分为以下四种情形。

1. 遗传因素起决定作用 典型的遗传性疾病，如成骨发育不全症、白化病、唐氏综合征、猫叫综合征等，只发生于有异常基因或有异常染色体数目或结构的个体。

2. 遗传因素起主导作用 对于某些疾病，遗传因素在发病中起主导作用，但必须由一些环境因素诱发才能导致疾病的发生。例如，葡萄糖-6-磷酸脱氢酶（G-6-PD）缺乏者，只有在食用蚕豆或服用抗疟疾药（伯氨喹、奎宁）、退热药（氨基比林、非那西丁）等药物之后，才会引起急性溶血性贫血（蚕豆病，俗称胡豆病）；苯丙酮尿症（phenylketonuria，PKU）或称苯丙氨酸羟化酶缺乏症（phenylalanine hydroxylase deficiency）患者，在食入苯丙氨酸量多的食物后才会诱发此病。

3. 遗传因素与环境因素共同起作用 某些健康问题是由遗传因素和环境因素共同作用所致。一些常见病（如先天性心脏病、糖尿病、肿瘤、精神分裂症、消化性溃疡等），其家族发病率高于一般人群发病率，遗传因素在不同疾病所起的作用程度各异。例如，唇裂、腭裂、腭裂合并唇裂的遗传度为 76%，表明遗传因素起主要作用，环境因素的影响较小；而消化性溃疡的遗传度为 37%，显示环境因素在疾病的发生中起主要作用。

4. 遗传因素几乎不起作用 一些健康问题的发生似乎与遗传因素无关，起决定作用的是环境因素。例如，意外伤害、中毒、营养性疾病、某些传染病等。但这仅仅是相对的概念，实际上，即使是传染病遗传易感性也影响到发病和发病症状的轻重、预后等。

链接

环境污染对遗传物质的损害

随着环境污染的日益严重，各种致突变、致癌、致畸变因素对遗传物质的损害，将增加人群中致病的突变基因，将会大大增加遗传病的发生机会，遗传因素相关疾病对人类健康的危害将变得愈加明显。

环境污染对人类遗传物质的损害是多方面的。

1. 环境污染可诱发基因突变　凡是能引起生物体遗传物质发生突然或根本的改变，使其基因突变或染色体畸变达到自然水平以上的物质，统称为环境诱变剂（environmental mutagen）。主要包括三类：①物理性环境诱变剂，如电离辐射、紫外线、电磁波等；②化学性环境诱变剂，主要是一些人工合成的化学品，包括药品、农药、食品添加剂、调味品、化妆品、洗涤剂、塑料、着色剂、化肥、化纤等；③生物性环境诱变剂，如真菌的代谢产物、病毒、寄生虫等。

2. 环境污染可诱发染色体畸变　突变发生在染色体，引起一个或某几个染色体的结构或数

目发生变化，称为染色体畸变（chromosome aberration）。实际上，基因突变和染色体突变没有本质上的差别，能引起基因突变的物质，大部分也能引起染色体突变。

3. 环境污染可诱发先天畸形 能引起胎儿畸形的各种环境因素，统称为致畸原、致畸剂、致畸因子或环境致畸因素。已证实的环境致畸原包括化学因素、生物因素和物理因素。

三、遗传病的诊断、监测与预防

（一）遗传病的诊断

1. 临症诊断（symptomatic diagnosis） 是指在遗传因素相关疾病出现临床症状后所作的诊断。

除常规的诊断方法（如病史、症状、体征等）外，临症诊断主要是利用遗传因素相关疾病通常运用的特殊诊断方法，例如，系谱分析、染色体分析、酶与蛋白质的生化分析、DNA 分析等。

2. 症状前诊断（presymptomatic diagnosis） 是指在遗传因素相关疾病临床症状出现前所作的诊断。

症状前诊断适用于对某些发病年龄延迟的遗传因素相关疾病的诊断。诊断方法主要包括：家系调查、系谱分析以及各种临床检查和实验室检查（主要是 DNA 分析）。

3. 产前诊断（prenatal diagnosis） 是指在出生前对胚胎或胎儿的发育状态、是否患有疾病等方面进行的检测诊断。对可治性疾病，选择适当时机进行宫内治疗；对于不可治疗性疾病，能够做到知情选择。

产前诊断分为创伤性诊断和非创伤性诊断。创伤性诊断主要包括：羊膜腔穿刺、绒毛取样、脐血取样、胎儿镜等；非创伤性诊断包括：超声波检查、母体外周血清标志物测定等。

由于缺乏对大多数遗传因素相关疾病的有效治疗方法，故在患儿出生前作出明确诊断，必要时进行人工流产或引产以终止妊娠，对于降低遗传病的发病率、提高人口素质具有重要意义。

（二）遗传病的监测与预防

迄今为止，只有少数的遗传病能够得到有效的治疗，因此控制遗传病的主要策略和措施还在于采取各种监测与预防措施，降低遗传病患者的出生率。

1. 遗传病监测 通过遗传病监测，全面掌握遗传病或某些遗传素质在人群中的分布和变异情况，及时了解人群受遗传因素和（或）环境因素的影响及其程度，从而采取有效的策略和措施，降低遗传病的发病率，以减少遗传病对人类的危害。

（1）环境遗传毒性监测：具有遗传毒性的环境因素，可导致人类的遗传损伤而影响下一代，造成严重后果。对“三致”（致突变、致癌变、致畸变）因素实施全面监测，做好“三废”（废水、废气、废渣）的妥善处理，避免超剂量接触电离辐射、诱变剂和致畸剂，宣传戒烟戒酒，对防止可能造成的遗传损伤是十分重要的措施。

（2）人群遗传素质监测：遗传素质监测的主要内容，涉及人群遗传性突变、生殖细胞突变和体细胞突变的突变率。人群遗传素质监测包括对一般人群背景突变率的监测、暴露于环境有害因素的高危人群突变率的监测，以及研究环境诱变物质对人群发病率和死亡率的影响。

（3）遗传病普查和登记：对某一地区人群开展遗传病的普查，全面了解该地区人群中存在的遗传病病种、发病率、遗传方式、遗传异质性（genetic heterogeneity）等信息。

通过遗传病的普查，对患者早发现、早诊断、早治疗，是减少遗传病发病、防止导致严重危害的有效方法。例如，对于苯丙酮尿症、半乳糖血症，如果能够做出症状前诊断并进行早期治疗，可以收到较好的治疗效果。

（4）致病基因携带者筛检：对某一地区人群的某基因位点或致病基因携带者进行筛查，及早发现带有致病基因的个体以及该基因在该人群中的分布情况，以掌握某遗传病的发病规律和流行病学特点。

致病基因携带者筛检的对象包括：①带有隐性致病基因（杂合子）者；②带有平衡易位染色体者；③带有显性致病基因但未外显或迟发外显者。

（5）新生儿筛查（neonatal screening）：是新生儿期筛查出可治疗的某些遗传性或先天性疾病，如筛查苯丙酮尿症、先天性甲状腺功能低下等的有效手段。

新生儿筛查的病种应符合下列条件：①遗传病的发病率较高；②该病有致死、致残、致愚的严重后果；③有较准确而实用的筛查方法；④筛出的疾病有防治方法；⑤经济技术上可行。

（6）婚前检查（premarital checkups）：是指对婚前男女双方进行常规体格检查和生殖器检查，以便发现疾病、保证婚后的婚姻幸福的技术措施。婚前检查内容包括：婚前医学检查、婚前卫生指导、婚前卫生咨询。

在婚前医学检查时，如果发现有对结婚或生育会产生暂时或永久影响的疾病，可在医生指导下作出对双方和下一代健康都有利的决定和安排。通过对双方家族遗传病病史的询问、家系调查、家谱分析，结合医学体检结果，医生可对某些遗传缺陷做出明确诊断，并根据其传递规律，推算出“影响下一代优生”的风险程度，从而帮助结婚双方制订婚育决策，以减少或避免不适当婚配造成的遗传患儿出生率。

2. 遗传咨询（genetic counseling） 是应用遗传学和临床医学的基本原理与技术，解答有关遗传病的病因、遗传方式、诊断、预防与治疗、预后等问题，估计患者亲属的再发风险，并提出专业建议或指导性意见，对婚姻、生育及遗传监护等予以科学指导。

（1）遗传咨询的对象：①高龄孕妇；②生过一胎先天性畸形儿者；③有原因不明的流产史、死胎史及新生儿死亡史的夫妇；④先天性智力低下者及其血缘亲属；⑤有遗传病家族史的夫妇；⑥近亲婚配者。

（2）遗传咨询的内容：①明确是否为遗传病及遗传方式；②按照遗传方式与特点，估计再发风险；③提出预防、治疗对策及婚姻、生育指导。

（3）遗传咨询的作用：对遗传病患者及其亲属进行婚姻指导及生育指导，必要时选择结扎手术或终止妊娠，可防止遗传病患儿出生，或减少群体中相应的致病基因。遗传咨询、产前诊断和选择性流产，被认为是预防遗传病患儿出生的主要手段。

3. 禁止近亲结婚 近亲是指三代或三代以内有共同的祖先。如果他们之间通婚，称为近亲婚配。近亲结婚可增加某些常染色体隐性遗传疾病的发生风险，并使后代患多基因遗传病和先天性畸形的发病率也增高。

人群中每个人携带5～6种隐性遗传病的致病基因。由于近亲结婚的夫妇，从共同祖先获得了较多的相同基因，并将之传递给子女。近亲婚配夫妇携带相同隐性致病基因的机会大大增加，容易在子代相遇（即纯合），而使后代遗传病的发病率升高。而在随机婚配（非近亲结婚）时，由于夫妇两人无血缘关系，相同的基因很少，他们所携带的隐性致病基因不同，因而不易形成隐性致病基因的纯合体。

为尽量减少近亲结婚造成的遗传缺陷，中国婚姻法规定：直系血亲和三代以内的旁系血亲禁止结婚。

进展与评述

一、全基因组关联研究

全基因组关联研究（genome-wide association study，GWAS）是一种用来寻找与人类复杂疾病或性状相关联的遗传变异的方法。这类遗传变异包括：单核苷酸多态性（single nucleotide polymorphisms，SNPs）、插入缺失（insertion and deletion，InDel）、拷贝数变异（copy number variation，CNV）等，其中最主要的是SNPs，它在人类基因组中广泛存在，占标记总量的90%以上。GWAS方法已被证明是研究复杂疾病和性状遗传易感变异的一种有效手段。

链接

人类基因组计划

1985 年，美国科学家雷纳托·杜尔贝科（Renato Dulbecco）率先提出了人类基因组计划（human genome project，HGP）。1990 年，世界性的跨世纪工程 HGP 正式启动，并得到英国、法国、日本、加拿大、俄罗斯、中国等许多国家的高度重视和积极响应。HGP 的主要目标是：在 15 年内，通过提供 30 亿美元的资助，完成人类全部 DNA 分子核苷酸序列的测定。2000 年 6 月，人类基因组测序草图完成。2003 年，中国、英国、德国、法国、日本等国家宣布人类基因组序列图绘制成功。至此，HGP 的所有目标全部实现。

人类基因组序列图绘制的成功具有重大的科学价值。人类基因组的破译和解读，必将导致新的医学和生物学革命，为人类社会带来的巨大影响是不可估量的。

GWAS 的基本原理是：在目标人群中选择人类复杂疾病或性状病例组和对照组，利用基因芯片技术、第二代测序技术（next-generation sequencing，NGS）等方法检测全基因组范围内所有 SNPs 或 CNV，以获取各样本个体的 DNA 序列的观测数据并规整为各突变位点的基因型数据。比较这些位点的等位基因或者基因型频率在病例组与对照组间的差异，如果某个 SNP 或 CNV 位点的等位基因或基因型在病例组中出现的频率明显高于或低于对照组，则认为该位点与疾病或性状间存在关联性。然后对全部位点逐个地进行统计检验及分析，以期筛选出与复杂疾病有显著关联的遗传位点，为多发性复杂疾病的诊断、预防和安全有效的治疗提供理论依据。

世界各国在多种复杂疾病或性状中开展了大量的 GWAS，对恶性肿瘤、心血管系统疾病、内分泌系统疾病、胃肠道疾病、肝脏疾病、眼科疾病、神经精神类疾病、风湿病、自身免疫及免疫相关疾病、皮肤病、感染性疾病等复杂疾病以及一些常见性状（如身高、体重、血脂、色素等）的遗传易感基因研究取得了重大成果。通过 GWAS 发现了大量复杂疾病/性状相关的易感基因/位点，还发现了某些疾病存在共同的易感基因，提示不同疾病可能具有共同的发病机制。GWAS 加深了人们对这些复杂疾病或性状遗传学基础的认识，为进一步对其发病机制研究提供启示，也为将来的基因诊断和个体化治疗奠定了理论基础。

二、行为和生活方式与遗传

（一）表观遗传相关概念

经典的遗传学认为，基因决定着生命过程中所需要的各种蛋白质，决定着生命体的表型；基因结构的改变会引起生物体表现型的改变，而这种改变可以从上代传到下代。随着遗传学研究的不断深入，人们发现了一些无法用基因组学解释的生命现象，例如，同卵双生子具有完全相同的基因组，即使在相同的环境中长大，他们在性格、健康等方面仍会有较大的差异；有些特征只是由一个亲本的基因来决定，而源自另一亲本的基因却保持“沉默”。也就是说，在相应的基因碱基序列没有发生变化的情况下，一些生物体的表型却发生了改变，这种现象只能用表观遗传学的理论加以阐明。

虽然机体内的所有细胞都含相同的遗传信息，但由于基因表达模式不同，这些由同一个受精卵分裂而成的细胞经过分化后，最终形成了多种类型的细胞（如肝细胞、上皮细胞和血细胞等），组成了不同的组织和器官。DNA 序列不发生改变的情况下，基因表达发生可遗传改变的现象，就称为表观遗传（epigenetic）现象。

表观遗传学是研究表观遗传变异的遗传学分支学科。表观遗传变异（epigenetic variation）或表观遗传修饰（epigenetic modification），是指在基因的 DNA 序列没有发生改变的情况下，基因功能发生了可遗传的变化，并最终导致了表型的变化。表观遗传变异对于个体发育和机体内各种类型细胞的分化，以及正常的细胞活动（如 X 染色体失活）都是至关重要的。在个体发育过程中，一个基因组可以衍生出不同类型的表观基因组，并可传递给后代。目前认识到的表观遗传变异主要包括：DNA 甲基化、ATP 依赖的染色质重塑、组蛋白修饰、RNA 干扰等表观遗传调控机制，以及机体发育过程中的表观遗传现象（如 X 染色体失活）和基因组印记等。

（二）父母的生活方式有可能通过表观遗传影响子代健康

目前已有很多证据表明父母的生活方式或外界环境会通过表观遗传的机制来影响子代的健康。

第二次世界大战结束前夕，荷兰经历了严重的饥荒。1976 年有研究人员通过流行病学调查发现妊娠早期暴露在饥荒下的人长大后更容易患肥胖症、精神分裂症及某些心血管疾病，而妊娠晚期暴露在饥荒下的人则不受影响（如怀孕七八个月时才进入饥荒期）。而有关饥荒导致的获得性性状跨代遗传的具体机制直到最近才浮出水面，研究分析 DNA 甲基化水平差异可能是这些现象背后的潜在机制。2008 年来自荷兰的 Heijmans 研究组研究指出在“荷兰大饥荒”期间受孕而出生的儿童，类胰岛素生长因子Ⅱ（insulin-like growth factor Ⅱ，IGF2）基因甲基化水平低于他们的同性兄弟姐妹。该研究组后续的研究持续鉴定出了多个与经历饥荒的差异甲基化位点，而这些位点所在的基因主要与代谢调控相关。另外有研究提示父辈的营养不良给子代带来的影响可能也是通过 DNA 甲基化差异来起作用的，不良的产前环境可以通过改变精子内 DNA 甲基化水平从而导致后一代或后两代的代谢疾病，祖辈营养不良的记忆可以传给子一代和子二代。

除了通过 DNA 甲基化方式作用，通过小 RNA 等方式传递遗传信息可能是另外的潜在机制。来自中国科学院的研究人员发表在《科学》（*Science*）杂志上的最新研究成果揭示精子 tsRNA（tRNA-derived small RNAs）可为一种表观遗传信息的载体，将高脂诱导的父代代谢紊乱表型传递给子代。研究组首先将高脂饮食诱导的肥胖小鼠的精子总 RNA 注射进正常的受精卵，发现其出生的子代小鼠在正常饮食下也会出现类似于父代肥胖小鼠的糖代谢紊乱，这提示肥胖小鼠精子 RNA 中携带有传递父代获得性性状的表观遗传信息。这促使科学家对 tsRNA 表达谱和 RNA 修饰谱进行分析，结果发现它们在父代肥胖小鼠模型中精子中均发生了显著的变化。除了营养状况外，父辈的生活环境也是重要影响因素之一，尤其是随着当今社会经济水平的提高，生活方式的改变，人们出现焦虑、紧张、抑郁等心理状态，这些心理状态可能也会通过表观遗传机制作用于子代，如有研究报道创伤这种压力（stress）能够改变雄性小鼠精子中小 RNA 的表达，从而导致子代小鼠的行为和代谢水平发生改变。

诸如以上的证据越来越多，显示着在不改变遗传物质 DNA 序列的情况下，上一辈可以将在不良营养习惯和环境压力下产生的某些获得性性状遗传给下一代，这种传递通常是通过表观遗传的方式进行的。而目前基于哺乳动物的实验证据表明，获得性性状的遗传很难像经典遗传学中的基因突变持续遗传下去，实验数据表明这种遗传很难超过三代，但不可否认这种遗传方式具有重要意义，使得人们认识到自身的生活方式及习惯等可能对子代的健康产生深远的影响，从而做出改变。

（范 春 赵 冉）

第二节 生理生化因素

生理生化系统是一个动态的平衡系统，在正常情况下，该系统维持机体的正常运转，但当机体暴露于有害环境时（如暴露于污染的空气和水，长期不良的饮食和体能活动状态等），再加上自身的遗传和年龄等因素综合作用，这种系统的平衡状态就有可能被打破，导致一些生理生化因素出现异常（表现为生理生化指标的异常）。这种异常既是反映机体功能的异常，也可是一些疾病的早期改变，也可能成为一些疾病的重要病因。因此，应该高度重视生理生化因素在公共卫生学中的意义。

【案例 7-2】

超重和肥胖已成为 21 世纪世界范围关注的公共卫生问题之一，是影响居民生活质量、预期寿命和国家卫生支出的重要慢性代谢性疾病。据世界卫生组织（WHO）报道，2014 年全球 18 岁以上成年人超重率为 39%%，肥胖率为 13%。2010 年，中国 18 岁以上成年人超重率和肥胖率分别为 30.6%和 12.0%。超重和肥胖是多种心血管疾病的重要危险因素。顾东风等的调查显示，当 BMI≥18 时，随着体重指数（body mass index，BMI）的升高，高血压、心肌梗死和脑卒中的患病率逐渐升高。不同 BMI 人群的心血管病患病率见表 7-1。

表 7-1 不同 BMI 人群高血压、脑卒中和心肌梗死的患病率（%）

BMI	人数	高血压	心肌梗死	脑卒中
＜18	73 257	10.67	0.11	0.45
18～	82 346	8.23	0.09	0.28
19～	118 732	8.41	0.09	0.26
20～	136 450	9.01	0.10	0.28
21～	124 037	10.55	0.12	0.33
22～	101 755	13.29	0.16	0.44
23～	74 487	16.72	0.20	0.63
24～	56 761	21.03	0.29	0.72
25～	38 508	26.12	0.45	1.13
26～	26 376	30.46	0.52	1.13
27～	18 138	35.52	0.61	1.54
28～	11 321	40.46	0.63	1.40
29～	6 988	44.53	0.73	1.62
≥30	12 342	47.86	0.90	1.94
合计	881 498	14.30	0.19	0.51

那么，作为人体重要的生理生化指标，体重指数与健康的关系如何？超重肥胖在人群中的分布状况如何？了解体重指数有何意义？

引申的知识

一、体重指数与健康的关系

BMI 结合了体重和身高来衡量人体脂肪相对水平，BMI 的大小不仅影响其他功能和素质指标的变化，而且直接关系到人的健康状况。BMI 过大或过小，都会增加人体罹患相关疾病的风险，其中超重和肥胖对健康的危害更大。孕前或孕期体重过高，可使巨大儿的发生率增加，同时，超重、肥胖也是妊娠高血压综合征发病的一个好发因素。肥胖给儿童青少年造成了巨大的危害，由其引起的成年期肥胖及其他各种慢性病更是重要的长期后果之一。《2010 年全球疾病负担》研究报告中追踪了 67 个疾病负担相关危险因素，结果显示，体重指数已由 1990 年的第十位上升为 2010 年的第六位，并提示其是心血管病、糖尿病、高血压、癌症等疾病的重要危险因素。

链接

体重指数

体重指数（body mass index，BMI）是目前国际上衡量人体胖瘦程度及营养状况的常用指标。体重指数（BMI）=体重（kg）/身高 ^{2}（m^2）。不同地域、不同种族人群超重和肥胖的标准各不相同。中国肥胖问题工作组织（WGOC）于 2003 年提出了判断中国成年人体质标准的界值，建议 BMI＜18.5 为体重过低，18.5≤BMI＜24 为正常，BMI≥24 为超重，BMI≥28 为肥胖。

目前，估计中国有心血管病患者 2.9 亿，每 5 个成人中有 1 人患有心血管疾病，心血管疾病造成的死亡已经成为中国居民的首位死因，见图 7-1。超重和肥胖常与高血压、脂质代谢紊乱、动脉粥样硬化等同时出现，被认为是心血管疾病的重要危险因素。Gelber 等对美国男性医生进行的 14.5 年随访研究发现，随着 BMI 的增加，高血压发生的风险持续增加。中国大样本研究显示，随着 BMI 的增加，成年人患心血管疾病的危险性增大。赵连成等研究结果表明，在超重和肥胖者中，32.0%的冠心病、53.3%的脑卒中发病是由超重和肥胖引起的。

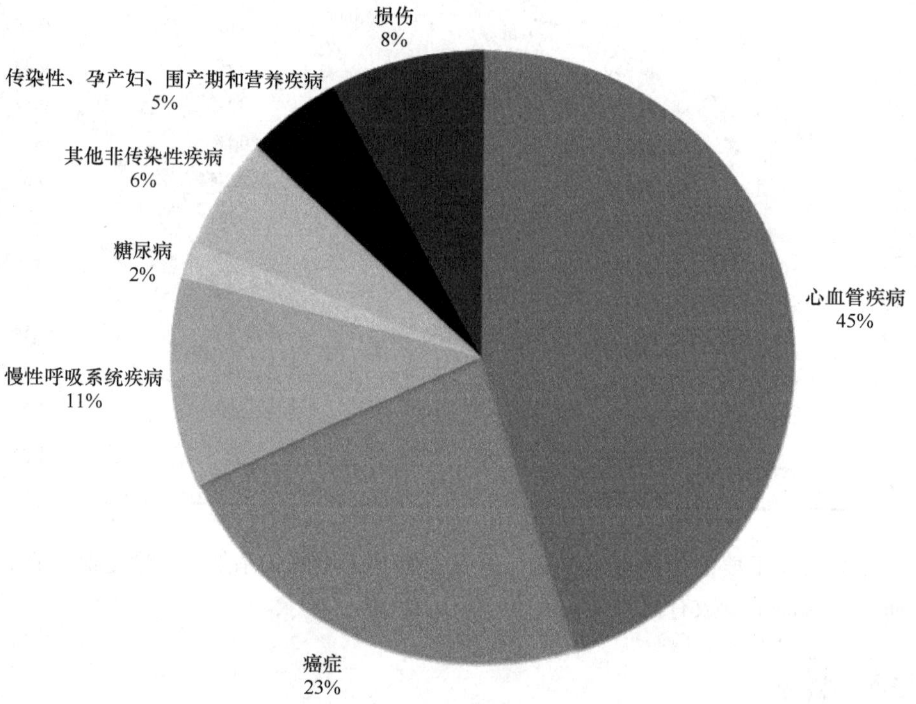

图 7-1　中国居民死因构成比

二、超重肥胖在人群中的流行状况

随着社会经济的发展和人民生活水平的提高，一度被视为高收入国家问题的超重及肥胖的患病率呈上升趋势，成为全球性的重要公共卫生问题之一。许多中低收入国家目前正面临“双重疾病负担”，即在继续应对传染病和营养不良等问题的同时，也在经历肥胖和超重等慢性病高危因素的迅速增长。2016 年《柳叶刀》（*The lancet*）刊载的一项研究显示，男性全球年龄标准化平均 BMI 指数从 1975 年的 21.7kg/m^2 增至 2014 年的 24.2 kg/m^2，女性相应指数从 1975 年的 22.1kg/m^2 升至 2014 年的 24.4 kg/m^2，男性肥胖人群的年龄标准化比例从 1975 年的 3.2%增至 2014 年的 10.8%，女性的相应比例从 1975 年的 6.4%升至 2014 年的 14.9%。全球 2.3%的男性和 5.0%的女性均患有重度肥胖症（即 BMI≥35kg/m^2）。全球范围内，男性的病态肥胖比例为 0.64%，女性为 1.6%。

据 WHO 报道，全球超重肥胖流行率在 1980 年和 2014 年之间增加了 1 倍以上，全球 39%（约 19 亿）的 18 岁以上成年人超重，13%（约 6 亿）的为肥胖。2013 年，全球有 4200 万 5 岁以下儿童超重或肥胖。2010 年，中国 18 岁以上成年人超重率和肥胖率分别为 30.6%和 12.0%。

三、了解体重指数的公共卫生意义

肥胖成为仅次于吸烟之后的第二个可以预防的致死危险因素，在人群中利用 BMI 进行超重和肥胖筛查、开展预防超重肥胖的宣传和指导，防止体重过度增加，控制体重在正常体重指数范围内，对慢性病防治工作具有重要意义，已经在全球受到极大的重视。如 2016 年第 69 届世界卫生大会代表审议了终止儿童肥胖委员会的报告，该报告概述了全世界应对不同环境下儿童和青少年肥胖的可能最有效的方法，其中包括应对致肥胖环境和行为模式、解决不同生命阶段的关键因素来降低肥胖风险、治疗已经肥胖的儿童以改善其当前和未来健康状况。

扩展的内容

一、常见的生理因素

（一）BMI 和腰臀比

BMI 和腰臀比（waist-to-hip ratio，WHR）是评价人体全身性肥胖和中心性肥胖的指标，无论是中心性肥胖还是全身性肥胖都是心脑血管疾病、代谢综合征、糖尿病的重要危险因素。将体质指数和腰围结合使用可以更全面地评估个体的身体状况，同时可以评估相关疾病的风险。

（二）血压

将血压维持在正常水平是维持血液循环系统良好的工作状态，机体得以生存的条件。血压在多种生理生化因素调节下保持平衡，血压过高或过低（高血压、低血压）都会对人体造成严重后果，甚至危及生命。大量研究表明，低血压与眩晕、疲劳、较低的生活质量、精神和心理障碍等相关。老年人易发生直立性低血压，常促发晕厥、跌倒、骨折、功能性损伤甚至休克等意外事件，同时体直立低血压也是缺血性卒中等心血管事件的危险因素。高血压对人群的危害更为严重，儿童及青少年血压升高对成年高血压的发生有一定影响，会增加成年期发生高血压的风险。成人高血压是冠心病、脑卒中、心肌梗死、心力衰竭等心脑血管疾病的重要危险因素。高血压所导致的心脑血管疾病不仅致残、致死率高，同时严重消耗医疗和社会资源，给家庭社会造成了沉重负担。高血压的早发现、充分治疗和良好控制具有重要的健康和经济效益，居民应进行常规血压检查和高血压筛查。

动态脉压相关指数是评估动脉弹性功能的新指标，与高血压靶器官损害及严重程度存在显著的相关性。具体指标包括 24 小时平均脉压、动态脉压指数、动态动脉硬化指数。动态脉压相关指数能客观地评价血压变动对心脏疾病预后的影响，是高血压患者发生心脑血管事件的预测因子，对预测早期肾脏功能受损也具有一定意义。

（三）心率

心率变异性（HRV）是指观测一定时间内连续 R—R 间期变化的变异数，对评价许多心血管疾病的自主神经变化具有非常重要的价值。心率变异性的降低在一般人群及心血管疾病人群中都预示着不良预后，包括高血压、充血性心力衰竭、心肌梗死后致死性心律失常、糖尿病神经症等，并且低心率变异性已被证实为心律失常事件和心肌梗死后死亡的独立危险因子。

二、常见的生化因素

（一）血糖

血糖是反映体内糖代谢状况的指标，对人体有着重要的生理意义，临床上常见的糖代谢紊乱主要是血糖浓度过高（高血糖症）和过低（低血糖症）。长期高血糖将导致多种器官的损害、功能紊乱和衰竭，尤其是眼、肾、神经、心脏和血管系统。新生儿低血糖可导致严重的神经系统急性及远期功能障碍，发生于老年人的低血糖可导致心律失常、心绞痛、心肌梗死及脑血管意外等。

血糖检测可以对血糖异常进行早期诊断，常用到的指标有糖化血红蛋白、空腹血糖、餐后血糖等。糖化血红蛋白是血液中红细胞内血红蛋白与血糖结合的产物，其测定有助于糖尿病的诊断和疗效判定，对于糖尿病并发症及合并症的监控有重要临床意义。

（二）蛋白质

C反应蛋白（C-reactive protein，CRP）是一种急性时相反应蛋白，参与体内许多生理及病理过程，在感染和组织损伤时血浆浓度快速升高，且CRP不受生理、药物治疗等因素的影响，CRP可以用来预测感染性疾病的严重程度，是类风湿关节炎早期关节破坏以及判断预后的重要预测指标之一，也应用于心脑血管疾病的预报和监测等方面。

（三）血脂

血脂异常作为脂质代谢障碍的表现，也属于代谢性疾病，其对健康的损害则主要在心血管系统，可导致冠心病及其他动脉粥样硬化性疾病。与血脂异常密切相关的糖尿病和代谢综合征在中国也十分常见。高密度脂蛋白胆固醇（HDL-C）水平降低或低密度脂蛋白胆固醇（LDL-C）水平升高是冠心病和缺血性脑卒中独立的预测因子和重要的危险因素。

（四）维生素和矿物质

维生素和矿物质是维持人体正常生命活动所必需的一类化合物，虽然在人体内含量较少，但在机体代谢及生长发育过程中起到至关重要的作用。不同维生素和矿物质的缺乏和过量都会对人体产生不良影响，引起相关疾病的产生。例如，维生素A缺乏可导致夜盲症、眼干燥症和皮肤病，过量可引起急性、慢性中毒及致畸毒性；维生素D缺乏可引起儿童佝偻病、成人骨质软化症和老年人骨质疏松，过量亦可导致维生素D过多症；维生素C缺乏的典型症状为坏血病，过量服用则可能出现恶心、腹部痉挛、腹泻等；维生素B_{12}缺乏可导致恶心、贫血，叶酸缺乏可导致巨幼红细胞性贫血，孕早期叶酸缺乏可导致胎儿神经管畸形及多种出生缺陷；铁缺乏可导致缺铁性贫血，尤其是早产儿、儿童、女青少年及孕妇等人群，而长期的高水平摄入铁则能引起肝中铁的异常蓄积；碘缺乏可导致地方性甲状腺肿和克汀病，碘过量亦可引起甲状腺肿。

（五）激素

内分泌系统在神经支配和物质代谢反馈调节的基础上释放激素，从而调节机体的各项生理活动。内分泌失调对身体的危害是极大的，使身体不能进行正常的生长、发育、生殖，不能进行正常的新陈代谢活动。胰岛素异常会引起糖尿病；幼年时期生长激素缺乏，会导致侏儒症，如生长激素过剩，则形成巨人症；甲状腺素的生成与分泌增多会导致甲亢，该激素缺乏将引起甲状腺功能低下症状。通过测定尿中及血液中激素及其代谢产物浓度变化，可对内分泌系统疾病进行诊断。

三、生理生化因素的公共卫生学意义

据WHO的一项研究报告，人类1/3的疾病通过预防保健可以避免，1/3的疾病通过早期发现可以得到有效控制，1/3 的疾病通过信息的有效沟通能够提高治疗效果。因此，我们对健康的维护不仅仅是对疾病的治疗，更重要的是对疾病的预防，而生理生化指标能够客观、准确反映机体物质能量代谢和生长发育状况，反映机体异常状况和早期疾病的改变，从而在疾病预防、疾病与健康管理中发挥巨大作用。

（一）筛检

根据疾病发生发展的自然史，在疾病临床前期可能出现一些生理、生化指标的异常改变（如血压升高、血脂升高、肿瘤的早期标志物等），此时如果使用某一种或多种方法进行筛检，并采取进一步的预防和诊疗措施，其预后将比在临床期才进行诊断和治疗更好。生理生化指标用于筛检的公共卫生学意义主要体现在：①早期发现病人，使得病人能够早日得到治疗，从而达到二级预防的目的。例如，通过糖尿病筛检，可发现早期糖尿病患者或糖耐量下降者，通过及时干预，就可达到早期发现、早期诊断、早期治疗的“三早”预防效果。②通过对某些生理生化指标的筛检，可以发现人群中某些疾病的高危个体，并从病因学的角度采取预防措施，减少疾病的发生，降低疾病的发病率，达到一级预防的效果。例如，通过测量不同人群体重、腰围、血压、血糖、血脂等指标，掌握不同人群超重、血压升高、糖耐量降低、血脂异常及代谢综合征的分布状况，可以发现相关疾病的高危人群。

（二）评价环境暴露对健康的影响

人们生存的环境，包括居住环境、职业环境、社区环境和自然环境（如水、空气、土壤）等，与健康密切相关，这些环境中如果存在对健康不利或有害的因素，可对机体造成多种多样的危害。从环境暴露到机体中毒和疾病的发生是一个内在的变化过程，环境有害因素的暴露常常伴随着机体生理生化因素的改变，这些生理生化指标可作为生物标志物，用于来评价环境暴露及其产生的危害。例如，在职业性铅暴露中，由于铅导致卟啉代谢障碍造成尿 δ-氨基-γ-酮戊酸（δ-ALA）、血红细胞游离原卟啉（EP）、红细胞锌原卟啉（ZPP）水平上升，因此，可测定以上指标的变化评价职业性铅暴露状况；有机磷农药可引起胆碱酯酶的活性下降，使其失去分解乙酰胆碱的作用，从而出现以毒蕈碱样、烟碱样和中枢神经系统症状为主的全身疾病，因此，全血乙酰胆碱酯酶活性可作为评价有机磷农药暴露的指标。

随着分子流行病学的发展，通过检测生物标志物从细胞和分子的水平上认识疾病的发生和发展，更加准确地反映环境暴露及其与健康效应的关系。

链接

生物标志物

生物标志物（biomarker/biological marker）是生物体内发生的与发病机制有关联的关键事件的指示物，是体液（如血液、尿液）、粪便、组织、细胞、头发等各种生物学介质中检测到的细胞、生化、生理或其他方面的改变。通过测量这些生理、生化代谢指标，可反映机体的环境暴露水平，从而作为健康效应调查、测量和评价的依据。例如，测量血液中自由红细胞原卟啉可反映铅暴露，测量体液中的可铁宁可反映对香烟中尼古丁的暴露，通过测定听力敏感度暂时性阈值位移状况评价噪声暴露，测量尿液中黄曲霉毒素 DNA 加合物可评估黄曲霉毒素个体暴露状况和健康效应等。

各种生物标志物按其功能一般分为三类：暴露生物标志物、效应生物标志物和易感性生物标志物。

（三）健康管理

健康管理是指对个人或群体的健康进行全面监测、分析、评估、提供健康咨询和指导以及对健康危险因素进行干预的全过程，核心是促进人们建立健康的行为和生活方式。健康管理针对人群包括健康人群、亚健康人群、高危人群和病人。健康管理具有较强的经济效益和健康效益，数据证实，为健康管理投入 1 元，相当于减少医疗费用 3～6 元，如果加上由此产生的劳动生产率回报，实际效益是投入的 8 倍。

疾病监测是健康管理的前提，生理生化指标检查是疾病监测的重要组成部分。例如，通过测量不同人群体重、腰围、血压、血糖、血脂等指标，可了解不同人群肥胖、高血压和糖尿病等的患病率及变化趋势。通过疾病监测，可以掌握人群慢性病的流行水平及变化趋势。对慢性病患者生理生化指标进行长期监测，能够做到对慢性病患者的精准化管理，从而提高干预效果。

通过定期监测危险因素，可以发现高危人群，对高危人群进行健康管理。主要通过健康教育提高广大群众自我健康意识，引导社区居民进行自我管理，降低个体危险水平，防止和延缓疾病的发生。例如，芬兰国家公共卫生学院建立了以社区为基础的干预项目，定期对心血管疾病的危险因素，包括生理生化因素，如超重肥胖、血压和血糖等，进行评估，通过与社区开展合作，改变自然和社会环境，从而影响并改变人们的行为方式，引导人们选择健康的生活方式。

（四）干预效果评价

1. 人群健康干预效果评价 在生理生化指标已显示部分特定人群某些指标异常的情况下，针对提示的疾病对该人群实施行为、饮食、药物干预。而干预后对健康的效果，最直接的观察指标往往都是生理生化指标。如针对 6～24 月龄婴幼儿进行营养干预，检测婴幼儿服用营养包一年后的血红蛋白含量，并与未服用前进行比较，以评价营养干预的效果。

2. 环境干预效果评价 长期暴露于有害环境中，例如，长期暴露于污染的空气中，机体许多生理生化指标可能出现异常，从而反映出环境暴露对健康的不良影响。如果环境改善后，例如，经过大气污染治理，当地居民的健康状况是否也发生相应的改善，也可以通过监测居民生理生化指标变化来反映环境改善的效果。

3. 临床干预效果评价 临床上对患有某种疾病的人群实行药物干预，通过与其他药物或安慰剂的疗效对比，能客观评价该药物对疾病的疗效。生理生化指标可用来评价药物的治疗效果。

进展与评述

代谢组学（metabolomics）是指对机体因环境因素、病理生理或遗传修饰等刺激导致的多种生化指标动态变化的定量检测，可以更全面地展现机体内发生的代谢变化。机体内环境在相对稳定的状态下，机体产生的代谢产物的化学成分和理化性质也处于动态的相对稳定状态，一旦内环境的相对稳定遭到破坏，内环境中各种代谢产物的组成模式将相应发生改变。代谢组学通过分析血液、尿液、唾液等体液的组成变化，运用化学计量学方法对病例组和健康对照组进行对比分析，获取在疾病发生过程中产生的特殊代谢产物——生物标志物。这一方法有助于了解肿瘤、心血管、糖尿病等疾病的发生、发展过程，也有助于疾病的临床诊断和治疗。代谢组学在肿瘤研究方面已被广泛应用，从机体代谢的动态变化中寻找肿瘤的特异性代谢产物或特征性代谢谱，并建立针对于不同肿瘤的分子诊断模型，用于癌症早期检测、诊断，药物作用的预测，药效标记。

在公共卫生领域，代谢组学也开始展现其作用。例如，应用代谢组学技术，研究环境有害物质刺激机体后，体液或组织中代谢物的整体动态变化轨迹，结合模式识别的多元分析方法，快速筛选毒性相关的分子标志物，进而更系统、更全面地揭示毒物作用于机体的典型特征，为相关毒性作用模型建立、环境或药物中毒性化学物的快速高通量筛选以及相关疾病的预防与治疗提供重要的科学依据。

随着代谢组学技术的发展，研究方法的不断改进，分析系统的软硬件技术的提高，代谢组学技术在公共卫生和临床领域都将发挥更大作用。

（刘 薇 杨银梅 范 春）

第三节 其他因素

除遗传、生理、生化因素之外，还有许多其他人体因素会对健康产生影响。本节主要从体内微生物菌群、免疫两个角度阐述其与人体健康的关系。

【案例 7-3】

在欧洲研究机构通过调查发现，同自然分娩的新生儿相比，剖宫产出生的新生儿患哮喘病的概率要高 50%。这与微生物菌群和新生儿免疫状况有关。自然分娩时新生儿可接触母体产道、肠道分泌物或皮肤，使母体的菌群在新生儿肠道定植，而剖宫产的新生儿对母体阴道、肠道菌群暴露减少，改变或延迟新生儿肠道菌群的早期定植，使新生儿的免疫系统处于相对强势状况，容易发生过敏性疾病。

那么，剖宫产现状如何？微生物菌群和免疫与哮喘的关系如何？

引申的知识

一、剖宫产与哮喘都是公共卫生问题

近些年来，由于社会经济和医疗卫生条件的发展，剖宫产率在全球范围内呈升高趋势。WHO 认为剖宫产率的合理水平为 10%～15%，然而目前许多发达国家的剖宫产率远超过了这个指标，如加拿大达到 26.1%、美国 31.8%、德国 25.9%、巴西某些地区已经达到 80%。一项针对亚洲国家分娩方式的调查显示，中国 2007～2008 年的剖宫产率高达 46.2%，其中无医学指征的剖宫产占 11.7%。剖宫产是解决难产和某些产科合并症，挽救产妇和围生儿生命的重要手段。但剖宫产也有可能带来一些危害，如增加过敏性疾病的发生率、影响儿童神经心理发育并对产妇健康产生长期影响。剖宫产问题越来越得到社会和公共卫生方面的关注。

哮喘是剖宫产的主要危害之一，近年来很多流行病学研究报道了剖宫产可能增加哮喘的发生风险。哮喘是一种常见的呼吸系统过敏性疾病，其对个人活动的限制往往持续终生，给个人和家庭均带来沉重负担，是全球重要的公共卫生问题之一。WHO 估计，目前全球有 2.35 亿人罹患哮喘，如果不采取紧急行动，今后 10 年内哮喘死亡将增加约 20%。2009 年第三次中国城市儿童哮喘流行病学调查显示，中国主要城市城区儿童哮喘总患病率为 3.02%，比 2000 年增加了 50.6%。

二、菌群改变与哮喘的关系

正常生理状态下，人的体表和体腔中存在一定数量的微生物菌群，这些菌群对人体健康有益，但当菌群改变时，则会导致疾病。2010 年《科学》（*Science*）杂志报道的一项研究发现过敏性哮喘患者体内菌群与正常人不同，认为过敏性哮喘可能与体内细菌有关。2011 年《新英格兰医学杂志》（*The New England Journal* of *Medicine*）跟踪报道了外环境菌群对儿童过敏性哮喘的影响。

分娩方式、喂养方式、抗生素等因素可改变新生儿体内肠道菌群的结构和数量，增加过敏性哮喘的发生概率。剖宫产可影响新生儿早期肠道菌群的正常定植，从而影响新生儿免疫系统的发育和成熟，进而导致过敏性疾病发生风险增高。

三、免疫与哮喘的关系

过敏性哮喘是由肥大细胞、嗜酸粒细胞和 T 淋巴细胞等多种炎性细胞参与的，以气道高反应性为主要病理生理变化的慢性气道炎症。哮喘的病因尚未完全确定，目前认为哮喘最大的风险因素是遗传易感性和环境中变态原的共同作用。尤其是在生命的早期，新生儿在环境抗原的刺激下发育自己的免疫耐受功能，如果发育不良就易形成对抗原的超敏反应。Th1/Th2 比例失调被认为是诱发过敏性哮喘的重要机制，进行哮喘特异性免疫治疗是治疗哮喘的重要手段。

扩展的内容

一、微生物菌群对健康的影响

（一）微生物菌群的生物学作用

正常微生物菌群对人体健康有重要作用，是保持健康、增强体质、防御疾病的重要组成部分。

1. 维持人体组织器官的正常结构和功能 肠道微生物在数量、位置和代谢活性上的变动，可以改变肠黏膜的表面组成和功能。缺少正常肠道菌群的无菌动物表现为盲肠明显增大、小肠壁变薄、重量减轻，肠组织及黏膜总面积减少。输入正常肠道菌群后，这些变化则会消失，肠道结构和功能恢复正常。可见，细菌对肠道器官的发育必不可少。

2. 抵御与拮抗外袭菌群的作用 一方面，各种正常微生物菌群在人体皮肤黏膜表面特定部位黏附和繁殖，形成一层自然的菌膜，是非特异性的局部保护膜，可抵御致病菌的入侵；另一方面，正常微生物菌群是人体免疫系统的重要补充，发挥主动防御功能。例如，肠道菌群可以刺激机体在肠道形成更多的淋巴器官，并增加免疫球蛋白在血浆和肠黏膜中的水平，使得免疫系统处于一种适度的活跃状态，以此对入侵体内的病原菌保持有效的免疫作用。而肠道菌群的失调，可造成免疫系统对正常菌群某些抗原的耐受，诱发自身免疫性疾病，如溃疡性结肠炎、克罗恩病等。此外，体内正常菌群还对外界输入的致病菌有拮抗作用，两者通过竞争物质和生存空间，同时分泌抗菌物质，使得外来致病菌的增殖速度明显下降。

3. 产生生理活性物质 体内微生物菌群可以产生生理活性物质，进而促进健康。例如，肠道微生物菌群产生的组胺具有刺激胃酸分泌的功能，色氨酸衍生的吲哚和粪臭素可使大便有令人厌恶的气味。此外，正常微生物菌群还能向人体提供营养物质，如维生素 B_1、维生素 B_2、维生素 B_{12}、维生素 K、生物素、叶酸和氨基酸等。

可见，体内正常微生物菌群对人体健康有巨大益处，但是该作用是有条件的，这个条件就是微生物、人体和环境必须保持动态的生态平衡。

（二）微生物菌群与疾病

如上所述，微生物、宿主与外界环境在正常条件下处于相对平衡，当宿主、环境等因素发生改变时，可使生态系统平衡状态遭到破坏，从而对宿主产生一系列不良影响。

1. 微生物菌群与呼吸系统疾病 人体上呼吸道和下呼吸道均分布了多种的微生物菌群，这些微生物与呼吸系统疾病有关。例如，呼吸道菌群的定植对哮喘的发生至关重要，动物模型无菌小鼠呼吸道内淋巴细胞数、嗜酸粒细胞数和 Ig E 水平较一般小鼠明显升高，其发生炎症反应的可能性随之增加，进而增加了哮喘发生的可能。此外，呼吸道菌群的变化还与肺囊性纤维化、慢性阻塞性肺病等呼吸系统疾病有关。

2. 微生物菌群与代谢性疾病 定植在肠道的菌群和人体代谢性疾病有重要关系。有关肥胖、糖尿病、代谢综合征的病因学研究显示，遗传背景及能量摄入相同的条件下，人体对高热量摄入诱导的体重增加和血糖增加表现有所不同，表明存在与人类基因不相关的因素影响着肥胖和胰岛素抵抗的易感性，肠道微生物菌群便是其中重要的因素之一。肥胖、糖尿病患者肠道微生物构成会发生变化，例如，肥胖人群肠道拟杆菌门丰度降低，硬壁菌门丰度升高。同时，在接受标准规范治疗后，肠道内微生物菌群又会恢复正常。这种变化证明了微生物菌群与代谢性疾病的相关性。

3. 微生物菌群与心血管系统疾病　微生物菌群与心血管系统疾病的关系主要体现在肠道菌群可以加剧动脉粥样硬化的产生。有研究发现，在有症状的动脉粥样硬化患者肠道中存在一些菌属的变化，如柯林斯菌属增多，而在健康对照者中罗氏菌属和优杆菌属增多。动脉粥样硬化患者肠道内的细菌结构则会进一步作用而加剧心血管疾病病情。相反，正常人肠道内的一些细菌则有助于预防心血管疾病，例如，有些肠道细菌分泌的类胡萝卜素类物质可在一定程度上降低动脉粥样硬化和卒中的风险。

4. 微生物菌群与生殖系统疾病　微生物菌群对女性生殖道的影响较为严重。女性阴道内定植大量微生物菌群，其中乳杆菌比例最高，其数量占阴道微生物的 95%以上，是健康妇女阴道正常菌群中的优势菌。当乳杆菌减少或者消失时，可导致阴道菌群失调，阴道清洁度、酸碱度发生改变，容易导致外源性有害微生物的入侵和内源性致病菌的大量繁殖，造成生殖道感染的发生。同时，孕产妇生殖道菌群失调还可能导致不良妊娠的结局。

5. 微生物菌群与肿瘤　已有研究发现肠道菌群与胃癌、大肠癌等胃肠道肿瘤有关。微生物菌群对肿瘤的影响主要通过以下几种途径：微生物直接与肿瘤接触促进肿瘤发展；通过调节机体免疫系统影响肿瘤进展；通过调节机体代谢间接影响肿瘤的命运。此外，有些菌群还可以影响肿瘤的治疗效果。

6. 微生物菌群与神经精神疾病　已有研究发现，肠道内的细菌可影响大脑的化学反应和行为举止。肠道菌群通过神经途径、免疫途径和神经内分泌途径与中枢神经系统进行信息交流，影响脑功能，进而影响情绪，产生焦虑、抑郁、认知功能减退等精神疾病。肠道菌群失调还可以是多发性硬化症、自闭症、慢性疲劳综合征、阿尔兹海默病等中枢神经系统疾病的重要原因。

（三）微生物菌群的影响因素

体内微生物菌群共同组成了微生态系统，这个微生态系统极易受外界因素影响而发生紊乱。已有研究发现抗生素使用、年龄、饮食、疾病等因素均会影响微生物菌群的结构和分布。饮食的影响在婴幼儿体内表现最明显，食母乳的婴幼儿肠道菌群种类多于人工喂养，食配方奶粉的婴幼儿肠道菌群种类多于一般奶粉。对成人而言，从低糖、低脂饮食转换为高糖、高脂饮食时，肠道中的拟杆菌门的细菌数量迅速下降。补充益生菌类有助于增加双歧杆菌等肠内益生菌的数量。此外，体内微生物菌群的数量和结构是随年龄不断变化的，总体细菌数和种类在生命第一年最多，断奶后则逐渐下降。老年人正常菌群数量最低，且优势菌群种类减少，对外源性细菌的拮抗作用降低，容易引发菌群失调，从而导致疾病。

抗生素一经问世，就被广泛应用于临床，是应用最广泛的抗菌药物。近年来，人们开始意识到抗生素使用带来的负面效应，其中对肠道菌群的影响便是一个重要方面。针对某一特定细菌感染引起的疾病，抗生素可以杀灭致病菌治疗疾病，但是抗生素同时也会改变整个肠道的微生物环境以及该微生态系统与宿主之间的相互作用。后者对健康的影响是巨大的，可能造成诸多潜在的健康危害。此外，目前存在严重的抗生素滥用现象，在不需要使用抗生素的情况下使用，或者盲目使用广谱抗生素，这大大增加了抗生素耐药性发生的可能性。因此，在未来的抗生素应用中应更加关注其对肠道代谢产生的影响，并尽量避免由此而产生的不良反应，及早进行干预。

二、免疫对健康的影响

（一）免疫功能与疾病

机体免疫系统可以保护机体免受外源物质的入侵，当免疫功能失调时，可能产生各种疾病。

免疫系统的功能主要体现在三个方面。

1. 免疫防御 是最主要的免疫功能，指机体抵抗和清除病原微生物或其他异物的能力。免疫防御功能过高或过低均可能引起疾病，免疫防御功能过高时可出现超敏反应，如过敏性皮炎、哮喘、青霉素过敏等；免疫防御功能过低或缺乏时可导致免疫缺陷病，包括原发性免疫缺陷病和获得性免疫缺陷病，后者如艾滋病、结核、恶性肿瘤等。

2. 免疫稳定 指机体清除损伤或衰老的细胞，维持身体平衡。免疫稳定功能失调可导致自身免疫病，如红斑狼疮、皮肌炎、风湿类风湿病、恶性贫血、重症肌无力、牛皮癣等。

3. 免疫监督 是指机体识别和清除体内出现的突变细胞。免疫系统不能及时识别和清除体内产生的变异细胞，则易发生癌变，产生肿瘤。

链接

人体免疫系统三道防线

人体免疫系统是人类保持健康、避免发生各种疾病的自卫防御系统，由免疫器官、免疫细胞和免疫活性物质组成。当外源性物质进入人体时，需经过人体免疫系统的三道防线。由皮肤和黏膜及其分泌物组成的物理屏障构成第一道防线，体液中的杀菌物质和吞噬细胞组成第二道防线。前两道防线是人类在进化过程中逐渐建立起来的天然防御功能，又称为非特异性免疫。第三道防线主要由免疫器官（扁桃体、淋巴结、胸腺、骨髓、脾等）和免疫细胞（淋巴细胞、单核/巨噬细胞、粒细胞、肥大细胞）借助血液循环和淋巴循环而组成。第三道防线是人体在出生以后逐渐建立起来的后天防御功能，特点是出生后才产生的，只针对某一特定的病原体或异物起作用，因而称为特异性免疫（又称后天性免疫）。根据艾滋病死因和免疫系统受损的关系相关资料表明，人体的第三道防线在抵抗外来病原体和抑制肿瘤方面具有十分重要的作用。

（二）免疫功能影响因素

人体免疫功能虽然与生俱来，但是饮食、锻炼、疾病、环境等后天因素仍会对免疫功能产生影响。日常调理饮食被认为是提高免疫功能的最理想方法，多喝酸奶、开水、茶水，多吃海鲜、动物肝脏，并适当补充铁质、谷氨酰胺、精氨酸及酵素均有利于提高免疫功能。汽车尾气、家庭燃料等空气污染则会损害机体免疫功能。肥胖、糖尿病、癌症患者细胞免疫和体液免疫功能均有所降低。经常性体育锻炼的个体免疫力大于不锻炼者。可见，建立良好的生活习惯、预防慢性病有助于提高免疫功能，避免免疫相关疾病的发生。

三、微生物菌群与免疫影响健康的公共卫生意义

（一）微生物菌群影响健康的公共卫生意义

1. 开展菌群监测，进行疾病风险评估和预测预警 既然体内微生物菌群的平衡状况与人体健康息息相关，能否利用体内菌群的改变预测和预警机体的病变，从而防患于未然？已有研究发现，在临床症状尚未出现时，口腔内的菌群能够以 81%的准确率预测婴幼儿龋病的发病，表明体内菌群有助于评估机体患病风险，预测疾病发生。

2. 保护体内菌群平衡，预防疾病发生及进展 体内菌群失调与呼吸系统、内分泌代谢系统、心血管系统、生殖系统疾病有关，而且还会影响肿瘤和个体行为，因而维持体内菌群平衡，尤其是肠道菌群平衡，不但有助于发挥有益菌的作用，还可以预防上述不良后果的产生。而要维持体内菌群平衡，需要保持合理的饮食与作息习惯，谨慎使用抗生素，并适当补充益生菌类补充剂。

3. 发挥体内菌群助力，提高疾病治疗效果 体内微生物菌群产生的生理活性物质可以影响药物的药动学和药效。例如，环磷酰胺是临床上重要的抗癌药物，肠道菌群在环磷酰胺刺激抗肿瘤

免疫反应中起重要的协助作用，而无菌小鼠服用环磷酰胺时，肿瘤无明显缩小。因此，在利用抗癌药物治疗恶性肿瘤的过程中，肠道菌群能够助其一臂之力。

（二）免疫影响健康的公共卫生意义

1. 传染性疾病的免疫预防　免疫预防是根据特异性免疫的原理，采用人工方法将抗原或抗体制成各种制剂接种于人体，使其获得特异性免疫能力，达到预防疾病的目的。疫苗是使用最广泛、最常见的免疫预防制剂，在预防麻疹、脊髓灰质炎、白喉、破伤风、百日咳、结核病、乙肝等传染病方面做出了巨大贡献。据估计，通过免疫接种每年可避免全球 200 万～300 万人死亡。

2. 过敏性疾病的预防　基因与环境的相互作用可改变机体的免疫功能，对过敏性疾病的发生、发展和转归起决定性的作用。控制生命早期的环境因素可以修饰免疫系统的发展，从而预防过敏性疾病。已有研究发现开展一级预防，如孕期适时补充维生素 D 及叶酸，合理饮食、均衡营养，减少污染环境暴露，避免吸烟及被动吸烟，适量的微生物环境暴露，孕期合理用药，选择自然分娩方式，持续纯母乳喂养至婴幼儿 6 月龄等在预防过敏性疾病方面具有显著效果。

3. 开展抗体监测，有利于疾病的早期诊断、监测与预测　人群抗体监测是了解人群免疫水平、评价免疫接种效果、制订科学免疫程序的重要依据，抗体监测与免疫接种相互补充，是控制传染病最有效、科学的手段。此外，相比于传统的病原体检测或病理、体征检测，免疫学改变出现较早，开展抗体监测有助于疾病的早期诊断，例如，自身抗体谱检测技术有助于肺癌的早期诊断，联合抗环瓜氨酸抗体（抗 CCP）检查有助于类风湿关节炎的早期诊断，人类免疫缺陷病毒的抗体检测则是诊断艾滋病的重要依据。可见，抗体监测是疾病二级预防的重要内容。

除人群抗体监测外，动物抗体监测也是重要的公共卫生问题。动物是人兽共患传染病的重要传染源，近年来，75%的新发传染病都来自动物，因此开展动物抗体监测是重大人兽共患传染病疫情科学预警和预防的重要依据。中国规定对猪、牛、羊、禽类血清进行定期监测，监测病种包括牛羊口蹄疫、猪口蹄疫、猪瘟、鸡禽流感及新城疫等，通过监测这些动物体内抗体状况，可为疾病的预防提供依据。

进展与评述

一、肠道菌群与糖尿病

随着经济发展带来的生活方式改变，以及老龄化进程的加速，中国糖尿病的发病呈快速上升趋势，成为继心脑血管疾病、肿瘤之后另一个严重危害健康的慢性非传染性疾病。据世界卫生组织估计，2005～2015 年，中国由于糖尿病及相关心血管疾病导致的经济损失达 5577 亿美元。了解糖尿病的发病机制对其控制具有重要意义。近年来，大量研究显示，肠道菌群与 2 型糖尿病的发生、发展有着直接的关系。2 型糖尿病患者与健康个体间肠道菌群结构具有显著差异。2 型糖尿病患者肠道内拟杆菌属、大肠杆菌等条件致病菌明显增多，双歧杆菌显著减少。学者认为肠道菌群通过两条途径影响 2 型糖尿病，一是通过对脂肪的调控作用；二是引发慢性炎症。肠道菌群与糖尿病之间的关系为糖尿病防控工作提供了新的思路。

二、肿瘤的免疫治疗

近年来恶性肿瘤的发病率、死亡率逐年提高，而临床上仍缺乏肿瘤特效治疗方法，恶性肿瘤的五年生存率仍然较低。随着免疫学的迅速发展，肿瘤免疫治疗成为继手术、放射治疗和化学治疗之后一种重要的抗肿瘤治疗手段，为攻克恶性肿瘤带来希望。肿瘤免疫治疗包括非特异性免疫治疗和特异性免疫治疗两类，非特异性免疫治疗剂包括白细胞介素 2、α 干扰素、肿瘤坏死因子、卡介苗等细胞因子和毒素，特异性免疫治疗主要是肿瘤疫苗。肿瘤疫苗是通过给患者体内导入肿瘤抗原来激发患者的特异性抗肿瘤免疫反应，具有特异、在体内免疫效应维持时间长等优点。尤其树突状细胞疫苗已经广泛用于乳腺癌、肺癌、肾癌、前列腺癌、消化道肿瘤等临床研究中，且显示出良好的应用前景。

（高梦婷　范　春）

参 考 文 献

戴云云，何国平. 2011. 健康管理在中国的发展现状趋势及挑战. 中国预防医学杂志，12（05）：452-454.

刘云慧，赵铁耘. 2012. 肥胖及相关代谢性疾病与肠道菌群. 生理科学进展，43（02）：137-140.

陆菊明. 2014. 中国 2 型糖尿病防治指南（2013 年版）更新要点的解读. 中国糖尿病杂志，22（10）：865-869.

彭慧. 2012. 上海市慢性病自我管理实施效果及可持续性发展研究.上海：复旦大学.

任军. 2012. 肿瘤免疫治疗的现状与展望. 首都医科大学学报，33（5）：597-601.

尚婧晔，余倩. 2014. 肠道菌群 2 型糖尿病相关性的研究进展. 中国微生态学杂志，26（12）：1471-1475.

Gapp K，Jawaid A，Sarkies P，et al. 2014.Implication of sperm RNAs in transgenerational inheritance of the effects of early trauma in mice. Nat Neurosci，17（5）：667-669.

Guerrero-Bosagna C，Skinner MK. 2012.Environmentally induced epigenetic transgenerational inheritance of phenotype and disease. Mol Cell Endocrinol，354（1-2）：3-8.

Heijmans BT，Tobi EW，Stein AD，et al. 2008. Persistent epigenetic differences associated with prenatal exposure to famine in humans. Proc Natl Acad Sci，105（44）：17046-17049.

Hughes-Davies L，Huntsman D，Ruas M，et al. 2003.EMSY links the BRCA2 pathway to sporadic breast and ovarian cancer. Cell，115（5）：523-535.

Ptak C，Petronis A. 2008.Epigenetics and complex disease：from etiology to new therapeutics. Annu Rev Pharmacol Toxicol，48：257-276.

Ravelli GP，Stein ZA，Susser MW .1976.Obesity in young men after famine exposure in utero and early infancy. N Engl J Med，295（7），349-353.

Rieder V，Salama M，Glockner L，et al. 2015.Effect of lifestyle and reproductive factors on the onset of breast cancer in female BRCA 1 and 2 mutation carriers.Mol Genet Genomic Med，4（2）：172-177.

Teng F，Yang F，Huang S，et al. 2015.Prediction of Early Childhood Caries via Spatial-temporal Variation of Oral Microbiota.Cell Host Microbe，18（3）：296-306.

Zhang Y，Zhang Y，Shi J，et al. 2014.Identification and characterization of an ancient class of small RNAs enriched in serum associating with active infection[J]. J Mol Cell Biol，6（2）：172-174.

第八章 影响健康的中游因素

Midstream determinants of human health

美国罗切斯特大学精神病和内科学教授乔治·恩格尔（George Engel）提出，当今医学模式已经由生物医学模式逐步向生理-心理-社会医学模式（bio-psycho-social medical model）转变。这一观点的提出，对于从生物、心理、社会各方面来研究健康以及健康影响因素之间的相互作用产生了重要的作用。20 世纪 90 年代，世界卫生组织（WHO）全球调查表明，对于人的健康和寿命来说，生活方式和行为起主导作用，占 60%，环境因素次之，占 17%，遗传因素占 15%，医疗服务条件占 8%。由此可见，在健康决定因素中，生活行为方式及心理因素产生着重要的影响，通常我们称之为健康影响的中游因素，与社会和物质环境的上游因素和遗传和生理生化的下游因素相比，中游因素很多是可以通过个人的努力而改变的。

第一节 行为与生活方式对健康的影响

【案例 8-1】

2014 年英国医学杂志《柳叶刀》（*The Lancet*）的研究分析报告认为，如果有效控制抽烟、饮酒、高盐摄入等不健康生活习惯，成年人早逝风险将大为下降，到 2025 年，超过 3700 万人可望因此而避免早逝。

这一研究以英国人口数据为基础，使用流行病学模型估算，认为如果有效控制不健康生活习惯，到 2025 年，成年男性因心脏病、肺病、中风、癌症和糖尿病等疾病而早逝风险将比 2010 年下降 22%，女性早逝风险下降 19%。研究人员称，这意味着至少 1600 万年龄为 30～70 岁人群和 2100 万 70 岁以上人群将从中受益。报告作者之一、英国伦敦帝国学院研究员马吉德·伊扎蒂说：“(避免早逝风险）在中低收入国家更为明显，这些国家中 3100 万人可望受益。”依据联合国早逝控制目标，到 2025 年，非传染性疾病导致的早逝人数将比 2025 年降低 25%。这类疾病通常由不健康生活方式引起，包括吸烟、饮酒、不健康饮食和不运动。

从上面的例子可以看出，由于吸烟、饮酒、高盐摄入等不健康生活习惯导致的高死亡率已经成为影响人类寿命的主要原因。常见的不良生活行为方式有哪些？它们对健康的风险有多大？如何避免不良生活行为方式对健康的损害？

引申的内容

一、不良行为生活方式对健康的损害

大量国内外的研究表明，影响健康行为生活方式、环境因素、人类生物学因素和医疗卫生服务这四大因素中，各自对健康的影响程度并不相同。2016 年世界卫生日的主题是——遏制糖尿病（Beat Diabetes），WHO 的报告指出，2014 年全球 18 岁以上的成年人中糖尿病患病率估计为 9%，2012 年估计糖尿病造成 150 万例死亡，且超过 80%的糖尿病死亡发生在低收入和中等收入国家。

强调健康饮食、经常体育锻炼、保持正常体重和避免使用烟草可预防或推迟其发病。WHO 在《预防和控制慢性非传染病的全球战略——2008—2013 年行动计划》报告中指出，心血管疾病、癌症、糖尿病、慢性阻塞性肺疾病四类慢性非传染性疾病死亡占 60%，不吸烟、增加体力活动、不酗酒、减少不健康的饮食行为可有效地预防上述慢性非传染性疾病的死亡。这些权威报告都证实，不良的生活方式是健康的重要杀手。

WHO 发布的慢性病预防和管理报告也显示，吸烟、滥用乙醇，摄入过多脂肪、盐分和糖等不良生活饮食习惯引发的一系列疾病，已经成为全球主要的致死原因之一。在全球每年的早逝案例中，大约 600 万人死于与烟草使用有关的疾病、330 万人死于滥用乙醇引发的疾病、320 万人的死亡原因与缺乏锻炼有关、170 万人的死亡原因与摄入过多盐分有关。

中国疾病预防控制中心对 1990～2013 年的监测数据分析显示，慢性病归因的不同危险因素的伤残调整寿命年（DALY）顺位有所变化，异常收缩压成为第一顺位的危险因素，吸烟和缺乏水果摄入紧随其后。高盐饮食、肥胖、体力劳动减少和缺乏纤维素也是排名靠前的危险因素。由此可见，人群疾病谱的变化与生活方式和膳食结构的改变关系密切。抽烟、饮酒、高脂高盐饮食、缺乏运动等不良的生活行为习惯，已经成为引发各种慢性病的主要危险因素，是导致成人早死的主要原因。

二、常见的不良行为生活方式的健康风险

常见的不良行为生活方式包括如吸烟、酗酒、缺乏运动、高盐高脂饮食、不良进食习惯、熬夜等。这些不良的行为生活方式都不同程度导致对健康的损害。

1. 吸烟的健康风险 根据《柳叶刀》（*The Lancet*）杂志发表的最新的研究显示：与不吸烟相比，吸烟者发生慢阻肺的风险大约为 9.09（5.11～16.15）；发生肺癌风险为 3.78（2.78～5.14）；缺血性卒中或缺血性心脏病为 2.03（1.66～2.47）。吸烟者喉癌死亡率比不吸烟者大 6～13 倍。国内一项大型 Meta 分析结果表明，吸烟量每上升一个等级患胃癌的危险性就增加 1.5 倍，吸烟人群胃癌发生风险增加 50%～60%，据估计，全球范围内 11%的胃恶性肿瘤与吸烟密切相关。随着吸烟年数延长、每天吸烟量增大及吸烟包年数增多，胃癌的发生呈上升趋势。吸烟年限＞30 年、每天吸烟量＞20 支和综合指标吸烟包年数＞20 等因素，均显示出与胃癌有较强的正相关。据估计中国每年因吸烟导致的死亡人数约为 100 万。

2. 饮酒 饮酒与健康关系呈“U”形曲线。一般认为适量的饮酒能促进身体血液的循环。根据文献的报道，少量的饮酒可以降低血压，降低动脉粥样硬化及心血管疾病的发生率，也有研究报道少量饮酒可以提高胰岛素的敏感性从而降低 2 型糖尿病的发生率。但是饮酒带来的健康损害及社会危害也是不能忽视的。根据 2011 年 WHO 发布的报告，过量饮酒每年导致 250 万人的死亡，已成为严重的公共卫生问题。研究显示，长期饮酒导致对胃肠道的刺激，导致胃炎的发生；此外饮酒引发的精神障碍居精神疾病的第二位。动物实验表明，酒精可导致神经结构性的改变，导致认知功能的损害；近年来有较多的研究报道，长期过量的饮酒导致的酒精性脂肪肝呈现逐年上升趋势；急性大量的饮酒导致的酒精中毒可导致生命的损害。此外，因酒精的使用导致的社会治安、社会暴力、交通事故、家庭矛盾等问题也不可忽视。

3. 缺乏运动 很多的研究显示，缺乏运动或体力活动与很多慢性病的发生有关。缺乏体育锻炼容易诱发多种疾病，例如，久坐会使人肌肉松弛无力，引起腰背肌肉劳损疼痛，长期会导致颈椎病、肩周炎、腰椎间盘突出症等骨关节病；缺乏体育锻炼还会引起胃肠蠕动减慢、血液循环减缓、内脏脂肪蓄积、人体免疫功能降低，导致腹胀、便秘、肥胖、高血压、动脉硬化、心脏病、脑卒中及肿瘤等多种疾病。据《英国运动医学》（*British Journal of Sports Medicine*）杂志报道，每天大部分时间都坐着的人，肥胖、心脏病发作或死亡的风险更高。缺乏体育运动是心脏病发作、2 型糖尿病、乳腺癌和结肠癌的主要危险因素，有 6%冠状动脉疾病、7%糖尿病、10%乳腺癌和结

肠癌均是由于缺乏体力活动。现代人伴随高节奏、高效率的工作方式和不良的生活方式，产生的以焦虑、抑郁等一系列情绪改变为主的心身疾病更是与缺乏体育运动有着十分密切的关系。

4. 高盐高脂饮食　多项研究表明，心血管病与高盐高脂饮食有关。高盐饮食不仅可以升高血压，同时还会使血浆胆固醇升高，促进动脉粥样硬化的生成。高脂饮食则会造成肥胖，并通过损伤血管内皮形成粥样硬化斑块，引发高血脂、高血压等代谢紊乱性心脑血管类疾病；血栓堵塞血管，使管腔变细变窄，导致心肌缺血缺氧甚至猝死。盐摄入过多会加速体内骨钙的流失，造成骨质流失和骨质疏松，一项动物实验表明，给小兔喂食高盐饲料 12 个月后，其骨密度降低 50%；高盐会刺激胃黏膜，致使胃黏膜细胞分裂，诱发胃癌；长期摄入高脂饮食会导致多种癌症的发生，据调查：脂肪的消耗量高低与乳腺癌、直肠癌、大肠癌、前列腺癌、卵巢癌、肺癌、胰腺癌的死亡率成正比，过量摄入高脂食物对乳腺癌有促发作用，有研究发现妇女每天平均摄入 10g 饱和脂肪发生卵巢癌的危险性上升 20%。

三、不良健康生活方式的流行状况

（一）吸烟

中国是世界上最大的烟草生产国和制造国，有超过 3 亿烟民，共消费了世界 1/3 以上的烟草，有 7.4 亿人暴露于被动吸烟的环境中。根据 2015 年发布的中国居民营养与慢性病状况报告，15 岁以上人群吸烟率为 28.1%，其中男性吸烟率高达 52.9%，非吸烟者中暴露于二手烟的比例为 72.4%。而从中国疾病预防控制中心另一调研报告显示，在高中男生和大学男生中，尝试吸烟率分别达到 52.4%和 66.3%。2015 年的控烟报告显示，总人口吸烟率为 27.7%，男性吸烟率为 52.4%，虽然与 2002 年相比有所下降，但仍然处于较高水平，还需要加大控烟行动的力度。

（二）饮酒

随着人们生活水平的提高和生活方式的改变，饮酒已成为人们生活方式和社交方式中重要的组成部分。饮酒、过量饮酒现象正在中国人群（尤其青少年）中迅猛蔓延；根据 2006 年“中国居民健康与营养调查”数据显示，中国 9 省成年人男、女饮酒率分别为 58.3%和 8.1%。15～29 岁人中人均乙醇消费量比 1972—2005 年猛增 5 倍，而大学生是主要的受害者。季成叶教授 2008 年研究数据显示大学生男性、女性饮酒率分别为 66.1%和 34. 2%；过量饮酒率为 37. 4%和 11. 6%。2012 年中国 18 岁及以上成人的人均年乙醇摄入量为 3L，饮酒者中有害饮酒率为 9.3%，其中男性为 11.1%。目前饮酒已成为一项公共卫生和政策关注的问题，饮酒现象非常普遍，加强人群关于饮酒的健康指导与干预工作任重道远。

（三）缺乏运动

缺乏运动已经成为一种全球“流行病”，同时也是一个令全世界关注的问题。2003 年 WHO 估计全球每年因缺乏运动而死亡的人数超过 200 万人，2012 年中国的一项调查显示，成年人中一年几乎不参加体育活动的人约占 80%，成人经常锻炼率仅为 18.7%。2012 年医学杂志《柳叶刀》的系列研究报告指出，全球大多数人都运动不足，缺乏运动已经成为人类健康的又一“杀手”，其危害程度可与吸烟对人类的危害相当。当前，人们大多没有意识到缺乏锻炼和许多疾病有着密切关系，进行体育锻炼的健康引导与干预，是预防和控制与之相关的慢性疾病的一项重要公共卫生问题。

（四）高脂高盐饮食

中国居民的膳食结构不尽合理，根据 2015 年营养与慢性病状况报告显示，中国居民脂肪摄入量偏多，平均膳食脂肪供能比超过 30%。蔬菜、水果摄入量略显不足。2012 年居民平均每天烹调用盐 10.5g。高脂高盐饮食导致肥胖、高血压、心血管疾病等慢性病持续上升。中国 18 岁及以上成人超重率为 30.1%，肥胖率为 11.9%，比 2002 年上升了 7.3 和 4.8 个百分点，6～17 岁儿童青少年超重率为 9.6%，肥胖率为 6.4%，比 2002 年上升了 5.1 和 4.3 个百分点。与城市居民更多地了解健康饮食知识日常及更健康的饮食习惯相比，农村居民的健康情况更为严重。因此，同时重视对城市、农村居民关于健康饮食的宣传，改善居民健康饮食状况显得尤为重要。

链接

公共卫生问题

公共卫生问题是指公共卫生要解决的发病率高、患病率高，影响人群和各个方面，造成个体的心灵创伤，对社会和谐和经济发展产生巨大影响的疾病、事件或行为。它既包括严重危险人群健康和生存质量的恶性肿瘤、心脑血管疾病、糖尿病、意外伤害，也包括人口老龄化、环境污染，还包括吸烟、酗酒、缺乏体育锻炼、超重和肥胖等行为与健康危险因素等。

为了能够公平、效率、合理地配置公共卫生资源，需要从国家、地区、社区和不同群体等层面上调查分析公共卫生问题。

公共卫生问题的确定需要通过流行病学专题调查、现有资料分析和专家咨询等多种形式进行。

扩展的知识

一、行为的含义及分类

（一）行为的含义

行为（behavior）指人类为了维持个体的生存和种族的延续，在适应不断变化的复杂环境时所做出的反应。行为是个体赖以生存和适应环境的一切活动，是个人心理因素与环境交互作用的产物。人是有机的整体，是生物性与社会性统一的整体，因此人既有生理的需求，也有众多的社会需求，人类的行为是这些复杂的需求的表达，也是行为的动因。

美国心理学家，机能心理学派代表人物之一罗伯特·塞钦斯·武德沃斯（Robert Sessions Woodworth）提出了著名 S-O-R 模型（图 8-1）来体现行为的基本含义。

刺激(S) ⟹ 机体(O) ⟹ 行为反应(R)
(stimulus) (organization) (reaction)

图 8-1 S-O-R 模型图示

注：S 代表内外环境中的刺激源；O 代表有机体，行为的主体；R 代表人的行为反应

人类的行为必然在一定的自然和社会环境中进行，各种简单或复杂的行为也必定受各种客观的自然、社会环境的影响。通常情况下，人们的行为要良好地适应复杂变化的环境，就必须对环境中的刺激做出相应的反应。行为是机体针对环境刺激做出的应激性反应，它是具有认知、思维、情感、意志等心理活动功能的人对内外环境因素所做出的能动的反应。

（二）行为的表现

人们的行为表现为外显行为和内显行为，外显行为是可以直接观察到的行为，内显行为则是不能被他人直接观察到的行为。通常情况下，人们所指的行为是可观察到的外显行为。人类本身具有的生物属性以及随人类社会发展而产生的社会属性决定了人类的行为是生物性和社会性统一的整体，与之相对应的社会行为则表现为本能行为和习得行为（图 8-2）。

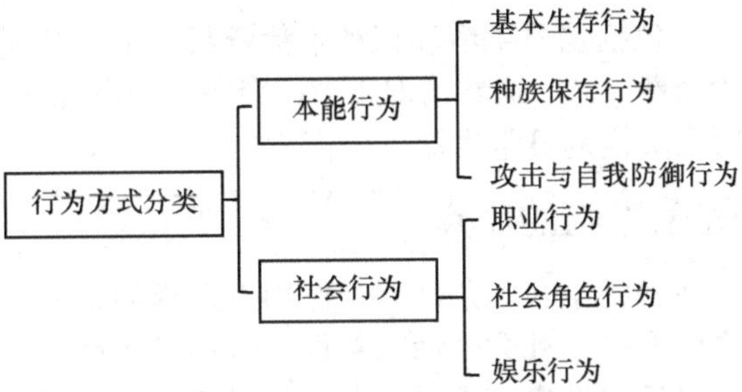

图 8-2　行为的具体表现图示

由遗传因素决定的行为是本能行为（instinctive behavior），是人类与生俱来、先天性的行为，它包括：摄食行为、睡眠行为、性行为、防御行为、好奇和寻求刺激行为等。人类在社会化过程中形成的、主要由社会情景决定的行为则是习得行为（learned behavior），它包括：合理营养、锻炼、吸烟和酗酒等。事实上，很多行为表现出的并不仅是本能性或社会习得性，而是包含了两种因素的成分，既有本能的成分，也有社会因素的成分。

（三）行为的分类

健康相关行为（health related behavior）指个体或群体与健康和疾病有关的行为。按照行为对自身和他人健康状况的影响，健康相关行为可分为促进健康行为和危害健康行为。

1. 促进健康行为（health promoted behavior）　是指个体或群体表现出的、客观上有利于自身和他人健康的行为。可分为如下类别：①基本健康行为：指日常生活中一系列有利于健康的基本行为，如平衡膳食、积极锻炼、适量休息与睡眠、积极的应对方式、注意个人卫生等；②预警健康行为：包括对可能发生的对健康造成危害事件的预防性行为和事件发生后尽量减少或避免危害的正确处置行为；③合理利用卫生服务：积极、合理、适当地使用卫生服务，以保护和增进健康的行为；④避开环境危害：主动积极地采取措施避开人们的生活和工作的自然环境与心理社会环境中对健康造成危害的各种因素；⑤戒除不良嗜好：指自觉戒除日常生活中对健康造成危害的个人嗜好。

2. 危害健康行为（health-risky behavior）　指偏离个人、他人和社会健康期望、不利于健康的行为。可分为如下类别：①不良的行为习惯。生活方式与行为习惯形成于生命的早期，之后便会影响人的一生。各种慢性疾病的起源大多都是从儿童时期开始，由不良的生活行为习惯累积而造成的。对于生活行为习惯导致的疾病，我们可通过行为习惯着手来预防，常见的不良健康行为如吸烟、饮酒、高脂高盐饮食、缺乏体育锻炼等都在不同程度产生对健康的危害。②致病行为模式。致病行为模式是导致特异性疾病发生的行为模式。目前，国内外研究较多的是 A 型和 C 型行为模式。A 型行为模式与冠心病的发生密切相关，具有该模式的个体通常表现为有雄心、喜欢竞争、行动匆忙、对人有敌意；C 型行为模式与肿瘤的发生有着密切的联系，该种模式的人过分忍让和顺从、自我克制、情绪压抑、爱生闷气。③不良疾病行为。指个体从感知自身患有疾病到疾病康复全过程所表现出来的一系列不利于健康的行为。常见的表现形式有：不遵从医嘱、讳疾忌医、迷行、疑病、恐惧、不及时就诊等。④违反法律、法规行为：是指违反社会法律法规、道德规范并危害健康的行为。这些行为可直接危害行为人的个人健康，也严重影响社会健康与正常的社会秩序。

二、生活方式及其对健康影响的特点

（一）什么是生活方式

生活方式（life style）有广义和狭义之分。广义的生活方式指的是人们在物质生活和精神生活领域所从事的一切活动方式，包括物质生活和精神生活资料的生产和消费方式。狭义的生活方式则指物质和精神生活资料的消费方式。通常情况下，社会医学中研究的更多的是狭义的生活方式，即由社会、经济、文化等因素决定的日常生活行为模式。

（二）生活方式对健康影响的特点

人们的各种生活方式是在各种主客观条件综合作用下选择的结果，一方面取决于个人采取某种生活方式的意愿；另一方面取决于社会生活的条件，包括经济地位、权利、社会关系等各种社会因素。不同的生活方式会对健康产生有害或者有益的影响，在我们日常生活中，对健康造成不良影响的生活方式具有以下特点。

1. 潜伏期长 不良生活方式形成以后，一般要经过相当长的一段时间对健康的影响才能察觉或表现出明显的致病作用。例如，肺癌患者的吸烟史大多长达 10 年甚至数十年之久。这样的长时间的不良生活方式，一方面使生活方式与疾病的关系难以确定，人们一般不会予以重视，因而要改变它就变得相当困难；而另一方面，它的致病作用需要相当长的时间，也为及时采取干预、阻断措施，减少或避免其危害作用提供了机会。

2. 非特异性 不良生活方式与疾病之间没有明确的对应关系。一种行为可能与多种健康问题有关，如吸烟可能与高血压、冠心病、慢性阻塞性肺病、肺癌等有关系；一种疾病也可能与多种行为有关，如高血压与吸烟、高盐饮食、缺乏运动锻炼等多种不良生活方式有关。

3. 协同作用强 当多种不良生活方式同时存在时，它们对健康的作用并非简单相加，而是互相增强，这种协同作用产生的危害将大于各因素单独作用之和。也就是说，不良生活方式中的诸多因素联合作用可使其致病作用大大增强。

例如，饮食中动物脂肪含量过多可发生高脂血症，而高脂血症是冠心病发病和恶化的必要条件。生活紧张刺激可使血压升高，进而引起血管内膜损伤，促使脂质在血管内膜的沉积。烟草中的有害物质亦可使血管内膜损伤，并使血流中氧含量降低，增加心脏的负担。这些因素的联合作用，使冠心病的发病危险性变得更大。

4. 广泛存在 不良生活方式广泛存在于人们的日常生活中并影响着人们的健康。通常各地区的饮食习惯以及生活方式根植于地区的文化传统，例如，北方有高盐饮食的习惯，南方有食烟熏肉的习惯。

5. 变异程度大 生活方式对健康的危害存在着明显的个体差异，主要表现在对健康危害的大小、不良健康事件发生的时间长短。例如，同样的吸烟行为，有的人会发生肺癌而有的人却没有发生肺癌，有的人在十几年吸烟后发生肺癌而有的人二三十年后才发生肺癌。

三、不良行为生活方式产生的原因

不良行为生活方式具有连续性、自创性、社会性、播散性及可改变性的特征。健康生活方式具有主动性、和谐性、适宜性和健康有利性。不良行为生活方式产生的原因主要有生活目的需求和动机的错位、人格缺陷、社会压力与从众心理、无知及社会的变迁等。导致不良行为生活方式产生的主要因素如下：

（一）认知因素

个体对健康的看法通常决定着个体的健康状态。由于人们的经历、所拥有的资源及所处环境的差异，个体对健康往往也有不同的理解和认识。WHO 前任总干事钟道恒博士曾表示：“多数人不是死于疾病，而是死于无知。”显然，很多人失去健康的根本原因是缺乏正确的知识和坚持错误的观念。对于个体或群体健康而言，保护和促进健康的最好途径是树立正确的认知和健康观。正确的认识和健康观是健康行为生活方式的引导和基础前提。

（二）需要和动机

需求由需要转化而来，是行为的根本动机，不以人的意志为转移；动机是促使人们开展活动的内部原因。动机和需求密切相关，需要是动机产生的基础和根源，动机是推动人们活动的直接原因。当人们的需要有了某种特定的目标，需要就转化为动机，推动人去从事某种活动。

（三）从众心理

人的社会性决定了人类从众的本性。思维上的从众使集体中的个体有了归属感和安全感。例如，集体环境下，个体可能由于大多数人吸烟而开始吸烟；社交场合中，人们会因为应酬普遍饮酒而很自然地饮酒。

（四）生活压力大

压力，也称之为应激。加拿大生物学家克劳德·福捷（Claude Fortier）将压力（stress）定义为机体对外界刺激以及自身要求所做出的适应性反应。适度的压力有利于健康，而长期承受过重的压力则会导致不良的健康后果。过度的压力可导致不良的疾病后果，如高血压、偏头痛、心血管疾病、癌症、溃疡、肌肉紧张等疾病。过度的压力还可导致心理情绪疾患和行为问题。如年轻人经常因为工作、学习、感情、人际交往而产生压力，导致越来越多的年轻人出现消极甚至抑郁的情绪，发生心理障碍、吸烟、酗酒、自杀和反社会现象等。

（五）社会经济的发展

生活水平的提高使得人们对行为和生活方式的选择范围越来越宽泛，健康危险因素也随之增加。人们过多食用高脂、高热量、高胆固醇的食物，蔬菜水果的摄入量减少，导致体内的营养素失衡，肥胖者所占比例增加，高血压、冠心病、脑卒中、糖尿病等慢性病的患病人数和发病率也显著增加，社会疾病负担日益加重。

进展与评述

一、健康行为与生活方式干预需要全社会共同行动

近年来，健康行为理论与实践的研究越来越受到心理学、公共卫生学、社会医学等研究者的重视。健康照护不再是单纯的治疗和预防疾病，而是发展为积极地促进健康。因此，健康促进模式的理念被引入并日益受到关注。健康促进工作的重要意义已经为越来越多的人所认识，非药物干预在生活方式疾病，如高血压、糖尿病、血脂异常的治疗作用也已经为世界各国的大量研究所证实。基于行为生活方式同疾病发生发展的关系，以及有针对性干预活动耗费低、效果显著等特点，采取健康促进措施、改善与健康相关的行为越来越受到人们的关注。同时健康行为生活方式的研究是一个新兴的领域，通过改善健康生活方式在预防和改善慢性非传染性疾病的结局已经得到证实。但对不良行为生活方式的干预还需要进一步开展、进一步建立并引导健康的生活理念及行为方式，这是减少健康损害、改善人类健康的重要举措。通过普及健康教育知识从而达到预防、控制疾病的发生是未来医学发展的需要，也是未来防病治病的研究重点。

中国正处于社会转型时期，快速发展的经济社会带来的生活方式和行为观念的改变日益多样化、复杂化，这一系列复杂的转变是导致慢性病高发的决定因素。与此同时，这一系列复杂的转变也为行为与生活方式的研究带来更大的挑战，为预防干预措施的实施增加了难题。这些由社会发展产生以及个人选择引起的问题是需要全社会共同参与和积极处理的问

题。一方面，健康促进的目的不仅在于帮助个体或者群体脱离病痛，加强人们防病抗病、提高生存质量以获得健康的能力；另一方面，健康促进是一个系统、持续的过程，这一过程由一系列动态活动有机组成，单一的一项活动不能被称为健康促进，单一的一个部门也不可能完成。健康促进这一造福人类的浩大工程，需要体育、卫生、文化教育等各个部门及社会个体的相互协调和通力合作才能完成。

二、健康管理成为改变不良行为生活方式，预防控制慢性病的有效途径

随着社会的发展和大众对健康需求的提高，健康管理应用管理学的原理和方法，通过对健康信息的收集、健康风险的评估和改善健康状况的干预手段，对慢性病以及不良的行为生活方式进行干预，取得了一定的成效。通过对不良行为生活方式的干预，降低慢性病患病率、延缓不良结局、提高生存质量、延长健康寿命已逐渐成为新兴的健康服务产业。2015 年中国疾病预防控制中心将慢性病行为危险因素监测与营养与健康监测合并，建立了“中国成人慢性病与营养监测系统”，长期、连续、系统地收集和分析居民慢性病和营养状况及其影响因素等信息。这对制订针对性的慢性病干预措施具有十分重要的意义。

第二节　心理因素与健康

健康是在身体上、精神上、社会适应上完全处于良好的状态，而不是单纯指疾病或病弱（WHO，1948）。也就是说，它不仅涉及人的心理，而且涉及社会道德方面的问题，生理健康、心理健康、道德健康三方面构成健康的整体概念。心理健康同生理健康同样重要，良好的心态能促进人体分泌更多有益的激素，能增强机体的抗病能力，促进人体健康长寿。现代社会由于工作压力的增加和生活节奏的加快，往往导致精神紧张和社会心理压力的负担加重，以及因各种矛盾产生的负面情绪容易诱发各种疾病的产生。

【案例 8-2】

有人调查了集中在某写字楼里年龄在 20～40 岁的人群，以企业普通白领（37.06%）、管理人士（16.33%）、政府公务员（10.43%）为主。结果显示：92.3%的人曾出现过胃部不适症状。其中，34.17%的人经常胃疼，5.47%的人甚至天天如此。胃部不适症状主要有胃胀（34.051%）、胃痛（26.05%）、泛酸和烧心（15.17%）、恶心和呕吐（9%）等。相同一项在京、沪、粤三地联合进行的“白领胃健康调查”显示：从事销售、市场与技术工作的白领，已成为胃病高危职业，其胃病情况甚至比出租车司机还严重。另据 WHO 胃病情况统计，胃病在人群中的发病率高达 80%，且正以每年 17.43%的速度增长。2006 年 3 月，世界健康管理联盟的统计数字显示，全球胃病患者已从 1985 年的 1.5 亿人增加到当前的 5 亿人，预计到 2025 年，这个数字将达到 7 亿。其中，仅中国目前就有 1.7 亿胃病患者，虽然以往常见的胃溃疡和幽门螺杆菌感染都呈下降趋势，但有两种胃病却越来越多，一个是胃炎；另一个是胃食管反流病。这两种病都与现代人精神压力大和饮食不规律有关。

以上案例显示，心理压力会导致身体健康的不良损害，那么，心理压力除了会引发慢性胃炎的发病外，心理压力还会导致哪些健康问题？如何来控制不良心理情绪对健康的损害？

引申的知识

一、胃炎是一种什么样的疾病，为什么高发于写字楼的年轻人群

慢性胃炎（chronic gastritis）是指不同病因引起的各种慢性胃黏膜炎性病变，其发病率在各种胃病中居首位，是青壮年中常见的疾病。胃镜检查常见有慢性浅表性胃炎、慢性糜烂性胃炎和慢性萎缩性胃炎几种情况。多数病人常无症状或只是不同程度的消化不良症状，如上腹隐痛、食欲减退、餐后饱胀、反酸等。慢性萎缩性胃炎患者可有贫血、消瘦、舌炎、腹泻等，个别病人伴黏膜糜烂者上腹痛较明显，并可有出血，如呕血、黑便。症状常常反复发作，无规律性腹痛，疼痛经常出现于进食过程中或餐后，轻者间歇性隐痛或钝痛、严重者为剧烈绞痛。通常诱发慢性胃炎的原因与精神抑郁、过度紧张和疲劳有关，往往容易造成幽门括约肌功能紊乱，胆汁反流而发生慢性胃炎。预防慢性胃炎需要保持精神愉快、戒烟忌酒、注意饮食等。对于工作在写字楼里的公司职员、政府工作人员以及企业管理人员，由于工作压力大、精神负担重，另加上经常加班、饮食不规律，因而常常容易导致胃炎的发生。

二、社会心理压力对健康产生哪些损害

随着社会的高速发展，人们承受着越来越大的社会压力，这些社会压力都不同程度影响着身体的健康。根据影响的严重程度将其分为两大类：一类是功能性疾病；另一类则是器质性疾病。功能性疾病如睡眠障碍、进食障碍、性功能障碍等；器质性疾病包括冠心病、胃溃疡甚至肿瘤等疾病。此外，由于个人性格特征的差异，不同的人对社会压力的转化或反应是不同的。

（一）社会心理压力对机体功能性的损害

文献的报告显示，不管是来自家庭、学业还是工作岗位以及社会文化等各方面的压力都可能导致睡眠障碍。有人研究发现，家庭中儿童的睡眠时间长短与母亲的睡眠时间呈高度相关，家庭中父母的和谐会使儿童处在愉悦的家庭氛围中，从而使儿童睡眠质量好，儿童的身心得到健康的发展。和谐的家庭和愉快的工作环境可以使人保持良好的食欲状况；反之，过重的工作压力或是生活家庭的压力会使人食欲缺乏。因此，家长在吃饭之前或者吃饭期间不要责怪儿童，以免影响儿童的食欲，甚至导致进食时呕吐；也不要用食物作为奖励或处罚儿童行为的一种手段。过重的心理压力还会导致性功能下降，根据国外的调查显示，长期处于高强度工作压力的人群其家庭性生活的次数明显低于一般人群，这造成对身心的影响。另外经常处于精神紧张、高强度工作压力的情况下会产生对情绪的影响。

（二）社会心理压力对机体器质性的损害

多项研究表明，长期处于心理压力下的人群，其高血压、冠心病、胃溃疡及癌症的发生率都较高。有人对患急性心肌梗死及不稳定型心绞痛的女性病人进行了前瞻性的研究发现，有婚姻压力的人再发心血管事件的发生率是无婚姻压力人的 2.9 倍。一项 Meta 分析显示近 50%的冠心病病人的危险因素与工作压力有关。很多的研究还显示，胃溃疡的发生，很多都伴随有发病前突发事件的发生，导致应激性的溃疡发生。近年来，关于长期心理压力与癌症发生关系的研究越来越受到关注，研究发现，长期处于精神紧张、情绪低落的人其肿瘤的发生率显著高于情绪正常者，长期心理压力下的妇女更容易发生乳腺癌。随着经济的迅速发展，竞争越来越激烈，社会压力较大，会导致对健康不同程度的损害。应该要注意适当的休息和调节，防止对身体健康的损害。

三、心理因素如何作用于健康从而导致疾病产生的

心理因素作为应激源被人体感知系统纳入后，形成心理感受，并以神经-内分泌-免疫系统为中介，对机体产生作用。社会心理因素的刺激作用于大脑，而神经调节是人体最重要的调节，因此，心理因素能够对生理产生作用，影响着受大脑支配的自主神经系统，长久的自主神经系统功能改变，可引起相应脏器产生不可逆转的器质性变化。通常情况下，一般性的生理活动不会给人的健康带来明显的影响，能让人察觉的影响人生理健康的心理活动通常是强烈、快速或持久的。

美国生理学家沃尔特·布拉德福德·坎农（Walter Bradford Cannon，1871～1945）在20世纪初做过大量的实验研究，发现人在焦虑、抑郁的时候会抑制肠胃的蠕动，抑制消化腺体的分泌，引起食欲减退；发怒或突然受惊的时候，呼吸短促、加快，心跳激烈，血压升高，血糖增加，血液含氧量增加；突然惊恐甚至会出现暂时性的呼吸中断，心电图会发生波形明显改变。在各种心理因素中，尤其以心理抑郁对身体健康的损害最为严重。根据统计资料，占人类死亡原因85%的八大死因中，抑郁症居第七位。

链接

美国心理卫生协会（AMHA）心理健康基本标准

- 具有正常的智力。
- 具有控制情绪的能力。
- 具有和谐的人际关系。
- 具有良好的适应和改造客观环境的能力。
- 具有坚强的意志。
- 具有完整和健康的人格。
- 心理特点符合年龄特征。

扩展的知识

一、心身疾病概念及由来

心身疾病（psychosomatic disease）或称心理生理疾病（psychophysiological diseases），是一类发生、发展和防治都与心理社会因素密切相关的躯体疾病。社会心理因素是导致疾病的主要原因。如果医生仅仅局限于从纯生物医学角度进行思考，那么他对病人的帮助就非常局限。生物医学模式是建立在医学实验研究的基础上，反映病因、宿主和自然环境之间变化规律的医学观和方法论。该模式认为每一种疾病都必须并且可以在机体内找到特定的生理或病理变化，医生根据患者的症状、实验室检查，对患者进行诊断，再根据疾病的病理、生理改变，给予适当治疗。然而，生物医学模式忽视了人的社会性和复杂的心理活动及主体意识，片面强调了生物因素对健康的作用，而无法全部解释和有效解决人类健康所面临的所有问题。恩格尔提出的"生物-心理-社会"模式将社会和心理因素包括进了导致疾病和死亡的决定因素之中。按照生物-心理-社会系统理论，生物因素同其他更复杂的因素——社会因素和心理因素，共同影响机体的健康。机体是由生物、心理和社会三维系统各部分之间复杂的相互作用所共同影响的，生物-心理-社会因素系统化的相互作用伴随着疾病发生、发展的始终。恩格尔认为，为了更有效地评价和处理临床疾病，医生应该从生理、心理、社会三方面的资料对患者进行评价，尤其心身疾病要特别重视心理因素对健康造成的危害，感觉、信仰、期望、个性和精神类型等都与影响健康和疾病的心理因素相关。

二、社会心理应激与健康

（一）心理社会应激概述

心理社会应激（psycho-social stress）是研究最为广泛的心理社会因素。大量的流行病学研究发现，心理社会应激是许多不良结局的致病因素，包括各种慢性疾病、抑郁症、危害健康行为如酗酒、吸毒、自杀等。

应激，俗称压力。被称为应激理论之父的加拿大学者汉斯·塞利（Hans Selye）将应激（stress）解释为“躯体对所施加的任何刺激做出的非特异性反应”，而将导致这种非特异性反应的刺激称为应激源（stressor）。普通的刺激和应激源之间本没有绝对的界限。人们在接受任何刺激时都会做出相应的反应，一般能引起人产生损失感、威胁感和不安全感的心理刺激最易致病。美国学者坎农在研究中发现，受到外界刺激后，动物躯体会发生一系列反应，如刺激太强或持续时间过长，机体会出现内稳态失衡，进而导致器官病理改变、衰竭甚至死亡。

（二）心理社会应激的来源

生活中促使心理社会应激的事件长期存在，并具有普遍性、潜隐性及复杂性。众多因素中，常见的心理社会应激的来源通常分为以下几类：

1. 恋爱、婚姻、家庭中出现的问题　来自于恋爱、婚姻的问题，包括恋爱失败、夫妻之间长期的矛盾、家庭暴力、分居、离婚、妊娠、流产、分娩等；家庭常见的其他成员关系问题，如子女叛逆、学习品行表现差、考试升学失败、就业困难，长辈与成年子女关系不和，尤其是婆媳关系不和导致长期慢性应激；除此之外，家庭中还可能存在经济困难、经济纠纷、家庭成员之间有重大信仰分歧、家庭成员患病或死亡等问题。

2. 工作或学习中出现的问题　某些职业本身就可能带来心理社会应激，如恶劣的工作环境（严重污染、噪声）、工作时间变动频繁、工作压力过大（如企业销售人员）、工作责任重大（如医院急症的医护工作人员）、工作要求长期社会隔离（如边防守护人员）。不论是工作晋升与提拔受挫、升学或考试失败、受到批评或处分，还是退休或失业、对工作或职业的厌恶、与同事/同学或老师关系紧张、不能很好地适应工作或学习环境等，均会带来心理社会应激。

3. 个人的一些特殊问题　指的是个人面临的健康问题，如严重的躯体疾病、伤残、癌症等，受到暴力攻击，被强奸、绑架、虐待、侮辱，受到不公平待遇或歧视，被拘留甚至判刑，卷入经济或法律问题的纠纷等。

4.　群体面临的重大事件　是指对人群中所有个体都产生重大打击的事件，包括自然灾害如地震、洪水、飓风，人为的灾难如恐怖袭击、战争、社会动荡、经济萧条等，大规模政治或宗教迫害、重大交通事故等，这些事件可以是突然发生的，也可以是长期持续存在的。突然发生的事件常常导致强烈的急性精神创伤并可能持续存在，如2008年中国发生的汶川大地震导致7万余人死亡，10万余人受伤，这场灾难不仅造成幸存者严重的精神创伤，中国人民也感同身受地体验到严重的精神痛苦；长期存在的事件则常常引起长期精神痛苦，如家庭中长期存在的矛盾、争吵，会对家庭成员造成长期的精神痛苦并最终可能导致健康不良事件的发生。

三、情绪与健康

（一）情绪

情绪（emotion）是人们对周围客观事物是否符合个人需要所产生的态度体验，如通常表现的快乐、悲哀、愤怒、恐惧等。心理因素影响躯体内脏器官，一般是以情绪活动作为中间媒介而实现的。消极情绪对心身健康有着十分不利的影响，易导致心理失平衡，强烈而持续的心理失衡可引起心理和生理功能的病变，以至发展成多种心身疾病。

（二）情绪对健康的作用途径

情绪对健康的作用主要通过两个途径：一是通过神经内分泌免疫系统的变化影响机体的健康；二是通过影响个体的健康相关行为影响健康。积极的情绪可对人体的生命活动产生积极作用，而不良的情绪则可使人的心理活动失衡，对疾病的发生、发展起着不良的作用。

美国纽约一位妇产科医生通过对癌症的深入研究提出了“情绪可能是癌症的活化剂”的观点。英国一项对数百名癌症患者的调查研究发现，患者中一半以上的人在患病前经受过重大的精神打击，故认为“压抑情绪易患癌症”。中国大规模的食管癌普查中也发现，食管癌患者在发病前半年受过重大精神刺激者高达 52%。

情绪与健康的关系如此紧密，因此，人们在生活中应该适当调节和控制情绪，培养乐观的生活态度，适当的发泄积存在心中的不满。

四、个性心理特征与健康

（一）气质与健康

气质（temperament）是表现在情绪和行动发生的速度、强度、持久性、灵活性等各方面的个性心理特征。它是高级神经活动类型在后天行为活动中的表现，所以受到生物规律制约比较明显，主要由遗传因素决定。

传统上将气质类型分为胆汁质、黏液质、多血质、抑郁质四种类型。胆汁质类型的人以情感和动作发生的迅速、强烈、持久为特征；黏液质类型的人以感情和动作缓慢、平稳、善于抑制为特征；多血质类型的人是以情感和动作发生的迅速、微弱、易变为特征；而抑郁类型的人则是以情感体验深而持久、动作迟缓为特征。一般来说，气质类型无好坏之分，因为任何一种气质类型都有其积极和消极的方面。中国广东省曾经进行的对 1000 多名健康者的调查研究发现，胆汁质类型者占 4.95%，抑郁质类型占 59.6%。对于已经确证为精神分裂症患者病前心理特征调查，研究发现胆汁质型占 9%，抑郁质型占 40%，这说明抑郁质类型在精神分裂患者中多见。

（二）性格特征或行为类型与健康

性格（character）是一个人在生活过程中形成的对现实稳固的态度以及与之相适应的习惯了的行为方式（或行为类型是指面临环境事件所表现的特异活动与情感的复合体）。人们对心理因素的众多研究都表明，性格特征（行为类型）与健康存在着密切的关系。

1. A 型性格（A 型行为模式） 其典型特征为：①有雄心壮志，喜欢竞争，出人头地；②性情急躁，缺乏耐心，容易激动；③有时间紧迫感，行动匆忙；④变幻不定的敌意。

1959 年美国心脏科大夫梅耶·弗里德曼（Meyer Friedman）和雷·罗斯蔓（Ray Roseman）提出 A 型人格与冠心病发病相关。大量研究表明，A 型性格被认为是与高胆固醇血症、吸烟及高血压并列的四项冠心病危险因子之一，因而也被称为“冠心病个性”（coronary-prone individuals）。世界心肺和血液研究协会（NHLBI）也于 1978 年确认 A 型行为属于一种独立的冠心病危险因素。

2. B 型性格（B 型行为模式） 其典型特征与 A 型性格相反，表现为随遇而安，不争强好胜，无时间紧迫感，做事不慌不忙，性格温和。

3. C 型性格（C 型行为模式） 其典型特征为：①过分压抑、克制；②过分与人合作与顺从，回避矛盾；③情绪上易愤怒且也不向外发泄，内向，爱生闷气，易焦虑、抑郁等。

C 型性格为易发生癌症的性格，C 型性格者宫颈癌发病率比其他人高 3 倍，患胃癌、肝癌等消化系统肿瘤的危险性更高。

4. D 型人格（D 型行为模式） 其典型特征为：①负性情绪；②社交抑制。

D 型人格表现在对生活悲观、担忧、紧张、不愉快、容易愤怒，不能体验积极情绪，担心遭到拒绝和不赞同，常向他人倾诉其负性情感，D 型人格者与其他人的联系很少，尤其与陌生人在一起时感到不舒服。D 型人格为冠心病新的检测因子，可以对冠心病的预后、健康受损状况进行预测。

五、社会心理因素导致的心身疾病的心理学理论

（一）心理动力理论

这一理论的代表人物是美国心身医学创始人弗兰德斯·邓伯（Flanders Dunber）和芝加哥学派分析学家弗兰茨 · 亚历山大（Franz Alexander），该理论强调未解决的、被压抑在潜意识中的心理矛盾和冲突是多种特定的心身疾病如缺血性心脏病、溃疡性结肠炎、高血压等重要病因。该理论认为心身疾病的发病取决于以下几个因素：①未解决的心理冲突（unresolved psychological conflict）;②身体器官的脆弱易感倾向（fragile organ）;③自主神经系统的过度活动性（hyper function of sympathetic nervous）（图 8-3）。

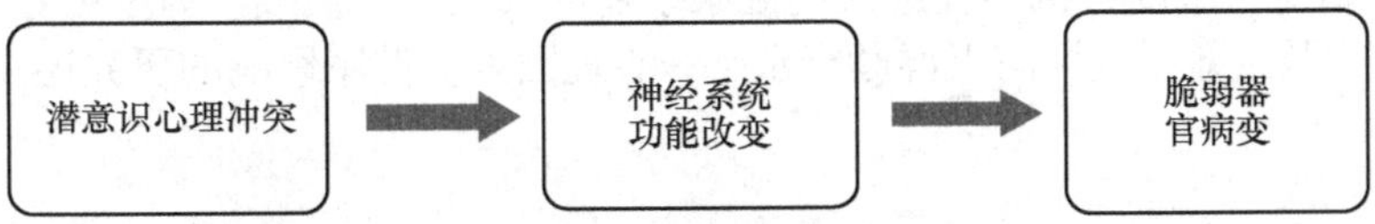

图 8-3　心理动力理论

（二）心理生物学理论

现代心身医学研究证明，心理社会因素是通过中枢神经、内分泌和免疫三个系统作为生理中介机制而致病的（图 8-4）。

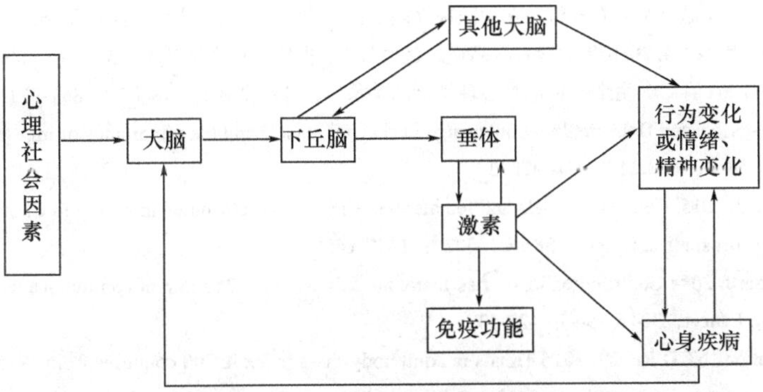

图 8-4　心理生物学理论机制

（三）行为学习理论

行为学习理论又称刺激-反应理论，该理论认为，人类的思维是与外界环境相互作用的结果，即形成“刺激-反应”的联结。基本假设是：行为是学习者对环境刺激所做出的反应。他们把环境看成是刺激，把伴而随之的有机体行为看做是反应，认为所有行为都是习得的。

进展与评述

早在 1900 年，精神分析的创始人西格蒙德·弗洛伊德（Sigmund Freud，1856—1939）就在研究转换性癔症（conversion hysteria）的基础上，提出潜意识冲突可以转化为躯体症状。在这一过

程中，潴留在体内的心理能量通过生理变化释放出来。他认为，转换性癔症的躯体症状是潜意识冲突的躯体表达，涉及神经和感觉系统。

人是社会属性和自然属性的统一体，人所独有的高级社会心理功能制约着人体本身的生物性，其中包括人体的健康和疾病。并且有些疾病或症状的发生、发展和变化都直接受到社会心理因素的制约和影响。如精神疾患中的神经症和反应性精神病，以及一些典型的心身疾病等。这些病症虽然身体素质、遗传因素及其他某些生物学因素也会产生影响，但是作为病因起主要作用的是由于紧张生活事件所造成的心理应激。此外，有的病症的发生、发展、变化过程只受到社会心理因素的间接制约和影响或者只在疾病过程的某个环节或阶段受到影响。即使那些完全是由于病菌、病毒和有害理化因素造成的病症，如外伤、骨折、烧伤、中毒、感染等，社会心理因素虽然没有参与致病作用，但是病人的个性心理特征，对病因和病症本身的主观评价则有可能成为不良的社会心理因素，从而影响到疾病或症状的发展过程。

由此可见，心理因素对健康的影响对于保护和促进健康而言至关重要，尤其是经济社会迅猛发展，而中国正处于社会转型期，一系列对健康造成危害的社会心理因素会日益纷繁复杂，这对医疗措施的开展增加了难度，也为促进人们健康事业的发展带来挑战。为了更好地促进和维护人群健康，提高医疗救治效果，提高人群健康水平，心理因素对健康影响的研究还需不断加大广度、深度与力度。

（贾　红　刘熹润）

参 考 文 献

龚幼龙，严非. 2009.社会医学. 上海：复旦大学出版社.

江光荣，柳珺珺，黎少游，等. 2004. 国内外心理健康素质研究综述. 心理与行为研究，2（4）：586-591.

李鲁. 2012.社会医学. 北京：人民卫生出版社.

李园，张娟，王静磊. 2014.全民健康生活方式行动在中国慢性病防控工作中的作用. 中华预防医学杂志，48（18）：741-743.

刘明波，李镒冲，刘世伟，等. 2014. 2010 年中国人群高血压疾病负担. 中华流行病学杂志，35（6）：680-683.

马燕，刘爱书，杨平，等. 2002.青年学生个性特征与心理健康的关系. 中国公共卫生，18（7）：851-853.

Brown WM. 2015. Exercise-associated DNA methylation change in skeletal muscle and the importance of imprinted genes: a bioinformatics meta-analysis. Br J Sports Med，49（24）：1567-1278.

Chen Z, Peto R, Zhou M, et al. 2015. Contrasting male and female trends in tobacco-attributed mortality in China: evidence from successive nationwide prospective cohort studies. Lancet，386（10002）：1447-1456.

Kontis V, Mathers CD, Rehm J. 2014.Contribution of six risk factors to achieving the 25×25 non-communicable disease mortality reduction target：a modelling study. Lancet，384（994）：427-437.

NCD Risk Factor Collaboration（NCD-RisC）. 2016.Trends in adult body-mass index in 200 countries from 1975 to 2014：a pooled analysis of 1698 population-based measurement studies with 19.2 million participants. Lancet，387（10026）：1377-1396.

Veerman JL，Barendregt JJ，Cobiac LJ. 2012. Exercise and life expectancy. Lancet. 379（9818）：799.

Wen CP，Wu X. 2012. Stressing harms of physical inactivity to promote exercise.Lancet，330（9838）：192-193.

第九章　影响健康的上游因素

Upstream determinants of human health

20 世纪 30 年代，健康被认为是“结实的体格和完善的功能，并充分地发挥其作用”，该观点认为影响健康的因素在个体层面，可以通过医疗技术手段进行干预，对个体层面因素通过公共卫生干预手段被称为“下游策略”；20 世纪 70 年代以来，健康被认为是由更宽泛的社会、经济和文化环境因素所决定，由此产生的公共卫生干预模式被称为“上游策略”。本章通过影响健康的社会因素案例入手，阐述什么是健康的社会决定因素，引申到环境问题与健康、营养及食品安全与健康、病原生物因素与健康等知识来探讨影响健康的上游因素。

第一节　健康的社会决定因素

20 世纪 70 年代首次提出“健康的社会决定因素”，将影响健康的因素由个人生理和行为因素转向了包括生物、环境、社会、经济、文化、政治及卫生保健等各方面因素的社会化系统。这些因素往往互相影响，需要多部门协作配合才可以完成健康维持和健康促进。

【案例 9-1】

表 9-1 是联合国 2007—2008 年发布的关于影响人类健康发展的社会因素数据，列出了全球不同收入水平的经济体人群的健康水平。

表 9-1　2005 年全球不同收入水平的经济体人群的健康水平

发展水平	人均 GDP（美元）	总和生育率（‰）	婴儿死亡率（‰）	5 岁以下儿童死亡率（‰）	出生时期望寿命（‰）
高收入	33 082	1.7	6	6	79.2
中等收入	7 416	2.1	28	28	70.9
低收入	2 531	3.8	75	75	60.0

从表 9-2 可以非常明显地看出不同发展水平的国家在城市化、教育、卫生设施和水利用、居民营养等方面存在的巨大差别。经济发展给人类健康带来的直接和间接影响不言而喻。

表 9-2　全球不同收入经济体的人群发展状况

发展水平	2005 年城市人口（%）	1995～2005 年成人识字率（%）	2004 年使用改善卫生设施的人口（%）	2004 年使用改良水源的人口（%）	2002～2004 年营养不良的人口（%）
高收入	77.6	98.6	—	100	—
中等收入	53.9	90.1	61	84	11
低收入	30.0	60.8	38	76	24

那么，影响人类健康的社会因素有哪些？社会经济发展如何促进健康？个体的社会经济地位对健康产生何种影响？

引申的知识

一、社会经济因素与健康

（一）社会因素

随着医学特别是社会医学的发展，人们开始逐渐意识到社会因素在人类健康中所发挥的重要作用。社会因素广义是指社会的各项构成要素，包括自然环境和社会环境两个方面，其中自然环境又称为物质环境，包括未受人类影响的、天然形成的地理环境；社会环境又称为非物质环境，包括与社会生产力、生产关系有密切关系的各种因素，即以生产力发展水平为基础的经济状况、社会保障、教育、人口和科学技术等，以及以生产关系为基础的社会制度、法律、文化教育、社会关系和医疗卫生保健等。

社会因素也可以分为人口、文明和环境三部分，其中人口包括生物属性和社会属性，文明包括物质文明和精神文明，环境包括自然环境和社会环境。医学上所指的社会因素主要包含人口中的社会属性、物质文明和精神文明、环境中的社会环境。

（二）影响人类健康的社会因素

影响人类健康的社会因素可以划分为结构性因素、中介因素和社会政治环境因素，结构性因素主要包括性别、民族/种族、收入、教育水平；中介因素包括居住条件、就业状况、营养状况、健康的生活方式、卫生保健体系；社会政治环境因素主要有社会制度、国家法律、政治体制、宏观经济政策，与劳动、土地和住房有关的政策以及与教育、医疗保健、社会福利有关的社会政策，常被称为社会政治环境因素。本节将重点从社会经济、社会发展和社会文化等方面对影响健康的主要社会因素进行阐述。

二、社会经济与人类健康

从案例 9-1 可以看出，不同经济发展水平的经济体在人群的健康水平上有着明显的差别。收入高的经济群体表现出低出生率、低婴儿和儿童死亡率、高期望寿命，这些指标一定程度上反映出一个国家或地区的人群健康水平，说明经济发展水平对健康的影响是非常明显的。

（一）社会经济发展对健康的影响

经济是人类发展的主体形式，也是人类赖以生存和保持健康的基本条件，经济发展能够推动卫生改善，而健康水平的提高同样可以推动社会经济的发展。经济发展是提高居民物质生活水平的前提，提供充足的食物营养和良好的生活与劳动环境；经济发展有利于增加卫生投资，促进医疗卫生事业的发展；经济发展还可以通过对教育的影响而间接地影响人群的健康，文化水平的提高将影响人群接受卫生保健知识的能力，从而影响人群的健康。

经济在快速发展过程中，也会出现一些新的健康问题，包括过度开采或破坏自然资源造成的环境污染和生态的失衡；经济发展带来生活节奏的加快，造成心理健康问题增加，现代社会病的出现；经济发展带来社会人群流动性增加，对疾病的预防控制带来的挑战等。而当经济水平低下影响人们的收入与支出、营养状况、居住条件、接受教育的机会、风俗习惯、宗教信仰、职业规划及婚姻状况等，形成特定的社会不良环境，在这种情况下，人体的机体、器官功能状态以及社会行为方面容易失去平衡，继而引起疾病的发生。

（二）社会经济地位对健康的影响

社会经济地位（social-economic status，SES）指个人或群体在阶级社会中的位置，是教育、收入、职业、财富及居住地区等指标的综合反映。教育、收入、职业是衡量社会经济地位最常用的三个指标，他们都能反映出社会地位的不同特点，但不能互换。这其中收入是应用最广的测量社会经济地位的指标，最典型的指标是家庭月收入或年收入。国外对不同社会阶层人群的健康差异研究较多，目的在于将社会阶层作为一项综合指标，从不同阶层的角度研究健康问题、卫生服务需求和卫生措施。不仅社会经济对健康可产生巨大影响，人群的健康状况也会影响着社会经济的发展，社会经济与健康之间是彼此关联、互为因果的辩证关系。

人是生产力诸要素中最重要的因素，人群健康水平的提高不仅保护了社会劳动力，使劳动力年限延长，劳动效率得到提高，还有利于减轻卫生投入的负担，必将创造更多的社会财富。一项典型的统计估算表明，如果出生预期寿命每提高 10%，则经济的年增长率就会提高 0.3～0.4 个百分点，在其他增长因素保持不变时。因此有代表性的高收入国家（出生期望寿命为 77 岁）和有代表性的最不发达国家（出生期望寿命为 49 岁）之间的年增长差距大约是每年 1.6 个百分点，其长期累计的影响是巨大的。计量经济学研究也发现，与东亚高增长国家相比，非洲一半以上的增长差距在统计学上可以归因于疾病负担、人口和地理问题，而不只是由于宏观经济政策和政治治理等传统变量。

此外，疾病也可以使劳动者劳动能力下降或丧失，医疗费用负担增加，在社会中出现“因病致贫”、“因病返贫”现象，可见健康状况对社会经济地位是有影响的。

扩展的知识

社会因素与健康的因果联系不如生物学因素那样直接，所以多年来人们对社会因素的作用重视程度远不及生物学因素。但社会因素对健康的影响本身具有一定的特点和规律性。

一、社会因素对健康影响的特点

（一）广泛性

一种社会因素可导致全身多个器官及系统发生功能变化。虽然有些社会因素致病或健康促进效应有较为明显的靶器官或靶系统，但不像生物因素那样有明显的特异性，产生这种现象的原因是多方面的。首先，许多社会因素是重叠的和多元的，无法单独割裂开来；其次，个体间存在着先天的遗传差异和后天发展过程中形成的差异，进而导致个体对同类型、同强度刺激产生不同的耐受性，使社会因素的致病作用及健康效应缺乏特异性；此外，社会因素主要是通过缓慢逐步累积发生作用的，而不是一次作用即产生效应，显然缺少特异性。

（二）持久性与累积性

人的本质属性是社会性，社会因素对人的影响从生命的孕育阶段甚至更早即已开始，各种社会因素广泛存在于人们的现实生活中，对人类产生的作用是持久的。同时，社会因素以一定的时间顺序作用于人体，可形成应答累加、功能损害累加或健康效应的累加作用。

（三）交互作用

社会因素对健康的影响常存在交互的作用，主要是由其因果关系的多元性所决定的。一种社会因素可以分别直接影响人群健康，也可以作为其他社会因素的中介，或以其他社会因素为中介作用于健康。

二、社会因素对健康影响的机制

社会因素影响人类健康主要通过心理感受这个中心环节发生作用。社会因素被人的感知系统纳入，经过中枢神经系统的调节和控制，形成心理折射，产生心理反应及行为、社会适应和躯体功能的变化。社会因素对健康影响的机制可分为生理学机制和社会学机制。

（一）社会因素对健康影响的生理学机制

社会因素影响健康主要是通过心理感知这个中心环节发生作用的。社会因素作用人的感知觉系统，经过中枢神经系统的调节和控制，形成心理折射，产生心理反应及行为，形成社会心理因素致病模式。

1. 感知觉系统是社会因素作用的门户 社会因素作为外界的刺激，个体通过感知觉系统，即眼、鼻、舌、触、运动等感知觉器官以及相应的神经系统的接受和知觉发生作用。由于感知觉系统对社会因素的屏障作用不如生物、物理和化学等因素明显，常常被忽视，但是社会因素的这种作用可通过长期累积对人的健康产生巨大影响。

2. 神经-内分泌-免疫调节网络是社会因素作用的中介 个体感受社会因素刺激和心理反应后，进而引起神经-内分泌-免疫调节系统的一系列变化及反应，并产生多种“中介物质”或引起“中介物质”如生物电、神经递质和激素等的变化，最终导致躯体功能的改变，如交感神经兴奋导致的血压升高、心率增快、血管收缩、胃肠蠕动减少和情绪改变，内分泌反应引起的儿茶酚胺变化，免疫功能的下降导致的胸腺退化以及 T、B 淋巴细胞和巨噬细胞活力下降等。

3. 中枢神经系统是社会因素的控制器 社会因素从被人感知直到产生效应的整个过程都受脑的控制。由于不同的个体在脑的调节和控制的差异，使同样的社会因素对不同的个体产生不同的健康效应。

（二）社会因素对健康影响的社会学机制

国外学者对社会因素和健康之间关系的研究过程中形成一系列的理论。

1. 影响层次理论 影响人类健康的因素具有多层次性，社会因素处于最外面一层，其所起的作用是除了生理因素之外最根本的因素，而表现却是最潜在的。

2. 社会分层与疾病产生理论 社会分层最终决定了人们的健康机会，强调社会政策在社会分层对弱势群体负面影响方面的重要性。

3. 选择与原因理论 健康不公平产生于两个过程即选择过程和归因过程。其中选择过程即成年期健康状况会影响成年人的社会经济地位，而儿童期的健康状况则不仅影响成年期的社会经济地位，还会影响成年期的健康状况。归因过程即在人们的社会经济地位和健康之间存在着生活方式因素、社会结构、环境因素和社会心理应激相关因素。

4. 生活周期多重影响理论 在人们的生活周期中，对社会危险因素暴露的差异，如环境、社会心理和行为的不同，导致健康上的差异。

这些理论都从不同角度解释了社会因素与健康的关系的社会学内在机制。图 9-1 用一种综合的观点分析了社会决定因素对慢性病影响的作用机制。

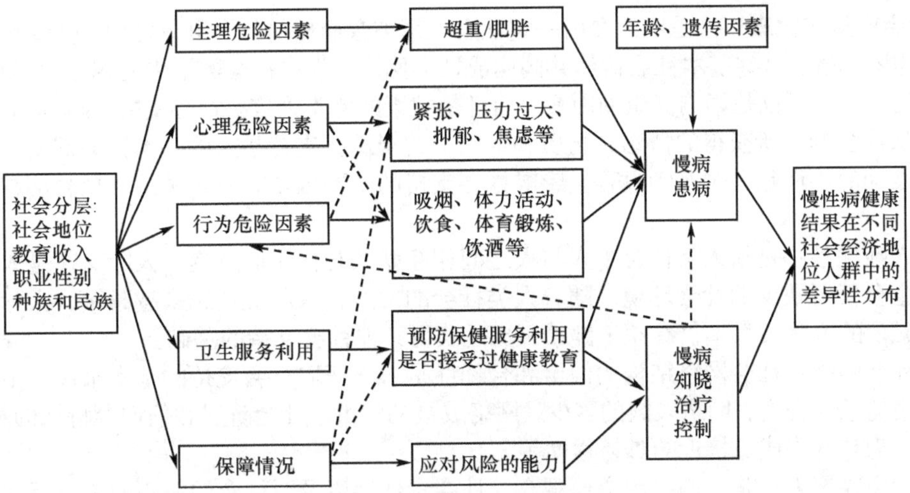

图 9-1　社会决定因素对慢性病影响的作用机制

三、社会制度与人类健康

社会制度是指在一定历史条件下形成的社会关系和社会活动的规范体系。广义的社会制度指的是一定的社会经济形态或社会发展阶段，如资本主义制度、社会主义制度；具体的社会制度体现的是社会中某一层面的社会关系及其活动的特定规范，如经济制度、政治制度、教育制度、文化制度、社会保障制度等。人类发展至今，世界各国的政治、经济、法律、文化、宗教等社会制度以及与之相关的政策往往各不相同，导致各国和各地区间人群的健康水平差异。

（一）社会制度对健康影响的途径

1. 不同分配制度对居民健康的影响　不同社会形态的同家分配制度不同，分配制度的不公平性可导致贫富差距的加大，也加剧地区间发展的不平衡。从卫生角度来说，在政府缺乏有效的调节政策和较完善的社会保障体系的情况下，低收入人群的卫生条件和健康状况较差，卫生服务的公平性很难保证。

2. 社会制度对卫生政策的决定作用　提高人群健康水平，经济是基础，政策导向是决定因素，而社会制度中对卫生政策及人群健康影响最广泛、最深远的是政治制度。

3. 社会制度对行为的影响　社会制度实质上是一种社会规范体系，通过规定的行为模式来保持和促进社会健康行为，如禁止吸毒，控制烟草生产，规范食品的生产、加工和销售等。

4. 法律对人群健康的影响　政府通过法律法规强制推行或禁止某些行为，以规范人们的生活行为方式。

（二）社会支持、家庭与人类健康

在社会发展中，除了社会制度，社会结构也是影响人类健康的重要因素。美国著名的社会学家彼得 M·布劳（Peter M. Blau，1918—2002）认为，社会结构的组成是指由个人所组成的不同群体或阶层在社会中占据的位置，以及他们之间表现出来的交往关系。在社会结构中社会支持和家庭是影响健康的主要因素。

1. 社会支持与健康 人是生活在由一定社会关系结合而成的社会群体之中，包括家庭、邻里、朋友、工作团体等，这些基本社会群体共同构成社会网络。人在社会网络中的相互关系是否协调，是否能相互支持，不仅是影响健康的因素，而且是健康的基本内容。社会支持（social support）是指一个人从社会网络所获得的情感、物质和生活上的帮助。支持是人的基本社会需要，获得社会支持不是被动的，而是一个互动过程。影响社会支持的主要因素有人际关系、社会网络和社会凝聚力。

（1）人际关系：是指人类社会中人与人之间相互联系与作用的过程。人际交往是人类社会发展和人类生存不可缺少的社会环境。随着人类社会的发展，人际交往越来越频繁，人际关系越来越复杂。融洽的人际关系不仅有益于健康，也是获得其他社会支持的基础。

（2）社会网络：社会网络结构的健全和合理性是人们获取社会支持的基本条件，主要包括个人社会网络的亲疏程度，网络人数的多少，网络成员的年龄、社会阶层和信仰等特征的相似程度，以及中心人物与网络成员接近的难易程度等。

（3）社会凝聚力：是人们思想道德观念、社会责任感以及对社会的信心的综合反映。社会凝聚力虽然较抽象，但在社会生活中，它是社会支持发生与否的重要决定因素。

2. 家庭与健康 家庭是以婚姻和血缘关系为基础建立起来的一种社会生活群体，是社会的细胞。家庭是人出生后首先接触的社会，是人们日常活动的主要场所。家庭具有生育、抚养和赡养、情感与社会化、生产和消费等多种功能，在家庭的不同生活周期都会有不同的家庭问题。家庭对个人的成长和身心健康有着深刻的影响，家庭对健康的影响主要包括家庭关系不良、家庭功能失调和家庭结构破坏。

（1）家庭关系不良：家庭中每个成员往往承担多种不同的角色，形成错综复杂的家庭关系。家庭每个角色都是每个角色的权利和义务，以维持正常的家庭关系。家庭关系失调，家庭成员将不能从家庭中得到互相帮助和支持，甚至发生家庭虐待和暴力。

（2）家庭功能失调：主要是通过破坏提供物质及文化的微环境对人体产生不良影响。

（3）家庭结构的破坏：家庭结构异常最常见的原因是丧偶和离婚。如有研究对新近居丧的900多例男女进行6年的追踪和观察，发现居丧第一年和第二年观察组死亡率分别达12%和7%，显然家庭结构的破坏可引起严重的健康损害。

链接

家庭生活周期

家庭生活周期（family life cycle）是指家庭经历从结婚、生产、养育儿女到老年的各个阶段连续的过程。美国家庭社会学家杜瓦尔（Evelyn M. Du-vall）将家庭生活周期分为八个阶段，即新婚期、第一个孩子出生、有学龄前儿童、有学龄儿童、有青少年、孩子离家创业、父母独处（空巢期）和退休。每一家庭生活周期中，由于发生的家庭事件不同，对家庭及其成员健康的影响和产生的卫生问题也不同。

四、文化因素与人类健康

文化（culture）广义上是指一个社会或其亚群成员所特有的物质和精神文明的总和，即特定人群适应特定环境与物质环境的模式传统。狭义的文化指的是精神文化，包括思想意识、宗教信仰、文学艺术道德规范、习俗、教育、科学技术的知识等，医学所指的文化主要是狭义的文化。

（一）文化的分类

文化可分为智能文化、规范文化和思想文化三个类型，智能文化包括科学技术、文化生产知识等，主要通过影响人类的生活环境和劳务条件作用于人体健康；规范文化包括社会制度、教育、法律、习惯风俗和伦理道德等，主要通过支配人类的行为生活方式来影响人群健康；思想文化包括文学艺术、宗教信仰和思想意识等，主要通过影响人们的心理过程和精神生活作用于人群健康。

（二）文化对健康影响的具体表现

文化对健康的影响不仅限于个人，而是整个人群，文化对健康的影响持续于生命的整个过程，甚至几代人或更长时间。文化中的教育、风俗习惯、宗教信仰等都对健康产生重要的影响。

1. 教育对健康的影响　教育水平是反映一个国家和民族文化水平及素质的重要指标。教育不仅包括学校教育，也包括家庭教育、社会教育、自我（学习）教育。教育主要具有两种职能：一是按社会需要传授知识，即对人的智能规范；二是传播社会规则，即对人的行为规范。成功的教育使人能承诺一定的社会角色并有能力执行角色功能。失败的教育将导致人的角色承诺障碍及角色功能障碍，即人的社会功能不全，是不健康的重要表现。对不同受教育水平的国家进行比较研究，发现教育水平与健康水平呈现一定的正相关趋势。从健康的角度看，教育水平的高低影响着人们健康生活的能力及生活方式，诸如自我保健能力的提高，良好的生活习惯，正确的求医行为等都与教育水平有密切关系。受教育水平不但与自身的健康有着密切的关系，而且对下一代的健康也有明显的影响。

2. 风俗习惯对健康的影响　风俗习惯是人们在长期的共同生活中约定的习俗，经代代相传后形成了公认的风尚及习惯。风俗习惯是与人群健康极为密切的文化范畴，贯穿于人们的衣、食、住、行、娱乐、体育、卫生等各个环节，其形成与地区、种族、信仰等因素密切相关。良好的风俗习惯有益于健康，如中国的饮茶文化与人的身体健康关系密切。新几内亚东部高地的 Fore 人有一种风俗，在人死后的葬礼上，家人和亲属要食下死者的肉以示哀悼。结果导致一种以小脑病变为特征的中枢神经系统疾病（Kuru 病）的流行，几乎使 Fore 人灭绝，在当地戒绝这种习俗后就再也没有新发病例。再如缅甸巴洞地区女子以长颈为美，为了延长颈部，他们在颈部戴上铜环，有时颈环长达 30cm，重 10kg 以上，结果造成颈部肌肉萎缩，声带变形，锁骨和胸骨下压，影响呼吸功能。

在韩国，传统上习惯于边吃东西边饮低度发酵饮料，现在则变为不吃东西也饮高度酒的饮酒现象。2002 年一份调查报告显示，韩国国民人均烧酒和威士忌等高蒸馏酒和烈性酒的消费量达 4.5L，已居全球第四位。由此在韩国造成了饮酒相关疾病和事件发生率的快速增加，如成年男性患肝细胞肿瘤的危险性很大，韩国的车祸发生率居高不下，2003 年酒后驾驶造成的交通事故达 3.2 万余起，造成 1100 人死亡，5.5 万人受伤。2005 年韩国交通事故发生率仅次于同样是高乙醇消费国的俄罗斯，位居世界第二。

3. 宗教对健康的影响　宗教是以神的崇拜和神旨意为核心的信仰与行为准则的总和。从历史上看早期的医学思想有许多是来源于宗教思想或本身就是宗教思想的一部分。在欧洲医学一度成为宗教的附庸，直到现在，尽管医学作为一门科学，已基本脱离了宗教的束缚，但宗教对医学的影响依然存在，宗教对健康的影响是多方面的。宗教给予精神寄托，宗教教义对健康的影响有积极的一面。宗教常有心理调节功能，使人们在生理、心理和社会上达到有益的状态，不少西方学者把这种心理的调节功能称为信仰治疗，对健康有利。其消极作用在病人相信神灵的旨意胜过医生的医嘱，因而影响病人的就医、遵医行为和疾病的治疗。某些宗教仪式，其本身不是为了医学目的，但从客观效果看，却具有一定的医学意义。如犹太教在对男性婴儿洗礼时都要举行割礼即包皮环切仪式，因此该人群的阴茎癌极为罕发。有的宗教仪式则给人群的健康带来不良的损害，如印度教徒视恒河为“圣河”，认为生前能饮其水，死后能用水沐身，可除去一切罪孽，导致恒河终年严重污染，也使当地霍乱流行。邪教组织常以宗教为名，行邪道之说、迷惑群众，不仅扰乱社会秩序，危害社会稳定，对被其迷惑的信教徒的健康也产生极大的危害。不仅信教徒教唆有病不医，还常使用极为恶劣的手段对身体进行摧残。如给中国人民群众带来巨大危害的“法轮功”邪教组织就是典型的例子。

链接

文化的特殊形态

亚文化（subculture）是指非居社会主导地位或不具有全社会性的思想文化，如因阶级、阶层、民族、宗教及居住环境的不同，都可以在统一的民族文化之下，形成具有自身特征的群体或地区文化，即亚文化。反文化（counter-culture）是指与主流文化相对抗，有意识地否定主流文化的一些文化现象，其中既有积极的反文化，也有消极的反文化。反文化属于亚文化的特殊类型，与亚文化一样，不居社会主导地位。跨文化（cross-culture）是指由于文化背景的变化所形成的文化现象，如移民文化、殖民地文化等。

进展与评述

健康社会决定因素研究进展

2013 年，《柳叶刀》（*The Lancet*）杂志发表了题为“全民健康覆盖和健康的社会决定因素”（Universal health coverage and social determinants of health）的评论，呼吁重视健康的社会决定因素。

一、影响健康的社会决定因素概念框架

2005 年，WHO 成立了健康的社会决定因素委员会，倡导“从现在开始，采取行动。这不仅仅是因为健康可以带来经济效益，也不仅仅是因为公平的生活条件有助于维护国家和社会稳定，健康更意味着每个人对健康和福祉的追求”。2008 年，WHO 发布的两份重要世界健康报告进一步表明了关于人群健康社会因素的重要性。第一，健康的社会决定因素委员会发布的《用一代人时间弥合差距——针对健康的社会决定因素采取行动以实现健康公平》；第二，2008 年世界卫生报告《初级卫生保健：过去重要，现在更重要》重申了 1978 年《阿拉木图宣言》的一套指导卫生系统的价值观和原则，初级卫生保健再次受到关注，是健康的社会决定因素委员会对健康的社会决定因素的补充，通过普及健康保健服务和社会健康保护，调整卫生系统方向，促进健康公平。《用一代人时间弥合差距——针对健康的社会决定因素采取行动以实现健康公平》发布时，WHO 总干事陈冯富珍说：“这一报告决定性地结束了一些争论，健康保健是健康的重要决定因素，生活方式是健康的重要决定因素，但社会环境因素是决定获得健康服务和影响生活方式选择的首要因素。”2008 年，WHO 明确指出要提高健康水平，改善健康不公平，就要针对健康问题的社会决定因素——日常生活环境和社会结构性因素采取行动，并提出了健康行动导向型框架——影响健康的社会决定因素概念框架（图 9-2）。

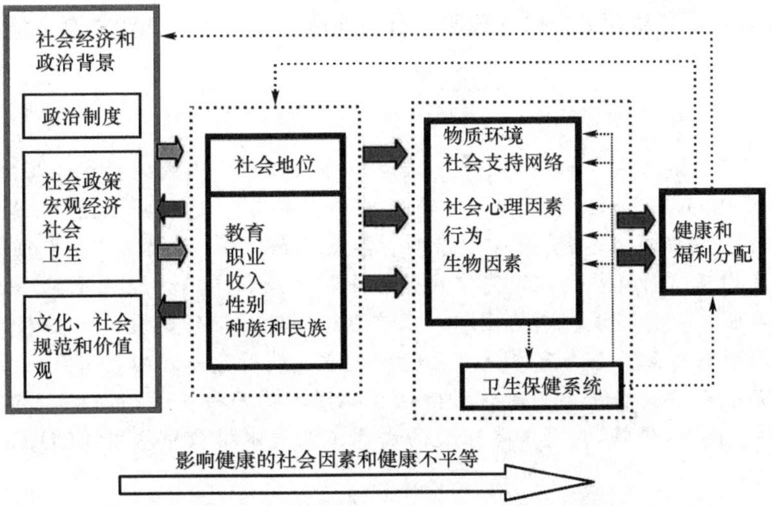

图 9-2　WHO 影响健康的社会因素的概念框架

（郭岩，汤淑女．健康的社会决定因素与慢性病防治．中国预防医学杂志，2010）

二、中国对健康社会决定因素的研究

目前，中国全面系统地研究社会决定因素对健康的影响还处于起步阶段。近年来，中国相继出台了《关于深化医疗体制改革的实施方案》、《建立新型农村合作医疗制度》、《基本公共卫生服务均等化》等政策。在新形势下，影响中国居民健康的社会因素主要是哪些，主要决定因素体现在哪些方面？中国城镇和农村居民健康的社会决定因素的差异有哪些？儿童、流动人口、老年人的健康公平性及社会决定因素等都是我们所面临的重要研究课题。

链接

世界卫生组织健康标准

- 精力充沛，能从容不迫地应对日常生活和工作压力而不感到过分紧张。
- 处事乐观，态度积极，乐于承担责任，不挑剔。
- 善于休息，睡眠好。
- 应变能力强。
- 能够抵抗一般性感冒和传染病。
- 体重适当，身体匀称，站立时头、肩、臂位置协调。
- 眼睛明亮，反应敏锐，眼睑不发炎。
- 牙齿清洁，无空洞，无痛感；牙龈颜色正常，不出血。
- 头发有光泽，无头屑。
- 肌肉、皮肤富有弹性，走路轻快有力。

第二节　环境因素与健康

环境是人类生存的空间，不仅包括自然环境，日常生活、学习、工作环境，还包括现代生活用品的科学配置与使用。随着科技的发展和人民生活水平的提高，人们对生活环境中出现的许多不定因素与环境问题对人体健康的影响也越来越关注。环境因素特别是环境化学污染、物理污染和生物污染与人体健康息息相关，研究表明，目前地球上有 80%～90%的高危病种是由环境严重污染引起的。

【案例 9-2】

日本水俣镇是水俣湾东部的一个小镇，有 4 万多人居住，周围的村庄还居住着 1 万多农民和渔民。然而从 1953 年开始，水俣镇不断有人生了“怪病”，这种病症最初出现在猫身上，被称为“猫舞蹈症”。病猫步态不稳，抽搐、麻痹，甚至跳海死去，被称为“自杀猫”。随后至 1956 年，此地开始发现患这种病症的人。患者由于脑中枢神经和末梢神经被侵害，出现手脚麻木、哆嗦、头疼、耳鸣、视力减退、听力困难、语言表达不清、动作迟缓、失去味觉嗅觉、健忘、面部痴呆，进而眼瞎耳聋、全身麻木，直至精神失常，最后身体弯曲大叫而死，有的人甚至因难以忍受极度痛苦而跳海自杀。当时这种病由于病因不明而被叫做“怪病”。这种“怪病”就是日后轰动世界的“水俣病”，是最早出现的由于工业废水排放甲基汞（CH_3HgCl）污染造成的公害病。

这种怪病的性质是什么？给人类提出了哪些警示作用？还有哪些环境因素会对人类健康产生影响？

引申的知识

一、“日本水俣病事件”的性质

某种物质进入生态系统后在一定时间内直接或间接地有害于人或生物时，就称为有毒物质或污染物。进入环境的化学品已有约 10 万种。它们进入生态系统的途径也是多种多样的，有的被人们直接抛弃到环境中，有的通过冶炼、加工制造、化学品的储存与运输、农业生产活动、日常生活活动等过程进入生态系统。进入环境的化学污染物通过溶解、挥发、迁移、扩散、吸附、沉降及生物摄取等多种过程，分布于大气、水体和土壤中，它们与各种环境要素（主要是水、空气、光辐射、微生物和其他化学物质）相互作用，发生各种化学变化和生物变化过程。化学污染的最直接、最容易被人们感受的后果是使人类生存环境的质量下降，影响人类的生活质量、生产活动和身体健康。

“日本水俣病事件”是伴随着人类社会及经济的发展而出现的环境污染典型事件。“水俣病”是由于水俣湾镇附近的工厂排放工业废水导致的汞（Hg）中毒。重金属汞是对人体有害的物质。人体中的汞主要是由被污染的水、食物、空气通过消化道与呼吸道摄入体内的，大量积蓄就会造成汞中毒。“水俣病”是直接由汞对海洋环境污染造成的公害病，迄今已在很多地方发现类似的污染中毒事件，同时还发现其他一些重金属如镉、钴、铜、锌、铬等，以及非金属砷，它们的许多化学性质都与汞相近，这不能不引起人们的警惕，而另一种“痛痛病”的发生，经长期跟踪调查研究，最终确认这是一种重金属镉污染所致。

二、“日本水俣病事件”给人类提出的警示

水俣病事件是由于工业废水的随意排放而导致的水体质量恶化，失去原有的生态功能的使用价值，严重危害人类身体健康的恶性事件。

自从产业革命让文明进入全新的工业时代后，社会生产力极大提高，物质财富急剧增加，人们的生活质量得到空前改善。随着社会的发展以及人类日益增长起来的“主宰地球”、“人是地球主人”的思想理念的改变，人的一切活动无不围绕着如何向自然掠夺更多的资源和能源、生产出更多的物质财富、追求更高水准和更随心所欲的消费生活这一主题。这种工业文明模式发展的最

终结果，必然是大量自然资源和能源的耗竭与浪费，大量生产废弃物和生活消费物向自然界的排放。而人类却没有意识到，对环境疯狂破坏造成的一切恶果也必将由自身来承担。20世纪的十大公害事件因导致成千上万人的死亡及数百万人受到伤害而引起世界的震惊，使得人类第一次意识到自己生存的环境面临着严重危机，促使人类开始思考发生这些事件的根源和环境污染对人类造成的危害。

链接

20世纪世界十大公害

• 比利时的马斯河谷事件：比利时的马斯河谷位于狭窄的盆地中，1930年12月1～5日，气温发生逆转，工厂中排放的有害气体和煤烟粉尘在近地大气层中集聚不散，3天后开始有人发病，一星期内有60多人死亡。

• 美国多诺拉事件：多诺拉是美国宾夕法尼亚州某河谷中的小镇。1948年10月26～30日，逆温，持续有雾，致使大气污染物在近地层大气中集聚。这期间，全镇43%的人口，即591人相继暴病，死亡17人。

• 英国伦敦的烟雾事件：1952年12月5～8日，伦敦又被浓雾笼罩。4天中，死亡人数较常年同期增加4000多人。事件后的两个月里又有8000多人死亡。

• 美国的洛杉矶光化学烟雾事件：在1952年12月的一次光化学烟雾事件中，洛杉矶市65岁以上的老人死亡400多人。

• 日本水俣病事件：1972年据环境厅统计，水俣镇共患水俣病180人，死亡50多人。据报道，仅水俣镇的受害居民即达万余人。

• 神东川的痛痛病：在日本富川平原上有一条河叫神东川发生一种怪病，死者全身多处骨折。至1972年3月，该病患者已达到230人，死亡34人。

• 日本四日市事件：1955年以来，该市石油冶炼和工业燃油产生的废气，严重污染城市空气。重金属微粒与二氧化硫形成硫酸烟雾。1961年哮喘病发作，1967年一些患者不堪忍受而自杀。1972年该市共确认哮喘病患者达817人，死亡10多人。

• 日本米糠油事件：米糠油事件发生在日本九州爱芝县一带。由于生产米糠油中混入了多氯联苯，结果导致13 000人以上受影响，并且造成数十万只鸡死去。

• 苏联切尔诺贝利核泄漏事件：1986年4月26日，前苏联切尔诺贝利核电厂反应堆发生爆炸。乌克兰1500平方公里农田因污染而废弃；2000万人受放射性污染影响。截至1993年年初，大量的婴儿成为畸形或残废，8000多人死于和放射有关的疾病。

• 印度博帕尔事件：1984年12月3日，美国联合碳化公司在印度博帕尔市的农药厂地下储罐内剧毒的甲基异氰酸脂因压力升高而爆炸外泄。导致近20 000人死亡，受害20多万人，5万人失明，孕妇流产或产下死婴，受害面积达40平方公里，数千头牲畜被毒死。

扩展的知识

一、环境对健康影响的表现

环境问题已在全球范围内不同程度地显现。中国持续高速发展的经济和人民生活水平的普遍提高增大了环境的负荷，国民生存环境日趋恶化，已对人们的健康、工作和生活构成威胁。因此，保护环境，控制污染刻不容缓。环境污染对人体健康的危害主要包括急性危害、慢性危害、远期效应和间接影响。

（一）急性危害

环境因素的急性危害（acute hazard）是指污染物在短期内浓度很高，或者几种污染物联合进入人体后使暴露人群在短时间内出现不良反应和急性中毒，如伦敦烟雾事件、印度博帕尔甲基异氰酸酯毒气泄漏事件、前苏联切尔诺贝利核泄漏事件等。

（二）慢性危害

环境因素的慢性危害（chronic hazard）是指低剂量污染物持续、反复作用于人体产生的危害，是环境危害机体健康的主要表现形式。暴露环境有害因素是某些常见病、多发病的发病率和死亡率增高的诱因，而并非是其直接病因。

（三）远期效应

环境因素的远期效应（long term effect）是指环境对人体的危害经过较长潜伏期才表现出来。各种环境因素都可产生远期效应。例如，放射线体外照射或吸入放射性物质引起的白血病和肺癌等；EB 病毒感染与 Burkitt 淋巴瘤有关。20 世纪 60 年代初西欧和日本孕妇因怀孕后的 30～50 天内服用了镇静药“反应停”导致出现了一些畸形新生儿。

（四）间接危害

环境因素的间接危害（indirect effect）是指环境污染除直接破坏和影响生态系统外，污染物的积累和迁移转化还给生态系统和人类社会造成间接的危害，包括温室效应、全球变暖、臭氧层破坏和酸雨已成为全球性环境污染最突出的热点问题。“温室效应”（greenhouse effect）是空气中 CO_2 吸收红外长波辐射，阻止热量自地面向大气逸散，致使地球表面保持一定气温的现象。全球变暖（global warming）是指在一段时间中陆地，海洋和大气因温室效应而造成的温度上升的气候变化现象；全球温度上升引起冰川融化，病原体及有关虫媒的繁殖，人类生存环境和生活条件发生改变，某些传染病的发病率上升。臭氧层破坏（ozone depletion）是人类活动致含氯氟烃（即氟利昂）排入大气后光解产生游离氧，削弱臭氧层吸收短波紫外线功能，增加接触者皮肤癌和白内障等疾病的发病率。酸雨（acid rain）是指 pH 小于 5.6 的降水（包括雨、雪、雹和雾）；酸雨造成土壤酸化，农作物大幅度减产，腐蚀古建筑，损伤人体皮肤和黏膜等。

链接

环境因素对人体健康影响的特点

• 影响范围大，接触人群广：环境污染常影响人类的生活环境，可波及一个居民区、一座城市甚至整个人类。除青壮年人群外，老、弱、病、残、幼接触人群因其抵抗力弱更易受伤害。

• 低剂量、长期性：环境污染物的浓度一般较低，多数接触者是长期持续（每日 24 小时）暴露于污染环境，甚至是终生接触。通常，人体低剂量短时间接触环境污染物不易产生明显的健康问题，但长期接触则带来潜在的健康危害。

• 作用的多样性：环境污染物的种类繁多，各具不同的生物学效应，可对机体产生局部作用或特异或非特异的全身毒性作用，产生近期或远期的健康危害。

• 环境因素的复杂性：环境污染中，通常是多种因素同时作用于人体，因而呈现相加作用、协同作用或拮抗作用。

• 环境易受污染，治理困难：环境易受人为因素的污染，而且治理相当困难，并存在再次受污染的风险，长期残留环境中的污染物对人体健康的影响更大。

二、生物地球化学性疾病

由于自然的或人为的原因，地球的地质化学条件存在着区域性差异。如地壳表面元素分布的不均一性，局部地区的气候差别等。这种区域性差异，在一定程度上影响和控制着世界各地区人类、动物和植物的发展，造成了生物生态的区域性差别。如果这种区域性的差异超出了人类和其他生物所能适应的范围，就可能使当地的动物、植物及人群发生特有的疾病，称为生物地球化学性疾病或称为地方病。中国常见的生物地球化学性疾病有碘缺乏病、地方性氟中毒和地方性砷中毒。此外，克山病、大骨节病等病因虽尚未完全肯定，但都有明显的地区性，也列入生物地球化学性疾病的范围。

（一）碘缺乏病

碘缺乏病（iodine deficiency disorders，IDD）是指从胚胎发育至成人期由于碘摄入量不足而引起的一系列病症。它包括地方性甲状腺肿、地方性克汀病、地方性亚临床克汀病、流产、早产、死产等。在中国，碘缺乏病流行范围广，发病人数多，病情较严重。中国病区人口 3.74 亿累计查出地方性甲状腺肿患者 3500 多万，地方性克汀病患者 20 多万。主要流行在山区、丘陵及远离海洋的内陆，但平原甚至沿海也有散在的病区。碘缺乏病地区分布总的规律是：山区高于丘陵；丘陵高于平原，平原高于沿海；内陆高于沿海，内陆河的上游高于下游，农业地区高于牧区。

（二）克山病

克山病（keshan disease）是一种以心肌变性坏死为主要病理改变的地方病，亦称地方性心肌病（endemic cardiomyopathy）。1935 年在中国黑龙江省克山县发现大批急性病例，主要表现为心脏扩大、心力衰竭、心律失常，因其病因未明，故被称为“克山病”。经过预防医学专家半个世纪以来的大量研究工作证明，该病是一种与环境低硒关系密切的地方性心肌疾病；病区人群血清硒、毛发硒及尿硒水平亦明显低于对照区人群。

（三）大骨节病

大骨节病（kaschin-beck disease）是一种与环境低硒有关的生物地球化学性疾病。此病以四肢关节软骨和骺板软骨营养不良性变性、坏死，继之增生、修复为主要病理改变，以骨关节增粗、畸形、强直、肌肉萎缩、运动障碍等为主要临床表现。环境低硒是主要病因，但不是唯一病因。

（四）地方性氟中毒

地方性氟中毒（endemic fluorosis）是由于一定地区的环境中氟元素过多，而致生活在该环境中的居民经饮水、食物和空气等途径长期摄入过量氟所引起的以氟骨症（skeletal fluorosis）和氟斑牙（dental fluorosis）为主要特征的一种慢性全身性疾病，又称地方性氟病。中国是地方性氟中毒发病最广、波及人口最多、病情最重的国家之一。除上海市以外，中国各省、市、自治区均有地方性氟中毒的发生和流行。按病因不同可以将地方性氟中毒划分为饮水型、燃煤污染型和饮茶型。

（五）地方性砷中毒

地方性砷中毒（endemic arseniasis）是由于长期自饮用水、室内煤烟、食物等环境介质中摄入过量的砷而引起的一种生物地球化学性疾病。临床上以末梢神经炎、皮肤色素代谢异常、掌跖部皮肤角化、肢端缺血坏疽、皮肤癌变为主要表现，是一种伴有多系统、多脏器受损的慢性全身性疾病。

三、环境内分泌干扰物

环境内分泌干扰物（environmental endocrine disruptors，EEDs）是指由于人类的生产和生活活动而释放到环境中的，对人和动物体内原本正常的激素功能施加影响，从而影响内分泌系统的化学物质。这类生物活性物质可影响和扰乱生物体内固有的内分泌系统，导致内分泌障碍，也称为环境雌激素（environmental estrogens）等。

（一）环境内分泌干扰物的分类

生活中的 EEDs 无处不在，金属罐头内部的金属防腐膜、盛食品或饮料的塑料容器、合成洗涤剂、化妆品、农药等都含有这类物质。目前约有 70 种可能干扰内分泌的化学物质，其中 40 余种是农药成分。按化合物的类型可以将环境内分泌干扰物分为以下几类：农药类物质如六六六、DDT 及代谢产物、林丹、狄氏剂等多数有机氯农药；硫丹、马拉硫磷、乙基对硫磷等有机磷农药；金属及有机金属化合物如铅、镉、汞、铬、镍等重金属及其化合物会干扰内分泌系统，对激素呈现拮抗作用；多环芳烃类物质；多氯联苯类物质；二噁英类物质；邻苯二甲酸酯类物质；烷基酚类物质；植物雌激素；人工合成雌激素。此外，双酚化合物，二硫代氨基甲酸酯类物质，呋喃类物质，苯乙烯单体、二聚体、三聚体，氯化乙烯单体，环氧氯丙烷等都有雌激素的生物效应。

（二）EEDs 对人体健康的主要危害

EEDs 一般具有亲脂性、不易降解、易挥发、残留期长等特点，可通过生物富集和食物链的放大作用引起体内富集。它们可在机体内长期蓄积，难以生物降解，不易排出甚至不排出。它们进入靶细胞后，与体内激素竞争性地结合甾类受体，形成激素-受体复合物，而后发挥生物学作用。

1. 生物体生殖功能下降 EEDs 可以使人类的生育能力下降并导致异常的生理现象。1992 年有学者在《英国医学杂志》（*British Medical Journal*）上发表了题为“50 年来精子质量下降的证据”（Evidence for decreasing quality of semen during past 50 years）的论文，近年来在世界范围内观察到的男性精子质量下降与 EEDs 的暴露有关。据中国医疗部门的一份统计数字表明，中国男性的平均精子数仅为 2000 多万个，比 50 年前少了 4000 多万个。

2. 致癌作用 近三十年来的肿瘤发病率调查显示，激素依赖性器官肿瘤的发病率增高。美国的调查资料表明，乳腺癌发生率增长了 24%，卵巢癌增长了 34%，睾丸癌增长了 41%，前列腺癌增长了 126%。许多报告指出，人体内有机氯农药的蓄积量与乳腺癌发病有关，妇女体内脂肪和血清中 DDE 多氯联苯含量高的妇女，其乳腺癌发生率高于对照组。

3. 损害神经系统 EEDs 通过激素受体作用于垂体和下丘脑，影响垂体激素及其调节因子的产生和释放。EEDs 也可作用于神经组织，表现为神经系统受损的临床表现，如记忆力和注意力下降、器官功能和精神运动功能发育障碍等。

4. 降低生物体的免疫力 EEDs 具有改变机体免疫功能和增加自身免疫性的作用。已观察到人暴露于己烯雌酚、有机氯农药和某些金属化合物时，可出现免疫抑制反应或过敏反应；而妇女的自身免疫性疾病与体内雌激素水平有关，生理浓度的雌激素可提高机体免疫力，剂量较大时则增加自身免疫性疾病的易感性。

进展与评述

一、遗传-环境交互作用与疾病风险

遗传-环境交互作用是指基因和环境因素彼此依赖影响一个生物学表型，两者不可或缺，否则疾病不会发生。遗传-环境因素的相互作用对疾病发生风险的影响机制和模式主要包括以下五种情形：①易感基因加剧环境因素的作用，但在无易感基因的作用下环境因素的效应仍可显现，暴露效应不会因基因型而发生改变；②易感基因仅增大环境因素的效应，并未对个体产生直接效应；③环境暴露放大了易感基因的效应，但对个体没有直接的作用；④遗传和环境因素是疾病风险增大所必备的条件；⑤遗传和环境因素都有各自的效应，两者同时存在时的效应大于或小于各自单独存在时的效应。在外界环境因素的刺激作用下，基因产生位点的多态性，从而导致个体对疾病的易感性出现差异。国内学者对纺织女工被动吸烟母亲的研究表明，环氧化物水解酶 1 基因的多态性（His139Arg/Arg139Arg 基因型）与新生儿低出生体重有关。肿瘤、冠心病和 2 型糖尿病等常见多基因复杂性状疾病的发生也普遍存在基因-环境的交互作用。

为了解生命的起源、疾病和衰老的相关机制，美国、英国、德国、法国、日本和中国等多国科学家合作完成了人类基因组计划（human genome project，HGP）。随后，各国又实施了环境基因组计划（environmental genome project，EGP），癌症基因组计划，癌症基因组图谱计划、国际人类基因组单体型图（haplotype map，HapMap）计划，千人基因组计划（1000 genomes project），基因、环境与健康启动项目（genes，environment and health Initiative，GEI）等多项国际大型基因组测序计划和一国单独实施的基因计划。

二、环境表观遗传学与疾病风险

疾病的发生是环境与机体因素交互作用的结果。当接触相同条件或暴露相同剂量环境危害因素时，不同个体间的发病危险性存在很大差异，其原因是发病不仅与环境有害因素暴露的程度有关，而且与机体因素有关。机体因素包括遗传因素和表观遗传因素，近年来在环境遗传和环境表观遗传方面，学者进行了大量的研究和探讨。

复杂疾病如心血管疾病和肿瘤等在发生和发展中，除了受已认知的基因突变、基因重组等基因序列改变影响外，还受基因非结构改变但功能可逆的改变（如 DNA 甲基化、组蛋白的乙酰化、核小体重新定位、染色质重塑和微小 RNA 调控）的影响，这种现象称表观遗传学（epigenetics）。有研究表明，加油站交警和服务员在暴露低浓度苯后外周血全基因组甲基化水平降低等多项表观遗传学指标变化；砷中毒患者中可检出 O6-甲基鸟嘌呤-DNA 甲基转移酶基因启动子高度甲基；镉、镍、硒、低剂量辐射和叶酸等均可引起机体表观遗传学改变。因此，表观遗传变化在环境相关疾病的发病、早期诊断和预防中凸显出的重要作用已受到医学界的广泛关注。

第三节　营养及食品安全与健康

食物和人类的健康有密切关系，食物是人类赖以生存、活动和繁衍的物质基础。人体一方面要从饮食中吸收利用身体必需的多种营养素，以满足生长发育和生理功能的需要。只有合理营养才能保证机体正常的生理功能，促进健康和生长发育，提高机体抵抗力和免疫力，有利于预防疾病，增强体质。另一方面又必须防止食物中携带的有害因素对人类健康所造成的威胁，如食物中毒，疾病的发病率增加甚至死亡等。因此，各个国家政府都强调食品安全的重要性。

【案例 9-3】

2008 年 9 月，中国暴发三鹿婴幼儿奶粉受污染事件，导致食用了受污染奶粉的婴幼儿产生肾结石病症，其原因是奶粉中含有三聚氰胺。婴幼儿误食用三聚氰胺严重超标的奶粉可能表现出的临床症状有不明原因哭闹，排尿时尤甚，可伴呕吐；肉眼或镜下血尿；急性梗阻性肾衰竭，表现为少尿或无尿；尿中可排出结石，如男婴结石阻塞尿道可表现为尿痛、排尿困难；可有高血压、水肿、肾区叩击痛等。在急性肾衰竭时，还会有的症状包括乏力、精神淡漠、嗜睡、烦躁、厌食、恶心、呕吐、腹泻，严重者出现贫血、呃逆、口腔溃疡、消化性溃疡或出血、抽搐、昏迷、呼吸困难等。据 2009 年 1 月中国卫生部最新公布的数据，因食用三聚氰胺严重超标的“问题奶粉”死亡的婴儿中国共 6 例。中国累计报告因食用“三聚氰胺问题奶粉”导致泌尿系统出现异常的患儿达 29.6 万人，住院治疗 52 898 人，已治愈出院 52 582 人。

那么，不法分子为什么要在奶粉中添加三聚氰胺？“三聚氰胺奶粉”事件是什么性质的公共卫生事件呢？

引申的知识

一、不法分子在奶粉中添加三聚氰胺的目的

食品按规定均需检测蛋白质含量，蛋白质主要是由氨基酸组成，平均含氮量为 16%左右，由于直接对蛋白质进行检测太复杂，因此食品工业上检测牛奶蛋白质含量采用“凯氏定氮法”，该方法的原理：蛋白质含有氮元素，用强酸处理样品，让蛋白质中的氮元素释放出来，测定氮的含量，就可以计算出食品中蛋白质的含量。而商家为了牟取暴利，给牛奶中掺入大量的水，这样蛋白质的含量就会降低，而三聚氰胺的含氮量为 66.7%，含氮量是蛋白质的 4 倍多，且为白色无味，成为商家用来增加蛋白量的冒充物。三聚氰胺含氮量是牛奶的 139 倍，是奶粉的 23 倍。每 100g 牛奶中添加 0.1g 三聚氰胺，理论上就能提高 0.625%蛋白质。不法商家就是利用了检测方法的缺陷，制作含有三聚氰胺的有毒奶粉，导致食用含有三聚氰胺的奶粉的婴儿出现急性肾功能损伤。

链接

三 聚 氰 胺

三聚氰胺（melamine）俗称密胺、蛋白精，其化学式为 $C_3H_6N_6$，是一种三嗪类含氮杂环有机化合物，白色单斜晶体，几乎无味，微溶于水（3.1g/L 常温），可溶于甲醇、甲醛、乙酸、热乙二醇、甘油、吡啶等，不溶于丙酮、醚类，对身体有害，不可用于食品加工或食品添加物。

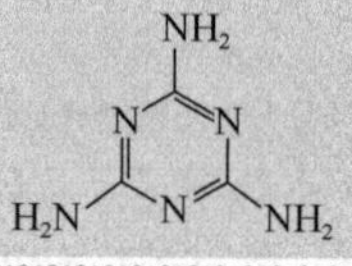

二、“三聚氰胺奶粉”是食品安全事件

该事件是一起因奶粉中掺入三聚氰胺而造成婴儿急性肾功能损伤甚至死亡等严重后果的食品安全事件。食品安全（food safety）是指涉及通过食品可能对消费者产生健康危害（无论是急性还是慢性危害）的所有危险因素，包括食品中毒、突发食品污染事件和其他等涉及食品安全的事件。食品安全实际分为两个部分，一是卫生安全；二是营养安全。人们对卫生安全比较重视，关注的

是食品里面有没有细菌和有害物质污染，因为这是一种近期安全，后果显现很快。但是这还远远不够，营养安全关乎儿童的发育和成长，体格与智力；关乎人们的劳动与创造能力，健康状况与免疫能力，这种后果的影响将是社会性的。

“三聚氰胺奶粉”是不法分子用三聚氰胺来增加奶粉中的含氮量，进而使食品中蛋白质的含量符合国家相关标准，但是三聚氰胺不是食品添加剂，长期食用含有三聚氰胺的奶粉将导致婴儿乏力、精神淡漠、嗜睡、烦躁、厌食、恶心、呕吐、腹泻，严重者出现贫血、呃逆、口腔溃疡、消化性溃疡或出血、抽搐、昏迷、呼吸困难、肾结石甚至导致死亡。因此，三聚氰胺奶粉是典型的食品安全事件（掺假和掺伪）。食品掺假（food adulteration）是指向食品中非法掺入物理性状或形态与该食品相似的物质。其掺假物质可以以假乱真，有时仅凭感官检验不易鉴定，要借助一定的设备和分析方法才能确定。食品掺伪是食品掺假、掺杂、伪造的总称。

链接

食品安全事件

• 全球粮食危机：2008 年以来，粮食危机席卷了全球。美国开始限购食品，埃及首都开罗民众排起了长蛇般的队伍等待拿到政府救济的廉价面包。在海地，食品危机引发社会动荡迫使总理下台。食品和能源价格高涨将在 33 个国家引发社会动荡。国际货币基金组织总裁卡恩称，食品价格高涨将把世界上数以万计的人置于忍饥挨饿的境地。在非洲一些贫穷国，民众几乎将微薄收入全都用在吃饭上，粮价上涨引发的社会问题尤为严重。

• 疯牛病：一种人畜共患疾病。食用被朊病毒污染了的牛肉、牛脊髓的人，有可能染上致命的克-雅症。20 世纪 80 年代至 90 年代中期是疯牛病暴发流行期，英国首先发现该病，该病迅速扩散到了欧洲、美洲和亚洲的几十个国家。

• 日本大肠埃希菌 O_{157}: H_7 食物中毒：自 1982 年发现大肠埃希菌 O_{157}: H_7 的致病性以后，由该菌引发的食物中毒不断有所报告。美国、日本、中国都曾发生大肠埃希菌 O_{157}: H_7 食物中毒。1996 年 5～8 月，日本 40 多个都、府、县 9000 余人大肠埃希菌 O_{157}: H_7 食物中毒，11 人死亡，近千人住院。

• 禽流感：是由禽流感病毒引起的一种急性传染病，也能感染人类。人感染后，病死率很高。2003 年年底韩国首次暴发高致病性禽流感，疫情迅速在东亚、东南亚和南亚地区蔓延。越南曾报道 92 人患病，42 人死亡。

• 苏丹红事件：苏丹红是一种工业染料，而非食品添加剂。2005 年英国在食品中查出“苏丹红 I 号”，随后中国在洋快餐等食品中也查出了“苏丹红 I 号”。

• 二噁英事件：二噁英是一类毒性和致癌性质极强的化学物质。1999 年比利时、荷兰、法国、德国连续发生二噁英污染饲料事件，导致畜禽类产品及乳制品二噁英含量过高。

• 口蹄疫：一种人畜共患的传染病。口蹄疫的病原为口蹄疫病毒，病变发生在偶蹄动物的口腔、蹄部等处，在畜间传染流行，称之为口蹄疫。2001 年 2 月，英国暴发了中国性口蹄疫大流行，疫情波及法国、荷兰和爱尔兰，造成了巨大的经济损失。

• 日本雪印牛奶事件：2000 年 6 月底，日本雪印牌牛奶被葡萄球菌污染，中毒的人数达 14 500 多人，180 人住院。这是第二次世界大战后日本发生的最大规模的食物中毒。

• 瘦肉精中毒：瘦肉精又称盐酸克伦特罗，是一种治哮喘的药物，被偶然发现加在饲料中有提高动物瘦肉率的作用。但人食用了含瘦肉精的肉和内脏可引起中毒，中国不容许其添加在动物饲料中。据不完全统计，1998～2006 年，国内相继发生 18 起瘦肉精中毒事件，中毒人数达 1700 多人，死亡 1 人。其中 2006 年 9 月一批来自浙江海盐县瘦肉精超标的猪肉和内脏导致上海 9 个区 336 人次中毒。

•福寿螺事件和多宝鱼事件：2006 年 6 月，北京发生因食用福寿螺导致的广州管圆线虫病（脑膜炎的一种），严重者甚至可以致死，报告病例数十人。2006 年 11 月，上海市场上销售的多宝鱼药物残留超标现象严重，所抽样品全部被检出含有违禁药物，部分样品还同时检出氯霉素、孔雀石绿、硝基呋喃类等多种违禁兽药。

•阜阳“空壳奶粉”事件：2003 年阜阳，劣质婴儿奶粉充斥市场，因食用劣质奶粉导致 189 名婴儿患上营养不良综合征，12 名婴儿死亡。

•毒大米事件：2003 年，中国广东、广西、江西、湖南等地市场上查出“毒大米”数百吨。“毒大米”样本检验结果显示黄曲霉毒素 B_1 的含量均严重超标。黄曲霉毒素 B_1 是具有很强毒性和致癌作用的霉菌毒素。

三、“三聚氰胺奶粉事件”还是营养问题

“三聚氰胺奶粉事件”一方面反映的是食品安全问题；另一方面也是由于奶粉中掺加了三聚氰胺而导致奶粉的营养物质不足而带来健康威胁。营养（nutrition）是人体从外界环境中摄取食物，经过体内消化、吸收和代谢，以满足机体生理功能、生长发育和体力活动必需的生物学过程。食物中为机体提供能量，参与构成组织器官、组织修复及调节生理功能的化学物质称为营养素（nutrients），包括蛋白质、脂类、碳水化合物、矿物质和维生素。由于一种或一种以上营养素缺乏或过剩所造成的机体健康异常或疾病状态，称为营养不良（malnutrition）。人体需要通过合理营养才能满足人体生理需要和保持健康。

扩展的知识

一、食品中有哪些不安全因素

食品从原料生产、加工、储运、销售直到消费的整个过程都存在不安全因素。概括起来主要有生物性不安全因素，如细菌，霉菌及其毒素，病毒，寄生虫等；化学性不安全因素，如农药、兽药、滥用的食品添加剂、重金属等；物理性不安全因素，如石子、铁屑、放射性物质等；营养的不均衡如能量、脂肪摄入过多，钙、维生素 A 、膳食纤维摄入不足等；新型食品，如转基因食品，辐照食品，酶工程食品等；假冒伪劣食品，如空壳奶粉，假酒等。

二、合理膳食

合理营养（rational nutrition）是指通过膳食全面得到满足机体生理需要量的能量和营养素，且各种营养素之间达到平衡的营养。合理膳食是合理营养的物质基础，也是达到合理营养的唯一途径。能够给机体提供种类齐全、数量充足、比例适宜的营养素和能量，并与机体的需要保持平衡，进而达到合理营养、促进健康、预防疾病的膳食称为合理膳食（rational diet）。合理膳食的要求包括以下四个方面：

1. 提供种类齐全、数量充足、比例合适的营养素 平衡膳食由多种食物构成，因此应提倡每日摄入的食物多样化（食物种类至少达到 10～20 种以上），还应该保证产能营养素供能比例的平衡、与能量代谢有关的 B 族维生素和能量消耗之间的平衡、必需氨基酸之间的比例合适、饱和脂肪酸与不饱和脂肪酸之间的平衡、钙与磷以及各种矿物质之间的平衡。

2. 确保食物安全 食物不得含有对人体造成危害的各种有害因素且应保持食物的新鲜卫生，以确保居民的生命安全。

3. 科学的烹调加工方法 食物的加工与烹调应最大程度上减少营养素的损失，提高食物的消

化吸收和利用率，保持食物良好的感官性状，保证居民的生命安全。

4. 合理的进餐制度和饮食习惯　合理的进餐制度有助于促进食欲和增强消化能力，使食物得到充分消化、吸收和利用。中国居民继续维持一日三餐制，并养成不挑食、不偏食、不暴饮暴食等良好的饮食习惯。

三、特定人群营养与健康需求

婴幼儿、孕妇和老人有其更高的营养需要，加强这些特定人群的应用，是促进健康乃至终身健康的重要保证。

（一）婴幼儿营养与膳食

婴幼儿时期生长发育迅猛，代谢旺盛，需要供给足量优质的营养素以满足正常生理功能活动和生长发育的需要。如果喂养不当，容易引起消化功能紊乱和营养不良，影响婴幼儿的生长发育。

中国营养学会推荐婴幼儿每日能量摄入量为：出生至 6 月龄，不分性别为 0.38MJ/（kg · d），6 月龄至 1 岁为 0.33MJ/（kg · d）。长期能量摄入不足可使生长迟缓或停滞，而能量摄入过多可导致肥胖。婴幼儿膳食蛋白质供给不足，可造成蛋白质缺乏症从而影响生长发育，特别是大脑发育减慢、体重增长缓慢、肌肉松弛、贫血、免疫功能降低，甚至发生营养不良性水肿，即夸希奥科病（Kwashiorkor disease）。另外，婴幼儿的肾脏及消化器官尚未发育完全，过高的蛋白质摄入也会对机体产生不利影响。必需脂肪酸对婴幼儿神经髓鞘的形成、大脑及视网膜光感受器的发育和成熟具有非常重要的作用，是大脑和视网膜中一种具有重要结构功能的长链多不饱和脂肪酸，在婴儿视觉和神经发育中发挥重要作用。婴儿缺乏二十二碳六烯酸（docosahexaenoic acid，DHA）可影响中枢神经系统及视力发育，导致注意力及学习记忆障碍，对明暗辨别能力降低，视物模糊。

婴幼儿时期，容易造成钙、铁、锌、维生素 D、维生素 A 的缺乏。维生素 D 缺乏可导致佝偻病；婴幼儿维生素 A 摄入不足可以影响体重的增长，并可出现上皮组织角化、眼干燥症和夜盲症等缺乏症状，但维生素 A 过量摄入也可引起中毒，表现出呕吐、昏睡、头痛、皮疹等症状；B 族维生素中的维生素 B_1、B_2 和烟酸能够促进婴幼儿的生长发育，而且其需要量随能量需要量的增加而增高。

（二）孕妇和乳母的营养与健康

女性怀孕期间，胎儿生长发育所需要的各种营养素均来自于母体，而孕妇不仅要提供满足胎儿生长发育所必需的各种营养素，还要满足自身的营养需要，所以妇女在怀孕前期、怀孕期间及产后哺乳期均需要合理地加强营养，从而达到预防可能出现的母体、胎儿和婴儿营养缺乏及某些并发症的目的。

1. 妊娠期贫血（anemia during pregnancy）　主要以缺铁性贫血为主，在妊娠末期患病率最高。主要原因是膳食铁摄入不足、来源于植物性食物的膳食铁吸收利用率差、母体和胎儿对铁的需要量增加及某些其他因素引起的失血等。此外，叶酸和维生素 B_{12} 缺乏可引起巨幼红细胞性贫血。

2. 母体营养不良性水肿　妊娠期蛋白质摄入严重不足可致营养不良性水肿（nutritional edema），轻者仅出现下肢水肿，严重者可出现全身水肿；维生素 B_1 严重缺乏者亦可引起水肿。

3. 母体骨质软化症　妊娠期妇女缺乏维生素 D 可影响钙的吸收，导致血钙浓度下降。为了满足胎儿生长发育所需要的钙，母体必须动用自身骨骼中的钙。如果母体钙不足，可引起骨密度降低，严重者引起脊柱、骨盆骨质软化和骨盆变形。

4. 胎儿宫内生长发育迟缓　能量、蛋白质和其他营养素摄入不足，易使胎儿生长迟缓（fetal growth retardation，FGR），低出生体重和小于胎龄儿是常见的形式，即新生儿出生体重小于 2500g。有研究显示，胎儿生长发育迟缓可影响儿童期和青春期的体能与智能发育，与成年期的多种慢性病如心血管疾病、血脂代谢异常和糖代谢异常等发生有关。

5. 巨大儿 孕妇过量进食或进补，可能造成能量与某些营养素摄入过多，孕期增重过多，进而导致胎儿生长过度。新生儿出生体重＞4000g 称为巨大儿（giant baby）。巨大儿不仅在分娩中易造成产伤，给分娩带来困难，还与婴儿成年后部分慢性病如肥胖、高血压和糖尿病等的发生密切相关。

6. 先天性畸形 妊娠早期的妇女因某些矿物质、维生素摄入不足或摄入过量，常可导致各种各样的先天畸形。例如，叶酸缺乏可能导致神经管畸形，主要表现为无脑儿和脊柱裂等；维生素 A 缺乏或过多可能导致无眼、小头等先天畸形。

7. 脑发育受损 胎儿脑细胞数的快速增殖期是从妊娠第 30 周至出生后 1 年左右，随后脑细胞数量不再增加而只是细胞体积增大。因此，妊娠期的营养状况，尤其是妊娠后期母体蛋白质和能量的摄入量是否充足，直接关系到胎儿的脑发育，还可影响婴幼儿以后的智力发育。

四、老年营养与健康

随着社会经济和医学保健事业的发展，人类寿命将逐渐延长，老年人口比例不断增大。临床工作中，老年人是恶性肿瘤、心脑血管疾病、糖尿病、痛风、骨质疏松症、阿尔兹海默病、老年慢性支气管炎等疾病的主要发病人群，而营养因素在保证老年人的健康和长寿中有着重要的作用，合理营养可以降低老年人常见疾病的发病率，增进健康，延长寿命。

老年人对能量的需要降低，所以膳食能量的摄入主要以体重来衡量，以能达到并可维持理想体重为宜；由于老年人肝、肾功能降低，摄入蛋白质过多可增加肝脏、肾脏负担，膳食蛋白质摄入应以优质蛋白质为主；老年人胆汁分泌减少和酯酶活性降低而对脂肪的消化功能下降，脂肪摄入不宜过多，含胆固醇高的食物如动物内脏、鱼卵、蟹黄等不宜多食；老年人的糖耐量降低，血糖的调节作用减弱，容易发生血糖增高；膳食纤维可以增加粪便的体积，促进肠道蠕动，对降低血脂、血糖和预防结肠癌、乳腺癌，防止血管疾病有良好的作用，应适当增加其摄入量；各种矿物质和维生素的摄入，可促进代谢、延缓机体功能衰退、增强抗病能力。

链接

中国食物与营养发展纲要（2014—2020 年）（摘编）

为保障食物有效供给，优化食物结构，强化中国居民营养改善，国务院办公厅（2014 年）发布了“中国食物与营养发展纲要（2014—2020 年）（国办发〔2014〕3 号）。与营养密切相关的基本内容介绍如下。

1. 基本原则

（1）坚持食物数量与质量并重，在重视增加食物数量的同时，更加注重食物的品质和质量安全问题。

（2）坚持食物生产与消费协调发展，并以现代营养理念引导消费者合理消费食物，逐步形成以营养需求为导向的现代食物产业体系，促进生产、消费、营养、健康协调发展。

（3）坚持以植物性食物为主、动物性食物为辅的优良膳食传统，合理汲取国外膳食结构的优点，优化和创新膳食模式，全面提升膳食营养科技支撑水平。

（4）坚持科学合理膳食引导与干预有效结合，预防和控制营养相关性疾病。

2. 营养相关的发展目标

（1）营养素摄入量目标：保障充足的能量和蛋白质摄入量，控制脂肪摄入量，保持适量的维生素和矿物质摄入量。到 2020 年，中国人均每日摄入能量达到推荐水平，其中，谷类食物供能比不低于 50%，脂肪供能比不高于 30%；人均蛋白质摄入量达推荐水平，其中，优质蛋白质比例占 45%以上；维生素和矿物质等微量营养素摄入量基本达到居民健康需求。

（2）营养性疾病控制目标：到 2020 年，中国 5 岁以下儿童生长迟缓率控制在 7%以下；全人群贫血率控制在 10%以下，其中，孕产妇贫血率控制在 17%以下，老年人贫血率控制在 15%以下，5 岁以下儿童贫血率控制在 12%以下；居民超重、肥胖和血脂异常率的增长速度明显下降。

3. 重点人群

（1）孕产妇与婴幼儿：尤其是孕妇膳食中钙、铁、锌和维生素 A 摄入不合理的状况，大力倡导母乳喂养。

（2）儿童青少年：重视降低农村儿童青少年生长迟缓和缺铁性贫血的发生率问题以及控制城镇儿童青少年超重、肥胖增长态势，加强学生营养工作。

（3）老年人：重点发展营养强化、低盐、低脂适合老年人身体健康需要的食物。开展老年人营养监测与膳食引导，降低慢性病，提高老年人生活质量。

进展与评述

一、食品的安全性评价与监管

食品中存在诸多不安全因素，因此为确保食品安全，保障人体健康，对食品进行安全性评价和监管是十分必要的。

（一）食品安全性评价

食品安全性评价的目的是阐明食品中有关危害成分或物质毒性及其危险性的大小，利用足够的毒理学和流行病学资料确认物质的安全剂量，并以此制定相应的政策、法规及标准进行控制的过程。危险性分析是目前国际上公认的食品安全性评价的科学过程，它包括危险性评估、危险性管理和危险性信息交流三个部分。

1. 危险性评估 中国颁布的《中华人民共和国食品安全法》提出了危险性评估的新概念。危险性评估（risk assessment）是确定食品中存在的不安全因素，根据毒理学评价、残留水平及摄入量评价，得出该食品的危害物导致危险的性质、大小及某些不确定性的说明。危险性评估是危险性分析的关键环节，有四个关键步骤：危害识别、危害特征描述、暴露评估和危险特征描述。

2. 危险性管理（risk management） 是根据危险性评估和其他有关的评价结果，同时考虑政治、社会经济、文化及技术条件等方面有关因素的影响，对各种管理措施方案进行权衡、选择，然后实施。

3. 危险性信息交流（risk communication） 是通过风险评估者、政府、组织、学术研究机构、企业、新闻媒体及公众间的合作和交流，提高对食品安全性的认识和理解，共同解决有关的食品安全问题。

（二）食品安全监督管理

食品安全问题直接影响社会稳定和经济发展，因此世界各国都已将食品安全监督管理纳入国家公共卫生管理的职能中，并致力于建立和完善其食品安全监督管理制度。食品卫生监督管理是保证食品卫生的一种手段，世界各国都将其纳入国家公共卫生事务管理的智能中，它运用科学技术、道德规范、法律规范等手段来保证食品卫生安全。

1. 食品安全监督管理的概念 食品安全监督管理指政府行政部门为保护消费者的健康，根据《食品卫生法》的规定，对食品生产和经营活动实施强制性卫生行政管理，督促检查食品生产经营者执行食品卫生法律、法规和规章的情况，并对其违法行为追究行政法律责任的过程。它具有强制性、规范性、权威性、技术性和普遍性等特点。食品卫生监督管理是食品卫生执法监督和自身管理相结合的措施或手段，两者主体享有不同的权利，承担不同的义务。

2. 中国的食品安全监督管理体系 中国食品安全监督管理工作分别由卫生部，省、自治区、直辖市人民政府卫生厅（局），市、州和直辖市所设区、县的卫生局，县（市）、旗以及市辖区的卫生局按照各自职责进行管辖。食品安全监督管理体系见图 9-3。

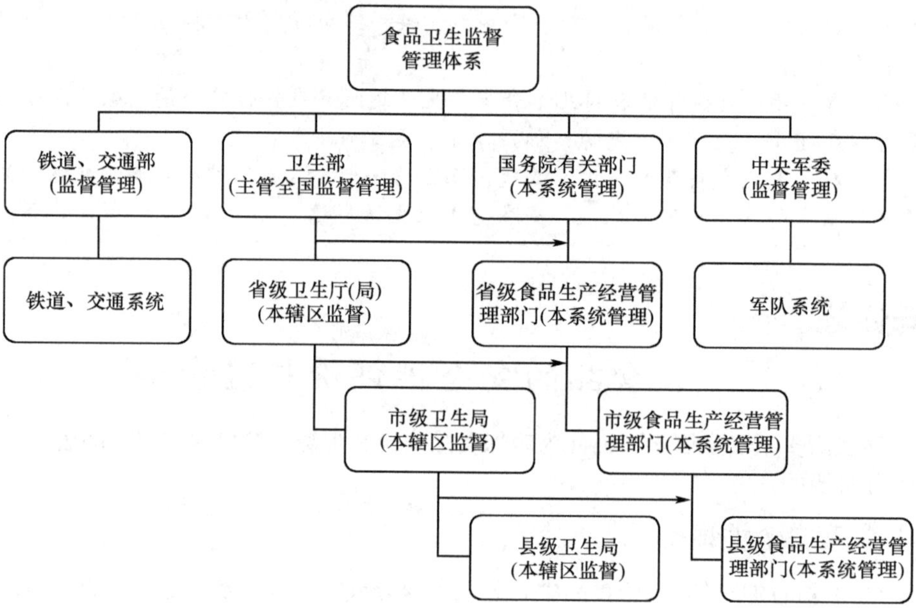

图 9-3 中国食品安全监督管理体系

二、中国居民膳食指南和膳食宝塔

WHO 近年对影响人类健康的众多因素进行评估的结果表明，遗传因素居首位，占 15%，膳食营养因素的影响占 13%，而医疗因素仅占 8%。著名的维多利亚宣言（The Victoria Declaration on Heart Health）提出健康生活方式的四大基石——合理膳食、适当运动、戒烟限酒、心理平衡，居于首位的就是合理膳食。

1968 年，瑞典提出名为《斯堪的那维亚国家人民膳食的医学观点》(Medical views on the diet of people in Scandinavian countries）的膳食指导原则，产生了积极的社会效果。WHO 和联合国粮农组织推荐各国制订自己的膳食指南。随着社会经济的发展，中国城乡居民的膳食状况明显改善，儿童青少年平均身高增加，营养不良患病率下降。但在贫困农村，仍存在着营养不足的问题。同时，中国居民膳食结构及生活方式也发生了重要变化，与之相关的慢性非传染性疾病，如肥胖、高血压、糖尿病、血脂异常等患病率增加，已成为威胁国民健康的突出问题。中国政府于 1989 年首次发布了《中国居民膳食指南》，在 1997 年和 2008 年再次发布了修改后的新的膳食指南。现今应用的膳食指南是由中国营养学会组织专家根据中国实际的食物摄入和居民的健康状况修订并由原卫生部新闻办于 2008 年 1 月正式发布。目前，《中国居民膳食指南》（2016）已经颁布实施。

中国居民膳食指南（Chinese food guideline）是中国营养工作者根据现代营养学原理和科学证

据，结合当前中国居民的营养需要及膳食中存在的实际问题而提出通俗易懂的指导性意见，旨在指导中国居民合理选择与搭配食物，达到合理营养、预防膳食营养相关慢性病和营养缺乏病、促进健康的目的。“中国居民膳食指南专家委员会”结合中国的膳食模式和饮食行为特点，将合理膳食的基本原则以各类食物的重量，通过宝塔的形式直观展示出每人每日应摄入的食物种类、合理数量以及适宜的饮水和身体活动量。中国居民平衡膳食宝塔（food guide pagoda）共分 5 层，包含每人每日应摄入的主要食物种类和总量（食物可食部分的生重），详见图 9-4。该膳食指南还强调儿童少年、孕妇、乳母不应饮酒，成人如饮酒，男性一天饮用酒的乙醇量不超过 25g，女性不超过 15g。同时，膳食宝塔还强调足量饮水和增加身体活动的重要性，提倡要足量饮水，饮用白开水和茶水；不喝或少喝含糖饮料。坚持日常身体活动，每周至少进行 5 天中等强度身体活动，累计 150 分钟以上；主动身体活动最好每天 6000 步；减少久坐时间，每小时起来动一动。

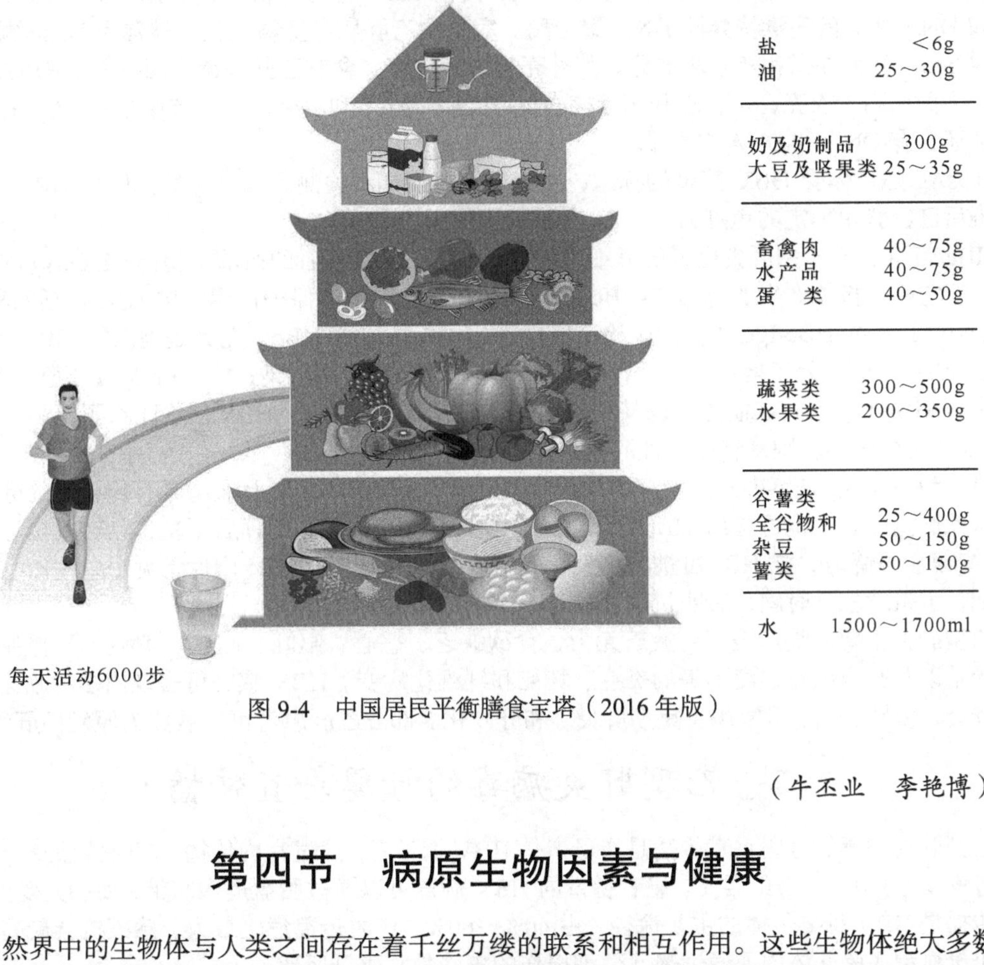

图 9-4　中国居民平衡膳食宝塔（2016 年版）

（牛丕业　李艳博）

第四节　病原生物因素与健康

自然界中的生物体与人类之间存在着千丝万缕的联系和相互作用。这些生物体绝大多数对人类是有益的，有的甚至是人类赖以生存、人类文明延续发展的基础。有的则对人类是有害的，它们不断刺激、侵袭着人类躯体，人类就是在同它们不断斗争的情况下，提高自身适应性而获得生存和发展的。这些对人类有害的生物体统称为病原生物因素。

【案例 9-4】

张琍（化名），婚前被检出乙型肝炎病毒表面抗原（HBsAg）、e 抗原（HBeAg）及核心抗体（抗-HBc）均呈阳性。4 年后，其儿子小华（化名）入幼儿园体检时发现 HBsAg 阳性。在张琍 41 岁时发现肝硬化，持续 13 年后诊断为肝癌死亡。

那么，乙型肝炎病毒感染会带来哪些危害?小华感染的病毒从何而来?

引申的内容

一、乙型肝炎病毒的主要危害

乙型肝炎病毒（hepatitis B virus，HBV），简称乙肝病毒，是乙型肝炎的病原体，传染源是急、慢性乙型肝炎患者及乙肝病毒表面抗原（HBsAg）阳性无症状 HBV 携带者，主要经输血、母婴垂直传播方式以及注射、手术、拔牙、内镜检查、针刺等医疗活动方式传播。此外，同性恋、异性恋或嫖娼等性乱交行为也是 HBV 流行的重要传播方式。中国是乙肝高发区，HBsAg 阳性检出率占人口的 10%以上。

HBV 是一种 DNA 病毒，属于嗜肝 DNA 病毒科。HBV 含有环状、不完全双链 DNA 以及引物蛋白和 DNA 相关的病毒特异性 DNA 聚合酶。完整的乙肝病毒呈颗粒状，被称为 Dane 颗粒，直径为 42nm，分为外壳和核心两部分。其外壳相当于包膜，含有乙肝病毒表面抗原（HBsAg）；核心颗粒表面相当于衣壳，含有乙肝病毒核心抗原（HBcAg）和乙肝病毒 e 抗原（HBeAg）；核心颗粒内部还含有 DNA 和 DNA 多聚酶。

HBsAg 是机体受 HBV 感染的标志，在感染恢复后期可检测到其相应的抗体抗-HBs，说明机体感染后已经获得一定的免疫力。

HBcAg 存在于乙型肝炎患者的肝细胞核内，不能从乙肝患者的血清中检出；HBcAg 的抗原性较强，但它刺激机体产生的抗体抗-HBc 没有中和作用，即没有保护作用。抗-HBc 包括两种抗体：抗-HBc-IgM 和抗-HBc-IgG。血清中检出高效价的核心抗体抗-HBc，尤其是检出抗-HBc-IgM，只能表示 HBV 在肝内处于增殖状态，患者处于急性期感染或近期感染；抗-HBc-IgM 下降、消失后，可检出抗-HBc-IgG，并在血清中保持很长时间，说明既往感染过 HBV。急性乙肝感染者如果抗-HBc-IgM 持续阳性，则易转成慢性肝炎。

检测到 HBeAg 是感染性病毒存在的最有效证据，是 HBV 复制及血清具有传染性的标志。在无症状乙肝携带者中也可检出 HBeAg。如果 HBeAg 持续阳性，则预后不良，易转成慢性肝炎。在 HBV 复制下降时，抗-HBe 可被检测到，表示传染性降低。抗-HBe 阳性常见于急性乙型肝炎的恢复期，可持续较长时间，表明机体获得了一定的免疫力。

乙型肝炎主要的临床表现有疲乏无力、食欲缺乏、恶心、呕吐、腹胀、黄疸、肝脾肿大、肝功能异常以及肝组织有程度不等的炎症、坏死和纤维化病变。HBV 感染可表现出多种临床类型：急性肝炎、慢性肝炎、肝衰竭（重型肝炎）和肝硬化。部分乙肝患者可发展成为原发性肝细胞癌。

二、乙型肝炎病毒的母婴垂直传播

乙型肝炎病毒的母婴垂直传播是指母亲是 HBV 携带者，通过宫内传播、产时传播及产后早期抚养过程，将 HBV 传染给婴儿。患者携带的 HBV 病毒可以通过胎盘进入脐带，使胎儿受到感染。产时传播是 HBV 母婴传播的主要途径，占 40%～60%。产时传播危险最大，感染机会最高，主要是由于母血渗入胎儿体内或通过婴儿微细损伤的皮肤黏膜感染所致。

在乙型肝炎表面抗原携带者中，约有 1/3 来源于乙肝病毒母婴垂直传播。HBsAg 阳性的母亲，母婴垂直传播的概率为 40%～50%，而 HBsAg 和 HBeAg 均阳性的母亲，其垂直传播概率高达 90%～100%。母婴垂直传播已成为乙型肝炎病毒传染的重要途径，阻断乙型肝炎病毒的母婴垂直传播对于乙肝的防控具有重要意义。

三、乙型肝炎病毒感染的预防

预防乙型肝炎病毒感染的主要措施包括：管理传染源、切断传播途径和保护易感人群。

（一）管理传染源

加强对乙肝患者和HBV携带者的管理。对急性或慢性乙型肝炎患者，可根据其病情确定是否住院或在家治疗。患者用过的医疗器械及用具应严格消毒，尤其应加强对带血污染物的消毒处理。对慢性HBV携带者及HBsAg携带者，除不能献血及从事国家有关规定的特殊职业外，可照常生活、学习和工作，但要加强随访。

（二）切断传播途径

大力推广安全注射，对牙科器械、内镜等医疗器具应严格消毒。医务人员在接触患者的血液、体液及分泌物时，均应戴手套，严格防止医源性传播。服务行业中的理发、刮脸、修脚、穿刺和文身等用具也应严格消毒。注意个人卫生，不共用剃须刀和牙具等用品。进行正确的性教育，若性伴侣为HBsAg阳性者，应接种乙型肝炎疫苗；对有多个性伴侣者应定期检查，加强管理，性交时应使用安全套。对HBsAg阳性的孕妇，应避免羊膜腔穿刺，并缩短分娩时间，保证胎盘的完整性，尽量减少新生儿暴露于母血的机会。

（三）保护易感人群

接种乙型肝炎疫苗是预防HBV感染的最有效方法。中国将乙型肝炎疫苗纳入计划免疫管理，对所有新生儿接种乙型肝炎疫苗。乙型肝炎疫苗的接种对象主要是新生儿，其次为婴幼儿和高危人群，如医务人员、经常接触血液的人员、托幼机构工作人员、器官移植患者、经常接受输血或血液制品者、免疫功能低下者、易发生外伤者、HBsAg阳性者的家庭成员、男性同性恋或有多个性伴侣和静脉内注射毒品者等。对HBsAg阳性母亲的新生儿，联合使用乙肝疫苗和乙型肝炎免疫球蛋白（HBIG），可显著提高阻断母婴传播的效果。

扩展的知识

一、环境中的病原生物因素

（一）致病微生物

致病微生物（pathogenic microorganism），通常又称病原微生物，是指可以侵犯人体，引起感染甚至传染病的微生物，或称病原体。包括：朊毒体、寄生虫（原虫、蠕虫、医学昆虫）、真菌、细菌、螺旋体、支原体、立克次体、衣原体、病毒等。

致病微生物通常只能在显微镜下或电子显微镜下放大几百倍甚至上万倍才能看得到。病原微生物结构简单，种类多、分布广、繁殖快，可引起人类或动植物的多种疾病。病原微生物可以分为非细胞型微生物、原核细胞型微生物、真核细胞型微生物。

1. 非细胞型微生物 是结构最简单和最小的微生物，它体积微小、能通过除菌滤器、没有典型的细胞结构、无产生能量的酶系统，只能在宿主活细胞内生长增殖的微生物。

病毒是典型的非细胞型微生物，是由单一核酸和蛋白质外壳组成的体积微小的微生物。已确认的病毒就有数百种。病毒的体积微小，结构简单，是一种必须寄生在其他生物体的活细胞内、以复制的方式进行增殖的非细胞型微生物。病毒在自然界中分布广泛，人、动物、植物、真菌和细菌体内均可有病毒寄生。

除病毒外，非细胞型微生物还包括类病毒和朊病毒等。类病毒是一种不具有蛋白质外壳、仅由一个裸露的大约由350个核苷酸组成的单链环状RNA病原体。通常通过种子或花粉传播感染高等植物。朊病毒就是蛋白质病毒，是只有蛋白质而没有核酸的病毒。最常见的是引起传染性海绵样脑病（疯牛病）的蛋白质。

2. 原核细胞型微生物 是一类没有真正细胞核（即核质和细胞质之间没有明显核膜）的细胞型微生物。无典型的细胞结构，染色体仅为单个裸露的DNA分子，没有核膜和核仁。细胞壁由肽聚糖构成，缺乏完整的细胞器。属于此类的有：细菌、放线菌、支原体、衣原体、立克次体、螺旋体等。

3. 真核细胞型微生物 此类生物具有典型的细胞结构，如真菌、某些藻类、原生动物等。例如，真菌在自然界中分布广泛，种类繁多，有10万多种，多数对人类有利，如用于酿酒、制备氨基酸、抗生素、酶类等的真菌。能引起疾病的真菌仅100余种，可引起皮肤、皮下组织及全身各器官、组织的病变，如皮肤真菌易在角质层繁殖引起各种癣病，深部真菌感染可引起慢性增生性肉芽肿炎症和组织坏死。有些真菌可引起各种类型的变态反应，如过敏性皮炎、哮喘、过敏性鼻炎等。还有些真菌在粮食中生长可产生毒素，食用后可引起急性或慢性中毒，能产生毒素的真菌有150余种。

真核细胞型微生物会导致某些特定疾病的发生，例如，真菌，可引起头皮癣、脚癣等；某种藻类，可导致人体的记忆力丧失。

（二）传染病媒介物

传染病的流行需要三个环节，即传染源、传播途径和易感群体。传播途径是指病原体从传染源排出后到侵入易感机体所经历的全过程，或所包括的全部传播因素。传播因素是指病原体从传染源转移到新的易感机体过程中所必须依附的各种物体，包括生物体和非生物体。由于传播因素在病原体的传播过程中起到了媒介（物）的作用，故称为传播媒介，其中生物体习惯上称生物媒介或媒介生物。

狭义的生物媒介是指处于传播途径环节的生物体，仅限于昆虫纲中的蚊、蝇、虱、蚤、白蛉等以及蛛形纲中的蜱、螨等节肢动物。它们通过寄生、吸血、螯刺、叮咬等直接或间接（传播病原微生物）的方式危害人类健康。广义的生物媒介，除了狭义的媒介之外还包括作为终宿主和中间宿主的脊椎动物和非脊椎动物以及人畜共患病的动物储存宿主，即广义的媒介等于狭义的媒介加上病原体的所有动物宿主。中国法定传染病中涉及的媒介生物见表9-3。

表9-3 中国法定传染病涉及的媒介生物

疾病	涉及的媒介生物
鼠疫	鼠、蚤
流行性出血热	鼠、螨
钩端螺旋体病	鼠
流行性和地方性斑疹伤寒	虱（流行性）、鼠、蚤（地方性）
流行性乙型脑炎	蚊（库蚊、伊蚊、按蚊）
黑热病	白蛉
疟疾	蚊（按蚊）
登革热	蚊（伊蚊）
血吸虫病	钉螺
丝虫病	蚊（按蚊、库蚊）

（三）致害动物

1. 有毒动物 包括：①具有进攻性含毒器官（毒牙、毒刺）的动物，如各种毒蛇、毒蜘蛛、蝎子等；②身体组织（如血液、皮肤、脏器）含毒的动物，如河鲀、高组胺鱼类（如竹荚鱼、秋刀鱼、鲭鱼、鲐鱼、鲫鱼）、某些贝类、有毒的蛙和其他一些内脏营养含量异常的动物。

动物的毒素极其复杂，毒理作用各式各样。毒素有的可阻碍神经系统作用，有的对心血管系统及内脏器官有不同程度的损害，还有的可以影响内分泌系统。

2. 寄生虫　能引起寄生虫病的主要有原虫和蠕虫两大类。吸血节肢动物，如蚊、虱、蚤，广义上虽也算寄生虫，但不能直接引起寄生虫病。

3. 昆虫　常见的、可传播疾病的昆虫有蚊、蝇、蟑螂、蛾、蚁、虻等，这类昆虫因起传播媒介作用而被称为病媒昆虫。相应地，由病媒昆虫传播引起的传染性疾病称为虫媒病。

（四）致害植物

致害植物可分为三类：①含有有毒物质、食用后可引起中毒的植物，通常也被称为有毒植物。②带有成瘾作用的植物，如罂粟。③其他致害植物，如某些植物的花粉、植物性粉尘（如棉尘），吸入可导致敏感人群的哮喘病等过敏反应性疾病；某些带刺的植物，刺伤人后可引起中毒反应等。

（五）内源性的病原生物因素

内源性病原生物因素最明显的就是机体内的癌变细胞，以及各种内源性的有害物（如已死亡的细胞和组织、脱落的血栓等）。这些内源性病原生物因素也是人体发生病变的重要原因。

二、病原生物因素对健康的危害方式

（一）接触生物造成危害反应

有些生物含有有害物质，接触这些生物可能引起危害反应，如毒蛇、毒虫叮咬。有毒植物的接触或误食即属于此类。

1. 常见的生物媒介　蚊、蝇、蟑螂、虱、蚤、白蛉等昆虫，以及蛛形纲中的蜱、螨等节肢动物。

（1）蚊子：不仅吸血骚扰，而且传播多种疾病。嗜人按蚊，是疟疾和马来丝虫病的重要媒介。中华按蚊，是水稻种植区疟疾和马来丝虫病的重要媒介。淡色库蚊和致倦库蚊，是班氏丝虫病的主要媒介。三带喙库蚊，是流行性乙型脑炎的主要媒介。埃及伊蚊和白纹伊蚊，是登革热的媒介。

（2）苍蝇：因携带多种病原微生物，能够传播病原体而危害人类健康。例如，霍乱、痢疾的流行和细菌性食物中毒，均与苍蝇的传播有关。

（3）蟑螂：携带约50种左右的对脊椎动物致病的细菌，如痢疾杆菌、大肠杆菌、鼠疫杆菌等。可引起食物中毒，传播肝炎、脊髓灰质炎、肺炎、结核等。此外，由于蟑螂在取食时，还会产生有臭味的分泌物，体质弱或敏感的人，如果接触蟑螂污染过的物品，都可能会产生各种过敏反应。

（4）阴虱：是一种寄生于人体毛发的寄生虫，可引起阴虱病，阵发性瘙痒是最主要的症状。主要通过性传播。因此，夫妻或性伙伴往往同时感染。值得注意的是，内裤、床垫、厕所的马桶，可间接传播。

（5）蚤：传播的疾病最主要的是鼠疫，其次是地方性斑疹伤寒。

（6）白蛉：除了叮人吸血之外，能传播多种疾病。在中国，仅传播黑热病。

（7）蜱：在叮刺吸血时，多无痛感，可造成局部充血、水肿、急性炎症反应，还可引起继发性感染。传播的主要疾病：森林脑炎。

（8）螨：螫刺/吸血，并可引起皮炎。寄生在人体，可引起多种疾病，如疥疮、蠕螨症。传播的疾病也较多，例如，恙螨幼虫是将恙虫病从鼠体传给人。此外，还可引起变态反应，如尘螨的代谢产物，是强烈的变态原，可使过敏体质者出现变态反应。

2. 含有有毒物质的植物　是指含有有毒物质、食用后可引起中毒的植物。有毒植物性食品依据引起中毒的原因一般可分为四类：①非食用部分有毒，如杏、苹果、李、樱桃等，果肉无毒，但其仁、叶、花芽等含有氰苷，人食用后可引起中毒；②在某个特定的发育时期有毒，如幼苗期的麦类、玉米等，发芽的马铃薯及未成熟的蚕豆等；③含有微量毒素、食用量过大可引起中毒的植物，如霉变甘蔗、硝酸盐含量高或腐败的蔬菜，大量连续食用能引起中毒；④自身含有有毒成分，未煮熟食用可引起中毒的植物，如木薯、四季豆（豆角、梅豆、菜豆、芸豆）。

（二）接触生物代谢物造成危害反应

有些生物本身并无危害，但其体内所含的某些物质，一经释放后会对身体产生危害。例如，肉毒杆菌、葡萄球菌等微生物含有内毒素，这些毒素在细菌死亡时被释放出来，侵害组织造成毒性反应。

（三）寄生

所谓寄生是指一种生物在另一种生物体内繁殖。寄生生物所需的养分均来自被寄生的生物（宿主），寄生过程常造成宿主产生程度不一的危害反应，寄生虫病（如钩虫病、蛔虫病等）均属于此类。

三、病原生物因素对健康的影响

（一）病原生物因素与感染性疾病

引起感染性疾病的病原生物因素主要是病原微生物和寄生虫。感染即是病原体对人体的一种寄生过程，也就是说，在人体内定位、增殖而导致感染。感染性疾病中许多是有传染性的，可在人群中造成流行，这部分疾病又称为传染病。另一部分疾病则没有传染性或很难在人群中传播。例如，口腔、咽喉至肺内的气道若无障碍时，其主要菌种为A组溶血性链球菌和奈瑟菌属，可是，慢性支气管炎与泛发性细支气管炎患者的气道内常存在流感嗜血杆菌、肺炎克雷伯菌等。这些细菌会由于某些原因而急速恶化，成为病原菌。此时，并不是由于大量的细菌侵入引起发病的，而是由于体内正常菌群发生急速恶化导致的，因此称为内源性感染。这些细菌对健康人来说并不构成威胁，没有传染性，只是对那些存在基础疾病的患者才显示其病原性，因此又称为机会感染。

在漫长的进化过程中，有些寄生物与人体宿主之间达到了相互适应、互不损害对方的共生状态，例如，肠道中的大肠杆菌和某些真菌。但这种平衡是相对的，当某些因素导致宿主的免疫功能受损或抑制（如使用免疫抑制剂）或机械损伤，使寄生物离开其固有寄生部位而达到其不习惯寄生的部位，如大肠杆菌进入腹腔或泌尿道时，可以引起机会性感染，进而导致宿主的损伤。

实际上，大多数病原体与宿主机体之间是不适应的，因而引起双方之间的斗争。病原体通过各种途径进入人体即是感染过程的开始。由于适应程度不同，双方斗争的后果也各异。病原体要么被清除，要么定植下来繁殖进而引起组织损伤、炎症过程和各种病理改变，这主要取决于病原体的致病力和机体的免疫力，也和来自外界的干预（如药物治疗）等有关，从而造成了感染过程的不同表现。

（二）病原生物因素与食源性疾病

1. 致病微生物引起的食源性疾病 空肠弯曲杆菌被认为是引起人类急性胃肠炎的罪魁祸首，它能感染各年龄的人群。空肠弯曲杆菌通常由生的或不够熟的家禽产品、生牛奶、牛羊肉传播。

沙门菌病是由摄取各血清型的沙门氏菌导致的，特别是鼠伤寒沙门菌和猪霍乱沙门菌猪霍乱亚种。胃肠炎是引起最多关注的与食品（如肉类、家禽和蛋类）相关的疾病。

大肠杆菌已经被认为是一种重要的导致食品中毒的致病微生物。肠致病的、侵袭肠黏膜的和产肠毒素的类型都可引起腹泻。其中，肠出血性大肠杆菌 O_{157}：H_7 最为重要。这种病原菌通过粪—口途径传播，感染剂量仅仅为 500 个细菌。肠出血性大肠杆菌被发现存在于肉制品中，如汉堡包和色拉米香肠，未经消毒的果汁饮料、水果、蔬菜、饮水等。

真菌在谷物或其他食品中生长繁殖产生有毒的代谢产物，人和动物食入这种毒性物质也可发生食物中毒。用一般的烹调方法加热处理不能破坏食品中的真菌毒素。真菌生长繁殖及产生毒素需要一定的温度和湿度，因此中毒往往有比较明显的季节性和地区性。

2. 致害动物引起的食源性疾病　引起动物性食物中毒的食品主要有两种：①将天然含有有毒成分的动物或动物的某一部分当做食品，误食引起中毒反应。例如，河鲀体内有河鲀毒素，青鱼、草鱼、鲤鱼的胆汁有毒，鳗鲡和黄鳝有血毒。②在一定条件下产生了大量有毒成分的可食的动物性食品，食用后可引起中毒，如海鱼存放过久，可致组胺升高。

3. 致害植物引起的食源性疾病　一般的植物食物是没有毒性的，有些食物虽有些毒性，但只要处理得当，仍可食用，但目前每年仍有许多植物性食物中毒的发生。造成植物性食物中毒的重要原因是一些食物本身含有毒成分，食用方法不当或误食有毒植物。例如，木薯、杏、桃、李、枇杷等的核仁等食物中含有氰苷，可被水解为氢氰酸，引起含氰苷食物中毒；扁豆、菜豆、豌豆等豆类及生豆浆中含有皂苷，可被水解为糖类和皂苷原，引起含皂苷食物中毒；毒蘑菇含有多种毒素（如原浆毒型、神经毒型和胃肠毒型等），可导致毒蕈中毒。

此外，蚕豆种子含有巢菜碱苷，有的人食用后可引起急性溶血性贫血，医学上称为“蚕豆病”。有些青菜含有一定量的硝酸盐，在腐烂变质、熟菜存放过久、腌制不久的腌菜等情况下，硝酸盐还原成亚硝酸盐，食用后可引起中毒。蓖麻含有有毒成分蓖麻毒素和蓖麻碱，误食入生蓖麻子可导致急性中毒。

（三）病原生物的其他健康危害

病原生物还可以引起其他多种健康危害，如艾滋病病毒（HIV）感染的母婴传播、乙肝病毒母婴传播，巨细胞病毒感染与早产甚至死胎等。2015 年 5 月，巴西报告首例寨卡病毒病例（Zika Virus）。WHO 于 2016 年 2 月 2 日宣布，新生儿小头畸形和其他神经系统病变，已构成“国际关注的突发公共卫生事件”，这些病例可能与寨卡病毒流行密切相关。寨卡病毒是一种急性传染病病毒，最初是在猴子身上发现的。主要通过埃及伊蚊叮咬传播，其临床表现往往与同为蚊媒传播疾病的登革热类似。该病可导致胎儿小头症并可能严重损伤大脑。巴西被认为是世界上感染寨卡病毒最多的国家之一。超过 80%的病毒感染病例在该国东部被登记，该国 27 个州中的 16 个州都已发现寨卡病毒案例。据巴西卫生部门报道，新生儿因感染寨卡病毒而患小头畸形症的病例在 1 周内增加了 10%，从 583 例增加到 641 例。小头畸形症状共导致 139 个胚胎的死亡，其中既包括新生儿，也包括自然流产。

在自然条件下，粮食和油料可被近百种真菌感染。在适宜的温度和湿度条件下，有些真菌还可能产生真菌毒素。这些真菌毒素有的具有较强的致癌性，如黄曲霉毒素、杂色曲霉素、黄变米霉素（包括黄天精、环氯素、皱褶青霉素、桔青霉素）、青霉酸、棕曲霉素等。其中，以黄曲霉毒素致癌作用最强。国际癌症研究中心（IARC，1987）已将黄曲霉毒素确定为人类有足够证据的致癌剂。流行病学研究发现，在非洲、东南亚和中国东南沿海的原发性肝癌高发区，男性摄入黄曲霉毒素量大，黄曲霉毒素摄入量与肝癌发病率呈线性相关。

进展与评述

病原生物因素与恶性肿瘤

病原生物因素在恶性肿瘤发生中的作用越来越受到人们的关注。众所周知，恶性肿瘤主要是遗传因素和环境因素共同作用的结果，其中环境因素中的病原生物因素起到一定的作用。尽管病原生物因素与人类恶性肿瘤的病因学关系尚未完全阐明，但已有大量的研究证据表明，某些病毒确实与人类某些恶性肿瘤的发生有关。研究较多的致癌性病原生物因素主要包括：EB 病毒、人类乳头瘤病毒（HPV）、乙型肝炎病毒（HBV）、丙型肝炎病毒（HCV）和幽门螺杆菌等。

EB 病毒（Epstein-Barr Virus）是一种能引起人类感染的淋巴滤泡病毒，主要由唾液传播，有 90%以上的人感染此病毒。自 1966 年首次发现 EB 病毒与鼻咽癌在血清学上有一定的相关性以来，已陆续发现 EB 病毒与多种淋巴细胞和上皮细胞来源的恶性肿瘤的发生有关，例如，霍奇金病（Hodgkin's disease，HD）、移植后淋巴瘤、T 细胞淋巴瘤、胃腺癌、腮腺管癌、AIDS 相关淋巴瘤、Burkitt 淋巴瘤、鼻咽癌等。EB 病毒已被国际癌症研究机构（IARC）列为可能致癌的病毒因子之一。

人类乳头瘤病毒（HPV）是一类主要寄生在鳞状上皮层的小分子 DNA 病毒，它与宫颈癌的密切关系日益受到关注。一般认为，90%以上的宫颈癌组织携带 HPV-DNA，而 HPV 感染与宫颈癌的密切相关已被许多研究结果所证实。而 HPV 与食管癌关系的研究结果还存在不一致性，多数文献报道高发区食管癌组织的 HPV 检出率明显高于低发区，尚有部分文献报道在食管癌组织中没有检测到 HPV 感染。因此，深入了解 HPV 与宫颈癌和食管癌的相关性，进一步阐明 HPV 及其基因型在两类肿瘤的发生、发展中的作用，对于高危人群筛查和特异性疫苗的研究是十分必要的。

关于乙型肝炎病毒感染与原发性肝癌之间的关系，国内外资料均提示乙肝患者的肝癌发病率比自然人群高。HbsAg 阳性者发生肝癌的机会比阴性者高 100 倍以上。在原发性肝癌发病过程中，HBV 几乎被肯定是一个始发因子，动物实验和人体研究都支持 HBV 的直接致癌作用。据国外文献报道，肝炎高发区婴儿接种乙肝疫苗，可减少 80%的肝癌病人，中国学者预测约可减少 70%左右的肝癌病人。HBV 感染所致肝细胞损害和再生结节形成，是肝硬化肝癌发生的基础。而 HCV 的传播途径与 HBV 相似，并且比乙肝更易引起持续性慢性肝炎。慢性肝炎往往导致肝硬化并可引起肝细胞癌。

自从澳大利亚科学家发现幽门螺杆菌（Hp）感染为胃溃疡的直接致病菌后，人们开始关注幽门螺杆菌与胃癌发生的相关性。一般认为，幽门螺杆菌感染与胃癌的发生有一定的关系。1994 年，IARC 将 Hp 列为人类胃癌的 I 类（即肯定的）致癌因子。Hp 致胃癌的可能机制包括：Hp 具有黏附性，其分泌的毒素有致病性，导致胃黏膜病变，由活动性浅表性炎症逐渐发展成为胃癌；Hp-DNA 的某些片段插入宿主细胞，引起细胞恶性转化；Hp 本身具有基因毒性作用；Hp 是硝酸盐还原剂，可催化形成亚硝胺类化合物而起致癌作用。

链接

幽门螺杆菌发现与诺贝尔生理学或医学奖

2005 年诺贝尔生理学或医学奖授予澳大利亚学者巴里·詹姆斯·马歇尔（Barry James Marshall）和约翰·罗宾·沃伦（John Robin Warren），以表彰他们在 20 多年前发现了幽门螺杆菌以及该细菌对消化性溃疡病的致病机制。

1979 年，珀斯皇家医院的沃伦在一位胃炎病人的胃黏膜活体标本中，意外地发现了一条奇怪的蓝线，在高倍显微镜下观察发现，有一种弯曲样杆菌紧贴着胃黏膜上皮，有规律地存在于黏膜细胞层的表面及黏液层下面。之后，他又在其他活体标本中找到了这种细菌。由于这种弯曲样杆菌总是出现在慢性胃炎标本中，遂意识到这种细菌可能和慢性胃炎等疾病有密切关系。1981 年，沃伦开始与他的同事马歇尔共同开展相关实验，结果发现所有十二指肠溃疡病人的胃内都有这种细菌，并于 1982 年成功地分离到这种细菌。

1983 年，WHO 细菌命名委员会将其正式命名为幽门螺杆菌。1984 年，马歇尔和沃伦提出幽门螺杆菌涉及胃炎和消化性溃疡的病因学，论文发表在《柳叶刀》(The Lancet) 上。这一发现，被誉为消化病学研究领域的里程碑式的革命。

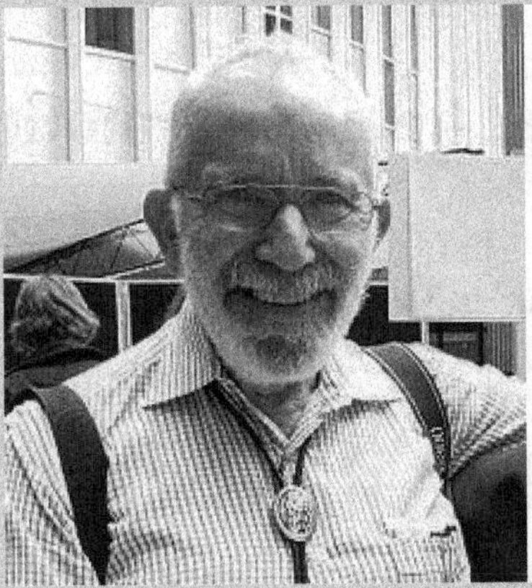

John Robin Warren (1937—)

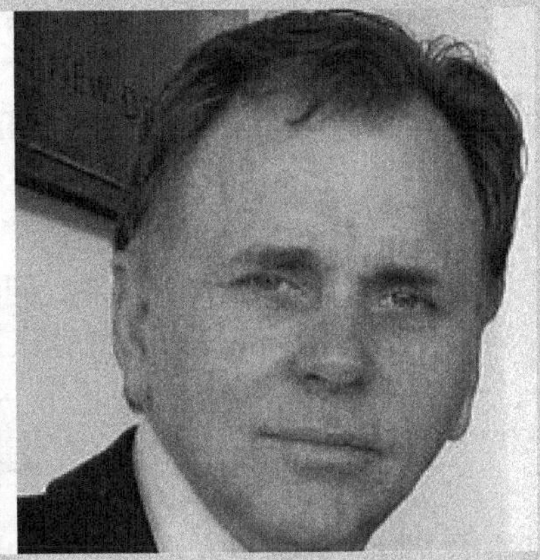

Barry James Marshall (1951—)

（范 春 赵 苒）

参 考 文 献

陈学敏，杨克敌. 2008. 现代环境卫生学.第 2 版. 北京：人民卫生出版社.

冯星淋，沈娟，郭岩. 2010. 儿童健康公平性的社会决定因素研究. 北京大学学报（医学版），42（3）：252-257.

郭岩，汤淑女. 2010. 健康的社会决定因素与慢性病防治. 中国预防医学杂志，11（11）：1167-1169.

李立明，姜庆五. 2016. 中国公共卫生理论与实践. 北京：人民卫生出版社.

陶芳标，马骁，杨克敌. 2009. 公共卫生概论. 北京：科学出版社.

中国营养学会. 2016. 中国居民膳食指南（2016）. 北京：人民卫生出版社.

de Martel C, Ferlay J, Franceschi S, et al. 2012. Global burden of cancers attributable to infections in 2008: a review and synthetic analysis. Lancet Oncol. 13（6）：607-615.

Marmot M. 2013. Universal health coverage and social determinants of health. Lancet，382（9900）：1227-1228.

Mlakar J，Korva M，Tul N，et al. 2016. Zika Virus Associated with Microcephaly. N Engl J Med，374（10）：951-958.

第十章 健康教育与健康促进

Health education and health promotion

健康教育与健康促进是公共卫生工作的基石与核心。保障公众健康既需要完善社会公共卫生服务体系，提供必要的公共卫生服务的条件，同时也需要通过普及健康知识，唤起公众对健康的正确认识，树立科学的健康观，提高自身的健康素养，建立良好的行为生活方式。

第一节 健康教育

健康是最基本的人权，健康是人生最宝贵的财富。健康是一种状态，需要不断地维护。健康行为的形成是一个长期过程，纠正不良的行为生活方式也是一个漫长过程。健康教育是培养良好的健康相关行为，提高健康素养，促进健康的最佳的方法和途径。

【案例 10-1】

2003 年一种可引起严重急性呼吸综合征（severe acute respiratory syndrome，SARS）的病毒侵入中国并席卷全球。对于突如其来的新型传染病官方来不及做出任何权威的相关信息发布，难以及时采取相关针对性措施。期间长城内外、大江南北，顿时“白茫茫”一片；强制隔离，强制测体温随处可见；工厂、学校放假，公共场所关闭；刺激的消毒水弥漫在空气中，人们行色匆匆，谈“非”色变。春节刚过，广州就已经出现了市民抢购白醋、板蓝根和抗病毒药物的恐慌（图 10-1），板蓝根、抗病毒药物、白醋都呈现前所未有的热销。“买药了吗？”和“买醋了吗？”成了时下广州人的见面语。从 2 月 10 日起，相同景象几乎同时出现在国内各大中城市，北京、武汉、长沙、海口……

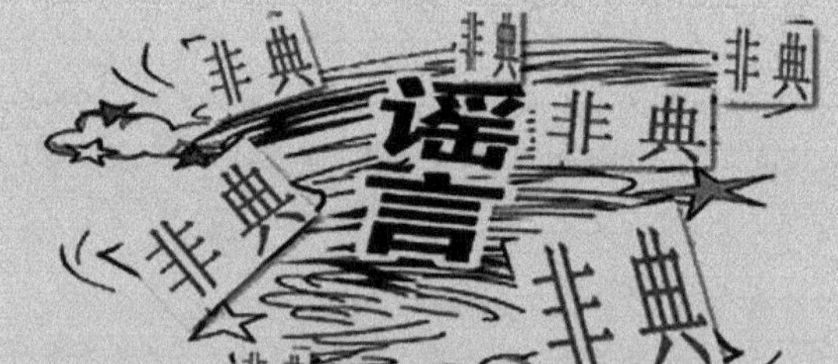

图 10-1　非典时期呈现人群恐慌状态的宣传画

为什么社会出现了这样的“人人自危”的恐慌状态呢？

引申的内容

一、健康教育缺位是“人人自危”恐慌状态的重要根源之一

2003 年面对突如其来的 SARS，最初时期社会出现的恐慌状态一方面暴露出国家应对突发公共卫生事件机制存在明显缺陷，社会层面传播科学防范知识的渠道不及时畅通，同时也反映出国民在应对重大疫情时，缺乏基本的卫生知识和能力，健康素养亟待提高。

生物、自然和社会环境因素均会对健康产生影响，但更重要的决定因素还是人们对基本健康知识的掌握、健康的生活行为方式的养成以及维护健康的基本技能。健康教育目的在于激发和帮助人群树立正确的健康意识，以增强自我卫生保健能力和参与社会卫生保健活动的自觉性，消除和减少影响健康的危险因素。可以说健康教育是连接健康知识与个人行为改变的桥梁，是一个知识-信念-行为改变的过程。

随着社会进步、公众对健康需求的提高，健康教育的内容和形式也在不断地发展。传统的卫生宣传可以说是健康教育的雏形，主要是通过简单地宣传方式（报纸、画报、文艺表演等方式）普及卫生知识、倡导健康观念与行为；伴随医学的进步、媒体技术的发展，健康教育作为一门学科在广度和深度方面都得到快速发展，正沿着具有科学性、实用性、通俗性和艺术性的方向形成自身的理论和研究方法。

二、健康教育在突发公共卫生事件中的作用

近年来，无论是席卷全球的 SARS 疫情，还是“5・12”汶川大地震、埃博拉出血热疫情等均表明在应对突发公共卫生事件时，健康教育均承担着及时向公众传递疾病和伤害信息、疾病预防知识、科学防护知识、给予其正确的帮助和指导，从而帮助公众树立健康的观念，提高其应对和自我保护能力的工作职能，以尽量降低突发公共卫生事件造成的伤害。

（一）有效缓解社会群众的紧张心理

突发公共卫生事件可产生严重危害或影响，它针对的不是某个特定的个体，而是广泛的非特定的群体，并且它具有突然发生、不易预测的特点。因此突发公共卫生事件一旦发生，必然会对人群（包括普通民众和事件的应对处置人员）造成很大的心理压力，从而影响他们的应对处置能力。健康教育的主要干预手段就是通过健康信息传播的方式帮助群众获得正确的健康认知，采取正确的行为，及时将信息和相关科学防护知识传递给人民群众。在可能的疾病或危害发生之前开展健康教育工作，可有效预防并缓解他们的紧张恐惧心理。如“5・12”汶川大地震后，及时开展的对灾民的心理健康教育工作，对解决他们的心理问题、消除不安定因素、维护社会稳定发挥了积极作用。

（二）强化群众依法防病的意识

可采取向群众宣传国家的相关法律法规，帮助其提高法律意识及法制知识水平的方式，促使人民群众以实际行动承担社会责任、履行法律义务，自觉参与并积极配合政府部门的行动，如在 SARS 期间，自觉配合政府的“隔离”控制措施、办理登机手续前认真填写《健康申报表》、接受体温检测等。以此形成群防群治全社会参与的良好局面，建立起应对突发公共卫生事件的最为广泛且坚强的社会公众参与的统一战线。

（三）提高专业人员的防范意识和应对技能

“非典”流行期间，不少医护人员受到感染并因此献出了宝贵的生命，其中一个很重要的原因就是缺乏基本的传染病防治知识，对新出现的传染病的危害更是认识不足，缺乏防范意识。而包

括“SARS”在内的所有突发公共卫生事件在发生后，均有一个从出现到了解再到有效应对的过程。这一过程的长短决定着突发公共卫生事件所造成危害和损失的大小，采取科学的应对措施，就会大大缩短这一过程，从而减少突发公共卫生事件所造成的危害及损失。所以专业人员必须加强防范意识，才能缩短这个过程，同时还应锻炼应对突发公共卫生事件的技能，通过健康教育可以帮助医疗卫生人员掌握传染病流行病学知识、学会基本控制措施，做到早发现、早诊断、早治疗、早隔离、早报告，提高防范意识，才能有效地降低突发公共卫生事件造成的危害和损失。

（四）把握舆论导向，维护社会稳定

健康教育以帮助公众获取正确的知识、建立正确的行为来促进健康。突发公共卫生事件具有很强的新闻性，一旦发生就会迅速引起新闻媒体的关注，成为社会舆论的焦点。因此，如果不能及时让公众了解相关信息，把控对社会舆论的主导地位，则容易造成恐慌，影响社会稳定。因此，在应对突发公共卫生事件过程中，必须及时开展科学系统的健康教育工作，准确且透明地发布信息，直接面对公众传递健康知识和疾病防治技能，把控社会舆论的主导地位，避免虚假信息对公众造成伤害，以平稳公众心态、维护社会稳定。

三、突发公共卫生事件中健康教育应当怎样开展

健康教育在应对突发公共卫生事件过程中能起到投入少、见效快、效益好的作用。那么，如何在应对突发公共卫生事件过程中开展健康教育工作呢？

（一）及时准确地向公众传达关键信息和防病知识

在应对突发公共卫生事件过程中，健康教育工作者必须及时、准确且科学地向公众传递相关关键信息和相应的疾病防治知识，以减少不必要的伤害。在突发公共卫生事件发生的最初阶段，传递关键信息和防病知识，可有效避免公众因信息不明且没有准确信息来源渠道而相信虚假信息带来的心理压力而造成的恐慌。在整个突发公共事件中，有计划、有目的地发布关键信息和相关防病知识，有助于公众树立信心，获得相关防病技能，更有效地应对突发公共卫生事件，进一步保持社会稳定。

（二）充分发挥大众媒体的作用

因为突发公共卫生事件是对公众产生危害，而不是针对某一特定群体的，所以应对突发公共卫生事件的健康教育工作必须面向公众，而大众传播具有受众广泛、传播速度快、扩散距离远、覆盖区域广泛的特点，利用大众传播媒介可以以最快的速度使公众了解事件真实情况，迅速缓解其紧张情绪，让政府把控正确的社会舆论导向，同时使广大受众在心理压力缓解同时迅速掌握防病知识及技能。

扩展的知识

一、健康教育的内涵

长期以来，国内外学者有不同的论述。

1998 年 WHO 把健康教育定义为“一种有组织、有计划的主动学习活动，包括提高健康素养和健康知识的传播活动，以及有益于个体和社区健康的生命技能的开发”。

田本淳认为，健康教育是以传播、教育、干预为手段，以帮助个体和群体改变不健康行为和建立健康行为为目标，以促进健康为目的的所进行的一系列活动过程。

吕姿之等将健康教育定义为：“通过信息传播和行为干预，帮助个人和群体掌握卫生保健知识，树立健康观念，自愿采纳有益于健康的行为和生活方式的教育活动与过程，其目的是消除或减轻

影响健康的危险因素，预防疾病，促进健康和提高生活质量。”她同时进一步论述到健康教育是通过有计划、有组织、有系统的社会和教育活动，全面提高公民的健康素质，促使人们自愿地改变不良的健康行为和影响健康行为的相关因素，消除或减轻影响健康的危险因素，预防疾病，促进健康和提高生活质量。其核心问题是促使个体或群体改变不健康的行为生活方式，尤其是组织的行为改变。

马骁认为，健康教育是旨在帮助对象人群或个体改善健康相关行为的系统的社会活动，是在调查研究的基础上，采用健康信息传播等干预措施，促使人群或个体自觉采纳有利于健康的行为和生活方式，从未避免或减少暴露于危险因素之中，帮助实现疾病的预防控制、治疗康复、提高健康水平的目的。

由此看来，健康教育是紧紧围绕着帮助公众和个体维护和增进健康，改善其健康相关行为的系统社会实践活动。健康教育具有极高的投入与产出比，已成为重要的公共卫生措施。

二、健康教育的策略和措施

（一）高度重视、规范管理、经费保障

健康教育是有计划、有组织的系统的社会活动，包含着多方面的要素，因此需要引起卫生行政部门的重视，以加强对健康教育工作的领导，明确各自职责，加强规范化管理，做到协调持续性发展，进而优化配置卫生资源，切实解决工作中遇到的困难和问题。同时，为保障开展工作所需的活动经费，需采取政府投入与多方筹资相结合的措施，适应社会主义市场经济体制和规律的经费保障机制。

（二）部门协调，全社会参与

作为系统的社会活动，健康教育工作不只是专业技术部门的职责，需要加强多部门协调，发挥各级健康教育协会等非政府组织和大众媒体的作用，引导社会群众广泛参与健康教育活动，营造健康的环境。

（三）加强能力建设，促进学科发展

健康教育机构及健康教育工作者的能力是健康教育工作成败的关键之一。因此需加强各级健康教育专业机构建设，配备相应的专业技术人员及工作需要的设备，发挥其业务技术指导的作用，对卫生工作人员开展培训，提高其健康教育工作能力与水平。

同时，健康教育作为一门学科，还需不断地加强理论和方法研究，促进学科发展，大力推广新理论、新技术的推广应用。

进展与评述

一、健康教育有助于健康素养的提高

健康素养（health literacy）是指个人获取和理解基本健康信息和服务，并运用这些信息和服务做出正确的决策，以维护和促进自身健康的能力。

1995 年美国《国家健康教育标准》中对健康素养的定义是：个体具有获得、解释和理解基本健康信息与服务的能力，并能运用信息和服务来促进个体的健康。

WHO 认为：健康素养代表着认知和社会技能，这些技能决定了个体具有动机和能力去获得、理解和利用信息，并通过这些途径能促进和维持健康。健康素养主要包括两个方面的内容，即健康知识和相关技能。健康素养高，则意味着个体的思考分析能力更为理性与健康，并能通过做出决策以及解决问题等高级的认知技能和沟通提问等社会技能改善自身的健康状况，从而提高社会

的健康水平。健康素养提高主要依靠健康促进与健康教育。

2009年原卫生部公布的首次中国居民健康素养调查结果显示：中国居民具备健康素养的总体水平为6.48%。其中，居民具备科学健康观、传染病预防、慢性非传染性疾病预防、安全与急救以及基本医疗等五类健康问题相关素养的人口比例分别是：科学的健康观素养29.97%、安全与急救素养为18.70%、传染病预防素养为15.86%、基本医疗素养为7.43%、慢性病预防素养为4.66%。并且，中国居民健康素养水平存在明显的城乡和地域差别。城市居民健康素养水平为9.94%，明显高于农村居民具备健康素养3.43%的比例。从年龄上来看，55～69岁年龄组人群健康素养水平最低，为3.81%。

由此看来，提高中国居民的健康素养刻不容缓。健康教育有助于提高健康素养，形成良好的卫生习惯；通过行为干预，建立健康的行为生活方式，培养自觉践行预防疾病、维护和促进健康的意识和能力，从而达到提高人群健康水平的目的；通过健康教育还将促使疾病患者能够更好地康复，提高生命质量。健康素养的提高与社会、文化背景有关，同时与接受教育程度有关，因此，健康素养的提高是一个漫长的过程。

二、健康教育是控制疾病、增进健康、提高生命质量的有力手段

生老病死乃生物的自然规律。衰老不可避免，但可以延缓。生命的长度有限，但可以通过建立良好的行为生活方式提高自身的生活质量来增加生命的宽度。

在传染性疾病盛行的20世纪，人们对传染性疾病的发生和传播途径的知识不甚了解，面对传染病的发生、流行，只有惊恐慌乱、不知所措。随着科学技术的发展，对许多传染性疾病的致病因素、传播途径和发病机制得以完全掌握，通过相关知识的传播，纠正不良的卫生习惯，有效地预防传染性疾病在人群中的发生和流行。人们对疾病、健康认识的不断深入，使得面对疾病发生与流行显得更加理性，可以更加自觉地参与预防的各项社会实践中。

近年来疾病谱发生了重大变化，大部分传统的传染病通过现代医疗科学技术和健康教育得到有效的控制（但个别传统传染病，如结核病有重新发展之势），而慢性非传染性疾病直线攀升（如心脑血管疾病、肿瘤）。当前严重危害公众健康的心血管疾病、癌症、慢性呼吸系统疾病等慢性非传染性疾病均与不良的行为生活方式有着密切的关系。通过健康教育可以提高人们对慢性非传染性疾病的认识，纠正人们对健康、疾病的一些错误观念和偏见，改变长期形成的不良的行为生活习惯，建立良好的行为生活方式。如美国经过30年健康相关行为的改善，使心血管疾病的死亡率下降了50%。无数的事实证明，无论传染性疾病还是慢性非传染性疾病，完全可以通过健康教育，传播正确健康知识，唤起人们自觉地预防疾病意识，从而有效地降低疾病的发生和流行，增进健康，提高生命质量。

现代健康观告诫我们，健康不是简单地有没有生疮患病，而是生理、心理和社会适应能力是否处于良好状态(well being)。因此健康状态是一个需要不断调整的过程。因此，健康需要增进，更需要不断地维护。随着人们生活水平的提高，公众对健康与疾病关系的认识在不断地深入的同时，人们对健康需求也在不断的提高。

健康教育的职责即为通过健康知识传播改善公众健康相关行为，知识传播旨在改变公众对健康问题的认识。“大道不畅，小道必猖”。健康教育通过营造良好的社会环境，传递正能量，增加科学的健康知识传播，提高公众正确的健康认知，从而避免伪科学谬误甚嚣尘上。

提高健康教育的效果需要在两方面突破：努力提高公众对健康问题的认知，同时着力解决公众健康行为的自觉性、主动性、持久性。健康问题也可以通过文化解决，把健康影响因素提升为健康文化，渗透到健康教育工作中，就能有效缩短健康知识的覆盖率与知晓率的差距，缩短知晓率与行为养成率的差距，实现把健康知识转化为一种修养，把健康行为升华为一种素养，一种社会品格。

三、健康教育是现代医学模式转变的有效途径

医学模式是人们思考和研究医学问题时所遵循的总的原则和总的看法，是人类对自身健康和疾病的总体特征及本质的高度哲学概括。医学模式体现了一个时期的医学研究对象、方法、范围及指导实践的基本准则，医学模式同时也影响着人们对疾病认识和预防的实践。健康观就是人们对健康的认识和看法，它引导人们正确地认识疾病，培养良好的卫生习惯和生活方式，自觉地减少、消除影响健康的有害因素。传统的生物医学模式使人们认为疾病的发生仅与生物因素有关，形成了没病就是健康的消极的健康观；随着人类社会的进步，科学技术的迅猛发展，人们已经清醒地认识到人类疾病的影响因素不是简单地由生物因素所致，现代医学模式让人们深刻地认识到疾病的发生与生物、心理、社会因素都有关系，形成了健康实际上就是生理、心理和社会适应能力的良好状态的积极的健康观。1991年 WHO 将影响公众健康的因素分为四类，即生物遗传因素、行为生活方式因素、环境因素、卫生服务因素。如今，慢性非传染性疾病在大幅增加，其主要根源就是不良行为生活方式。

行为生活方式与人们的文化背景、生活习惯密切相关，健康教育正是帮助公众掌握健康知识、提高健康素养、形成健康的行为生活方式习惯、预防疾病，增进公众健康，形成积极健康观的重要手段。

第二节　行 为 干 预

目前学术界公认的影响健康的因素包括：行为生活方式因素、环境因素、生物遗传因素及卫生服务因素四大因素，其中行为生活方式因素对健康的影响作用占到 60%。心血管疾病、脑血管疾病、恶性肿瘤和慢性阻塞性肺疾病作为当前威胁公众生命的四大主要健康问题，均属于慢性非传染性疾病，均拥有相似的危险因素，如膳食结构不合理、缺乏锻炼、心理压力大、吸烟、酗酒等。通过加强健康教育，开展全民健康相关行为生活方式指导和干预，能够有效控制这类问题对公众健康的影响，达到增进公众健康的目的。行为干预旨在帮助公众改变不良行为方式，建立健康的行为生活方式，促进人群健康。

【案例 10-2】

1952 年，美国社会心理学家欧文 M.罗森斯托克（Irwin M.Rosenstock）、戈弗雷·霍赫鲍姆（Godfrey Hochbaum）、S.斯蒂芬·凯格尔（S.Stephen Keels）和霍华德·利文撒尔（Howard Leventhal）等为分析人们不愿意参加结核筛查项目的原因，在正在开展结核病筛查项目的三个城市中，随机抽取 1200 名成年人作为对象进行调查，以了解他们参加 X 线透视筛查结核病项目的意愿，以及对结核病易感性的信念和对早期透视检查结核病的益处的信念。

结果显示，愿意参加 X 线透视筛查结核病项目的人都相信 X 线透视筛查能在症状出现前就发现结核，且早诊断、早治疗的预后效果较好。通过比较，拥有以上两种信念的一组对象中，82%在调查期间至少做过一次 X 线检查；而没有这两种信念的另一组对象中，仅有 21%在调查期间做过 X 线检查。因此，霍赫鲍姆等得出结论，即人们参加 X 线透视的行为主要取决于两个相互影响的变量：知觉到易感性的信念和知觉到益处的信念。对这两种信念的进一步的分析表明，对易感性的信念是更为有力的变量。例如，有结核病易感性的信念而没有对早期透视检查结核病的益处的信念的调查对象中有 64%愿意做 X 线透视检查结核病，而仅有对早期透视检查结核病的益处的信念没有结核病易感性的信念的调查对象中仅有 29%愿意去做 X 线透视。

那么，什么是健康行为？霍赫鲍姆等运用什么样的理论成功地解释了人们参加结核筛查项目？行为改变是否是健康教育的最终目的与核心？

引申的内容

一、行为与健康相关行为

行为（behavior）指的是完整有机体的外显活动及内在表现，由内外部刺激作用于动物和人所引起的，是人的生理、心理和社会需要与外部环境相互作用而产生的结果，是人适应环境变化的反应。

健康行为（health behavior）是指与促进、维护或恢复健康相关的个体思想活动、情感和外显的行为模式。健康行为所涉及的种类繁多，受到多方面因素影响。常见的可包括日常健康行为、预警行为、保健行为和避危行为。其中，日常健康行为，如合理膳食、适当锻炼、积极休息与充足睡眠等；预警行为，即预防事故发生以及事故发生后的正确处置的行为（如骑摩托车时戴头盔）；保健行为，即正确合理地利用卫生保健服务的行为（如定期体格检查，预防接种，发病后及时就医，遵从医嘱，积极康复锻炼等）；避危行为，即避免生活、工作中的环境有害因素的行为（如雾霾天气时减少外出活动、采矿作业中戴口罩等）。健康行为是一种理想的状态，作为健康教育的核心，它既是健康教育的目标，也是健康教育行为干预效果的评价指标。

健康相关行为（health-related behavior）是指个体或群体的与健康和疾病有关的行为，分为促进健康的行为和危害健康的行为两类。人的行为对于健康而言，有好有坏，健康教育行为干预就是要增进对象人群的促进健康的行为，改变其危害健康的行为，帮助其建立良好的行为生活方式，培养健康素养和技能，以达到增进人群健康、提高人群生命质量的目的。因此，健康教育实践的对象是健康相关行为，而非健康行为。

二、健康教育的核心是行为改变

人们行为的改变通常要经过获取知识、转变态度及行为形成三个连续的过程。即：

知识 ⟶ 态度 ⟶ 行为

其中，知识是行为改变的基础，只有拥有了健康的知识，才会有行为改变的可能；态度是行为改变的动力，在拥有健康知识并形成健康的信念之后转变以往的对某种不健康行为的态度，从而促使健康行为形成或不健康的行为发生改变。健康教育就是以健康传播为主要手段，帮助群众获得健康的知识，促使群众转变过去不正确的态度和观念，进而改善健康相关行为，从而实现疾病预防、治疗康复、提高健康水平的目的。可见，只有改变了过去不健康的行为生活方式，建立起健康的行为生活方式，才能有效促进健康，提高人群生命质量。因此，健康教育的核心就是行为改变，它不仅是其工作的目的，同时也是干预研究的评价指标。因此，行为改变既是健康教育干预项目的出发点，也往往是其终结点之一。

三、健康信念模式

美国社会心理学家霍赫鲍姆等于20世纪50年代进行了案例10-2中的研究来分析人们不愿意参加X线透视结核筛查项目的原因，并基于该研究结论首次提出了健康信念模式（health belief model，HBM）。该案例中，霍赫鲍姆等研究人员运用健康信念模式，成功地解释了人们参加结核筛查项目的原因，证明树立健康信念，即意识到问题并意识到行动的好处能有效地预测人们是否采取健康行为。同时，也可以为进一步的行为干预提供科学的理论依据及切实的指导，如帮助人们树立结核病易感性的信念及早期透视检查结核病的益处的信念有助于人们接受X线透视检查结核病。

什么是健康信念模式呢？

健康信念模式（HBM）认为：健康信念是人们产生行为动机的基础，人们如果对疾病的易感性、疾病的严重程度、采取特定行为的自觉好处及可能的障碍有清楚的认识并权衡采纳健康行为的利弊后，就能决定是否要采取某种促进健康的行为或放弃某种危害健康的行为（如图10-2）。

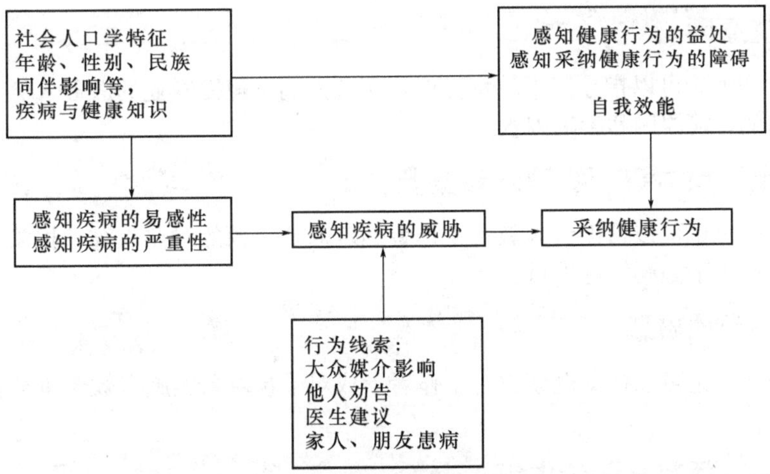

图 10-2　健康信念模式示意图

图 10-2 是健康信念模式的主要概念构架，其在健康相关行为干预中的具体运用叙述如下。行为的改变需考虑以下过程：首先，使个体认识到某行为带来的负面后果，包括健康和社会方面的，且这个后果是现实存在的并很可能发生的，即知觉到易感性及严重性；其次，促使个体坚信改变不良行为会得到非常有益的效果，同时清醒地认识到行为改变中可能出现的困难，即知觉到行为的益处及障碍；最后，帮助个体确信自己能成功克服困难，有能力通过长期努力改变不良行为，以提高自我效能；同时，需要注意社会人口学特征（如性别、年龄、民族、同伴以及疾病和健康知识）对行为形成的影响，并充分利用行为线索（即“行为的最后推进力”）的作用。综合运用以上各方面，促使干预对象产生行为动机，最终促使健康行为的形成。

扩展的知识

一、理论、概念、模式的定义

理论（theory）一词源于希腊文（theoria），意为看、观察。自 20 世纪 70～80 年代以来，世界各国的社会学、健康教育健康促进领域的专家对“理论”提出了一系列的定义，目前较为通用的定义是弗莱德 N.克林格（Fred N · Kerlinger）在 1986 年提出的，即理论由一系列概念、定义和命题有机结合而成，它通过对变量间关系的详细阐述来表达对事物或现象的系统的观点，并以此来解释或预测现象。

概念（concepts）是构成理论的要素，它是从细节抽象概括而成的表达，是理论的主要组成部分。

模式（model），指的是从事物中抽象出某些特征，构成关于某种事物的标准形式，对人们观察、思考和解决问题起着指导作用，它与理论常没有明确区分。

二、重视行为改变理论的学习和应用

研究行为发生、发展及改变的规律，发现影响行为的相关因素，可使行为干预做到有的放矢，以尽可能地增加干预成功的可能。运用行为改变理论剖析行为的形成，有助于解释并预测健康相关行为的变化以及分析各方因素对行为的作用，探索行为改变的动力和过程，并帮助评价健康教育干预的效果。所以可以说，行为改变理论是行为干预成功的重要保障。行为改变理论可以帮助健康教育工作者完成以下工作：

（一）探查原因

利用行为改变理论可以指导健康教育工作者探查人们不遵循专业的医务人员的劝导，不采取促进健康的行为的可能原因和影响因素。

（二）确定干预对象，明确现有资源

利用行为改变理论可以帮助健康教育工作者确定需要干预的对象人群和相关人群，以及明确哪些资源可被动员用于健康教育项目。

（三）形成干预思路

利用行为改变理论可以帮助健康教育工作者形成对干预对象实施有效健康教育干预的策略的思路。

（四）确定干预效果评价内容

利用行为改变理论可以引导健康教育工作者确定需要在干预效果评价中加以监测和比较的内容。

三、健康教育行为改变理论

目前在国外健康教育实践中常用的行为改变理论可分为三个层次（图 10-3）。

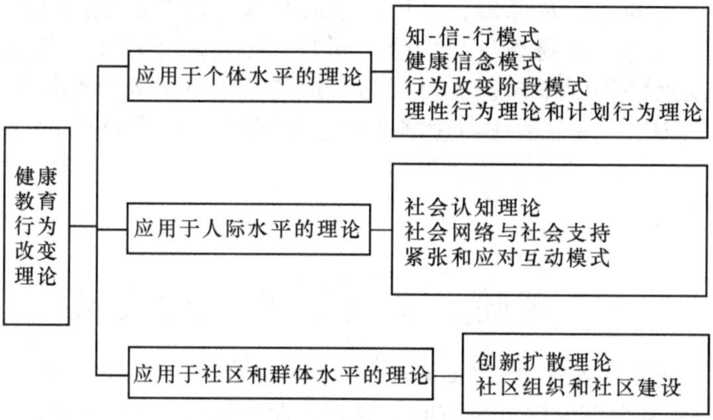

图 10-3 健康教育行为改变理论

1. 应用于个体水平的理论 包括知-信-行模式（knowledge，attitude，belief，practice，KABP 或 KAP）、健康信念模式（health belief model，HBM）、行为改变阶段模式（stages of change model）、理性行为理论与计划行为理论（the theory of reasoned action and the theory of planned behavior）等。

2. 应用于人际水平的理论 包括社会认知理论（social cognitive theory，SCT）、社会网络与社会支持（social networks and social support）、紧张和应对互动模式（the transactional model of stress and coping）等。

3. 应用于社区和群体水平的理论 包括创新扩散理论（diffusion of innovation）、社区组织和社区建设 （community organization and community building）等。

进展与评述

PRECEDE-PROCEED 模式

行为改变是一个长期且复杂的过程，无法一蹴而就，以促使人群行为改善为主要目标的

健康教育与健康促进工作必须立足于实际，在实践中需综合考虑并把控影响行为改变的多种因素，这往往需要制订一个切实的计划，并据此开展干预、评价工作才可将健康相关行为干预顺利有效地进行下去。实践证明，借助一个综合的模式来进行健康教育与健康促进的计划、干预和评价工作可以使实际问题的解决取得最大的效果，而 PRECEDE-PROCEED 模式（格林模式，图 10-4）作为目前国内外应用最广、最具权威的指导健康教育与健康促进的研究与实践的理论模式，对健康相关行为干预具有重要的实践指导意义。以下是 PRECEDE-PROCEED 模式的基本框架：

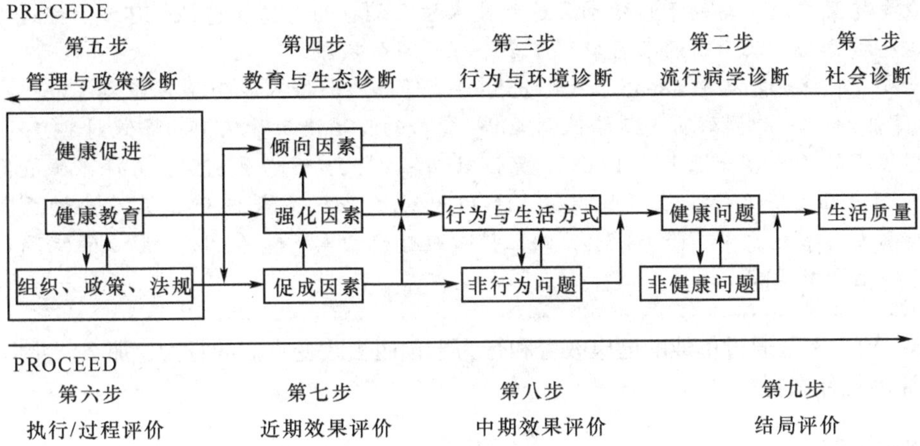

图 10-4 PRECEDE-PROCEED 模式的基本框架

PRECEDE-PROCEED 模式分为上下两个部分（PRECEDE 和 PROCEED）：PRECEDE 为上半部分，侧重于健康教育诊断工作；PROCEED 为下半部分，侧重于执行和评价工作。

PRECEDE（predisposing，reinforcing and enabling constructs in educational/ environmental diagnosis and evaluation），指“在教育/环境诊断和评价中的倾向因素、促成因素和强化因素”。

PROCEED（policy，regulatory and organizational constructions in educational and environmental development），指“在实施教育和环境发展中运用政策、法规和组织手段”。

PRECEDE-PROCEED 模式的基本框架表明，该模式为计划、干预与评价工作提供了一个连续的步骤指导，包括社会诊断、流行病学诊断、行为与环境诊断、教育与生态诊断、管理与政策诊断以及执行过程评价和近期、中期、远期效果评价九个基本步骤。

因此，在进行健康相关行为干预时，基于一定的行为改变理论的指导，依循格林模式的基本框架，在完成健康教育诊断的基础上，制订针对性的行为干预计划，并依照计划完成计划的实施和效果评价工作，将最大限度地做到有的放矢，进而增加健康相关行为干预成功的可能。

第三节 健康促进

随着人类健康意识的增加，人们对健康的需求也在不断地提高。健康促进已成为公众提高生活质量的美好追求，也成为现代公共卫生的一个重要职责。无论科学发展到何种水平，人类依然不能放松对疾病的防控意识，与此同时，也必须通过健康促进来满足人们对健康、生活质量的更高需求。所以，现代的公共卫生、疾病防控部门的职责要从单纯的疾病防控，发展成疾病防控与健康促进相结合新型的工作模式。

【案例 10-3】

芬兰地处北欧，人口达 500 万，是现代化福利国家。北卡略利亚社区是其 11 个省之一，人口达 18 万，面积为 2 万平方公里。产业情况包括农业、林业、工业、服务业。他们的心脏病健康促进工作，取得了举世瞩目的成就。其经验再一次证实正确有效的公众健康促进措施并不是通过筛选高危人群并劝说高危个人去改变他们的不良习惯来控制心脏病，而是通过综合行动并强化社会和环境的支持，谋求在整个社区达到社会气氛的一般改善，使整个社区人群采取对健康有利的生活方式并逐渐成为一种习惯坚持下去。他们尤其重视以社区为基础，由社区领导和群众支持且广泛参与的干预活动。这种技术被人们称为营造支持性软环境。经过 25 年的努力，这个被称为“北卡”的项目取得了令全球瞩目的成就。

膳食变化：总热能从 2958cal 降低到 2552cal；饱和脂肪摄入从 20.0 降低到 15.6；摄入总脂肪从 38 降低到 34；胆固醇从 527 降低到 408；食盐的日均摄入量从 13g 降低到 12.2g；血清总胆固醇男性下降 16%，女性下降 18.6%；男性吸烟率从 52%下降至 32%；男性血压值收缩压下降 4.8%，舒张压下降 8.1%；女性收缩压下降 11.3%，舒张压下降 13.9%。所带来的总体效果是社区人群心血管病死亡率下降 63.5%，缺血性心脏病死亡率下降 59.8%，脑血管病死亡率下降 50%，癌症死亡率下降 16.9%。

“北卡”项目不是通过单纯的健康教育和行为干预而去改变人们的行为，那么“北卡”项目取得成就的原因是什么呢？

引申的内容

一、“北卡”项目与前述的健康教育和行为干预的区别

“北卡”项目没有仅仅通过单纯的健康教育和行为干预去改变人们的行为，而是在健康教育的基础上，通过营造健康的支持环境而获得成功。它的具体做法包括：①改进预防性服务的内容，帮助社区人群能够自我识别其自身潜在的危险因素并给予适当的提醒及相应的服务；②为社区人群提供信息以帮助其理解健康与行为之间的关系；③为社区人群提供培训，通过训练加强其自我管理、环境控制等方面的技巧；④劝说社区人群，增加其采纳健康行为的意愿等健康教育方面。同时，还采取如下措施：①改变社区环境，为人群健康的活动创造条件；②在社区人群采取行动之初，利用社会支持网络帮助其维持自身行动，促使健康行为生活方式的形成；③通过社区组织并动员社区进行大范围的转变，即进一步强化社区人群的社会支持以及进一步进行环境改变，来支持人群新的健康的行为生活方式继续保持下去等“环境支持”方面的措施。

二、“北卡”取得成就的原因

“北卡”项目之所以取得成功，是因为它认识到某一次或几次的健康教育行为干预项目没有办法将人群的行为改变广泛而永久地保持下去，并且仅仅依靠这样的健康教育干预没有办法干预到社区的所有人群，只有整个社区人群都处于一个促进健康的大环境下自觉地、积极并且持续地参与到健康相关行为的改善中来，才有可能形成健康的行为生活方式并保持下去。也即社区中的广泛而持久的改变只能通过社区机构来完成。因此，“北卡”项目通过创造一个健康的支持环境，即社区组织将行为干预计划中的活动看做是社区本身的需求，同时重视相应的外部资源及推动力的提供，尽力通过改变整个组织来影响个人，创建社区健康支持环境，来开展心脏病的健康促进工作并获得成功。

三、健康促进在慢性非传染性疾病中的作用

随着死亡谱的变化，慢性非传染性疾病已成为全球人口的主要死因。WHO 总结各国慢性病的防治经验认为，传统地发展专科医疗服务的方法对于慢性病的控制效果十分有限，并且对改善全人类的健康状况没有作用，不但难以免除人类遭受疾病的痛苦和负担，而且极为昂贵，无法负担、无法持久。大量的流行病学证据表明，慢性病主要与不健康的行为生活方式和环境密切相关。因此，以改善健康相关行为为核心目的的健康教育已成为控制慢性病的强有力的措施，同时，从“北卡”的经验我们也可以看到，单纯依靠健康教育无法使行为的改变在人群中保持下去，还需要创建健康的支持环境才能保证健康教育的效果得以延续。鉴于此，WHO 建议用宏观的视野看待健康与疾病问题，制定全面的策略和综合的治理措施，强调以公共卫生系统为主导，实施多部门合作的健康促进工作。

扩展的知识

一、健康促进的起源与内涵

21 世纪以前的健康教育的重心是关注个体的卫生习惯，防止传染病的发生与发展，很少思考如何促进人的健康。现代医学模式强调人的健康是生理、心理和社会适应能力的良好状态。良好健康状态需要通过健康促进来实现。人类的社会和自然环境同样是人类健康的决定因素，它们有的可能是疾病发生发展的直接病因，更多的是疾病发生发展的促进因素（如心理压力、经济状况、生活环境等）。决定健康的因素有的具有促进健康的积极作用，有的具有影响和危害健康的作用。健康促进就是发现和利用其有利健康的因素，消除其有损健康的因素。因此，维护和促进个体与群体的健康不仅应坚持传统健康教育的知识传播和保健技能的培养，同时还应将影响健康的社会、经济、政治等方面的因素加以系统分析，综合研究，这一理念促进了健康促进理论和方法的产生与发展。

健康促进是指促使人们提高、维护和改善他们自身健康的过程。在实际实施的过程中，健康促进采取了包括健康教育在内的一系列措施和行动，促进人们行为改变和社会环境改变，以达到改变人群不健康的行为，改善预防性卫生服务以及创造良好的社会和自然环境的目的。健康促进具有三大特征：健康促进是一个过程，是实现目标的方法和手段；健康促进强调增加能力培养，其实现过程须通过人们主动的参与；健康促进的方向是增强对健康决定因素的利用和控制。

1984 年 WHO 欧洲区域办事处提出了健康促进的概念：健康促进是把健康教育和有关组织、政治和经济干预结合起来，促使行为和环境改变，以改善和保护人们健康的一种综合策略。

1986 年 WHO 在《渥太华宪章》中明确指出：健康促进是促使人们维护和提高他们自身健康的过程，是协调人类与环境的战略，它规定个人与社会对健康各自所负的责任。由此可见，健康促进对人类健康和公共卫生工作具有战略高度的意义。著名健康教育学家劳伦斯 W. 格林（Lawrence W. Green）指出：“健康促进指一切能促使行为和生活条件向有益于健康改变的教育和环境支持的综合体。”即“健康教育＋环境支持”。“环境”包括社会的、政治的、经济的和自然的环境，“支持”包括政策、立法、财政、组织、社会动员等各个方面。因此，健康促进作为帮助个人和群体接受和采纳有利于健康的行为和生活方式的综合性干预过程，需要调动社会、经济、政治各方面的力量，改善影响人们健康的社会、经济和环境条件。

1995 年 WHO 西太区办事处发表的《健康新视野》指出“健康促进指个人与其家庭、社区和国家一起采取措施，鼓励健康的行为，增强人们改进和处理自身健康问题的能力”。此定义提出，健康促进是旨在改进健康相关行为的活动。

二、健康促进与健康教育的关系

健康教育是健康促进不可缺少的一个部分并且深深植根于健康促进中。健康促进离不开健康

教育，没有健康教育，健康促进变成类似于环境整治的社会工程；没有健康促进，健康教育的效果无法实现和持久。

健康教育与健康促进都是以增进人们的健康为最终目标，两者关系非常密切，但同时两者又有区别。健康促进是从健康教育的理论上发展和完善起来的。在概念上，健康促进比健康教育更加宽泛和完整，健康教育主要是通过教育的手段，来改进人们的知识和信念，从而促成行为的改变。而健康促进则是采取包括创造有益的政策、社会环境、社区行动、个人知识与能力等综合措施来实现增进健康的目标，充分体现措施的综合性和多学科性。在理论框架上，健康教育是以知识-信念-行为为基础，而健康促进则是建立在“生态-群体-健康”的框架之上。

依照罗伯特·西尔库克·唐尼（Robert Silcock Downie）、卡罗尔·坦纳希尔（Carol Tannahill）、安德鲁·坦纳希尔（Andrew Tannahill）等提出的健康促进模型（图 10-5），健康促进是综合使用健康教育、健康保护和预防性措施来实现增加健康的有利因素，防止健康的不利因素。

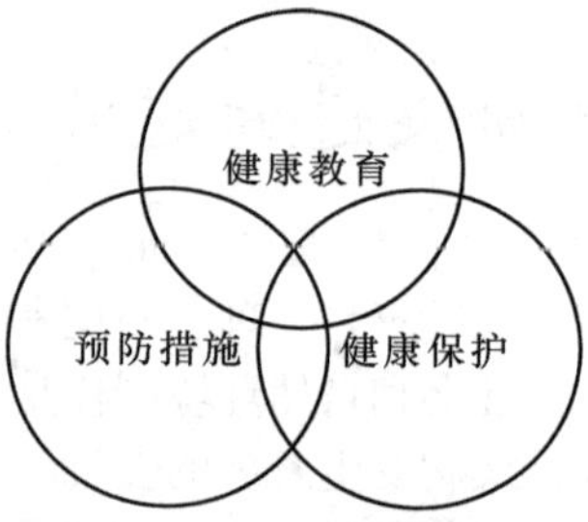

图 10-5 健康促进模型

健康教育是健康促进的一个重要组成部分，在健康促进中起主导作用。健康教育在促进人们行为改变中具有不可替代的作用，同时它对激发领导者拓展改进健康的政治意愿、促进大众的积极参与以及寻求社会的全面支持，促成健康促进氛围形成都起着极其重要的作用。

总的来说，健康教育作为“劝导员”劝导人们采取健康的行为，健康促进更像是为保障人们形成健康行为生活方式提供的“平台”和“栅栏”，而临床治疗就只能是那些不顾劝导翻越“栅栏”、跳下“平台”的人（即仍保持危害健康的行为不变而最后导致疾病的人）的最后一道“防线”（图 10-6）。

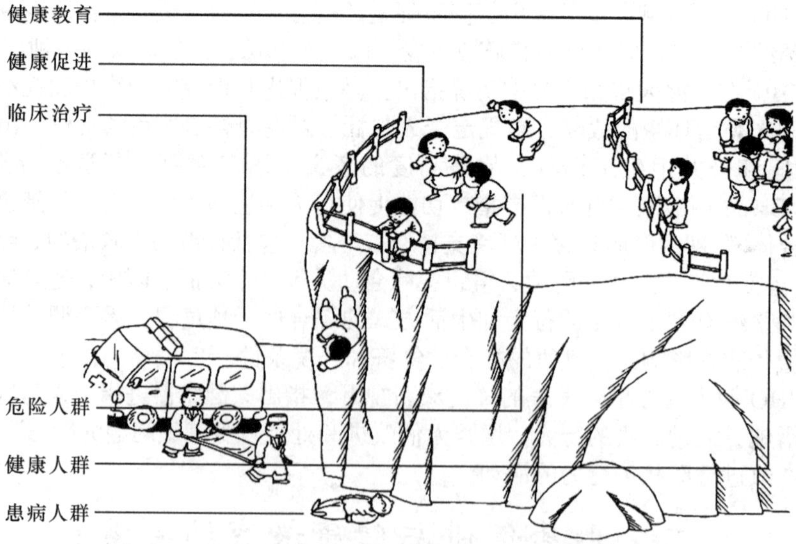

图 10-6 健康促进、健康教育和临床治疗区别示意图

三、健康促进的策略

1986年在加拿大渥太华召开的第一届健康促进国际大会上通过的《渥太华宣言》不仅提出了现代健康促进的概念和理论，明确了健康促进是实现《阿拉木图宣言》提出的初级卫生保健目标的重要策略，确立了健康促进作为公共卫生核心功能的地位，阐明了健康促进的优先活动领域，并提出了健康促进的三个基本策略。

1. 倡导（advocacy） 是通过激发社会关注和群众参与，以及政策支持的倡导过程，创造有利于健康的社会经济、文化与环境条件。

2. 赋权（empowerment） 是指通过开展社区及人群的能力建设，帮助群众具备正确的观念、科学的知识、可行的技能，激发其朝向完全健康的潜力；使群众获得控制那些影响自身健康的决策和行动的能力，进而保障人人享有卫生保健与资源的平等机会，使社区的集体行动能在更大程度上影响和控制社区健康和生活质量的相关因素的过程。

3. 协调（mediation） 是指让利益冲突各方围绕促进和保护健康而妥协的过程。健康促进不仅仅是卫生部门的工作，而是多个部门的合作。因此，需协调不同个人、社区、卫生机构、社会经济部门、政府和非政府组织等在健康促进工作中的利益和行动，组成强大的联盟和社会支持体系，共同实现健康目标。

进展与评述

一、健康促进的优先活动领域

1986年《渥太华宣言》阐明了健康促进的五大优先活动领域。

（一）建立促进健康的公共政策

健康促进应该成为政府的责任，需要政府从政策层面予以支持。促进健康的公共政策包括法律、法规、规章、制度各个层面的制定，建立促进健康的公共政策应考虑以下因素：可获得工作、有资金保障、足够的住房、普及有质量的教育、保障安全的和有利于健康的食物供应、保障安全的交通、有娱乐和体育锻炼的场所、有发展生活技能的机会、建立社会支持性网络。

（二）创造健康支持环境

人类生产、生活及生态环境与其生存和健康息息相关。在促进人群健康的实践中，应保护自然环境与资源，努力创造安全、舒适、满意、愉悦的工作和生活条件，尽可能为人们提供免受疾病威胁的健康保护，降低疾病对人们健康的威胁，促使人们提高增进健康的能力，即促使物质环境、社会经济环境和社会政治环境都向有利于健康的方向去建设和发展。因此政府倡议、部门合作和人人参与是创造健康的支持性环境的关键。

（三）加强社区行动

社区行动体现了自下而上的群众参与，包括确定优先问题、做出决策、设计策略及其实施等方面。这需要充分发动社区力量，合理利用社区资源，形成灵活的工作机制，不断增强社区自我帮助和社会支持，提高解决健康问题的能力，这也是个体和社区增权的过程。其中确定健康问题和需求是社区行动的出发点，社区群众的参与是社区行动的核心。这要求社区群众能够连续、充分地获得卫生信息、学习机会等。

（四）发展个人技能

通过健康信息传播和教育来帮助人们不断地从生活中学习提高健康水平的知识和技能，提高做出健康选择的能力，改善健康相关行为和生活方式，更有效地维护自身健康和生存环境，有准备地应对人生不同时期可能出现的健康问题。各个医疗、预防及其他社会机构都有责任在发展个人技能方面提供帮助。

（五）调整卫生服务方向

目的在于更为合理地解决资源分配问题，改进服务的质量和服务的内容，提高人们的健康水平。卫生部门不应仅仅提供临床治疗服务，而应该将预防和健康促进作为服务模式的一部分。卫生研究和专业教育培训要以健康为中心，把完整的人的总需求作为服务对象。卫生服务的责任应由个人、社区组织、卫生专业人员、卫生机构、商业部门和政府共同承担。

1998 年发表的关于指导 21 世纪健康促进发展的《雅加达宣言》又提出了健康促进发展的五个需要优先考虑的方面：①提高对健康的社会责任；②增加对健康发展的资金投入；③扩大健康促进的合作关系；④增强社团及个人能力；⑤保护健康促进工作的基层组织。

就健康促进而言，无论是《渥太华宣言》提出的五个领域，还是《雅加达宣言》提出的五个优先考虑的方面，都充分体现了健康促进具有战略意义的特点，并充分考虑了影响健康的四大因素中除了生物遗传因素之外的行为生活方式因素、环境因素和卫生服务因素对健康的影响作用，进一步阐述了生物-心理-社会医学模式。可见，实现健康促进不能单单依靠卫生专业部门的努力，还需要政府支持和全社会的参与。

二、近年来全球健康促进大会主题

20 世纪 80 年代以来，为了实现人人享有卫生保健的目标，WHO 先后专门召开了八次国际性健康促进会议，对实现人类共同目标的策略进行了认真探讨。

1986 年在加拿大渥太华召开第一届全球健康促进大会，发表了著名的《渥太华宪章》，宣言明确指出：①制定能够促进健康的公共政策；②创造有利于健康的支持环境；③强化社区行动；④发展个人技能；⑤调整卫生服务方向。

第二届全球健康促进大会于 1988 年在澳大利亚阿德莱德召开，会上发表的《阿德莱德宣言》：所有的政策都必须考虑到健康与平等，并对人们的健康负责。

1991 年在瑞士松兹瓦尔召开了第三届全球健康促进大会，大会强调了《渥太华宪章》提出的五大行动领域中的第二大行动领域，即创造有利于健康的支持性环境，明确了支持性环境包括自然环境、社会经济环境和政治环境等。

第四届全球健康促进大会于 1997 年在印度尼西亚首都雅加达召开。大会的主题是“新世纪新角色、健康促进迈进 21 世纪”。大会发表的《雅加达宣言》指出：世界各国的大量研究和调查证明，健康促进策略对发展和改变人们的生活方式并创造健康的自然、社会、经济环境是十分有效的。

2000 年在墨西哥召开了第五届全球健康促进大会。《墨西哥健康促进部长宣言》提出“在局部、地区、国家和国际的卫生政策及规划中，把健康促进摆在首要位置”。此宣言体现了对健康促进的以下承诺：肯定健康促进策略对地区、国家和国际健康行动可持续发展的贡献；保证制订一份国家行动计划，以监督把健康促进策略纳入国家、地区的政策和计划的进程。此宣言同时也确定了健康促进从认识到行动，制订了适合各国国情的健康促进国家行动计划。其主要框架包括：①确定健康的优先领域；②有针对性地开发相关卫生政策和项目；③支持对相关领域开展研究；④动员财政及其他资源；⑤把国家行动计划变为实际行动。

第八届全球健康促进大会是由世界卫生组织与芬兰社会事务和健康部联合举办的，主题是“将健康融入所有政策”（health in all policies），会上各国围绕“将健康融入所有政策”策略的理论基础、国家和地区经验、筹资与分配、减少健康不公平等分主题进行了广泛交流与研讨。世界卫生组织总干事陈冯富珍在大会中强调，健康的社会决定因素非常广泛，其他部门的政策会对健康产生深刻的影响，应对健康问题必须充分运用“将健康融入所有政策”的策略，借助多部门力量，防止健康政策受商业利益的影响。

回顾前八届全球健康促进大会主题的演变，充分显示健康促进随着社会进步，人类对健康需求的不断提高，健康教育与健康促进的内涵在不断延伸；健康教育与健康促进需要政府给予政策、制度给予保证，动员全社会主动参与，以基层、大众、健康为主线推动全民健康；健康教育与健康促进要拥有“地球村”的视野，实现信息共享，良性互动。

第九届全球健康促进大会于 2016 年 11 月在中国上海举办，此届大会由中国国家卫生和计划生育委员会与世界卫生组织共同主办、由上海市人民政府承办，此届会议以“可持续发展中的健康促进”为主题，提出了“人人享有健康，一切为了健康”的口号，并以“推动将健康促进融入联合国 2030 全球可持续发展议程，重振健康促进在 21 世纪的发展”为总目标，顺应了世界健康发展新趋势，也为健康事业发展指明了方向。

（李　健　宋　湛）

参 考 文 献

常春. 2010. 健康教育与健康促进. 第二版. 北京：北京大学医学出版社.

傅华. 2013. 预防医学. 第六版. 北京：人民卫生出版社.

胡俊峰，侯培森. 2005. 当代健康教育与健康促进. 北京：人民卫生出版社.

凯伦 · 格兰兹，芭芭拉 K.瑞莫，K.维斯瓦纳斯. 2014. 健康行为与健康教育：理论、研究和实践. 第四版. 周华珍，孟静静译. 北京：中国社会科学出版社.

雷寒，胡大一. 2012. 临床医学导论. 北京：人民卫生出版社.

李成军. 2016. 行为医学. 北京：人民卫生出版社.

吕姿之. 2002. 健康教育与健康促进. 第二版. 北京：北京大学医学出版社.

马骁. 2012. 健康教育学. 第二版. 北京：人民卫生出版社.

田本淳. 2014. 健康教育与健康促进实用方法. 第二版. 北京：北京大学医学出版社.

张晓燕，2010. 健康教育概论. 武汉：武汉大学出版.

郑频频，史慧静. 2011. 健康促进理论与实践. 第二版. 上海：复旦大学出版社.

Downie RS，Tannahill C，Tannahill A. 1990. Health promotion：Models and values. Oxford Medical Publications，44：253-254.

第十一章　疾病预防控制新策略

New strategies of disease prevention and control

进入 21 世纪，人类面临的公共卫生问题日趋严峻和复杂，社会、经济和环境的改变导致了中国疾病模式发生转变：人口老龄化加速，暴露于各种健康危险因素人群规模增加、程度加剧。人类在获得和利用公共卫生与医疗服务方面提出更高要求，只有在正确而有效的疾病预防策略指导下，采取对疾病或健康问题行之有效的一系列必要措施，才能实现健康的预期目标。本章将从全人群、高危人群策略，将健康融入所有策略和生命历程策略的视角来诠释关于疾病预防控制的新策略，以期这些策略的实施为促进人类健康带来新的方法和手段。

第一节　全人群、高危人群策略

按照疾病控制策略角度把策略分为全人群策略和高危人群策略，大多数人因暴露的风险较小，在高危策略下他们被定义为正常人，虽然他们的发病风险不高，但是大多数的病例均来自这部分人，当危险广泛扩散到整个人群时，全人群策略就显得尤为必要。

【案例 11-1】

泰国政府于 2001 年成立了以“保持泰国人民健康”为宗旨的“健康泰国”（Thai health）。“健康泰国”自成立后即开展了一系列禁烟活动，提出通过开展无烟运动、设立控烟专项奖学金等方式普及和宣传禁烟知识、采用警示文字和图片包装烟盒、在泰国建立多个无烟工作区试点、建立电话与网络戒烟服务与咨询中心，为民众戒烟提供全方位的康复服务支持系统、建立用于跟进泰国和全世界烟草预防最新成果的烟草研究中心、为社会各界探讨政府烟草专卖是否私有化搭建平台、制定和规范控烟法律并严格执行，取得了良好的控烟效果。此外，“健康泰国”宣传佛教斋戒期间和节假期间禁止饮酒，提倡无酒体育，倡导建立寺庙国际无酒节和无酒互助群体，建立多方位的禁酒康复服务系统，支持相关法律、法规的制定与严格执行，响应教育部关于教育机构周围无酒类出售和无酒类广告的条例等。“健康泰国”将学生体育锻炼的时间由原来的每周 1 小时延长至 2 小时，建议体育锻炼机构将健康促进作为开展日常工作的一部分。这些活动促使泰国 11 岁及以上民众参加体育锻炼的人数从 2003 年的 29.0%增加至 2007 年的 29.6%。对儿童饮食方面的贡献在于颁布法令取缔在婴幼儿与青少年饮用奶中添加过量糖，限制儿童甜食的销售，公共健康部还取缔了公立医院对新生儿发放配方奶粉样品的行为等。

泰国为解决本国不同人群的健康问题，采用了何种疾病控制策略，其意义何在？

引申的知识

一、“健康泰国”采用的疾病控制策略

“健康泰国”通过全人群策略开展各种各样的禁烟、戒酒活动；通过高危人群策略延长学生体育活动的时间、限制婴幼儿及儿童的食品加工，将全人群策略和高危人群策略合理结合，提高了

国人的健康水平。

杰弗里·罗斯（Geoffrey Rose）认为：“我们不能指望个体采纳一种与众不同的生活方式，最有效的办法就是促进整个人群的行为规范和社会人文环境发生一致的改变，这样才能促进个体行为的改变，这就是全人群策略。”全人群策略（population-based strategy）是以公共卫生思维为导向的实现第一级预防的策略，是针对人群中危险暴露的所有决定因素采取措施，降低整个人群危险因素的暴露水平，进而降低人群总的疾病负担，不需要确定哪些个体是高危人群。

链接

杰弗里·罗斯

杰弗里·罗斯（Geoffrey Rose，1924—1993），司令勋章获得者，内科医师和流行病学家，伦敦卫生及热带医学院流行病学名誉教授，伦敦圣玛丽医院医学院名誉顾问医师。在早期著作中，他指出传统的医疗实践主要关注的是治疗个体病例，这种救援性质的措施有可能解除单个病人的痛苦，但是，正如饥荒救济不能从根本上解决第三世界国家的饥荒问题一样，对个体的救援不能解决疾病给人群带来的困扰，最根本的办法是找出，并且如果有可能的话，解决导致人群主要健康问题的根本原因。罗斯在《预防医学策略》中提到，“实现有效的预防，必须是整个人群发生改变”，“导致疾病的根本因素主要是经济和社会因素，因此解决健康问题也必须从经济和社会方面入手，医学和政治不能也不应该截然分开”。

二、全人群策略的特点

（一）获益面广

罗斯认为大量低危人群可能比少量高危人群产生更多病例，所以，通过全人群策略可以使大多数人受益，即使每个人因预防而获得的收益微不足道，但带给整个人群累积收益却非常可观。例如，图11-1 中以虚线表示当前人群中未来 10 年发生心血管病的风险，如果以 25.0%为高风险的界值，则高危策略关注的就是超过这一界值的高危人群，而全人群策略是希望将整个人群的风险分布曲线向着低风险方向移动，所以要促使部分甚至全部高危个体移出高危区域，异常值的发生率也会相应调低。整个人群分布曲线即使只发生很小幅度的平移，对落入分布曲线高危尾部的人数也将产生巨大的影响。

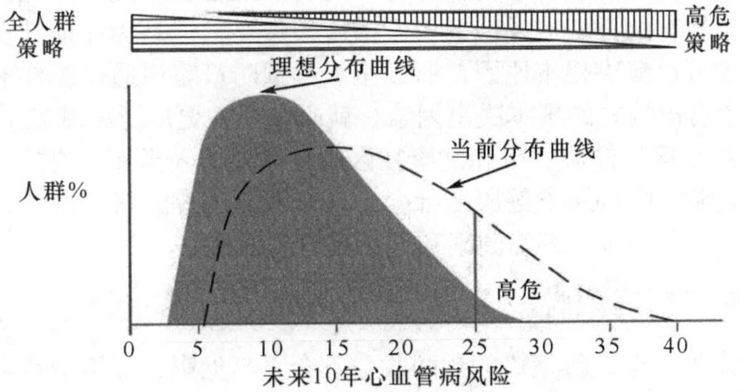

图 11-1　全人群策略与高危策略

（二）解决健康的根本性

当健康涉及整个人群时，如果仅治疗患者和易感者是治标不治本的策略。全人群策略既可采取表面化的做法，又可在很深的层次上操作，健康教育虽然只是鼓励或劝说人们改变自己的行为，但根本是在去除阻碍人们采取健康行为的障碍，或控制不利的因素，所以除了医学方法，还需要社会和政治的方法，才能解决根本的问题。

（三）潜在的巨大健康收益

全人群策略通过一些琐事如住房、吸烟和饮食来改善大众健康，虽然缺少高科技医学的方法，但可以解决常见疾病的根本原因，对健康的潜在影响是巨大的。全人群策略措施给个体带来的收益可能微不足道，但它给整个人群可带来巨大的累积收益。

（四）适宜性

由于个人生活方式受社会条件的影响，全人群策略通过采用适宜的方法来努力推动整个人群行为规范的改变或是创造能够促进个体采纳健康行为的环境来促进全人群的健康，并能够为公众接受。

扩展的知识

一、全人群策略

直接病因或近端病因是医学研究的主题，包括病原体、膳食营养不足或过剩、吸烟、毒物暴露和变应原等因素。所谓的远端原因或根本原因，是暴露于感染因素、不良的膳食营养及其他与不健康有关的决定因素，这些因素与社会学、经济学和政治学均密切相关。全人群策略研究的本质是针对疾病的远端病因或根本原因，所采取的策略措施也是为了改变整个人群的整体健康状况。

（一）全人群策略措施

1. 健康教育与健康促进 全人群策略的根本办法是采取较为表面化的做法，即通过健康教育与健康促进鼓励或劝说人们改变自己的行为，这是目前应用最广泛的方法。其理论基础为当人们获得必要的信息后，就会做出对自己最有利的选择，选择合适的环境变得尤为重要，例如，学校、工厂、媒体、车站、医院等公共场所。

2. 将健康融入所有政策 全人群策略需要更深层次上的措施，努力推动整个人群行为规范的改变，创造一个能促进个体采纳健康行为、有利于健康的环境，这就需要将健康融入所有的政策。对国民健康影响最大的决策不仅仅是来自政府的卫生部门，还涉及环境、就业、教育、社会安全等众多部门，尤其是财政部门。这种结构性、根本性的方法旨在改变个体行为发生的背景环境，而不是行为本身。健康教育的方法或类似的医学措施很重要，但是为保证其实现相应的目的需要社会的和政治的措施才可以解决根本原因，所以全人群预防策略想通过医疗卫生服务作用于疾病的近因，想控制那些更有影响力的根本决定因素，就必须要在更广泛的基础上实施干预。

3. 健康城市和健康社区 健康城市和健康社区为将健康纳入当地政府的议事日程、制订健康的公共政策和广泛的策略，强调影响健康的社会、环境和经济等因素，通过联合行动使社区的文明程度得以提高，促进社会健康、环境健康和人民健康的发展。

（二）全人群策略的局限性

1. 受益面的不确定性 全人群策略的预防收益不会立竿见影，亦不会特别显著，这种情况不易被感知和理解，所以对于个体、医务人员和决策者来说都难有行动的动力。一种措施应用到很多人身上，却只有很少的人能够受益，且无法预料谁是最大的受益者。

2. 安全性 由于全人群措施给多数个体带来的收益很小，而任何小的风险都很容易抵消收益，所以对措施安全性的要求就更加严格。预防措施分为两种类型，即去除或减少某些非自然的暴露和增加非自然的保护因素。第一种措施如戒烟、减肥、积极运动、减少饱和脂肪和食盐的摄入等，这些有利于恢复常态的措施通常被认为是安全的，对研究证据的要求也不高。第二种措施通过如药物、免疫接种及使用非自然剂量的自然物质（如服用叶酸预防神经管畸形、饮用水添加氯等）等增加非自然的保护因素，对于这类措施，不能事先推定安全性，因此对效果尤其是安全性的证据要求就更加严格，除非收益极其显著（如高危人群），否则不推荐在全人群中采用。但证明这两种措施对一般人群的微弱的效果及安全的长期性需要开展大规模实验性研究和长期的随访观察，实现很难，这种措施。

3. 成本与效益　如果暴露和疾病风险之间呈“U”或“J”形关系，那么促使整个人群的暴露分布曲线平移，在一部分人被移出高风险区域的同时，又有一部分人被带入到另外一个高风险中。

（三）全人群策略的成功案例

1. 消除反式脂肪酸　一些发达国家为消除加工食品中的反式脂肪酸所做出的努力可谓是全人群策略的一个典范。如果单靠教育个体远离反式脂肪酸其目的很难实现，所以一些发达国家出台相关政策如限制或禁止食品生产商使用反式脂肪酸。这样，消费者不用费心去改变自己的行为，整个食物环境却发生变化。

2. 减盐干预　以学校为基础的儿童及其家庭减盐干预的整群随机对照试验结果表明在中国可充分利用儿童在家庭中的地位和作用，利用学校健康教育平台对儿童开展健康教育，进一步发挥儿童对家庭成员健康教育的辐射作用，从而改变整个家庭的不良行为。这种健康教育策略不仅对儿童健康将产生终生影响，也可以有效改善整个家庭的健康状况，在控烟、节能、保护环境甚至减少家庭成员赌博、酗酒等方面均可进一步推广借鉴。

其他范例还包括：食盐加碘、饮水加氟、主食叶酸强化、提高烟草税、公共场所禁烟立法、立法要求餐馆在菜单上标注所供应食物的热量值等。

二、高危人群策略

疾病的高危人群是指社会上的一些具有患疾病危险性高的人群组合，而这些疾病包括躯体疾病和精神障碍。针对高危人群所面临的疾病风险，为了达到更有效的预防策略，于是就产生了高危策略（high risk strategy），即将工作重点放在那些最有可能发生疾病的个体中，该策略主要是对疾病风险高的个体，针对致病危险因素采取干预措施，降低其未来发病风险，即通过健康保护来实现。这种方法避免了全人群策略中干预那些既没有请求帮助也不会从中获益的人群所导致的资源浪费。

（一）高危人群发现与干预

确定高危人群常使用的方式是筛检。筛检（screening）是一种发现早期疾病的措施，以便尽早开始治疗能获得更好的疗效，或者预防疾病的发展，但筛检的目的是发现日后疾病的先兆而不是真正的疾病。高危人群已经具有一种或几种慢性病相关的危险因素，针对这一人群最关键的控制措施是阻止这些危险因素进一步暴露并将其消除，防止高危人群转化为患者。

当确定为高危人群后，针对高危人群可以采取和全人群策略中相同的策略和措施。全人群策略和高危人群策略除了所对应的人群不同外，并没有明确措施或方法能将两者准确划分开来。

（二）高危策略的优点

1. 干预适用于个体　高危预防策略是在个体层面上开展病因政策研究的产物。确定了个体的危险因素和疾病病因，便可以针对个体的特殊需要和问题，量身定制预防措施。如果发现了个体存在的某些健康危险因素，无论是高危个体还是医生都愿意接受这种解决问题的干预措施和建议，这更有针对性，也更有意义。

2. 不会对其他风险较低的个体造成干扰　多数疾病只累及少数人，所以理论上多数人均不需要接受预防干预。

3. 容易适应现有的医疗卫生系统 医生只需要在常规临床服务的基础上进行拓展，便可激发人们对预防活动的兴趣和关注，从而将预防融入现有的医疗卫生主流。

4. 对资源的利用更经济有效 医疗资源的有限使得医疗卫生系统是一个执行限量供应的系统，需要优先考虑哪些最有可能受益或受益最多的人，以便更经济、有效地利用现有资源。

5. 选择性干预提高收益风险比 任何干预措施都会发生费用，还可能会产生不良反应。如果每个人需要承受的费用和风险都相同，则收益越大，收益/风险比越好，选择有需要的个体进行干预，可提高收益风险比。

（三）高危人群策略的局限性

1. 风险评估标准的确定面临两难局面 标准较为宽泛，则在一定时间内高危个体中多数人不会发病，结果预测能力不强；如果增加限制因素，虽提高了预测能力，但高危人群明显减少，对筛检出的高危个体来说是最好的，但对降低人群总的疾病负担作用很小。

2. “标签效应” 被判为“高危”的个体可能会承受很大的心理压力，诱发焦虑等自我认知改变，不利于健康。这种情况在缺少有效且可及性好的干预时，会表现得更加明显。

3. 对个体行为的影响甚微 进食、吸烟、运动、性行为及其他多数生活方式更易受到所在的社会行为规范及周围人的行为的影响和限制，如果让某个个体时时保持健康的特立独行的生活方式不现实，但这恰恰是个体或高危策略所需要的。

4. 成功是暂时的，治标不治本 高危策略的对象特别是易感或显著暴露的个体无论是保护个体免于暴露导致的效应（如服降胆固醇药物），还是降低个体的暴露水平（如建议个体戒烟或少饮酒），这些预防方法都没有解决发生暴露的根本原因（如为什么会吸烟、饮酒等）。只要问题的根源没有解决，就会源源不断地有人步入这个高危行列，医务人员永远只是被动地接收和处理高危个体和患者，且这个工作量会越来越大。当问题波及整个人群时，仅仅治疗那些患者和显著易感的个体，即冰山的一角，是治标不治本的策略。

5. 试图全面控制某一疾病可能收效甚微 如果某种疾病的绝大部分病例都集中在一个容易识别的群体中，对这个群体进行高危人群策略干预则可以控制该疾病的发生。否则，单靠高危预防策略很难解决公共卫生问题。高危预防策略能解决多少问题取决于疾病风险和暴露在整个人群中的分布。

链接

氯贝丁酯降胆固醇实验

WHO 开展的氯贝丁酯降胆固醇的药物实验首次证明，出于预防的目的，长期用药必须有选择性。在这项试验之前，人们普遍认为至少这个药物是安全的，而这项实验显示，氯贝丁酯用药组的死亡人数比安慰剂对照组多出 1/3，风险大约为每完成 1000 个治疗年产生 1 个超额死亡。如果不是开展了如此大规模的对照实验（大约 208 000 人年），根本无法发现这个情况。这项实验给我们一个重要的教训，为了预防而长期用药只适用于高危人群。

（四）高危人群策略的成功案例

1. 大庆糖尿病预防研究 大庆糖尿病预防研究已达 23 年（1986—2009 年），取得了系列的研究成果。其中，一项对大庆市企业糖耐量受损患者进行 6 年健康教育和行为干预（饮食、运动和综合干预）的研究发现，与对照组相比，饮食干预组糖尿病发病率下降 31%；运动干预组下降 46%；综合组下降 51%；随访 23 年，心血管死亡率降低 41%，糖尿病发病风险降低 45%。

2. 纽约肥胖儿童饮用低脂或无脂牛奶取代全脂牛奶 对美国纽约市黑色人种聚集的布朗克斯社区开展了针对肥胖儿童低脂或无脂牛奶取代全脂牛奶的探索性研究，结果显示这种替代可大幅降低总热能的摄入而无任何副作用。基于此，美国农业部于 2012 年 1 月颁布了全国性的全脂牛奶远离校园的法令，使得美国 3200 万儿童受益。

除此以外，“首钢心血管病干预”、“中国三城市脑卒中干预研究”等案例主要针对心血管疾病、糖尿病和肿瘤等常见慢性病患者的高危人群开展，持续时间均在 5 年以上，部分项目持续至今，均收获了令人满意的效果。

进展与评述

一、高危策略为何更能获得重视和偏爱

回顾近几十年来国内外的疾病防治实践，高危策略更能获得重视和偏爱。究其原因，一方面，尽管很多生理指标、疾病严重程度及危险因素与疾病风险间的关联等都是连续的定量分布，但是医学领域内习惯了二元思维，即用一定的标准将人群划分为患病和不患病、正常和异常，即治疗或预防措施只限于针对那些“患病”或“异常”者。此外，高危策略与现行以医疗卫生系统为主导的生物医学模式也较为适应。

二、全人群策略和高危策略的关系

虽然本节介绍了全人群策略和高危人群策略，但实际上可能还不能准确区分两者。分别这两种策略并不是非此即彼的关系，是为了解决同一个问题，作用于病因链的不同环节，相辅相成。高危策略关注的主要是病因链近端的环节，针对性强，效果明确，易被理解和接受，可操作性强，针对近期的疾病负担可解燃眉之急。而全人群策略主要关注的是病因链远端的环节，涉及的因素通常是很多疾病共同的根本原因，覆盖的人群面广，干预措施更具根本性且往往成本低廉，是实现持久的全人群健康的必经之路。两种策略可以综合应用，互相补充，共同发挥作用，如北京房山心血管病干预、启东肝癌防控、河南林县营养干预案例均采用高危人群和全人群策略联合，一方面，对患者或癌前病变患者进行分级管理和干预；另一方面，针对全人群进行干预或开展经常性的健康教育和健康促进。所以，两种策略应该并举，而不是认为高危策略更经济有效，忽略全人群策略。

第二节　将健康融入所有政策策略

“将健康融入所有政策策略”要求动员多部门参与，从健康影响因素的源头入手，这将极大提高疾病的防控效果，促进医药费用的节约和医疗资源的合理应用，从而实现健康中国的“中国梦”。

【案例 11-2】

近年来，甘肃省卫生计划生育系统认真贯彻国家及省委、省政府关于服务公众健康、促进全面小康的安排部署，坚持以农村为重点、预防为主、防治结合、中西医并重，持续深入推进医药卫生体制改革，试点推进健康促进模式改革，大力倡导大健康理念，积极推动将健康融入所有政策，以促进健康服务业发展为带动，促进全民健康。其健康促进模式改革主要目标包括：建立完善党政领导、部门参与、全社会推动健康融入所有政策的大健康工作机制，使健康工作成为各部门和全社会工作的一部分，为维护公众健康创造良好的社会环境。同时，全省各地积极行动，实施“大卫生”、“大健康”战略，陇南市、定西市、嘉峪关市陆续制定出台了将健康融入所有公共政策的指导意见，将“大健康”理念纳入所有公共政策，发挥公共政策对公众健康的导向作用，努力把影响公众健康因素降到最低。

甘肃省在促进健康问题上方面都做了哪些工作?这些工作需要哪个部门领导，哪些部门参与，需要制定什么样的策略和措施?

引申的知识

一、保障公众健康，政府责无旁贷

（一）政府应采取行为对公共卫生问题的经济学原理

从经济学视角看，为实现社会福祉净增长，政府干预是一项十分必要的手段。即如果存在市场失灵或者“健康公平性”，这一社会目标通过其他方法无法实现，政府就有理由介入。

（二）应对公众卫生问题是检验中国卫生改革的试金石

当前中国面临的公共卫生问题很多，有慢性病的高发，疾病负担重；有人口老龄化和社会应对不足，“医养结合”刚刚起步等严峻现实；有食品安全问题，同时营养均衡性还需要在全社会宣传普及；有环境污染，环境治理任重道远……这些公共卫生问题具有“长期性”的基本特性。就慢性病来说，一旦慢性病发生，病人将长期处于健康状况不佳并需要医疗服务的状态。有充分的证据表明中国的卫生体系尚不能有效满足人民群众的需要和需求。中国慢性病防控机构在组织和运行方面存在不足的同时，慢性病发展态势也给国家控制医疗费用上涨过快的努力带来严峻挑战，能否有效解决慢性病带来的问题是检验中国政府卫生改革的试金石。

二、启动多部门参与的健康促进战略

国际社会就应对包括慢性病在内的公众健康促进的有效政策和干预措施的内容有丰富经验，中国政府可以借鉴与参考，可选择性采用如下政策。

（一）将健康融入所有政策

这项策略旨在通过卫生部门之外的其他部门的机构、机制和行动，实现改善居民健康的目的。居民健康的改善反过来也会对宏观经济和社会发展目标的实现产生重要影响，促进国家的福祉改善和财富增长。

（二）经济和规制策略

这些措施包括定价格政策、制定法规等。例如，降低价格以促进水果和蔬菜等健康产品营销；增加不健康产品（如香烟、酒类及儿童快餐）的社会和经济成本。

（三）卫生部门行动

卫生行业需要调整，引入新的筹资和服务模式，着重改进初级卫生保健系统，以为其提供明确界定的、综合性的慢性病服务；同时营造有利环境，促进人们知情的健康选择，对自身健康承担起更大的责任。

（四）社区行动

经济合作与发展组织成员国中，员工若参与健身会得到雇主补贴；雇主还可营造无烟工作环境。实际上，雇主可对员工的行为产生重大影响，并能够采取政府无法采用的方式让其员工了解健康风险。

图 11-2 详细解析了上述政策选择（包含各种干预措施）的预期目的以及各干预措施项间的联系：①全人群可按有无任何已知慢性病相关危险因素分为两个亚群：健康人群和慢性病高风险人

群（具有至少一种已知慢性病相关危险因素的人群），实施面向全人群的干预措施；②对高危人群开展干预将进一步减少慢性病高风险人群的比例；③二分法可将患者划分为确诊患者和未诊断或未确诊的患者；④确诊的慢性病患者又可分为接受治疗的患者和未接受治疗的患者；⑤在接受治疗的患者中，只有部分患者的健康结果得到改善。通过个体干预能确保更多的慢性病患者尽早得到诊断、尽早得到适当治疗管理。最终，更多的慢性病患者健康结果将得到改善。

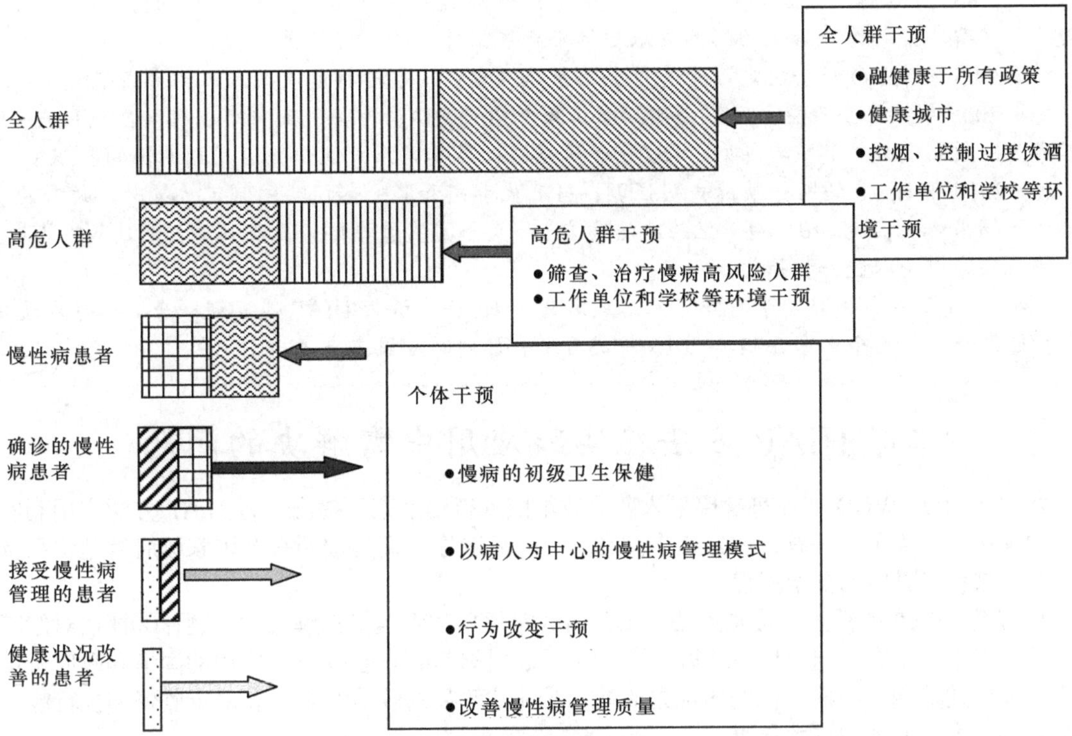

图 11-2　预防与控制慢性病流行及蔓延

扩展的内容

一、“将健康融入所有政策”的内涵

2013 年第八届国际健康促进大会（8th Global Conference on Health Promotion）在芬兰赫尔辛基召开，大会主题是：将健康融入所有政策（health in all policies，HiAP）。将健康融入所有政策是一种以改善人群健康和健康公平的公共政策制定方法，它系统地考虑了公共政策可能带来的健康后果，寻求部门间协作，避免政策对健康造成的不利影响（HiAP has been defined as “an approach to public policies across sectors that systematically takes into account the health and health systems implications of decisions，seeks synergies，and avoids harmful health impacts，in order to improve population health and health equity”）。

HiAP 要求政府各部门（如社会服务、住房、交通、教育、就业、消费者保护与环境）、私人部门和民间团体开展协同合作以解决复杂的卫生问题。将健康融入所有政策这一理念并不意味着健康是每项政策的核心，而是强调达到共同的目标需要跨部门间的合作。与其他领域的跨部门行动相似，HiAP 依靠各机构结构及其相关关系，协助决策者在政策的制定、执行和评估过程中关注健康及其公平性，从而取得更加有益的健康结果。HiAP 与其他政策的区别在于政府决策的过程是以广义的健康问题社会决定因素为目标，而不仅仅局限于卫生服务。

链接

HiAP 的发展历史

● 1978 年 9 月《阿拉木图宣言》，指出健康目标的实现需要卫生部门和其他社会、经济部门的参与，这是思想形成的基础。

● 1986 年 11 月《渥太华宪章》，指出健康问题应提到各个部门、各级领导的议事日程上，使他们了解决策对健康后果的影响并承担健康责任工作上的合作关系。

● 2005 年 WHO 社会决定因素委员会推荐非卫生部门也要将健康纳入工作考虑范畴。

● 2006 年芬兰在欧盟主席国会议期间正式介绍了 HiAP 的理念及实际应用，自此 HiAP 开始成为欧盟制定政策的重要原则，HiAP 也开始被世界各国正式认识并运用到本国的实践中。

● 2010 年 HiAP 的阿德莱德声明强调，当卫生部门和其他部门共同制定政策时，政府的目标才能够很好地实现。2011 年《里约政治宣言》和联合国关于非传染性疾病防控的决议对 HiAP 方法在实践中予以进一步强化。

● 2013 年 6 月《赫尔辛基宣言》正式定义了 HiAP，认为 HiAP 是实现联合国千年发展目标的组成部分，各个国家在起草 2015 年之后发展计划时应该重点考虑 HiAP。

二、HiAP 方法在实践应用中需解决的问题

2014 年 1 月 WHO 在《将健康融入所有政策国家行动框架》提出，将 HiAP 方法应用到实践中需要解决六方面关键问题，但这六个问题并无先后顺序，而是按照每个国家政府管理体系及自身的状况来执行具体的框架流程。

1. 确定 HiAP 的需要和优先活动 ①开始战略规划和确定优先解决的问题；②评估对健康、公平性及卫生体系有影响的相关政策；③了解影响（限制或促进）HiAP 应用的国情和政府机构的能力；④概述短期、中期、长期的优先活动；⑤评估政策的政治背景；⑥确定监督和执行能力以及需要的人力、财力和技术资源。

2. 构建计划行动 ①确定 HiAP 的运用背景，找到可执行策略；②确定计划、督导和评价的数据收集、分析方法和证据；③确定支持 HiAP 执行需要的结构和流程；④考虑计划执行需要的人力、资金和责任问题。

3. 确定支持性框架 ①确定负责、管理某一个议题的牵头单位（如贸易、卫生、环境部门）；②考虑用自下而上、自上而下或横向组织机构来支持 HiAP；③根据现有的议程和规范性框架促进部门间的对话和行动，整合部门间的健康决定因素；④建立不同部门均可使用的问责机制。

4. 构建行动能力 ①培训专业卫生人员，使他们掌握必需的知识和技能；②构建组织机构能力，包括机构员工能力；③通过强化公共卫生机构和跨学科研究机构的科研能力，提高对人群健康的研究能力；④加强不同部门之间教学和研究合作；⑤构建其他部门的能力；⑥通过支持社区成员全程参与 HiAP 过程来构建社区能力。

5. 确保监测、评价和报告 ①尽早开始监测和评估计划，制定评估框架，并将监测和评估贯穿整个 HiAP 过程；②确定在政府范围内外的与关键合伙人合作的机会；③确定具体的核心领域，制订一致时间表，确立基线情况，建立合适的目标和评价指标；④根据达成的时间进度表开展商定的监测和评估活动；⑤分享取得的经验教训为以后的政策方法提供借鉴。

6. 促进评价和参与 ①评估政策对健康的影响；②找出现有政策或潜在政策可能影响的关键目标群体和社区；③找出对政策制定和执行有帮助的人，并倾听他们的观点、想法和建议；④探索审查立法程序机制，在机制出台之前找出 HiAP 相关问题的机会。

进展与评述

一、"健康中国"将有利于HiAP的落实

在中国，虽然有一些地方跨部门机构在进行HiAP，但是跨部门的协作机制尚未有效形成。当前中国凸显的健康问题与经济发展模式、执政理念有着密切联系，面临多种疾病威胁并存、各类健康因素交织以及健康不公平如城乡差异和地区差异十分显著等挑战，而解决这些问题不能仅靠卫生部门，而是需要跨部门密切合作。健康中国的目标是：到2020年，实现人人享有基本医疗卫生服务，主要健康指标达到中等发达国家水平，同时社保制度和人口战略也做出重大调整。健康中国上升为国家战略，没有全民健康就没有全面小康，政府对健康问题的重视上升到了前所未有的高度。十八大报告提出健康是促进人全面发展的必然要求。"十三五"规划纲要再次强调推进健康中国建设。健康中国战略绝非一朝一夕、绝非某个部门的事情，最终目标是所有部门共同参与和管理下实现全人群的健康。习近平总书记明确指示，人民身体健康是全面建成小康社会的重要目标，即健康不仅仅是卫生的问题，也不仅仅是社会的问题，更是政策的问题。可见，实现健康中国的目标，需要推进HiAP的实施。

二、"将健康纳入所有政策"实现慢性病防控的推荐做法

国务院新闻办公室于2015年6月30日在国务院举行新闻发布会，会上国家卫生和计划生育委员会副主任、国家中医药管理局局长王国强介绍《中国居民营养与慢性病状况报告（2015）》有关情况，就中国重点慢性病情况、重点慢性病死亡情况及慢性病危险因素进行了介绍，指出慢性病带来总体经济损失更是巨大，如果在慢性病应对上政府"不作为"，将加剧健康的不平等、经济增长减缓，从而加剧社会领域的挑战。

面对中国慢性非传染性疾病可能将出现"井喷"局面的严峻态势，慢性病的预防与控制绝不是卫生部门一家之事。为了达成卫生部门与其他部门的合作，落实有效的跨部门协调机制，需要以政府为主导，建立一个跨部门的工作小组，对每个具体部门提出相应的工作清单，颁布相应的有益于人群健康的政策，以应对慢性病。HiAP的方法已证明对慢性病的控制是行之有效的。世界银行《创建健康和谐生活：遏制中国慢性病流行》报告中"将健康纳入所有政策"列入向中国政府提出的政策建议的首项内容（表11-1）。

表11-1　通过"将健康纳入所有政策"实现慢性病防控的推荐做法

部门	机遇
卫生	●颁布卫生政策，切断服务收入和个人收入的联系，采用单一支付方制度 ●改进初级卫生保健系统，将慢性病防控纳入健康城市建设，创建无烟医院，医疗卫生服务机构间的协调规范
财政	●补贴健康食品生产 ●提高烟草、酒类和食用油等产品价格 ●取消对不利健康的产品如烟叶和烟草产品的补贴
农业和食品业	●生产并营销健康食品 ●减少（半）加工食品的含盐量或使用低钠盐，降低食品中的反式脂肪酸含量 ●为农业和食品生产保留足够的土地面积 ●烟草作物替代
环境	●全球范围内有四分之一的可预防疾病（包括慢性阻塞性肺疾病、癌症等）与人们居住的不良环境有关，应制定实施更加严格的环境标准 ●可以鼓励或要求房地产开发商在其项目中纳入健身设施 ●优化道路、交通和住房规划，减少损害环境的排放以及降低交通伤害，提高卫生服务可及性
基础设施和交通运输	●创造良好的交通环境，包括提供骑车和走路的机会，建设更加安全、更具活力的社区，提供便利的健身设施

续表

部门	机遇
教育	●增加学校体育活动项目，延长体育活动时间 ●改进学校膳食和营养项目 ●培养足够数量的卫生专业人员，使其具备疾病防控的必要技能
社会保障	●扩大初级卫生保健层面的疾病防治服务的覆盖面 ●为患者免除预防和门诊服务所需的共付费用 ●医疗保险为临床管理的规划、记录和协调付费 ●根据疾病发病率或负担调整卫生资源（金）分配额度 ●逐步过渡到单一支付方制度
私营部门	●职业健康与工作安全 ●工作场所健康计划

第三节　生命历程策略

生命可分为多个阶段，如胎儿期、婴幼儿期、童年和青少年期、成年期、老年期。很多慢性病的发生和发展难以用成年期的暴露状态来完全解释，综合的、动态的生命历程框架的提出，为探索疾病，尤其是慢性病的病因，提供了一个新的平台。

【案例 11-3】

1911 年埃塞尔·玛格丽特·伯恩赛德（Ethel Margaret Burnside）在英国赫特福德郡成为第一位“首席卫生随访员和女助产士督查”。在同一年，她成立了一支队伍，培训护士为分娩中的妇女提供护理，让助产士和卫生随访员可以熟练地帮助孕妇分娩及照顾婴儿，并告知母亲如何使婴儿保持出生后健康。她让护士为赫特福德郡的所有婴儿在出生和 1 岁时称重。伯恩赛德确保护士的活动都得到记录，郡议会把这些信息转录为记录表，每一个村都有各自的记录表。著名的赫特福德郡记录由此展开并一直持续到 1948 年英国建立国家医疗服务系统之时。伯恩赛德及其团队为妇幼保健事业做出了极大的贡献，为分娩中的妇女提供护理，记录婴儿从出生到 1 岁时的体重和疾病名称，保持母亲和婴儿健康等工作都是妇幼保健工作的雏形，为日后更全面地开展妇幼保健工作奠定了基础。英国学者戴维 J·巴克尔（David J. Barker）等（1995）正是根据从伯恩赛德 1911 年开始记录的英国南部赫特福德郡当地居民的出生和健康档案，对 1930 年以前出生的人群进行追踪研究，结果发现：出生体重偏低或者出生 1 年内营养不良的人群，在 50 年后，其心血管疾病的发生率明显升高。巴克尔综合其他的流行病报告提出宫内发育损害的影响可能会持续到成年期的观点，从此掀起了追溯疾病胎生起源的研究浪潮。正是巴克尔假说和疾病胎生起源假说推动了生命历程防病策略的发展。

那么，巴克尔在认识人类慢性病的病因方面做出了哪些贡献，其理论创新对疾病的预防控制策略的制定产生了什么样的作用？

引申的知识

一、巴克尔成人疾病的胎生起源假说

20 世纪 90 年代，巴克尔根据伯恩赛德的工作，分析低出生体重与生命历程中不同阶段特别是中老年阶段的冠心病、糖尿病等传统的成人型疾病高发的关联，提出了“成人疾病胎生起源”（fetal origins of adult disease，FOAD）假说。FOAD 假说认为妊娠期营养不良是低出生体重、成年期心脏病和代谢性疾病早期重要的病因。胎儿宫内不良反应使其自身代谢和器官的组织结构发生适应性调节，如果营养不良得不到及时纠正，这种适应性调节将导致包括血管、胰腺、肝脏和肺

脏等机体组织和器官在代谢结构上发生永久性改变，进而演变为成人期疾病。实际上，人类疾病和健康问题不仅从胎儿期和婴儿期起源，还可以延伸到卵母细胞期甚至怀孕之前，也可以延伸至童年期、青春期的各个阶段。这种生命历程观包括两部分：早期编程（early programming）和累积通路（cumulative pathways）。早期编程模型认为生命早期，包括宫内暴露，可影响个体终生健康及功能发育。累积通路模型是指危险因素的累积，危险和损伤在生命周期中通过疾病或伤害、不良社会环境、环境毒物暴露和不健康行为等方式而累积。累积通路模型源于生命历程观中的慢性疾病流行病学理论。早期集中在研究胎儿的宫内环境，后来发现新生儿出生后的一段时期内，也存在对环境变化的敏感时期。巴克尔学说直接推动并转化为另一个成人期健康与疾病起源理论——健康和疾病的发育起源假说。

二、健康和疾病的发育起源假说

随着人们认识到不仅仅是胎儿期的因素，生长发育不同阶段的儿童环境因素的暴露，均可影响到生命的后续阶段的健康乃至终身健康，巴克尔接受众多学者的建议，将 FOAD 假说修改为健康和疾病的发育起源（developmental origins of health and disease，DOHaD）假说。DOHaD 假说是指如果人类在发育过程的早期（包括胎儿、婴儿、童年时期）经历不利因素（如子宫胎盘功能不良、营养不足、环境污染、心理社会应激等），将会影响成年人糖尿病、心血管疾病、哮喘、肿瘤、骨质疏松、神经精神疾病的发病（图 11-3）。DOHaD 理论提示，成年期慢性非传染性疾病的患病风险，可因母亲的身体健康状况导致胎儿、婴儿的适应性改变而引起，一旦出生后处于胎儿宫内环境明显不同时则发生疾病，如宫内营养不足的适应与出生后高营养环境的不匹配引起肥胖和代谢异常，且这种影响通过表观遗传学机制影响可持续几代人。

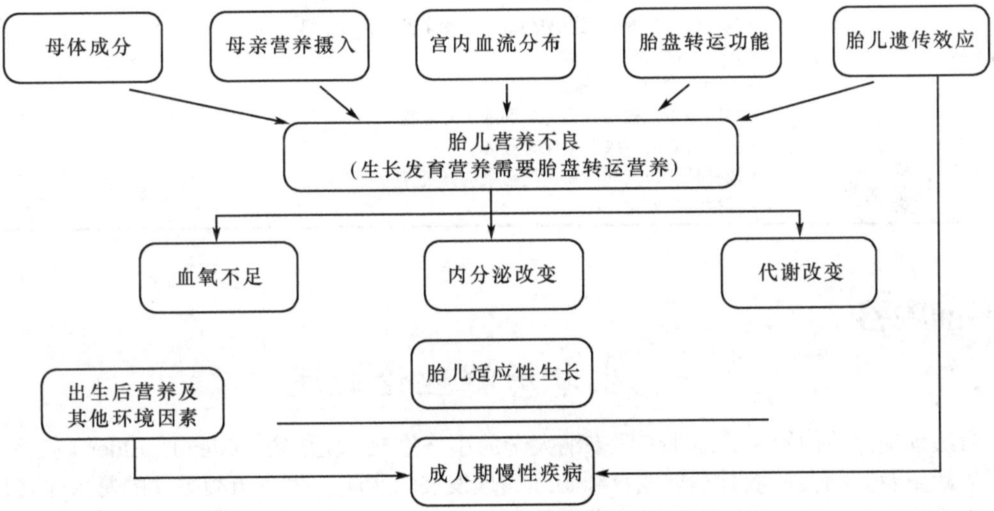

图 11-3　胎儿营养不良与成年期慢性疾病间的关系

FOAD 假说和 DOHaD 假说推动了生命历程流行病学的发展，但它强调了人生不同阶段的生物和社会因素可独立、可积累、也可交互作用地影响成年期的健康和疾病。生命历程流行病学对童年期和青春期危险因素与以后疾病发生、发展的长期效应给予特别关注的同时，不排斥常规的危险因素如吸烟、过量饮酒、血压升高等，它结合人生不同阶段因素对成人健康的危害或保护作用进行分析。

三、慢性病防控的生命历程策略

在经济全球化、人口老龄化和环境不断恶化的大背景下，慢性病的生命历程策略越来越引起公共卫生和社会学工作者的重视。综合、动态的生命历程健康影响研究框架试图整合成人生活方式模型与 DOHaD 假说，并将其扩展到生物学、心理学和社会学等领域中。将慢性病的预防控制扩展至生命历程的各个阶段，采取不同的预防控制措施和行动，则将慢性病的防控关注点集中于人群健康的上游因素（见第九章），扩大了慢性病防控的关注面。生命历程疾病防控策略有力地促进人们将慢性病预防和干预措施与政策制定的结合，提高个人和群体远期健康水平。这一工作主旨的改变将带来疾病预防控制理念的巨变，即从单纯以早期识别和治疗危险因素及症状，转变为努力促进胎儿、新生儿和孕产妇健康到生命的各个阶段的最优化发展轨迹（表 11-2）。

表 11-2 慢性病防控的生命历程策略

生命各阶段	措施
胎儿发育及母体环境	• 孕期饮食与营养
	• 定期检查胎儿宫内发育，控制妊娠期高血压和高血糖
婴儿及儿童早期	• 为健康食品提供补贴或为低收入家庭的儿童提供营养干预
	• 提倡母乳喂养
青少年时期	• 学校健康午餐和晚餐项目
	• 监管儿童食品广告
	• 降低看电视的时间，促进体育活动和业余爱好
	• 禁止向未成年人出售香烟
成人阶段	• 纠正危险因素如预防吸烟、提供戒烟服务、预防酗酒
	• 发展为人父母的技能和烹饪技巧
	• 工作场所健身项目
	• 早期发现、治疗高血压、高脂血症和高胰岛素血症
老龄期	• 纠正危险因素如预防吸烟、提供戒烟服务、预防酗酒
	• 建立个人自我管理协助小组、“专家型”病人小组
生命各阶段	• 每天 5 次蔬菜、水果
	• 每天至少 30 分钟锻炼
	• 预防吸烟及被动吸烟（二手烟）的危害
	• 公平有效的初级卫生保健服务
	• 改变社会风气和认知，使健康选择更容易
	• 促进社区安全

扩展的内容

一、生命历程理论概述

生命历程理论的创始人美国北卡罗来纳大学的小格伦 H・埃尔德（Glen H. Elder）教授，一生致力于生活史及其社会环境对心理发育和心理病理发展的影响。生命历程关注的是人生经历、时间选择以及构成个人发展路径的阶段或事件的先后顺序，尤其是关注整个历程中年龄的社会意义、社会模式的代际传递（intergenerational transmission）和宏观事件及结构特征对个人生命史的影响。生命历程理论认为在人生的不同阶段，生物和社会因素或独立、或积累、或交互作用地影响成人的健康和疾病。生命历程理论既不否认吸烟、肥胖等常规危险因素的重要性，同时研究生命早期危险因素对健康的长期影响。

（一）生命历程的动力学

1. 轨迹（trajectory） 轨迹是毕生发展中的某一实质上相联系的社会或心理状态，这种具有跨时间性的倾向或行为模式，可能转变也可能持续，因此轨迹实质上是一种长期生命模式。在个体身上，轨迹可以表现为某种延续很长时间的社会角色，如工作轨迹、婚姻轨迹及子女或父母、下属或领导等较长时间的角色。

2. 变迁（transition）与转折点　变迁则是一种短期变化，它总是在生命轨迹之中发生，并且与特定的生活事件有关，如儿童从依赖发展到独立、恋爱、结婚、第一次参加工作等。轨迹和变迁的相互作用就产生了生命历程中的转折点（turning points），转折点对于变迁非常重要，代表了一种方向的变化，有可能改变生命轨迹方向。

3. 延续（duration）　延续是指相邻变迁之间的时间跨度，延续的时间可长可短，取决于当时所处的情境。延续的时间越长，越可能导致相应行为的稳定性上升，如婚姻持续时间越长越稳定。

生命历程的动力学还受个体因素如生物因素（含遗传因素）、心理因素、社会因素及社会制度、社区和家庭环境的影响。

（二）生命历程理论的基本原理

1. 毕生发展原理　个体从生到死，除了出生或死亡事件以外，生命过程是连续、无跳跃性差别的成熟过程。毕生发展理论是关于从妊娠到死亡的整个生命过程中行为的成长、稳定和变化规律的科学，它的核心假设是个体心理和行为的发展并没有到成年期就结束，而是扩展到了整个生命活动。它是动态、多维度、多功能和非线性的过程，是心理结构与功能在一生中都有获得、保持、转换和衰退的过程。

2. 人的主观能动性原理　人在社会生活中所做的选择除了受到情景的影响之外，还受到个人的经历和个性心理与行为特征的影响。个体差异和环境之间的互动产生出个体的行为表现，所以人的能动作用和自我选择过程对于理解生命历程具有重要意义。

3. 历史时空原理　在经受巨大变迁的社会中，对于出生在不同年代的人，呈现在他们面前的社会情景是不同的，因而个体所拥有的社会机会和个体所受到的社会限制也不同。当社会变化对一代又一代的同龄队列产生不同影响时，生命轨迹的历史效应就会以队列效应表现出来；当社会变化对接连几代人的影响大致相同时，社会对生命轨迹的历史影响就会以时期效应（period effect）的形式表现出来。人在哪一年出生或属于哪一个同龄队列，就基本上将人与某种历史力量联系起来，因此，历史时空原理是进行生命历程范式分析的重要组成部分。

4. 生活时机原理　生命历程所关注的生活时机（timing of lives），指的是在生命历程中变迁所发生的社会时机（social timing），潜含着某一生活事件在何时可能比该事件本身更有意义。社会时机是指扮演特定角色的恰当时间，以“家庭时间”为例，社会时机通常是指个体离家、结婚和生育的恰当年龄。社会时机的概念充分反映了社会文化因素对个体发展的实时影响，与生命周期和生命阶段的概念有密切联系。人生与变化着的历史时空相互作用，个人的生命进程被他终生经历的历史和地点所嵌入和塑造。

5. 相互关联的生活原理　人与人关系的总和便构成了社会关系（social relations）。个体生活在一定的社会关系中，这种社会关系不仅表现为横向的人际关系网络以及这种网络中的关系资源，同时也表现为纵向的历史文化传承。社会、历史的影响经由这一共享的关系网络表现出来，每一代人都不可避免地受到他人生命历程中出现的生活时间的影响。实际上，相互联系的生活原理指的是互动着的社会生活，就是人在一生中所建立的各种社会关系网。互动世界和社会关系网将个人和发生在社会中更广阔的社会变化联系起来。个体正是通过一定的社会关系或社会网络（social network）才被整合进一定的群体中。因为只有这样，个体才可能得到社会的支持，并为社会承担一定的义务。社会关系还是传递各种社会感情的媒介。相互关联的原理说明，每一代人注定要受到在他人的生命历程中所发生的生活事件的巨大影响。

上述五个原理，应该视为一个整体，各个原理环环相扣，见图 11-4。经过近 30 年的发展，生命历程理论成为社会学、心理学、人口学、教育学、医学等多个领域的重要理论。这一理论也为人们认识孕前、孕期和儿童早期的生活时空、代际影响、危险因素的累积等对终生健康的影响提供了新的视角。

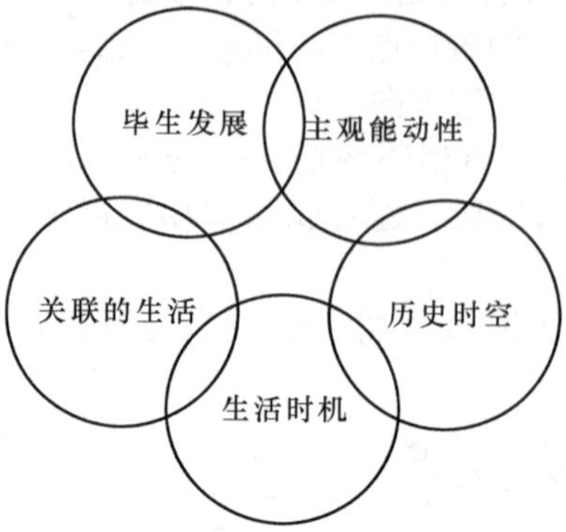

图 11-4　生命历程 5 个原理相互联系

二、生命历程危险因素对健康影响效应的关键期和累积模型

（一）关键期/敏感期模型

该模型认为，成人慢性疾病是源于在宫内或婴儿早期等发育关键期的生物学编程的结果，进而对青春期或成年期健康产生的影响，见图 11-5。

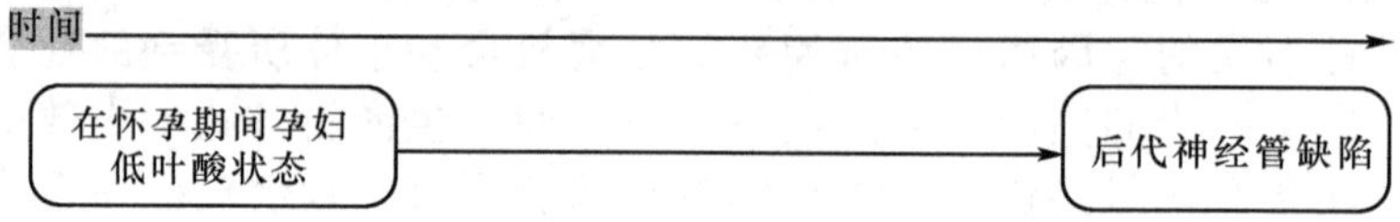

图 11-5　关键期模型 1

生命历程流行病学还认为这种效应也可被以后的经历所修饰（modification），见图 11-6。

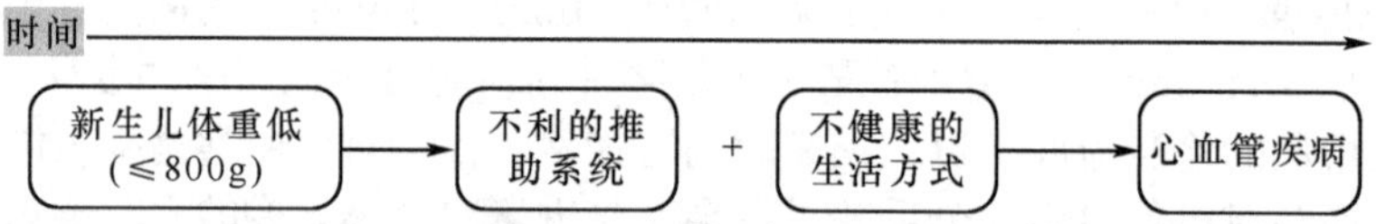

图 11-6　关键期模型 2

（二）累积模型

该模型认为，成年期慢性疾病同一结局可能由很多的原因引起，这些原因相互对立，见图 11-7。

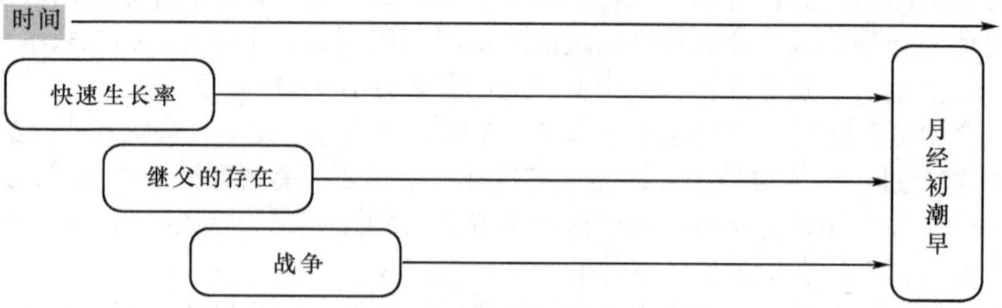

图 11-7　累积模型 1

有时，很多的因素源于同一因素，这些因素可独立引起同一结局，一些慢性疾病的因素往往呈聚集现象（cluster），见图 11-8。

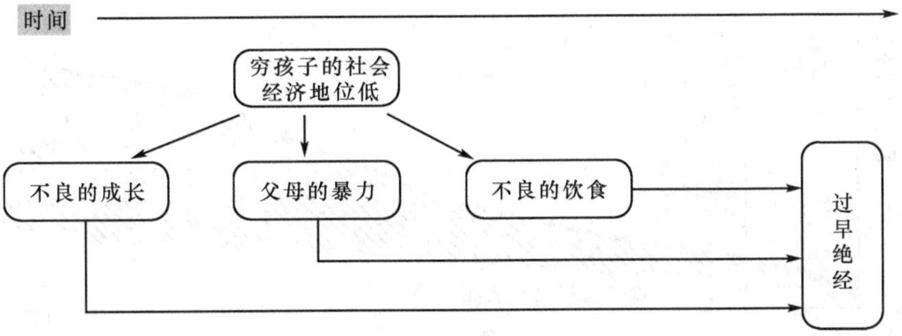

图 11-8　累积模型 2

有时，因为危险因素在时序（temporal sequence）上形成危险因素链，这其中有两种效应，一种是加和效应，即前面危险因素的暴露不仅会增加后续危险因素暴露的风险，而且各危险因素都可能独立地增加结局的风险，见图 11-9；另一种是扳机效应（trigger effect），表现为只有最后的危险因素才会引起疾病的风险发生显著改变，但需要前期因素来触发，见图 11-10。

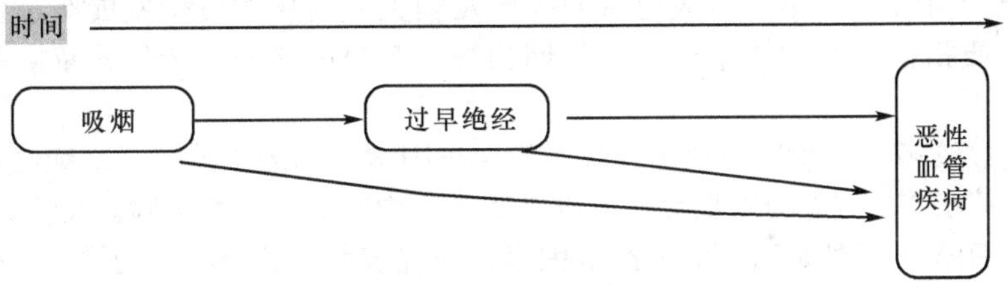

图 11-9　累积模型 3

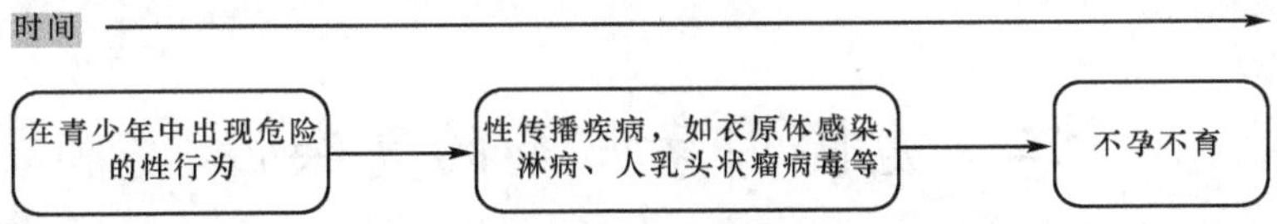

图 11-10　累积模型 4

进展与评述

一、慢性病生命历程危险因素的累积

慢性疾病的发生是一个相当长的过程，人们在关注疾病的暴露、明确诊断疾病的时间上具有滞后性，同时，一些危险因素的暴露也有其自然史。这些都凸显了在研究慢性病发展上时间因素的重要性，同时意味着生命早期的暴露可能起着十分重要的作用。生命历程流行病学理论打破了传统慢性病病因模型的限制，为发现早期生命历程中暴露的危险因素对终身健康的影响，早期、科学地提出干预措施，以及进一步促进人群健康水平提供了可能。慢性疾病的发生和发展受到低出生体重、早期感染和营养不良以及早期社会学和社会心理学等多方面因素的影响（图 11-11）。

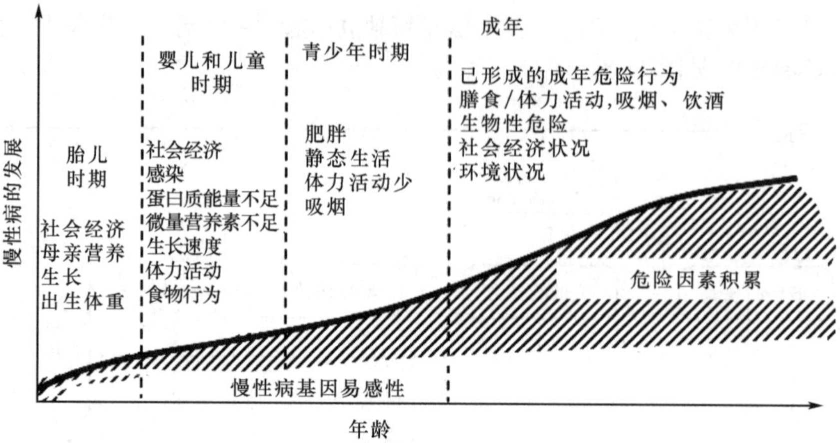

图 11-11 生命历程各期对于慢性病危险因素的积累

在心血管疾病研究方面，研究表明先兆子痫、妊娠高血压、妊娠糖尿病、早产和分娩低出生体重儿等妊娠情况与母亲未来心血管疾病的发生风险有关。全人群的队列研究和配对结果的显示，儿童 1 型糖尿病与胚胎期、围生期和生命早期的暴露有关，如产妇年龄、婴儿出生体重和母乳喂养等。生命早期被认为是影响儿童肥胖的关键阶段。生命早期时，机体处于旺盛的细胞分裂、增殖、分化和组织器官形成阶段，对外界各种刺激非常敏感，并且会产生代谢程序化。这种代谢程序化会持续到成年，对成年后的肥胖及相关慢性病的发生发展有重要影响。此外，父母的高水平体质指数、孕期体重过高、吸烟和剖宫产都可能增加子代儿童期肥胖风险，尤其前两项更为重要。

生育孩子次数较多、初潮年龄晚是乳腺癌的保护因素，初潮年龄过早、绝经过晚、无生育史和其他生殖健康等状态，可能会增加女性乳腺癌和子宫内膜癌的发生风险。人乳头瘤病毒（human papilloma virus，HPV）感染是宫颈癌的高危因素，研究表明，若较早时间开始性生活，可能会增加感染 HPV 后导致宫颈癌的风险。此外，已有研究表明童年期的过快生长、社会经济地位低、家庭冲突、父母离异、继父的存在均是女性初潮和绝经年龄提前的因素，这些因素也是更年期提前的危险因素。

二、危险因素归类的复杂性

尽管现有生命历程的危险因素与健康效应的关系可归类关键期模型和累积模型，但在实践中很难准确区分所研究的危险因素应归类于哪种理论模型。两种理论模型并不是相互独立的，在实践中，它们可以相互补充，同时存在。同时，很难确立一个统一的标准或方法来处理这些累积性暴露因素对疾病发生的长期影响。生命历程理论在解释疾病时间、地域和不同社会类型分布上具有局限性。当前，生命历程理论用于疾病的预防控制还处于起步阶段，其研究方法主要是借鉴传统的流行病学的分析方法，包括基于大人群的探索性研究。而在实际的研究中，依然缺乏大量的前瞻性研究资料，特别是大型和长期前瞻性随访的出生队列研究；同时，这些研究还存在偏倚问题，因此要谨慎解读研究结果。

（王素华　邓　洋）

参考文献

陶芳标. 2010. 出生缺陷环境病因及其可控性研究. 合肥：合肥工业大学出版社.
徐望红. 2013. 国内外慢性病防控策略及借鉴. 上海：复旦大学出版社.

袁雁飞，王林，夏宏伟，等. 2015. 将健康融入所有政策理论与国际经验. 中国健康教育，31（1）：56-59.

詹思延. 2012. 流行病学. 第7版. 北京：人民卫生出版社.

郑媛，何电. 2015. 命历程流行病学的发展与应用. 中华疾病预防控制杂志，19（2）：196-199.

Barker DJ. 1990. The fetal and infant origins of adult disease.BMJ，301（6761）：1111.

Mishra GD，Cooper R，Kuh D. 2010. A life course approach to reproductive health：theory and methods. Maturitas，65（2）：92-97.

Rose G，Khaw AT，Marmot M. 2009. ROSE 预防医学策略. 吕筠译. 北京：中国协和医科大学出版社.

Rose G. 1992. The strategy of preventive medicine. Oxford：Oxford University.

下篇　公共卫生实践

第十二章　传染病预防控制

Prevention and control of communicable diseases

传染病（communicable diseases，infectious diseases）是由各种病原体引起的在人与人、动物与动物或人与动物之间相互传播的一类疾病。病原体从感染者排出，经过一定的传播途径，侵入易感者机体而形成感染。病原体主要是微生物，也有小部分是寄生虫。随着社会经济的发展和人们生活水平的提高，传染病的发病率和死亡率得到有效的控制，但是一些古老的传染病死灰复燃，仍然严重危害人类的健康，此外新的传染病不断发生，危害着人群的健康。因此研究传染病的流行特点和流行规律，对于制定预防和控制传染病的策略与措施，控制传染病的流行具有十分重要的意义。

第一节　概　　述

传染病是导致人类健康损害的主要原因之一，了解传染病发生的原因、特点和分类，以及传染病对人类与社会造成的危害，可以帮助我们制定预防控制措施，控制其流行与蔓延。

【案例 12-1】

14 世纪中期，欧洲暴发了一场流行迅速、破坏性很大的传染病，即流行性淋巴腺鼠疫，俗称“黑死病”。黑死病从中亚地区向西扩散，1346 年出现在黑海地区，同时向西南方向传播至地中海，并在北太平洋沿岸流行，传至波罗的海。大约到 1348 年，黑死病在西班牙开始流行，并于 1349 年传到了英国和爱尔兰，1351 年传到瑞典，1353 年到达俄罗斯。黑死病是历史上最为神秘的疾病，意大利文艺复兴时期人文主义的先驱薄伽丘在其《十日谈》引言中描述佛罗伦萨严重的疫情：病人突然跌倒在街上死去，或者在家中咽气直到死者尸体发出腐烂臭味，邻居才知道隔壁发生的事情。旅行中见到的是荒芜的田园无人耕耘，洞开的酒窖无人问津，无主的奶牛在大街上闲逛，居民却无影无踪。从 1348 年到 1352 年，黑死病的流行将欧洲变成了死亡陷阱，断送了欧洲 1/3（大约 2500）万人的生命。在之后的 300 年间，黑死病不断造访欧洲和亚洲地区，威胁着人群健康。黑死病是鼠疫杆菌借鼠疫传播为主的烈性传染病。

那么，黑死病是一种什么样的疾病？黑死病流行对欧洲社会影响如何？同时代的其他严重传染病的流行状况又呈现什么状况？

引申的知识

从人类诞生的那刻起，传染病就成为威胁人类健康的隐患，纵观历史，传染病的猖獗流行，给人类生命和健康造成了严重的危害。大规模的瘟疫暴发如天花、鼠疫、霍乱等烈性传染病的肆虐流行，严重影响到历史的演进。

一、黑死病是一种什么样的疾病

黑死病即鼠疫是鼠疫杆菌借鼠虱传播为主的广泛流行在野生啮齿动物间的一种烈性传染病。

（一）病因

1. 鼠虱叮咬　鼠疫杆菌通过鼠虱叮咬将病原体传播到人体，是鼠疫的主要传播方式。

2. 呼吸道感染　通过呼吸、谈话和咳嗽喷出的飞沫经呼吸道传播，形成人至人的传播方式，可造成人间鼠疫的大流行。

3. 皮肤感染　剥食患病的啮齿动物皮、肉或直接接触病人的脓血、痰，经皮肤伤口而感染的传播方式。

4. 消化道感染　健康人食用了未经彻底煮熟的感染鼠疫杆菌的动物肉而感染的传播方式。

（二）临床表现

1. 潜伏期　腺型鼠疫潜伏期为2～8天，肺型鼠疫的潜伏期为数小时至2～3天。

2. 临床症状和体征

（1）轻型：患者出现不规则低热，全身症状不明显，局部淋巴结可有肿痛，可有化脓，无出血，多见流行初、末期或接受预防接种者。

（2）腺型：该类型临床最多见，发生于流行初期，患者寒战、高热、头痛乏力，皮肤有瘀斑、出血；发病期淋巴结肿痛，腹股沟淋巴结、腋下和颈部及颌下常累及。若不及时治疗，肿大的淋巴结可能迅速化脓、破溃，并发肺炎或败血症死亡。

（3）其他类型：①肺型：见于流行高峰期，病情发展迅猛，高热，全身中毒症状明显，起病数小时后出现胸疼、咳嗽、咳痰，可有大量鲜红色血痰，呼吸困难和发绀症状加重，呼吸音降低，体征与临床症状不相称；②败血症型：发病迅速，全身毒血症症状和中枢神经系统症状、出血现象严重，患者很快神志不清、昏迷，若抢救不及时则致死亡；③皮肤型：传播媒介虱虫叮咬人体出现疼痛性红斑，并形成疱疹和脓包且混有血液，也偶见全身性疱疹，类似天花或水痘；④肠炎型：患者除全身症状外，伴有呕吐、腹痛、腹泻及黏液便，粪便中可检出鼠疫杆菌。

（三）预防

1. 控制传染源　①发现确诊或疑似患者，立即上报疫情，城市不超过12小时，农村不超过6小时，隔离病人，禁止探视。患者排泄物彻底消毒，患者死亡必需火葬或深埋。疑似患者隔离至潜伏期未发病。②对自然疫源地鼠疫进行疫情监测，开展灭鼠卫生运动。

2. 切断传播途径　①患者身上及衣物喷洒杀虫剂消灭跳蚤，家里的动物、家畜也要喷药杀灭跳蚤；②对来自疫源地的船只、车辆等交通工具进行严格的国境卫生检疫，对乘客进行隔离留检。

3. 保护易感人群　①医务人员接种菌苗2周后进入疫区工作，工作中穿戴防护服、帽子、手套、眼镜、口罩和胶鞋；②鼠疫流行期间易感者避免接触跳蚤，疑似或确诊接触鼠疫患者的接触者服用抗生素药物进行预防；③疫区及周围居民接种EV无毒株干燥活菌苗，每年接种一次。

二、黑死病流行对欧洲社会的影响

1347～1351年欧洲暴发的黑死病，流行速度快，破坏性极强，不仅给欧洲带来了人口的锐减，对政治、经济和文化等方面也带来了深刻的影响。

（一）黑死病对欧洲经济的影响

黑死病的发生给欧洲人口带来了巨大损失，许多人口密度大的城市，死亡率超过了50%以上，根据史书记载，1348年佛罗伦萨黑死病灾难中有4万人失去生命，威尼斯和伦敦有10万人死亡。欧洲的人均寿命在当时由30岁缩短至20岁。人口的大量死亡给欧洲经济带来的第一个影响就是劳动生产力的严重匮乏。由于劳动力缺乏，家畜在田地里无人看管，收获的季节无人去收获粮食；第二个影响是农业结构的变化，由于劳动力严重不足，种植粮食投入成本大，收获利少，导致大量农场主放弃农业经营，转向投资畜牧业；黑死病对欧洲经济的第三个影响是欧洲城市经济的起伏不定，经历由盛转衰、由衰转盛的过程。黑死病的发生打破了人口僵局，有利于经济的长远发展和技术的改进。以佛罗伦萨为例，瘟疫降临之前，城市随处可以买到当地的蔬菜、水果，肉、鱼和各种野味，黑死病的发生，导致全城经济活动停止，整个城市像一座医院和殡仪馆。瘟疫这场灾难过后，商家的经营理念发生改变，手工制品和奢侈品供不应求，并发往各个地区和城市，从而使得佛罗伦萨整个城市因此复兴。

（二）黑死病对欧洲政治的影响

黑死病的蔓延导致劳动力缺乏，农民可以自主选择工作，并提出对自己有利的要求，政府配合支持教会进行各种社会救助活动，如减免赋税，修建公墓、修道院，颁布《劳工法令》等。黑死病带来的政治变革直接动摇了中世纪天主教会的专制地位，使欧洲摆脱旧有体制的禁锢，为欧洲迈入近代社会起到了积极的推动作用。黑死病的暴发流行对人类社会是异常灾难，但也间接地为资产阶级在政治上提供了契机，为资产阶级革命的兴起提供了必要的铺垫。

（三）黑死病对欧洲文化的影响

黑死病的发生削弱了欧洲文化的稳定性，高病死率减少了学者、知识阶层的人数，从而降低了社会文化的表现力。黑死病这场瘟疫带来的巨大痛苦和恐惧，冲击了人们的精神生活，使教会失去了精神上的权威，人们的信仰发生了动摇和变化，禁欲主义逐渐退出，人文主义渐渐兴起，人们的生活因瘟疫而发生了内在的改变，时时被死亡威胁，意识到自身生命的宝贵，追崇享乐主义，现实主义盛行，追求平等与自由，提倡社会的主宰是人而非神，使教会失去了精神上的权威地位，一些新思想得以传播，间接地对文艺复兴产生了催化作用，促使中世纪向近现代社会发展。

三、同时代的其他严重传染病大流行的影响

烈性传染病曾经是威胁人类生命的最可怕、最不可控制的灾难之一。面对通过各种渠道潜入人体并吞噬无数生命的各种病原微生物，人们除了恐惧以外，自救的唯一方法是与之进行坚持不懈的斗争。

（一）天花

1. 烈性传染病 天花是由天花病毒感染人引起的一种烈性传染病，未患天花或没有接种过天花疫苗的人均为易感者，人感染天花后无特效治疗药，患者治愈后在脸上会留有麻子，“天花”故由此得名。天花病毒是痘病毒的一种，抵抗力强，能对抗干燥和低温，在痂皮、尘土及被服上可生存数月至一年半之久。

2. 天花大流行的影响 ①最早关于天花发作的记录是在古埃及，公元前1000多年前保存下来的埃及木乃伊上就有类似天花的痘痕。②被史学家称为“人类史上最大的种族屠杀”事件不是靠枪炮实现，而是天花。15世纪末，欧洲人踏上美洲大陆时，居住着2000万～3000万原居民。约100年后，天花的流行和殖民者的入侵，联手打垮了印第安王国，原居民人口剩下不到100万人。③20世纪中叶，每4名天花病人中会有一人死亡，剩下的3人留下丑陋的天花痘痕，天花是

人类历史以来就存在的可怕疾病，其不会宽容任何人，同样无情的入侵宫廷、农舍、任何民族、国度、部落，不分年龄、性别，谁都逃脱不了天花的侵袭。

3. 天花的消灭 被称为“免疫学之父”的英国医生爱德华·詹纳（Edward Jenner）研究并推广了牛痘疫苗以预防天花的发生和流行。1948 年世界卫生组织（WHO）成立后，天花被列为应该控制的第一个世界性疾病，1959 年，世界卫生大会要求各国普遍进行牛痘接种，经过 20 年的努力，1979 年 10 月 WHO 郑重宣布，全世界已经消灭了天花，天花病毒在自然界已经不存在。

（二）霍乱

1. 烈性传染病 霍乱是因摄入的食物或水受到霍乱弧菌污染引起的一种急性腹泻性传染病。每年有 300 万～500 万霍乱病例，其中 10 万～20 万人因该病死亡。霍乱弧菌存在于水中，最常见的感染原因为食用被患者粪便污染的水。O_1 和 O_{139} 两种霍乱血清群常能引起霍乱暴发。进入 20 世纪 90 年代后，随着 O_{139} 的出现，全球霍乱流行趋势日趋严峻。

2. 霍乱大流行的影响 霍乱因为发病凶猛、传播快、影响大，被 WHO 定为必须国际检疫的传染病之一。历史记载霍乱有 7 次大流行。霍乱是最令人害怕、最引人瞩目的 19 世纪世界病，造成的损失难以计算。20 世纪 90 年代，霍乱患者数量呈现上升趋势，WHO 称霍乱对全球是永久性威胁。霍乱并不是一种新发传染病，之所以卷土重来，与环境恶化、动荡的社会秩序、卫生设施落后、居住条件恶劣、缺少清洁饮用水、缺医少药、人们营养不良等因素有关。

3. 霍乱的预防 易感人群接种霍乱疫苗，可以降低霍乱的发病率，减轻症状和降低死亡率。开展宣传和健康教育，切断传播途径，保护易感人群，不饮用污水，不食用生冷、不清洁食品。

扩展的内容

一、传染病流行过程

传染病（communicable diseases）在人群中的流行过程，指病原体从感染者体内排出，经过一定的传播途径，侵入易感者机体形成新的感染，并不断发生、发展的过程。传染病的流行须具备三个基本环节：传染源、传播途径和易感人群。三个环节同时存在、相互联系，才能构成传染病流行，如果缺少其中任何一个环节，新的传染不会发生，也不会形成流行。

（一）传染源

传染源（source of infection）是指体内有病原体生存、繁殖并能排出病原体的人或动物，包括传染病的病人、病原携带者和受感染的动物。

1. 人作为传染源，病人是重要的传染源 传染病病人体内存在大量病原体，其某些症状有利于病原体的排出，如麻疹、百日咳等呼吸道传染病患者通过咳嗽，细菌性痢疾、霍乱等消化道传染病病人通过腹泻等症状排出病原体，易感人群与之接触，增加了传染病的传播机会。病原体的数量和频率不同，作为传染源的意义也不同。

2. 受感染的动物作为传染源 人类罹患以动物为传染源的疾病统称为动物性传染病，又称人畜共患病（zoonosis）。受感染的动物尤其是野生动物是人畜共患病的重要传染源，如受感染的猪、鸡、鸭等是人感染高致病性禽流感的重要传染源。动物作为传染源的意义取决于人与受感染动物接触的机会和密切程度、受感染动物的种类和数量，以及环境中是否有适宜该疾病传播的条件等。此外，与人们的卫生知识水平和生活习惯等因素也有很大关系。

（二）传播途径

传播途径（modes of transmission）指病原体从传染源排出后，到达易感者所经历的途径。参与传播病原体的环境因素（媒介物）称为传播因素（传播媒介）。传染病可通过一种或多种途径传播。

1. 经空气传播（airborne transmission） 是呼吸系统传染病的主要传播方式，包括飞沫、飞沫核与尘埃三种。

经空气传播的传染病的流行特征为：①传播广泛，发病率高；②冬春季节高发；③少年儿童多见；④在未经免疫预防的人群中，发病呈现周期性；⑤居住拥挤和人口密度大的地区高发。

2. 经水传播（waterborne transmission） 包括经饮用水传播和接触疫水传播两种方式，一般肠道传染病经此途径传播。

（1）经饮用水传播的传染病：主要有霍乱、伤寒和细菌性痢疾及甲型肝炎等。经饮用水传播的流行特征为：①病例分布与供水范围一致，有饮用同一水源史；②除哺乳婴儿外，无职业、年龄及性别的差异；③如水源经常受污染，则病例长期不断；④停用污染源或采取净化、消毒措施后，暴发或流行即可平息。

（2）经接触疫水传播的传染病：像血吸虫病、钩端螺旋体病等。该类传染病的流行特征为：①病人有接触疫水史；②发病有地区、季节、职业分布特点；③大量易感人群进入疫区，可引起暴发或流行；④加强个人防护、对疫水采取措施等可控制疾病的流行。

3. 经食物传播（foodborne transmission） 主要为肠道传染病、某些寄生虫病、少数呼吸系统疾病等。当食物本身含有病原体或受病原体污染时，易感者因为进食了这种被污染的食物，可引起传染病的传播。1988 年上海发生的甲肝流行，就是由于生吃或半生吃受甲肝病毒污染的毛蚶所致。食物是病原微生物生存的良好环境，在其生产、加工、运输、储存及销售的各个环节均可被病原微生物污染，其中以鱼、肉类和乳制品污染最为重要。

经食物传播的传染病的流行特征：①病人有食用相同食物的历史，不进食者不发病；②患者的潜伏期短，一次大量污染可致暴发或流行；③停止供应污染食物，暴发或流行即可平息。

4. 接触传播（contact transmission） 通常分为直接接触传播和间接接触传播两种。

（1）直接接触传播（direct contact transmission）：是指没有外界因素参与下，易感者与传染源直接接触而导致的传播，如性病、狂犬病等的传播。

（2）间接接触传播（indirect contact transmission）：是指易感者接触了被传染源的排泄物或分泌物污染的日常生活物品，如毛巾、餐具、门把手、电话柄等所造成的传播，此种传播方式又称为日常生活接触传播。许多肠道传染病、某些人畜共患病均可以此方式传播。

5. 虫媒传播（vector transmission） 又称经节肢动物传播（arthropod borne transmission），是以节肢动物作为传播媒介而造成的感染，病原体通过节肢动物、昆虫等媒介生物的携带或叮咬传至易感者，病原体通过机械携带或生物性（吸血）传播。

经节肢动物传播的传染病的流行特征：①有明显的地区性，病例的分布与传播该病的节肢动物的分布一致；②多呈季节性分布，发病率升高与节肢动物的活动季节一致；③有职业及年龄分布特点，从事特殊职业的人群发病多，如森林脑炎多见于伐木工人；④一般无人与人之间的相互传播。

6. 经土壤传播（soilborne transmission） 是指易感人群接触了被病原体污染的土壤所致的传播。经土壤传播的疾病主要有蛔虫、钩虫等一些肠道寄生虫及能形成芽孢的细菌，如破伤风杆菌、炭疽杆菌。寄生虫卵或细菌的芽孢在土壤中的传染力可达数十年。有些寄生虫卵从宿主排出后，需在土壤中发育一段时间才具有感染力。

经土壤传播传染病的意义取决于病原体在土壤中的存活时间、人与土壤的接触机会以及个人的卫生习惯和劳动条件等，如赤脚劳作容易患钩虫病，有破损的皮肤接触土壤易患破伤风等。

7. 医源性传播（nosocomial transmission） 指在医疗和预防工作中，因为未能严格执行规章制度和操作规程，使医疗卫生场所、医疗器械、生物制品和血液制品受到病原体的污染，使得易感者在就医或从事医疗工作等过程中人为地被感染，造成某些传染病的传播称为医源性传播。医源性传播可分为两类：一是易感者在接受检查或治疗时由污染的器械导致的传播；二是由于输血或所使用的生物制品和药品遭受污染而造成的传播，如病人在输血时感染乙型肝炎、丙型肝炎或艾滋病等。

8. 垂直传播（vertical transmission）　是指病原体通过母体传给子代的传播，或称母婴传播。垂直传播是母体与子体两代之间的传播，主要方式包括经胎盘传播、上行性传播和分娩时传播三种方式。

（三）易感人群

人群作为一个整体对传染病的易感程度称为人群易感性（herd susceptibility）。人群易感性的高低取决于该人群中易感个体占全部人口的比例。评价人群对某传染病的易感性的高低，可以从人群中该病既往流行情况、针对该病的预防接种情况以及人群进行该传染病抗体水平检测结果等进行判定。

链接

中国法定传染病

《中华人民共和国传染病防治法》（简称《传染病防治法》）规定法定传染病分为甲、乙、丙3类39种。

甲类传染病2种：鼠疫、霍乱。

乙类传染病26种：传染性非典型肺炎、艾滋病、病毒性肝炎、脊髓灰质炎、人感染高致病性禽流感、甲型H1N1流感、麻疹、流行性出血热、狂犬病、流行性乙型脑炎、登革热、炭疽、细菌性和阿米巴性痢疾、肺结核、伤寒和副伤寒、流行性脑脊髓膜炎、百日咳、白喉、新生儿破伤风、猩红热、布鲁菌病、淋病、梅毒、钩端螺旋体病、血吸虫病、疟疾。

丙类传染病11种：流行性感冒（流感）、流行性腮腺炎、风疹、急性出血性结膜炎、麻风病、流行性和地方性斑疹伤寒、黑热病、棘球蚴病、丝虫病，除霍乱、细菌性和阿米巴性痢疾、伤寒和副伤寒以外的感染性腹泻病、手足口病。

二、传染病流行对社会的影响

传染病是对人类危害最大的一类疾病，也是引起人类死亡的主要原因之一。纵观历史上发生的传染病，不仅导致人员的伤亡，还产生以下严重的后果和影响。

（一）由于病因未明导致社会恐慌

1665年伦敦发生的鼠疫流行，因为最初的病因未明，加重了疫情的神秘恐怖色彩，许多无辜者被指控传播鼠疫而被恐慌的市民处死，猫也被当做瘟疫之源被赶尽杀绝，以致老鼠泛滥，疫情流行更加肆虐，社会一度瘫痪。

（二）人口骤减危及生存

1518～1526年的天花流行，导致有几千万人口的阿兹台克帝国（现墨西哥境内）消失。殖民者故意传播的天花病毒，导致北美几个印第安部落人口数目骤减，甚至完全灭绝。

（三）严重减员影响战斗力

1812年拿破仑率领50万大军入侵俄国，正赶上伤寒、痢疾的暴发流行，因传染病死亡的官兵远远超过战死的士兵，一年后败退时部队仅剩3000余人。第二次世界大战期间，疟疾在盟军中流行，致使大量的士兵死亡或丧失战斗力。

（四）促进公共卫生事业和医学发展

1865～1875年的霍乱第四次大流行，人们因此开始注意水源、食品、环境等的卫生状况，从公共卫生角度重新考虑城市规划，英国内科医生约翰·斯诺（John Snow）对伦敦霍乱流行进行的医学调查，开创了早期的流行病学现场调查工作。

三、传染病的疾病负担

疾病负担（burden of disease）是疾病（disease）、伤残（disability）和过早死亡（premature death）对整个社会经济及健康的压力，包括病伤的流行病学负担和病伤的经济负担。

（一）传染病的流行病学负担

疾病的流行病学负担可利用传染病的发病率、患病率、死亡率、门诊和住院率、药品利用情况、健康调整寿命、伤残调整寿命年以及与健康有关的生存质量、潜在减寿年数等指标来描述。人类历史经历的无数次传染病暴发流行当中，最严重的还数14世纪中叶的黑死病。虽然黑死病被认为是欧洲人的梦魇，但是黑死病对传统意义上的亚、欧、非洲大部分地区产生了巨大影响，黑死病是有史以来造成死亡人数最多的传染病。

法定监测系统和监测网络是传染病中防治的重大措施。通过对传染病的发病率、死亡率和病死率进行监测和统计，国家可以利用有限资源预防和控制某段时期对人民生命安全和身体健康影响最大的传染病，预防突发公共卫生事件的发生。目前中国出台的肺结核免费检测和治疗，就是针对国家肺结核发病率居高不下的疫情所采取的重要政策。无法通过疫苗预防，感染持续时间较长的传染病可以开展早期筛查和早期干预项目，对提高传染病预防和控制的效果，对降低卫生资源投入成本，具有重要意义。

（二）传染病的经济负担

传染病的发病率、死亡率和国家生产总值、人均GDP、城镇人均收入、农村人均收入、卫生总费用、政府卫生支出、社会卫生支持和个人卫生支出呈负相关。国家经济发展可以提高传染病的预防和控制率，降低其发病率；而传染病的病死率在一定程度上与患者是否及时就医、是否接受治疗有关。经济总量反映一个国家的经济实力，人均收入反映人民的富裕程度，进一步发展经济，提高人均收入，缩小贫富差距，提高农民收入，扩大对低收入人群的医疗保障，改善农村卫生设施，是降低传染病的发病率、死亡率和病死率的重要手段。中国的医疗体制改革和新农村合作医疗将会在传染病的预防控制和治疗中发挥重大作用。

进展与评述

世界全球化发展推动了各国经济与文化的交流，在缩短了国家与国家之间距离的同时，全球旅游业的发展使得，传染病在国际间快速传播的可能性越来越明显。传染病的全球化趋势，使得人类又一次处于传染病发生和流行的威胁之中，面临新老传染病的双重威胁，传染病遇到的防治形势更为复杂和艰巨。滥用药物、性行为不检点、环境污染、城市拥挤和个人卫生习惯不好加速了传染病的传播和流行。

一、再燃传染病的流行新变化

再燃传染病（re-emerging infection disease，r-EID）指几十年或几个世纪前出现并以不同形式或在不同地点曾经暴发流行过的一类传染病，其发病率本已经下降在国家控制标准以下，但又出现局部流行或是发病病例数明显增加。在中国，结核病、肝炎、疟疾、霍乱等早已得到控制的传染病卷土重来。

（一）肺结核

结核病是由结核分枝杆菌引起的慢性传染病，可侵及许多脏器，以肺部结核感染最为常见。1995 年全世界因结核病死亡的人数达 300 万。目前全球有 20 亿人受到结核病的感染，其中 2000 万为结核病患者，每年新发现结核病例达 800 万～1000 万。2010 年 WHO 公布全球新发肺结核 880 万人，中国结核病人数约 130 万，占全球发病的 14.3%，位居世界第二，是全球结核病流行严重的国家之一，同时也是全球耐药结核病流行严重的国家之一。结核病成为 21 世纪中国重点防治的主要传染病之一。

（二）乙型病毒性肝炎

全球约 1/2 人口生活在乙型肝炎感染高流行区，有 20 亿人证明有 HBV 感染，25%～40%死于肝硬化和肝癌，3 亿～4 亿人为慢性 HBV 感染，每年因乙肝死亡几十万例。乙型病毒性肝炎居中国前十位传染病发病数的第一位。近年来乙型肝炎流行病学发生了改变，人口流动增加，HBV 疫苗免疫，社会经济状况改善，生活方式改变，HBV 变异株出现使得母婴传播、家庭内传播比例下降，医源性传播、性传播和肠道外传播（如静脉内注射毒品）比例明显上升。

二、新发传染病的流行特征

根据史蒂芬·莫斯（Stephen Morse）的定义，新发传染病（emerging infectious disease，EID）是指在人群中新近出现，或者早已存在，但是发病率迅速增加或地区日渐扩大的传染病。新发传染病的传播速度快，波及范围广泛，受感染人数众多。

（一）艾滋病

艾滋病（acquired immune deficiency syndrome，AIDS）是由艾滋病病毒（HIV）感染引起的一种传染病，HIV 可以攻击人体免疫系统，以人体免疫系统中最重要的 T 淋巴细胞作为主要攻击目标，破坏该细胞，使人体丧失免疫功能。HIV 感染者经过数年甚至十年或更长的潜伏期才会发展成为艾滋病病人。因为艾滋病的病死率高，并且无有效的疫苗和治愈的药物，因此给人们的心理带来极大的恐慌。

艾滋病病毒主要存在于人体的血液、精液、阴道分泌物和乳汁中，通过带病毒的体液交换传播。传播途径主要为性传播、血液传播和母婴传播。艾滋病可以通过性接触在男女之间或男男之间传播。性伴侣越多，感染的危险越大。共用注射器静脉注射毒品，是经血液传播艾滋病的高危行为；输入被艾滋病病毒污染的血液或血制品，使用被艾滋病病毒污染并且未经严格消毒的刺入人体的针具和医疗器械都可能感染 HIV。已经感染艾滋病病毒的妇女可以通过怀孕、分娩和哺乳将病毒传给孩子。

（二）重症急性呼吸综合征

重症急性呼吸综合征（SARS）是由 SARS 冠状病毒（SARS-CoV）引起的急形呼吸道传染病，可人传人，病死率高。2002 年 11 月 16 日在广东顺德发现第一例患者，随后在广州地区暴发，进而播散到北京、香港等地，引起全世界的恐慌。SARS 传播的高危人群是与 SARS 病人有密切接触、缺少防护措施的人群，如医护人员、与 SARS 病人同居一室者。青壮年是高发人群，儿童、老人等人群对 SARS 感染性较其他人群低。

（三）近 40 年来世界新发的其他传染病

20 世纪 70 年代以来，新发传染病至今达 40 余种，病原微生物包括病毒、细菌、立克次体、衣原体、螺旋体及寄生虫等。表 12-1 列出了近 40 年来的世界新发传染病。

表 12-1 近 40 年来部分新发现病原体

年份（年）	病原体	疾病
1976	埃博拉病毒	埃博拉病毒病（既往称之为埃博拉出血热）
1980	人类嗜 T 淋巴细胞病毒-1（HTLV-1）	成人 T 细胞白血病/淋巴瘤
1982	伯氏包柔螺旋体	莱姆病
1983	艾滋病病毒（人类免疫缺陷病毒，HIV-1、HIV-2）	艾滋病（AIDS）
1983	大肠杆菌 O_{157}：H_7	出血性肠炎 溶血尿毒综合征
1983	幽门螺杆菌	胃炎 胃出血 胃癌
1988	人类疱疹病毒-6（HHV-6）	幼儿急诊（婴儿玫瑰疹）
1989	丙型肝炎病毒	肠道外传播非甲非乙型肝炎
1990	戊型肝炎病毒	肠道传播非甲非乙型肝炎
1992	霍乱弧菌 O_{139}：H_7	新类型霍乱
1992	巴尔通体	猫抓病 细菌性血管瘤
1993	Sin nombre 病毒	汉坦病毒肺综合征
1993	庚型肝炎病毒	非 A-C 肝炎
1996	朊粒（朊毒体）	克-雅病
1997	A 型流感病毒（H5N1）	流感
1999	西尼罗河样病毒	脑炎
2003	SARS 病毒	SARS
2008	EV71 病毒	手足口病
2009	A 型流感病毒（H1N1）	甲型 H1N1 流感
2010	布尼亚病毒科病毒	发热伴血小板减少综合征
2011	肠出血性大肠杆菌 O_{104}：H_4	出血性肠炎
2013	甲型流感病毒（H7N9）	甲型 H7N9 禽流感
2014	寨卡病毒（1947 年在乌干达发现）	寨卡病毒病、小头畸形

第二节 传染病的预防控制

尽管传染病对人类造成了严重的危害，但传染病仍然是可以预防和控制的。其中疫苗的使用对控制传染病流行起着关键性的作用。此外，制定和实施传染病的管理策略和措施，能有效地预防传染病的暴发和流行。

【案例 12-2】

20 世纪上半叶，美国佛蒙特州的拉特兰郡发生了美国首次脊髓灰质炎的暴发，此后的 60 年间，这种高传染性的疾病让美国人民深怀恐惧，美国人把它看作瘟疫，谈其色变。受害者累及者有不知名的儿童，更有美国总统富兰克林·罗斯福。该疾病攻击人体中枢神经系统，导致肌肉退化、瘫痪甚至死亡。1954 年乔纳斯·索尔克（Jonas Salk）发起脊髓灰质炎疫苗的实地实验，1954 年 4 月 26 日，6 岁的兰迪·克尔在位于佛尼吉亚州麦克莱恩的富兰克林·舍曼小学接种了索尔克疫苗，到 1954 年 6 月底，包括几十万学龄儿童在内的上百万人成为了“脊髓灰质炎治疗先驱”，此次实地试验在美国医学史上占据了特殊的甚至是值得敬仰的地位。数十年以后，很多文章描述它是“创造历史”，“响彻世界的一枪”“史上规模最大的公共卫生试验”，“脊髓灰质炎灭活疫苗的实地试验是一次标志性事件，它开启了现代疫苗评估的大门”。

脊髓灰质炎的流行及控制让我们认识到：①当时全世界脊髓灰质炎的流行严峻；②脊髓灰质炎疫苗的发明；③这一试验疫苗效果评价（含免疫接种在传染病防控中的作用）。

引申的知识

传染病在人群中的流行过程是指病原体从感染者体内排出，经过一定的传播途径，侵入易感者机体形成新的感染，并不断发生、发展的过程。传染病的流行须具备三个基本环节：传染源、传播途径和易感人群。三个环节同时存在、相互联系，才能构成传染病流行，如果缺少其中的任何一个环节，新的传染不会发生，也不会形成流行。

一、世界脊髓灰质炎流行的严峻

（一）脊髓灰质炎的流行过程

脊髓灰质炎是一种急性病毒性传染病，临床表现多样化，包括程度很轻的非特异性病变、无菌性脑膜炎及各种肌群的迟缓性无力。

1. 传染源　人类是脊髓灰质炎病毒的唯一自然宿主。患者自潜伏期末从鼻炎分泌物中排出病毒，病人粪便的病毒从发病前 10 天至发病后 4 周均可排出，少数甚至达到 4 个月。脊髓灰质炎以隐性感染为主，无症状感染者是临床患者的 50～500 倍，所以无症状带病毒者是脊髓灰质炎重要的传染源。

2. 传播途径　脊髓灰质炎主要通过粪–口途径的直接接触传播，被病毒污染的手、食物、日常生活用品、衣物和玩具等都可传播该病，少数情况下可通过空气飞沫传播，是传染性很强的接触性传染病。

3. 易感人群　儿童是脊髓灰质炎的易感者，1～5 岁小儿发病者最多，4 个月以下婴儿很少得病。经济水平低下，环境和个人卫生条件差的地区，病毒传播广泛，易感者多见于 5 岁以前儿童；经济发达国家，卫生条件良好的地区，感染年龄推迟，年长儿和青年人也是易感者。

（二）脊髓灰质炎世界性流行

脊髓灰质炎自人类社会开始就有了历史记载，维多利亚时代后期在欧洲、美国引起流行，成为一项重大的公共卫生问题。脊髓灰质炎流行特点遍及全世界，多见于温带地区，呈散发流行，夏秋季发病率最高。未实行预防接种前，脊髓灰质炎流行以Ⅰ型病毒为主，Ⅲ型最少见。当大规模实行疫苗预防接种后，Ⅰ型病毒减少，Ⅱ型和Ⅲ型相对增多。

1. 脊髓灰质炎的历史　公元前 1500～前 1300 即有脊髓灰质炎的发生，埃及石碑上描画一个握有手杖的，脊髓灰质炎脚残的牧师。1789 年英国医生迈克尔·安德伍德（Michael Underwood）首次描述脊髓灰质炎的临床特征，德国的医生海涅（Jacob von Heine）系统研究了脊髓灰质炎的致病条件，随着工业化的迅速发展，脊髓灰质炎变得流行起来，瑞典斯德哥摩尔于 1887 年、1905 年和 1911 年暴发过小规模流行。

2. 脊髓灰质炎的流行　世界第一次脊髓灰质炎大流行于 1916 年发生在美国纽约，在报告的 9000 多病例中，2343 例死亡，其中大多数是儿童。脊髓灰质炎在 20 世纪频繁暴发流行，人们谈其色变，1952 年是暴发的脊髓灰质炎迄今为止最严重的一年，仅美国报告的脊髓灰质炎病例就达 57628 例。

3. 脊髓灰质炎对社会的影响　脊髓灰质炎病毒和恐怖分子对社会同样危险，第二次世界大战后的若干年间美国人民的恐惧排行榜上，脊髓灰质炎排名第二，仅次于核战争。专家认为脊髓灰质炎之所以引起人类恐惧主要是因为它的发病毫无先兆，研究人员也无法确定它的传染途径。

二、脊髓灰质炎疫苗的发明

目前使用的脊髓灰质炎疫苗有两种，一种是脊髓灰质炎减毒活疫苗即“糖丸”，是由活的但是致病力降低的病毒制成；还有一种疫苗为脊髓灰质炎灭活疫苗，是采用脊髓灰质炎三型病毒经甲醛灭活后混合制成。

（一）脊髓灰质炎减毒活疫苗

目前世界上大多数国家将单价脊髓灰质炎活疫苗免疫改为三价活疫苗免疫法，即免疫对象口服 3 次三价活疫苗糖丸，每次间隔 6～8 周。其优点是可诱导机体产生中和抗体，无减毒株返祖现象，且不良反应较少，便于保存及运输等。

1. 成分 口服脊髓灰质炎疫苗糖丸是采用脊髓灰质炎Ⅰ、Ⅱ、Ⅲ型减毒株分别接种于二倍体细胞培养制成的三价疫苗糖丸。易感者口服糖丸后，机体可产生抗脊髓灰质炎病毒免疫力，故将其用于预防脊髓灰质炎。

2. 用法 儿童首次免疫从 2 月龄开始，第一年连续口服 3 次，每次间隔 4～6 个月，4 岁再加强免疫 1 次。其他年龄易感者可在需要时服用。

3. 不良反应 糖丸口服后一般无不良反应，个别人可有发热、恶心、呕吐、腹泻和皮疹，不需要特殊处理，严重时可对症治疗。

4. 注意事项 ①糖丸只可以口服，不能注射；②是活疫苗，不能用热开水或热的食物服用；③孩童若注射免疫球蛋白，则至少间隔 3 个月以上才能口服糖丸；④使用不同的减毒活疫苗预防接种时，要间隔至少 1 个月以上。

（二）脊髓灰质炎灭活疫苗

1. 成分 本品脊髓灰质炎灭活疫苗（IPV）外观为澄清、无色的液体，系采用脊髓灰质炎病毒Ⅰ型（Mahoney 株）、Ⅱ（MEF-1 株）、Ⅲ型（Saukett 株）分别接种于 Vero 细胞培养并收获病毒，经浓缩、纯化后用甲醛灭活，按比例混合后制成的三价液体疫苗。

2. 用法 肌内注射，推荐常规免疫接种程序：2、3、4 月龄进行基础免疫，每次 0.5ml。18 月龄加强免疫（即第 1 次加强），每次 0.5ml。本品是采用脊髓灰质炎三型病毒经甲醛灭活后混合制成，自 20 世纪 50 年代中期以来，一直采用 Salk 灭活疫苗及 Sabin 减毒活疫苗，免疫效果良好，极大地降低了脊髓灰质炎的发病率。Salk 疫苗其 Sabin 疫苗是用减毒变异株制成，因而 Sabin 疫苗的免疫效果更好。另外活疫苗病毒排出体外，使接触者受到感染而获得免疫。但减毒活疫苗不耐热，保存及运输均需冷藏，而且有恢复毒力的危险，在免疫缺陷人体内易致麻痹。

三、脊髓灰质炎疫苗效果评价

1921 年美国政坛新秀富兰克林·罗斯福（Franklin Roosevelt）在坎波贝洛岛度假时患上了脊髓灰质炎，导致左腿终身瘫痪。1938 年在他入住白宫 5 年后，推动设立了脊髓灰质炎国家基金，即后来的“十美分硬币行军”基金会（March of Dimes Foundation），基金会后来是索尔克疫苗试验的主要赞助者。

（一）脊髓灰质炎疫苗效果

1952 年人类在控制脊髓灰质炎疾病上取得了重大突破，索尔克研发了世界上第一种安全有效的脊髓灰质炎疫苗。美国开展了脊髓灰质炎免疫计划并取得了明显成效。病例数由 1953 年的 35 000 例减为 1957 年的 5300 例。1961 年口服脊髓灰质炎减毒活疫苗的研发及应用，脊髓灰质炎的发病率由最初的 3.18/10 万降至 0.8/10 万，到了 20 世纪 80 年代，降为 0.47/10 万。脊髓灰质炎疫苗在全世界消灭脊髓灰质炎传染病的过程中发挥了巨大作用。1988 年，美国、澳大利亚、英国及欧洲大部分国家和地区宣布消灭脊髓灰质炎。

（二）全球消灭脊髓灰质炎计划

脊髓灰质炎疫苗的广泛应用与全球开展消灭脊髓灰质炎计划的实施，使得该传染病在全球流行得到了有效的控制。全球于 1999 年报告发现最后 1 例因野生型脊灰病毒（wild poliovirus，WOV）Ⅱ型所致的瘫痪型脊髓灰质炎病例后，没有再检测到 WPV Ⅱ。WHO 在 2002 年确认 6 个 WHO 区域中有 3 个已经消灭所有 3 种类型的 WPV 病毒，这个结论说明消灭脊髓灰质炎是可行的。虽然全球脊髓灰质炎流行得到有效控制，但是有些地区仍然出现暴发流行，全球完全消灭脊髓灰质炎需要确保在对脊髓灰质炎病毒可持续监测的同时，阻断脊髓灰质炎病毒的全球性传播，从而实现全球消灭脊髓灰质炎。

扩展的内容

一、影响传染病流行的因素

人类发展的历史，同时也伴随着新发的或复燃的传染病的暴发和流行。当今时代，全球化进程的加剧，科技的飞速发展，环境与资源的过度开发，使得世界各个地区传染病暴发和流行不断。传染病在人群中的流行过程依赖于传染源、传播途径及易感人群三个环节的连接和延续，三个环节的连接往往受到很多因素的影响和制约，这些因素在不同时期、不同地点表现各异。

（一）自然因素

影响传染病流行过程的自然因素很多，包括地理、气候、土壤、动植物等，其中以地理因素和气候因素的影响较显著。自然疫源性疾病呈现的地区分布及时间分布特点均与这些因素有关。

1. 地理因素　影响动物传染源，特别是野生动物。如野鼠鼠疫的传染源旱獭，栖息在高山、草原；而作为流行性出血热传染源的黑线姬鼠，栖息在潮湿、多草地区；地理因素对传播途径的影响作用更明显，媒介昆虫和宿主动物的栖息习性决定了只能生活在特定地理位置，相应的传染病只能在这些特定区域流行和传播，一旦超过这些区域，传播链就会自动终止。如嗜盐菌食物中毒常发生于中国沿海地区；血吸虫病主要沿长江水系分布在中国南方各省、市、区，不同丝虫虫种的地理分布也有很多区别；乙型脑炎只在有蚊虫生存的地区流行，多雨潮湿的天气有利于蚊虫繁殖生息，也有利于乙型脑炎的流行和传播。

2. 气候因素　气候变化如气温、湿度、风速和降水量等对人群活动、动物宿主和媒介昆虫的繁殖有明显影响，动物繁殖与活动同气候因素关系更为密切。如黄鼠有冬眠，多在春夏之交繁殖，秋季密度达到高峰，从而决定了黄鼠鼠疫及其引起人间流行的季节为 4～10 月份。如流行性乙型脑炎明显的秋季高发与蚊虫在这个季节繁殖能力强、活动范围广等密切相关，森林脑炎发病的高峰与其传播媒介蜱的活动高峰季节性有关。气候等自然因素还可通过影响人们的生活习性、机体抵抗力等而导致传染病呈现时间分布特点。如由于冬季气候寒冷，人们在室内活动的机会增多，使流行性感冒、流行性脑脊髓膜炎等呼吸系统传染病的发病率增高；夏季气候炎热，人们多食瓜果、蔬菜等生冷食品，易发生肠道传染病。

（二）社会因素

社会因素包括人类的一切活动，如人们的卫生习惯、防疫工作、医疗卫生条件、生活和营养条件、居住环境、社会制度、生产活动、职业、卫生文化水平、风俗习惯、宗教信仰、社会的安定或动荡等。社会因素主要通过促使人类与病原体的接触来影响传染病的流行与传播，近年来新发、再发传染病的流行，很大程度上受到了社会因素的影响。

1. 社会状况的改变、城市化和流动人口增加 再燃传染病的卷土重来很大程度上被认为与社会状况和社会行为的改变有关。贫穷、营养不良、居住环境差、卫生条件恶劣、卫生基础设施不健全、缺乏安全饮水和食物安全意识等因素是传染病滋生与蔓延的温床。战争、动乱、难民潮和饥荒促进了传染病的传播和蔓延。如鼠疫、霍乱、疟疾、血吸虫病和黑热病广泛流行，每年有千百万人口死亡。随着中国经济的快速发展，大量农村人口涌入城市，呈现城市化特点，流动人口剧增，为传染病的暴发创造了条件，促使人类传染病有增无减。

2. 抗生素和杀虫剂的滥用 病原体和媒介昆虫的耐药性日益增强。如结核病，目前全球有耐药结核分枝杆菌感染者近一亿；蚊虫对杀虫剂的普遍抗药，严重影响了灭蚊工作，从而加剧了疟疾、登革热、黄热病等的流行。

3. 社会行为、生活方式的影响 人们的社会行为、生活方式的改变影响传染病的传播。1981年于美国发现首例艾滋病患者后，艾滋病在世界通过血液传播、性传播和母婴传播三种途径造成流行，色情服务、静脉吸毒是导致艾滋病传播和流行的危险因素；生活方式、风俗习惯和宗教信仰也可以影响传染病的流行过程。中国新疆察布查尔锡伯族在新中国成立初期发生的肉毒杆菌食物中毒即是因为当地锡伯族人生吃被肉毒杆菌污染的自制豆酱“米送乎乎”所致。

4. 工业化发展、生态改变 工业化进程的加快造成环境污染和生态环境的恶化，森林砍伐改变了媒介昆虫的动物宿主的栖息习性，所有这些都可能导致传染病的蔓延和传播。

5. 全球旅游化 全球旅游业的急剧发展，航运速度的不断增快也有助于传染病的全球性蔓延。病原体可以从一个国家和地区随着航班飞往另一个陌生的国度，若目的地人群为易感人群，则可导致传染病在目的地的流行。

社会因素对传染病的影响可以扩大传染病的流行，也可以阻止传染病的发生、蔓延。如战争、自然灾害等可使人们的正常生活和卫生条件遭受严重的破坏，人口大量流动，防疫措施难以实施，极易引起传染病的发生与流行；但是有效而可行的防疫措施的实施，可控制和防止传染病的传播。

二、传染病的预防控制措施

（一）一般预防措施

1. 开展健康教育 通过健康教育改变人们的不良卫生习惯和行为方式以切断传染病的传播途径。健康教育的形式可以多种多样，针对不同教育背景的人群选择大众媒体、专业讲座等各种针对性手段，使得他们获得有关传染病的预防知识。

2. 改善卫生条件 改善居民的居住环境、保护水源、提供安全饮用水、加强食品卫生监督和管理、加强垃圾、粪便的无害化处理等，有助于避免和减少传染病的发生和传播。

3. 加强人群免疫 免疫预防是控制传染病发生的重要策略。世界消灭天花就是开展全面、有效的人群免疫。实践证明，许多传染病（如麻疹、白喉、百日咳、破伤风、乙型肝炎等）都可通过人群大规模免疫接种来控制流行，降低发病率水平。

4. 国境卫生检疫 为了防止传染病由国外传入和从国内传出，在一个国家国际通航的港口、机场、陆地边境和国界江河口岸设立国境卫生检疫机关，对进出国境人员、交通工具、货物、行李和邮件等实施医学检查和必要的卫生处理，这种综合性措施即为国境卫生检疫。

（二）针对传染源的措施

1. 对病人的措施 做到“五早”，早发现、早诊断、早报告、早隔离、早治疗。病人一旦被诊断为传染病或可疑传染病者，就应按传染病防治法的规定实行分级管理。

甲类传染病和乙类传染病中的艾滋病、肺炭疽和 SARS 病人必须实施隔离治疗，必要时可请公安部门协助。乙类传染病病人，根据病情可在医院或家中隔离，一般应隔离至临床或实验室证明病人已经痊愈为止。对传染源作用不大的流行性出血热、钩端螺旋体病、布鲁杆菌病病人可不必隔离。丙类传染病中的瘤型麻风病人必须经临床和微生物学检查证实痊愈才可恢复工作、学习。

传染病疑似病人必须接受医学检查、随访和隔离等措施，不得拒绝。甲类传染病疑似病人必须在指定场所进行隔离观察、治疗；乙类传染病疑似病人可在医疗机构指导下治疗或隔离治疗。

2. 对病原携带者的措施　对病原携带者应做好登记、管理和随访至病原体检测 2～3 次阴性后。从事饮食行业、托幼机构等特殊行业的病原携带者须暂时离开工作岗位，久治不愈的伤寒或病毒性肝炎的病原携带者不得从事威胁性职业。艾滋病、乙型和丙型病毒性肝炎、疟疾病原携带者严禁献血。

3. 对接触者的措施　凡与传染源有过接触并有可能受感染者都应接受检疫。根据传染病潜伏期的长短确定检疫期限，同时根据病种及接触者的免疫状态，采取应急接种、药物预防、医学观察、隔离或留验等不同措施。

4. 对动物传染源的措施　针对动物传染源对人类的危害程度采取不同的处理措施，对危害大且经济价值不大的动物传染源应予彻底消灭；对危害大的病畜和野生动物予以捕杀、焚烧或深埋；对危害不大且有经济价值的病畜可予以隔离治疗。此外，还要做好家畜和宠物的预防接种和检疫。

（三）针对传播途径的措施

疫情发生后，对传染源污染的环境，采取有效的措施去除和杀灭病原体。如采取对垃圾、病人排泄物、污水和周围环境等进行消毒处理的措施以控制肠道传染病通过粪便污染环境；采取空气消毒、通风及个人防护（戴口罩）等措施控制呼吸道传染病的传播；通过健康宣传推荐使用安全套、杜绝吸毒和共用注射器等措施预防艾滋病的传播；消毒杀虫预防虫媒传染病的传播。

（四）针对易感人群的措施

在传染病流行前，主要通过预防接种提高机体免疫力，降低人群对传染病的易感性；在传染病流行过程中，通过药物预防和一些防护措施保护易感人群免受病原体侵袭和感染。

1. 免疫预防　是提高机体免疫水平的一种特异性预防措施，可有效地预防相应传染病，是控制和消灭传染病的重要手段之一。

2. 药物预防　对于某些有特效防治药物的传染病，药物预防也可作为一种应急措施来预防传染病的传播。但是，药物预防作用时间短、效果不巩固，易产生耐药性，因此应用具有较大的局限性。

3. 个人防护　在某些传染病流行的季节，对易感者可采取一定的防护措施，防止其受到感染，对接触传染病的医务人员和实验室工作人员应严格操作规程，配置和使用必要的个人防护用品，如戴口罩、手套、护腿、鞋套等。此外，虫媒传染病流行时应使用防护蚊帐，使用安全套可有效地预防性病和艾滋病的传播。

（五）免疫预防

1. 预防接种（vaccination）　是将具有抗原性或抗体性的生物制品接种到人体内，使机体产生对某种传染病的特异性免疫力，从而保护易感人群，预防传染病的发生。

2. 预防接种的种类

（1）人工自动免疫（artificial active immunity）：是将疫苗接种到机体，使之产生特异性免疫，从而预防传染病发生的措施。疫苗是病原微生物或其代谢产物经理化因素处理后，使其失去毒性但保留抗原性所制备的生物制品，包括灭活疫苗、减毒活疫苗、重组疫苗、DNA 疫苗和类毒素等。

（2）人工被动免疫（artificial passive immunization）：是将含特异性抗体的血清或细胞因子等制剂注入机体，使机体被动地获得特异性免疫力而受到保护。该免疫主要用于疫情发生时的紧急预防或治疗，免疫见效快，但是维持时间较短。常用制剂有免疫血清、免疫球蛋白等。

3. 被动自动免疫（passive and active immunity）　兼有被动免疫与自动免疫的长处，使机体在迅速获得特异性抗体的同时，产生持久的免疫力。只能用于少数传染病，针对高危易感接触者进行。如对破伤风易感者同时注射破伤风类毒素和破伤风抗毒素、对白喉易感者同时注射白喉类毒素和白喉抗毒素。

4. 计划免疫（planed immunization） 是指根据疫情监测和人群免疫状况分析，按照规定的免疫程序，有计划、有组织地利用疫苗进行预防接种，以提高人群的免疫水平，达到控制乃至最终消灭相应传染病的目的。

链接

中国儿童计划免疫程序

接种月（年）龄	接种疫苗名称	接种剂次
出生时	卡介苗	第 1 剂
	乙肝疫苗	第 1 剂
1 个月龄	乙肝疫苗	第 2 剂
2 个月龄	脊髓灰质炎疫苗	第 1 剂
3 个月龄	脊髓灰质炎疫苗	第 2 剂
	百白破疫苗	第 1 剂
4 个月龄	脊髓灰质炎疫苗	第 3 剂
	百白破疫苗	第 2 剂
5 个月龄	百白破疫苗	第 3 剂
6 个月龄	乙肝疫苗	第 3 剂
	A、C 群流脑结合疫苗	第 1 剂
7 个月龄	A、C 群流脑结合疫苗	第 2 剂
8 个月龄	麻风疫苗（麻疹疫苗）	第 1 剂
	乙脑减毒活疫苗	第 1 剂
18 个月龄	甲肝减毒活疫苗	第 1 剂
18～23 个月龄	百白破疫苗	第 4 剂
	麻腮风疫苗	第 1 剂
2 岁	乙肝减毒活疫苗	第 2 剂
3 岁	A+C 群流脑多糖疫苗	第 1 剂
4 岁	脊髓灰质炎疫苗	第 4 剂
6 岁	A+C 群流脑多糖疫苗	第 2 剂
	百白破疫苗	第 1 剂

注：上述各种疫苗由政府提供，免费接种

进展与评述

一、社会因素在传染病中的角色

2003 年的 SARS 发病地区波及世界范围内的 33 个国家和地区，疾病的传播速度之快、涉及范围之广，使世界为之震惊。短短几个月造成 8360 例 SARS 病例，死亡 764 例，SARS 的影响是灾难性的。SARS 是一种由新型的冠状病毒引起的呼吸道传染病，其流行特征表现为以医院内感染和家庭内感染为主。SARS 的传染源主要是感染 SARS 病毒并发病的患者，传播主要途径为呼吸道传播和密切接触传播，近距离接触病人的飞沫是重要的传播途径，该病的传染性强，在 SARS 疫苗尚未应用到人群进行免疫之前，人体对它普遍易感。预防和控制 SARS 的传播蔓延，必须加强传染源管理，阻断传播途径，保护易感人群。“病毒无国界”，这种威胁是全球性的，没有国家可以幸免。WHO 认为传染病全球化代表了一种世界危机，作为一种非传统安全因素，给国际社会带来了很大的冲击。历史上，游牧文明向农耕文明的转变为病原体的滋生和扩散提供了很多机会，使得人类受到各种疾病的侵袭。从 15 世纪到 19 世纪欧洲在全球的殖民扩张为病原体向新地区易感人群传播提供了充分条件。20 世纪后全球进一步促进了传染病的国际流行。经济全球化，激烈的国际竞争破坏了发展中国家的工业发展，导致其卫生投资不足，增加了国民感染传染病的机会。贸易自由化、旅游国际化都可以使得传染病介质从加工包装的起点发展到数千里甚至世界的某个角落。

传染病引发的卫生安全触及个人的生命和经济安全、政治安全和社会群体安全。全球每年死亡人口中约有 1/4 死于传染病，在非洲这一比例达到 60%以上。传染病暴发和流行对交通运输、旅游、贸易的影响极为明显，并通过人流、物流和资金流相继减损的链条传递，最终影响世界经济的发展。“因病致贫，贫病交加”是世界各地区的普遍规律。传染病的暴发和流行增加了对医疗的需求，加重了家庭和国家的经济负担。如 SARS 的暴发流行严重影响了中国大陆的旅游业，经济也受到了影响。传染病的预防与控制离不开全球统一行动。

二、超 级 疫 苗

2011 年科学家研制出一种能够对抗 7/10 的致命癌症疫苗。试验显示疫苗能缩小乳腺癌肿块，研究人员认为疫苗还能阻止前列腺癌、肠癌、卵巢癌和胰腺癌。这种新型疫苗利用免疫系统抗击肿瘤，引起很强的免疫响应，刺激免疫系统的三个组成部分，缩小肿瘤体积达到 80%。

佐治亚大学和美国梅奥诊所的研究人员关注一种名为 MUCI 的蛋白质，该蛋白质在癌细胞中的数量比在健康细胞中的数量大，而且其周边还点缀一种形状独特的糖类物质。疫苗能训练免疫系统有效识别这种糖，并将攻击的目标转向癌症。到目前为止，疫苗的试验都是在动物身上进行。在该疫苗被证实安全有效，可以投入到医院使用前，需要进行人类试验，随后与现有药物联合提高治疗效果，防治肿瘤术后复发。

第三节　全球化时代给传染病预防控制带来的挑战

随着国际交流的日益频繁，给传染病的预防和控制带来日益严峻的挑战。不仅需要各国加强对国境检疫的工作，同时也需要加强国际合作，共同应对传染病对人类的危险，减少其传播和发生。

【案例 12-3】

自 2009 年 3 月开始，首发于墨西哥的人感染甲型 H1N1 流感疫情迅速蔓延至全球。截至当年 5 月份，WHO 宣布全球 29 个国家和地区发现甲型 H1N1 流感病人 4379 例，死亡病例 50 多人。中国内地于 2009 年 5 月 10 日确诊 1 例患者，成为了第 30 个发现甲型 H1N1 流感患者的国家。

2000 多年前的历史记载就有关于甲型流感病毒的描述，世界性的流感大流行每 30～40 年发生一次。20 世纪发生过 4 次世界性流感大流行。1918 年发生的流感世界大流行是人类医学史上的一件最为突出的事件，被描述为“在人类历史上最大的医学灾难”和“与东罗马帝国的鼠疫（黑死病）相当，是人类三大最具有破坏性的大流行之一”。2009 年的甲型 H1N1 流感疫情被 WHO 确定是“具有国际影响的突发公共卫生事件”，中国将其纳入到法定乙类传染病和国境检疫传染病。甲型 H1N1 流感的流行促使 WHO 将再次提高流感大流行警告级别。

那么，什么是甲型 H1N1 流感，其病原体的特点如何？为什么甲型 H1N1 流感可以迅速传播到世界各地？世界各国针对流感疫情采取哪些应对措施？

引申的知识

一、甲型H1N1流感

甲型H1N1流感是急性呼吸道传染病，其病原体是一种新型的甲型H1N1流感病毒，人群对甲型H1N1流感病毒普遍易感，并可以人传染人。人感染甲流后的早期症状与普通流感相似，包括发热、咳嗽、喉痛、身体疼痛、头痛、发冷和疲劳等，有些还会出现腹泻或呕吐、肌肉痛或疲倦、眼睛发红等。

（一）病原体

2009年首发于墨西哥、蔓延全球的猪流感暴发疫情是由甲型流感病毒引起的猪呼吸道传染病，该病毒携带H1N1亚型猪流感病毒株，是禽流感、猪流感和人流感三种流感病毒基因重组后产生的新毒株。病毒属于正黏病毒科，甲型流感病毒属，对乙醇、碘伏敏感，对热敏感，56℃ 30分钟可灭活。

（二）流行过程

1. 传染源 甲型H1N1流感病人是流感流行的主要传染源，无症状感染者也有传染性。目前尚无动物传染人类的相关报道。

2. 传播途径 甲型H1N1流感主要通过呼吸道飞沫传播，如果接触了患者的呼吸道分泌物、体液和被病毒污染的物品，通过患者的口腔、鼻腔和眼睛等处的黏膜造成直接或间接接触传播。

3. 易感者 人群对甲型H1N1普遍易感，以青壮年为主，应注意保护妊娠期妇女、老年人和儿童。

二、甲型H1N1流感的世界大流行

2009年，甲型H1N1导致流感的世界大流行，涉及跨国、跨洲传播，多数国家和地区的首发病例都有去墨西哥或美国旅游史，甲型H1N1病例的分布与疫源地的来往程度有关。

（一）流行病学特征

1. 地区分布 2009年的甲型H1N1流感是全球性传染病，流行分布全球各大洲的国家和地区，多个国家均报告聚集性病例。疫情特点显示，1代病例都有墨西哥居留史或与墨西哥患者有接触史。

2. 时间分布 无季节性特点，一年四季均可发病。2009年北半球进入夏季后，甲型H1N1流感第一波对全球的袭击速度逐步减缓，但是10月份北半球冬季的来临，全球甲型H1N1流感又呈第二波流行态势。北美地区如美国报告的流感病例数呈急剧上升趋势，流感活动强度超过了以往季节性流感的同期水平。

3. 人群分布 甲型H1N1流感的感染对象没有性别差异，年轻人更易感。住院病例往往有基础性疾病或者机体免疫力低下，如老年人和儿童。

（二）2009年甲型H1N1流感疫情特点

1. 来势凶猛 本次流感世界大流行首发于北美的墨西哥，来势凶猛，传播速度极快。十多天的时间疫情已经蔓延到世界四大洲的几十个国家。

2. 攻击性强 2009年的甲型H1N1流感攻击青壮年，年龄集中在25～45岁，确诊的猪流感死亡者大多数为年轻人。

3. 临床症状严重 很多国家出现危重患者和死亡病例。

4. 传染性强 患者往往在发病前就已经排出病毒，隐性患者虽然无临床表现，但是具有传染性。

三、世界各国针对流感疫情采取的防治策略

2009 年甲型 H1N1 流感自 3 月份暴发流行以来，席卷全球，造成 160 多个国家和地区的 13 万人感染、800 多人死亡，给人类带来巨大伤害。针对疫情的快速变化，各国均采取了相应的防治策略和措施。

（一）甲型 H1N1 流感的流行属性

1. 病毒的存在被忽略 甲型H1N1病毒在2009年世界暴发流行前，就已经存在于自然环境中，甚至个别人发生了感染，但是并未引起规模效应及相关卫生部门的重视和关注。

2. 疫情蔓延快 2009 年甲型 H1N1 流感在短短几个月内，全球范围内迅速扩散，波及范围广泛，2009 年的 6 月 11 日，WHO 将本次全球流感大流行的警告级别提升到最高等级——第 6 级。

3. 社会恐慌 最初的流感流行速度快，短时间内引发的大范围感染，普通人群对疫情了解不清，未掌握相关自我预防和保护措施，无法正确面对突如其来的疫情，从而产生恐慌和焦虑情绪。

（二）甲型 H1N1 流感防治策略

针对全球甲型 H1N1 流感的暴发和流行，各国逐步形成相应的防治对策，采取各种措施。甲型 H1N1 流感大流行的防控是一个连续无间断的过程。

1. 加强病原体监测 积极构筑全球性病原体监测体系，扩大病原监测范围，将各种病原微生物及可疑致病微生物纳入监测体系；改善人类自身行为，预防传染病发生。

2. 完善疾病监测与报告系统 甲型 H1N1 流感最初暴发反映出墨西哥国家疾病监测与报告系统的滞后性，存在严重的病例发现与报告不足间的矛盾。中国自甲型流感疫情暴发即着重强调疾病监测的重要性，确保第一时间发现和报告病例，对有效遏制疫情的蔓延起到了重要的作用。

3. 提高临床诊断的敏感性 临床是第一时间第一现场接触感染者，诊疗机构对突发传染病的敏感性直接关系到病例的报告时间，强化临床医疗机构传染病的管理上报功能，可有效控制传染病的传播和蔓延。

4. 宣传教育的重要性 疫情暴发的初级阶段，做好对传染病的相关知识宣传至关重要。2009 年甲型 H1N1 暴发流行后，中国卫生部门将甲型 H1N1 流感的相关知识第一时间通过权威媒体传达给群众，广泛宣传该病的有效防治措施。

5. 国际间合作 经济全球化的大背景下，世界各国间各种往来日益密切，为传染病的世界性传播流行创造了机会。构建良好的国际合作机制，疫情信息共享，国家间互相援助，共同抵御传染病的传播，避免因为突发传染病带来的国家之间的经济贸易摩擦。

扩展的内容

一、全球化对传染病扩散的影响

随着经济贸易的全球化和人口流动的加剧，传染病全球化趋势亦越来越明显。一些新发传染病如艾滋病、禽流感和传染性非典型肺炎（SARS）在世界全球范围内传播流行，显示传染病成为全球性危机。

（一）经济全球化加快传染病的传播速度

国际经济贸易快速发展，全球范围内频繁的人口流动，携带病原体的传染病患者从一个国

家或地区到达另外一个国家变得非常容易和便捷，需要的时间往往比传染病的潜伏期短。这使得传统的隔离传染病患者的方式无法奏效，也导致一个国家暴发传染病会迅速传播到其他国家和地区。

（二）全球贸易往来导致人畜共患传染病的传播

近年来人畜共患传染病疫情在世界范围内不断出现，表现出一定的流行趋势，给畜牧业生产造成了巨大的经济损失。世界各国都需要消费大量的农产品和加工食品，如果这些产品在种植、养殖、加工、储存、运输和销售各个环节被污染，都可能会导致传染病的传播和流行。疯牛病 1985 年首发于英国，是一种以中枢神经退化为主要特征的慢性强致死性、传染性、食源性人畜共患传染病，严重威胁人类的身体健康和生命安全，给社会造成巨大的经济损失。1996 年英国公布专家研究报告，提出疯牛病可能通过食物传染人。2000 年新一轮疯牛病危机在欧洲暴发，波及英国、爱尔兰、瑞士、葡萄牙、意大利、阿曼、丹麦、荷兰和比利时等国家，引起人类极大恐慌。

（三）人口结构的变化、城市化和生态环境的变化

人口结构的变化和城市化：世界发达国家和一些发展中国家已经进入了老龄化社会，老年人的特点是机体免疫力低下，容易感染病原微生物；城市化速度进程加快导致居住集中，水、电、食物、医疗卫生等各种基础、卫生设施跟不上人口的快速增长，落后地区卫生条件差，成为致病微生物繁殖和藏身的场所，引起传染病的传播和流行。

生态环境的变化、战争的发生：大规模农田改造、森林砍伐、大型工程建设导致自然生态环境的改变，中间媒介如昆虫、动物等生活习性发生了变化，如疟疾的传播流行范围超越了热带地区就使携带病原体的蚊虫活动范围扩大了。另外全球变暖、气候异常、自然灾害的次数增多，也是引起传染病暴发流行的因素；战争过后瘟疫即会接踵而至，战争中流离失所的难民逃亡至其他国家和地区，加速了传染病的传播。

二、全球化时代的传染病防控特征

（一）新时代传染病的全球化趋势

世界全球化发展推动了各国的经济与文化的交流，在缩短了国家与国家之间的距离的同时，全球旅游业的发展使得传染病在国际间快速传播的可能性越来越明显。传染病的感染因素通过日益发达的交通工具可以在很短的时间传遍整个世界。滥用药物、性行为不检点、环境污染、城市拥挤和个人卫生习惯不好等加速了传染病的传播和流行。致病菌同动物一样，也能逐步适应环境，提高本身的生存能力，结果使抗生素失效。如肺炎和脑膜炎等传染病，曾经抗生素可以控制病情，现在常规治疗却已无济于事。

（二）公共卫生在传染病预防控制中的作用

传染病的全球化趋势，使得人类又一次处于传染病发生和流行的威胁之中，面临新老传染病的双重威胁，传染病遇到的防治形势更为复杂和艰巨。中国是经济、人口大国，2003 年 SARS 发生之初措手不及的状况，暴露了国家公共卫生应急管理机制的欠缺。公共卫生在传染病流行的预防控制中应当为政府采取重大决策提供科学依据，协调政府和其他权力机构与公共卫生职责间的关系，承担紧急疫情信息报告系统的任务，在流行病学调查、实验室检验、中毒预防与控制中发挥主导作用，并通过有效可行的个体及社会卫生服务，消除公众恐惧心理，起到稳定情绪和稳定社会的作用。

（三）中国加入国际防控传染病合作

中国是世界上人口最多的国家，传染病防控是国泰民安的基础。新中国成立以后，中国在传染病防治工作中取得了世人瞩目的成就，但是随着时代的发展，新发传染病不断涌现，传统的传染病的卷土重来，使得中国防控传染病的任务还任重而道远。

1. 针对国情，制定适宜的传染病防控政策　中国是发展中国家，有与西方发达国家不同的具体国情。应该从本国实际出发，根据不同类型、不同性质的公共卫生事件，制定相应的政策。

2. 合作监测、共享资源　传染病全球化传播的特点要求国家与国家之间打破疆界，中国应该与其他国家和地区积极合作，共享疫情暴发和流行的信息并加大信息公开度，确保公众知情权，提高人群警惕性，降低群众的恐慌心理，有效阻断传染病疫情的传播渠道。

3. 及时通报传染病疫情是国际合作的基础　联合国通过的 WHO 修订的《国际卫生条例(2005)》，要求一切可能构成国际关注的公共卫生突发事件都应该公开向全世界进行通报，以便采取措施，进行防控。

三、传染病防控的全球合作

传染病的传播是不分国界的，全球化暴发和流行的事实使世界各国都认识到，国际间合作对于传染病传播和流行的防控至关重要，促使各国开展国际卫生合作，建立更好的全球卫生治理机制，传染病发生时，尤其是疫情突发时，各国政府要做出迅速和有效的反应，信息共享，及时公布疫情，建立预警体系和防范机制。

（一）传染病的全球化

1. 全球化　指大量的政治、经济和社会行为的非国家化过程，其特征是商品、人员额服务的大规模国际溜达，国与国之间的相互联系和依赖加强。这种全球化使得传染病能够轻易地从一个国家或地区蔓延到其他国家或地区，传染病的威胁扩大到侵袭整个国际社会。20 世纪末特别是 90 年代以来，全球性的资本、劳动力、商品市场的逐渐形成，人类正在经历一个历史变迁时期，这个变迁不局限于世界某个角落，而是几乎蔓延到每个角落。国际贸易的剧增加速传染病的传播和流行；全球生态环境的严重恶化也可以导致传染病的流行和暴发。

2. 传染病全球化的危害　传染病传播的速度快，涉及范围广，波及全球并严重影响着人类的安全。WHO 发表的报告显示：传染病是人类第一杀手。全球近 60 亿人中有半数受到传染病的侵袭，每年因为传染病死亡的人数达到 600 万之多，这个数字远远超过每年因战争而死亡的人数。

传染病的暴发、流行影响国家或地区的旅游、餐饮、交通等服务行业，而这些行业受到打击，直接阻碍国家的经济增长，给国家带来间接的经济损失和对社会产生了消极的影响。2003 年被 WHO 确认为“20 世纪人类遭遇的第一场全球性流行疾病”的 SARS，给全球带来了近 300 亿美元的损失，疯牛病、禽流感带来的贸易损失均超出了数百亿美元。

（二）国际间合作战略

1. 建立完善的公共卫生体系　作为传染病入侵的第一战场，国家内部采取及时有效的防控措施，建立突发公共卫生事件的预警和应对机制是至关重要的。中国继 2003 年 SARS 发生后，颁布了《突发公共卫生事件应急条例》和《国家突发公共卫生事件应急预案》，2003 年 4 月温家宝总理出席在泰国召开的东盟与中国首脑 SARS 特别峰会，达成了《中国与东盟领导人特别会议联合声明》，宣告东南亚地区开始统一、协调政策，共同抵抗 SARS。各国政府大力合作，相关制度法规的健全、信息公开化以及如何发挥媒体舆论的监督作用是应对传染病的传播和流行所必须面对和解决的问题。

链接

中国近20年出台的传染病防控相关法律法规

《中华人民共和国国境卫生检疫法》1987年5月施行。

《中华人民共和国食品卫生法》1995年10月第八届中国人民代表大会常务委员会第十六次会议通过。

《中华人民共和国献血法》1997年12月第八届中国人民代表大会常务委员会第二十九次会议通过。

《国内交通卫生检疫条例》1999年3月施行。

《突发公共卫生事件与传染病疫情监测信息报告管理办法》（卫生部第37号令）于2003年11月发布，2006年修订施行。

《传染性非典型肺炎防治管理办法》2003年5月经卫生部会议讨论通过并发布施行。

《突发公共卫生事件应急条例》2003年5月第7次常务会议通过施行。

《中华人民共和国传染病防治法》（1989年2月21日第七届中国人民代表大会常务委员会第六次会议通过，2004年8月28日第十届中国人民代表大会常务委员会第十一次会议第一次修订，2013年6月29日第二次修订。

《血吸虫病防治条例》2006年3月国务院第129次常务会议通过，5月施行。

《可感染人类的高致病性病原微生物菌（毒）种或样本运输管理规定》2005年1月卫生部令第45号发布，2006年2月施行。

《突发公共卫生事件应急预案》2006年1月国务院第7次常务会议通过施行。

2. 国际合作机制的建立 传染病的全球化特点使得传染病的防控工作不再是个别国家的问题，而是关系到全球的问题，只有跨越国界，彼此合作才能有效地控制传染病对人类的威胁。国际间合作才能对传染病进行积极主动的防控，这已经在各国达成共识。各国政府在WHO的主导下，召开国际会议，积极开展双边、多边合作，加强政策协调、建立相应的组织机构、法规和规则，共同商讨传染病的防治问题，促进国际间合作，为防控传染病提供更为有效的途径。2005年11月18～19日亚太经合组织召开领导人会议通过了《亚太经合组织流感大流行防控倡议》。

3. 发挥民间组织的作用 在传染病防治中，民间组织的参与是推动全球公共卫生合作不可缺少的中坚力量。全球充分利用相关资源和力量，除WHO外，世界贸易组织、世界银行、联合国开发计划署、世界动物卫生组织、联合国教科文组织等国际组织在传染病防控中占据重要地位，与WHO共同主导传染病的防治工作，或者协助配合WHO制定相关协议，监控传染病疫情的传播流行。如联合国艾滋病规划署在艾滋病防治中提供技术援助，有效地利用联合国系统的资源，与WHO一起制定艾滋病防控的指导方针，开展预防HIV传播的各种活动。

进展与评述

一、全球动物贸易对新发突发传染病世界性扩散的影响

全球化影响了世界范围内的动物贸易，反过来，世界范围内的动物流动增加了人畜共患病发病传播的可能性，对人类和动物的健康造成了威胁。动物全球流动规模之大非常惊人。如美国每年要从世界各地引进各类动物，包括两栖、禽鸟、哺乳类和爬行动物等，用于动物园展览、科技教育研究、动物保护项目、食品及其产品等方面。这些进口和贸易的动物为外来物种，尤其是那些野生动物并未经过任何驯化饲养，网上购买动物与到实体合法宠物店购买不同，不会受到营业执照和审查的限制，就没有可能筛查人畜共患病，是一种非常危险的动物贸易。

输入性人畜共患病的防治需要各种涉及人类、动物健康和生态平衡的机构共同参与，才有益于公众的生命、动物的健康和生态系统的平衡。美国兽医学会主席罗杰·玛鲁（Roger Mahr）提出“共同医学倡议”，成立美国“共同的健康（one health）”特别工作组，小组成员由野生动物、环境、人类健康和家畜各个部门专家组成，致力于改善和保护人类及动物健康，增强其预防传染病的能力。例如，狂犬病的防控可以通过公共卫生工作人员和兽医共同综合控制，规定拴养、定期给犬注射狂犬疫苗预防狂犬病的发生和传播。

二、中国禽流感防控策略受到全球关注

近年来H5N1亚型致病性禽流感、H7N9亚型禽流感等禽类疫病，给中国养禽业带来沉重打击，给国家各级政府带来禽病防治工作压力和经济损失，给工作健康带来严重威胁，受到全球广泛关注。中国养禽业有着养殖总量持续增长，家禽饲养密度高，小型养禽场众多，卫生条件差，易传播疾病的活禽市场仍然存在的特点，这有利于各类禽病的发生和传播，对禽病防控任务极为不利。针对中国禽类市场的特点，提出适合国情的禽病防控策略：①设置家禽防疫隔离带，从地理上阻断禽流感疫情的传播。设定国家、省级禽类限制养殖和加强检疫区，禁止开办卫生条件不合格的小型家禽养殖场，防止禽流感跨地区传播。②禽流感传播流行期间整顿和规范活禽市场。活禽市场存在大量禽流感病毒，人是易感人群，有接触的机会自然存在感染的高风险。各地区严格控制活禽交易市场数量，尽量不在城市人口密集区建立活禽经营市场，逐步将活禽市场迁出大中城市、人口密集区。③对无防疫合格证的养禽场进行行政处罚。

（武　英）

参 考 文 献

李立明. 2006. 流行病学. 第6版. 北京：人民卫生出版社.

王建华，袁聚祥，高晓华. 2013. 预防医学. 第3版. 北京：北京大学医学出版社.

叶宜德，任军. 2011. 公共卫生案例. 北京：人民军医出版社.

Malani P N. 2004. Contemporary challenges to human disease infectious health：theme issue. JAMA. 312（14）：1407-1408.

Parks T，Hill AV，Chapman SJ.2012.　The perpetual challenge infectious of diseases.N Engl J Med，367（1）：90.

Roy CJ，Milton DK.2004.　Airborne transmission infection-the communicable of elusive Pathway. N Engl J Med. 350（17）：1710-1712.

Shuman EK. 2010. Global climate change and infectious diseases. N Engl J Med，362（12）：1061-1063.

第十三章　慢性非传染性疾病的预防控制

Prevention and control of chronic non- communicable diseases

20 世纪全球传染病的预防控制取得了伟大的成就，一大批传染病逐渐被控制甚至被消灭，取而代之的是一些慢性非传染性疾病的发生和流行，其患病率和死亡率逐年上升，已经严重威胁了人类的生命和健康，现已成为关系 21 世纪全球发展的重要的卫生挑战之一。国内外大量研究和长期实践经验证明：慢性病防治必须以公共卫生系统为主导，坚持一级预防为主，一、二、三级预防相结合的原则。

第一节　概　　述

【案例 13-1】

2014 年世界卫生组织（WHO）关于慢性非传染性疾病全球状况报告中指出，慢性非传染性疾病目前是全世界的首要死因，占 2012 年全世界总死亡人数中的 68%，即 5600 万例死亡中有 3800 万例是由慢性病引起的，其中 82%的慢性病死亡发生在低收入和中等收入国家。最新发布的《2015 年中国居民营养与慢性病状况报告》中指出慢性病仍然为中国城乡居民死亡的主要原因，与 2002 年相比，患病率呈上升趋势。2012 年中国居民慢性病死亡率为 533/10 万，占总死亡人数的 86.6%。心脑血管病、癌症和慢性呼吸系统疾病为主要死因，占总死亡人数的 79.4%。

什么是慢性非传染性疾病？全球主要的慢性非传染性疾病有哪些？全球慢性非传染性疾病流行状况如何？

引申的知识

一、常见的慢性非传染性疾病

常见的慢性非传染性疾病（简称慢性病）主要有四个类型：心脑血管疾病（如心脏病发作和卒中）、癌症、慢性呼吸道疾病（如慢性阻塞性肺疾病和哮喘）及糖尿病。这些疾病主要由行为因素、生活方式、环境因素、职业暴露及遗传因素等引起，一般无传染性。

二、慢性非传染性疾病的特点

（一）致病因素多，发病机制复杂

一般的传染性疾病都能找到比较确切的病因，如 SARS 的病原体是 SARS 冠状病毒，结核病原体是结核杆菌。对于这一类疾病，消灭病原体就可以有效地控制疾病的发生和发展。与传染性疾病不同的是，慢性非传染性疾病无明确的传染性生物病因证据，病因没有特异性，往往是多种基因与多种环境因素相互作用的结果，如高血压的发病与遗传、超重、高盐饮食、酗酒、吸烟及

社会心理因素有关。

（二）起病隐匿、病程长且病情迁延不愈

传染性疾病一般有确切发病日期，病程较短。而慢性非传染性疾病由于是多种危险因素间相互作用的结果，大多数的危险因素与遗传、生活环境和行为方式有关，因此不容易被早期识别。从危险因素作用于机体开始，一般需要较长的时间，有时需要十几年甚至几十年才导致发病。发病时间仅能从首次诊断时间来估计，这时疾病已进入中晚期，机体器官损害为器质性损害，病理过程难以恢复。此外，慢性非传染性疾病病因复杂，无特异性，一般没有特异性治疗措施。

（三）预后差，致死、致残率高

慢性非传染性疾病病程通常比较长，预后差，易复发，并伴有严重并发症甚至伤残的发生，严重影响病人的劳动能力和生存质量，已经成为全世界致死和致残的首要因素，如糖尿病患者患肾衰竭的概率比非糖尿病患者高 17 倍，致盲率高 25 倍。中国现有 700 万脑卒中患者，其中，75%存在不同程度的劳动能力丧失，40%重度致残。

三、主要的慢性非传染性疾病

（一）心脑血管病

心脑血管疾病是心脏血管和脑血管疾病的统称，泛指由于高脂血症、血液黏稠、动脉粥样硬化、高血压等所导致的心脏、大脑及全身组织发生的缺血性或出血性疾病，包括冠状动脉性心脏病、周围末梢动脉血管疾病、风湿性心脏病、先天性心脏病、深静脉血栓和肺栓塞等一组心脏和血管疾患和脑卒中。全世界每年死于心脑血管疾病的人数高达 1500 万人，是全世界范围内的头号死因。心脑血管疾病是一种严重威胁人类，特别是 50 岁以上中老年人健康的常见病，具有高患病率、高致残率和高死亡率的特点。

链接

关于慢性非传染性疾病

• 非传染性疾病每年使 3800 万人失去生命。

• 将近 3/4 的非传染性疾病死亡（2800 万人）发生在低收入和中等收入国家。

• 1600 万非传染性疾病导致的死亡发生在 70 岁之前；这类“过早”死亡情况中，有 82%发生在低收入和中等收入国家。

• 心血管疾病引起的非传染性疾病死亡人数最多，每年造成 1750 万人死亡，其次是癌症（820 万人）、呼吸系统疾病（400 万人）及糖尿病（150 万人）。

• 这四类疾病大约占所有非传染性疾病死亡的 82%。

• 烟草使用、缺乏运动、过度饮酒及不健康饮食，都会增加死于非传染性疾病的风险。

（二）恶性肿瘤

恶性肿瘤是指细胞不受控制的增长和扩散。这种异常的增长除了表现为其本身的持续生长外，还表现为对邻近正常组织的侵犯和经血管、淋巴管和体腔转移到身体其他部位，而这种转移往往是恶性肿瘤致死的原因。人口增长和老龄化使恶性肿瘤对人群健康的危害日益突出，使得全球因恶性肿瘤死亡位居心血管疾病死因之后的第二大死因。

（三）糖尿病

糖尿病是由遗传和环境因素联合作用所致的一种以高血糖为特征的全身慢性代谢性疾病，由于体内胰岛素分泌绝对或相对不足，导致糖类、脂肪、蛋白质、水及电解质代谢紊乱。糖尿病时长期存在的高血糖，可导致各种组织，特别是眼、肾、心脏、血管、神经的慢性损害和功能障碍。糖尿病正在成为一种全球性流行病，据预测，到 2030 年糖尿病将成为全球第七大死亡原因。预计在今后 10 年内，由糖尿病造成的死亡总数将增加 50%以上。糖尿病是 45 岁以上人群致残的主要原因之一，半数以上糖尿病患者死于冠心病，还增加了心肌梗死或脑卒中的危险。中国糖尿病患者接近 4000 万人，占世界患者总数的 22%。据估计，到 2025 年，中国糖尿病患病人数将达到 5930 万。

扩展的内容

一、慢性非传染性疾病的流行特征

（一）地区分布

居民的主要死亡原因与所在国家或地区的发展程度密切相关。在高收入国家，居民主要死于心血管疾病、慢性阻塞性肺疾病、恶性肿瘤、糖尿病等慢性非传染性疾病。而在低收入国家，人们主要死于传染病，如肺部感染、腹泻病、艾滋病、结核病和疟疾。虽然在非洲地区传染性疾病死亡人数仍然高于非传染性疾病，但这些地区的慢性病患病率正在迅速地增长，预计到 2020 年，非洲地区非传染性疾病的死亡人数将会达到传染病、孕产妇疾病、围生期疾病和营养性疾病所致死亡人数总和的 3/4；到 2030 年，非传染性疾病将会超过其他疾病成为最常见的居民死因。因此，开展慢性病防治工作将是一项全球性的长期任务。

慢性非传染性疾病也是中国城乡居民死亡的主要原因，总体而言，城市居民慢性病的疾病负担高于农村地区。但是，即使在农村贫困地区，慢性病的死亡也是不容忽视的，因为在有些贫困县，慢性病死亡的比例已达到 60%左右。

（二）时间分布

与传染性疾病不同，慢性非传染性疾病很少存在短期波动或暴发，因此较多关注其长期趋势。就全球而言，慢性非传染性疾病患病率和死亡率持续上升，其危害日趋严重。预计在未来 20 年内，全球每年死于心血管疾病的人数会增加 600 万人，死于癌症的人数增加约 400 万人。

中国疾病监测系统资料显示，中国慢性病死亡人数占总死亡人数的比例呈持续上升趋势，已经由 2000 年的 80.9%上升到 2012 年的 86.6%。图 13-1 为世界卫生组织提供的最新数据，2006～2012 年，经过年龄标准化后，除冠心病、肺癌等少数疾病死亡率有所上升外，多数癌症、慢性阻塞性肺疾病、脑卒中等慢性病死亡率呈下降趋势。

（三）人群分布

慢性非传染性疾病死亡率存在性别差异，不同国家这种性别差异也不同。2008 年的资料显示，低收入和中收入国家的非传染性疾病年龄标准化死亡率男性为 756/10 万，女性为 565/10 万，分别比高收入国家高 65%和 85%。不同国家、不同性别人群慢性非传染性疾病的疾病谱也存在差异。以癌症为例，在高收入国家，因癌症死亡的主要原因：男性为肺癌，女性为乳腺癌；在中、低收入国家，死亡原因则根据主要危险因素的变化而变化，如在撒哈拉沙漠以南的非洲，宫颈癌是导致女性死亡的最主要的癌症。

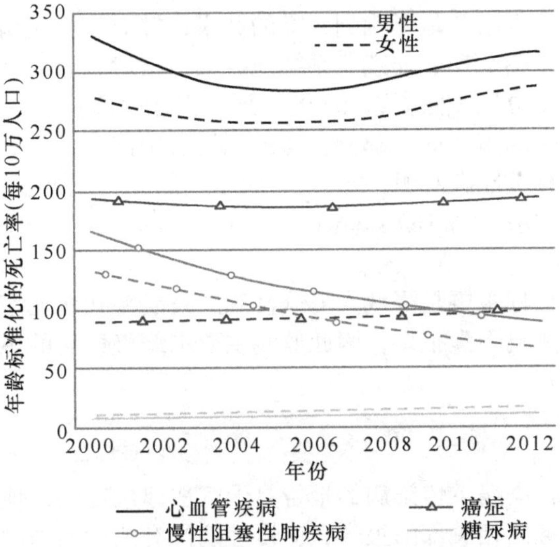

图 13-1　2000—2012 年中国居民主要慢性病死亡率

当评价慢性病对特定人群的影响时，因疾病所导致的过早死亡造成的潜在寿命损失是一个需要考虑的重要因素，因为大约 44%的慢性病死亡发生在 70 岁之前。与高收入国家（26%）相比，中、低收入国家的非传染性疾病死亡者中，70 岁以下人群所占的比例较高（48%）。在较小的年龄段内这种差异更明显，如在低、中收入国家，29%的慢性非传染性疾病死亡发生在 60 岁以内，而在高收入国家这一比例仅为 13%。

二、慢性非传染性疾病的影响

慢性非传染性疾病通常为终身性疾病，不仅影响身体健康、降低生活质量，而且持续性的医疗费用会给患者个人、家庭和社会带来沉重的经济负担。2005 年世界卫生组织发表了《预防慢性病：一项至关重要的投资》全球报告，指出与慢性病有关的死亡已占全球死亡的 60%，慢性病已成为人类最主要的死因，特别是给中低收入家庭带来了沉重的负担。2012 年全球死亡的 5600 万人中，有 3800 万（68%）死于心血管疾病、糖尿病、恶性肿瘤、慢性呼吸系统疾病等非传染性疾病。近年来，随着工业化、城镇化、老龄化进程加快，中国慢性非传染性疾病发病人数也呈现快速上升趋势。慢性病导致的死亡已占中国居民总死亡的 87%，导致的疾病负担占全部疾病负担的 70%，是群众因病致贫、因病返贫的重要原因。

慢性非传染性疾病往往病程长、预后差、需耗费大量的卫生资源和社会资源，严重阻碍了经济增长和社会发展，降低国家的发展潜力，这种影响对包括中国在内的经济快速发展的国家而言尤其严重。即使在一些最不发达的国家，慢性病的防治也极其重要，因为在这些国家，慢性病的危害和死亡正在大幅度上升。和其他发展中国家一样，中国已进入慢性非传染性疾病的高负担期。原卫生部卫生统计信息中心关于中国疾病负担的研究显示，2005 年中国居民疾病经济负担为 2.36 万亿元，相当于当年国内生产总值（GDP）的 12.9%，其中慢性非传染性疾病所占比例高达 65%，预计到 2020 年慢性非传染性疾病所致的经济负担将上升到 73%左右。

进展与评述

慢性病的监测系统

众所周知，各个国家对传染病非常重视，那么目前有没有针对慢性病的监测系统呢？答案当然是肯定的，目前慢性病已经极大地影响到人类的健康，针对该类疾病的一系列措施早已展开，包括监测系统。疾病监测是指长期、连续、系统地收集、核对、分析疾病动态分布和影响因素资料，并将信息及时上报和反馈，以便采取相应的干预措施并评价其效果。目前，WHO 已把监测活动列为预防和控制慢性病全球策略的一部分，考虑到发展中国家尤其是卫生资源缺乏、慢性病预防控制刚刚启动的国家进行慢性病监测，2001 年 WHO 推出了一套统一、标准化的监测方法，即世界卫生组织循序渐进监测法（WHO stepwise to surveillance，STEPS），以保证不同时点和不同地区监测数据的可比性。

慢性病预防和控制的目标主要是降低人群慢性病的发病率和病死率，考虑到慢性病的发生和发展是一个长期的过程，影响因素很多，因此监测主要围绕慢性病的患病情况、死亡情况、危险因素和环境影响因素等展开。

（一）患病监测

慢性病的监测不同于传染病，传染病的报告是国家法律规定的，任何一个医务工作者发现这些病例后，都有责任和义务向相关部门报告，但慢性病没有法律的强制规定，加上慢性病的诊断比较复杂，因此在诊断技术落后的地区能否开展慢性病的监测都是需要考虑的问题。但有条件的地区可以结合实际开展一些慢性病的监测。

在综合考虑了某种疾病在该地是否有较高的发病或患病率，是否为当地的主要死亡原因，对经济和社会发展是否具有较大的破坏性，其医疗和护理费用是否已成为社会负担等因素后，我们首先确定该病是否作为监测的病种；在确定监测的病种后，进一步确定该病监测的主要内容，一般应包括人口学资料和疾病相关资料，人口学资料应包括姓名、性别、出生日期、职业、民族、教育程度、家庭地址及通信方法等。疾病相关资料包括如发病或患病的名称、疾病类型、首诊日期和诊断依据等。

目前中国慢性病监测尚无统一的模式。但从既往经验来看，根据地理位置、地方经济水平及慢性病医疗诊断水平，选择有代表性的地区作为监测点，开展相应的慢性病监测是一种花费少、效益高的监测方式。具体的实施是国家疾病预防控制中心根据实际需要，通过中国抽样建立监测点的方式，收集慢性病的信息。抽到的省市由省级疾病预防控制中心根据自身实际情况，决定本地监测规模和信息收集的方式。有条件建立日常信息监测网络的省可以以县为单位抽取几个或全部县作为监测点，通过医疗单位为基本信息收集单位，各级疾病预防控制中心为主干的慢性非传染性疾病监测网络。县级区域地区可收集医院病案资源和门诊资料，按规定时间定期由医院收集后提供给疾病控制中心；另外还可在社区卫生服务站设立监测点，根据相应的制度，向疾病控制中心上报监测数据。

当然，由于该模式最大的缺陷是缺少法律保障，医疗单位的临床医生可以上报病例，也可以不报。因此，要使整个监测系统有效运行，还需要卫生行政部门出台相关的法律法规，并且在具体的实施过程中，做好医疗单位和疾病预防控制中心的协调工作。目前中国慢性病的患病监测主要有肿瘤监测、心脑血管病监测、呼吸系统疾病监测、消化道疾病监测、糖尿病监测等。

（二）死因监测

死因监测是居民医学死亡原因监测统计，指连续地收集人群死亡率和死亡原因，并对其变化规律进行分析统计的过程。死因监测能较好地反映居民死亡率和死亡原因，反映居民健康状况和社会卫生水平。

死因监测依据卫生部规定的《死亡医学证明书》作为登记和统计凭证，其内容包括死者的年龄、性别、职业、死亡地点、死亡原因（包括直接原因、中介原因和根本原因）、诊断级别、诊断医院等 17 项指标。各级医疗机构负责医院死亡个案《死亡医学证明书》的填写和上报工作，居民在家中死亡的由所在地村医上报到乡镇医疗机构，由乡镇医疗机构负责《死亡医学证明书》的填写和上报。负责死因监测的地区医疗机构每月应将规范填写的《死亡医学证明书》上报至当地疾病预防控制机构。当地疾病控制中心对定期上报的死因监测资料进行审核、汇总和录入，并上报至上一级疾病预防控制机构。

由于死因监测工作涉及部门多、工作量较大，所以存在一些问题：① 死因监测报告涉及公安部门、医院和疾病预防控制中心等部门，部门之间的协调问题可能会影响死亡资料收集的准确性；②医疗机构缺乏有效的监督管理制度，医生填写死亡医学证明书部分不规范，漏报现象较严重；③居民在家中死亡的由于缺乏有效诊断依据，死亡医学证明书的准确性受到影响，同时漏报现象比较严重；④新生儿死亡漏报比例较高，尤其在经济落后和观念封建地区；⑤慢性病监测信息化程度较低。

（三）行为危险因素监测

行为危险因素监测是慢性病监测的一部分，通过了解人群中不健康生活方式与危险行为的流行水平，掌握变化趋势，为筛查高危人群及制定干预策略和措施、评价干预效果提供依据。WHO 于 2001 年推出了慢性病危险因素监测框架，针对危险因素的监测，WHO 根据 4 条原则，即：①对慢性病的发病和死亡影响最大；②通过有效的一级预防可以改变；③具备有效的测量方法；④测量满足适当的伦理学标准。其选择了 8 个主要的危险因素开展监测，即吸烟、饮酒、营养、体育锻炼、肥胖、血压、血糖和血脂，同时建议监测的周期要从每 5 年左右一次缩短到每 1～2 年一次。

监测的对象包括健康人群和患病人群；监测内容主要涉及调查人群的人口学特征、健康状况和医疗服务状况、吸烟、饮酒、膳食、体育活动、高血压、高血脂、高血糖、肥胖和健康意识等。在影响慢性病的因素中，行为危险因素是干预后改变最早、也较容易发生改变的指标，但是这种改变往往容易反复。所以行为危险因素监测一般间隔 2～3 年做一次现况调查。一般采用多阶段随机抽样、入户询问的方式，也可根据本地的资源和社会经济状况采用电话调查等方式。国家级行为危险因素监测每两年一次，通常使用国家疾病预防控制中心制定的核心问卷，各监测地区可以根据本地区慢性病患病情况和行为危险因素流行情况增加一些相关题目。

1996 年中国的北京、上海等 7 个城市建立了针对慢性病的“行为危险因素监测系统”，动态、连续地观察社区人群中有关慢性病的知识、态度和行为危险因素的流行情况；涉及的主要慢性病有：高血压、心脑血管疾病、高脂血症、肿瘤等。主要的行为危险因素为：吸烟、饮酒、不合理饮食、肥胖、高脂血症、高血压、冠心病等的知识、态度和行为危险因素。但中国测定行为危险因素的指标尚不统一，问卷中又多是主观指标，调查和被调查人员易受主观因素的影响，存在信度和效度较差的问题。

除了上述的慢性病监测系统以外，中国周期性地开展了大规模的专项流行病学调查，如在 1958 年、1979 年和 1991 年中国进行了三次中国高血压现患率的抽样调查，1979—1980 年开展了中国糖尿病的大调查，1994 年中日友好医院对中国 19 省市 25 岁以上的 224 251 人进行了糖尿病的调查。

随着中国慢性病防治工作的深入发展，慢性病监测工作将越来越重要。以发展城市社区卫生服务为基础，建立健全社区慢性病监测和综合防治信息系统，实行微机化、网络化管理，将社区卫生服务站、医疗机构、疾病预防控制中心的慢性病发病、死亡等数据连成一体，实现数据共享，将是慢性病监测的最终方向和目标。同时，还应制订相应的法律法规，保证足够的经费和人员投入，使中国慢性病监测能够有条不紊地进行，为慢性病综合防治工作打下坚实的基础。

第二节 慢性非传染性疾病的危险因素

【案例 13-2】

2013 年全球疾病负担研究合作者于 2015 年在《柳叶刀》(*The Lancet*)杂志上撰文，系统评估了 1990～2013 年 188 个国家中 79 个行为、环境、职业和代谢危险因素。报告中指出，饮食危险是 2013 年全球水平上造成 DALYs 损失的主要危险因素，其 DALYs 损失接近 10%；另外，男性 DALYs 超过 5%的危险因素还有高收缩压、吸烟、乙醇和毒品使用、儿童营养不良、空气污染、高空腹血糖和高体重指数；女性 DALYs 超过 5%的危险因素有儿童和产妇营养不良、高收缩压、高体重指数和空气污染。

全球疾病负担的危险因素中哪些是慢性非传染性疾病的影响因素？饮食危险因素包括哪些？

引申的知识

一、疾 病 负 担

（一）疾病负担概述

为了客观评价疾病对人类健康和社会发展的影响，确定预防和控制的优先领域，为制定卫生政策和卫生决策提供循证医学证据，1993 年世界银行组织正式提出了疾病负担（burden of disease，BOD）的概念和测算方法，并对全球疾病负担进行了分析。此后疾病负担在国际上引起了广泛关注，其测量范围也从单纯的健康损失扩大到经济负担。常用于估计慢性病所致的健康和寿命损失的指标是伤残调整寿命（disability-adjusted life year，DALY）。DALY 指从发病到死亡所损失的全部健康寿命年，包括因早死所致的寿命损失年（years of life lost，YLL）和伤残所致的健康寿命损失年（year lost due to disability，YLD）。疾病经济负担包括直接经济负担和间接经济负担。直接经济负担包括提供服务的费用（医药费、住院费、预防经费等）和接受服务的费用（患者及陪护人员的差旅费、伙食费、营养食品费等）。间接经济负担包括患者因疾病损失的工作时间、因病而降低工作能力引起的经济损失，因病而引起的过早死亡损失的工作时间引起的经济损失；陪护人员、亲友损失工作时间所引起的经济损失等。

（二）应用疾病负担指标的目的和意义

1. 应用疾病负担指标的目的 WHO 自 1990 年起就将测量和报告各国与全球的疾病负担列为常规性工作，其主要目的在于：① 促进将非致死性健康结局纳入到国际卫生政策考虑的范畴；② 尽可能独立、客观地评价某病致死和致残的后果，减少带有利益倾向性的评价；③ 量化疾病负担的同时进行成本-效果分析。

2. 疾病负担指标的作用 疾病负担指标将由于死亡和疾病造成的伤残结合起来，形成定量可比较的健康损失。疾病负担研究结果可以用于以下几个方面：① 评价人群健康状况和各种干预效果；② 比较疾病对人群健康的影响；③ 比较不同危险因素对人群健康的影响；④ 确定优先干预项目和干预方案，以此达到健康改善的最大收益，提高卫生资源的优化配置效率；⑤ 研究卫生经济政策对医药费用的影响，探讨增加疾病负担的政策因素，为改善卫生经济政策提供依据。

3. 应用疾病负担指标的意义 ① 疾病负担研究对于了解人类疾病模式的转变规律，明确影响健康的主要危险因素具有重要作用；② 对不同地区、不同对象和不同疾病进行 DALY 分布的分析，可以确定危害严重的主要疾病、重点受累人群和高发地区，为确定防治和研究重点提供依据；

③量化疾病负担的同时进行成本-效益分析，进行人群危险因素分析和干预效果的评价，以求采用最佳干预措施来防治重点疾病，提示政府的卫生投入倾向的领域，使有限的资源产生更大效益。

一方面，疾病负担研究可以为政策决策者提供一个科学、合理、公正的方法来评价疾病控制优先权，进一步确定有限卫生资源的优先重点配置，确保医疗卫生的投入能获得最大利益。另一方面，对疾病负担的分析研究是正确地制定卫生政策、满足卫生需求、合理配置卫生资源的基础，并可用于评价政府和卫生系统的职能绩效，社会的功能，疾病的经济负担和具有成本效果的疾病防治策略。

链接

1990—2013 年中国人群死因前十位

1990 年	2010 年	2013 年
下呼吸道感染	中风	中风
中风	缺血性心脏病	缺血性心脏病
慢性阻塞性肺疾病	慢性阻塞性肺疾病	交通意外
先天性畸形	交通意外	慢性阻塞性肺疾病
溺水	肺癌	肺癌
新生儿脑病	肝癌	肝癌
缺血性心脏病	胃癌	胃癌
自我伤害	自我伤害	先天性疾病
早产并发症	下呼吸道感染	下呼吸道感染
交通意外	食管癌	肝硬化

二、与慢性非传染性疾病有关的疾病因素

（一）超重和肥胖

世界卫生组织建议 18 岁以上成人正常体重指数（body mass index，BMI）的范围为 18.5～24.9，≥25 为超重，≥30 为肥胖。推荐的亚洲人超重标准为 23，肥胖标准为 27。随着超重和肥胖程度的增加，死亡风险也随之升高。全球每年有 280 万人因为超重或肥胖死亡，超重和肥胖还导致全球大约 3850 万 DALYs 损失。超重和肥胖对高血压、胆固醇、三酰甘油和胰岛素抵抗等均会产生影响。随着 BMI 的升高，冠心病、缺血性脑卒中和 2 型糖尿病的发病风险也随之升高。高 BMI 同样也增加罹患乳腺癌、结直肠癌、子宫内膜癌、肾癌、食管癌和胰腺癌的风险。

（二）血脂异常

血清总胆固醇（TC）和低密度脂蛋白胆固醇（LDL-C）升高，高密度脂蛋白胆固醇（HDL-C）降低是冠心病的危险因素之一。研究表明，血清 TC 每降低 1%，冠心病的危险性可减少 2%；HDL-C 每下降 0.03mmol/L，冠心病的危险性增加 2%～3%；TC/HDL-C 值与冠心病的发病率和死亡率成正比，TC/HDL-C 升高至 5.91mmol/L 时，冠心病发病的危险性增高 3.3 倍。血清 LDL-C 水平降低至 2.0mmol/L 以下，可明显降低冠心病发病率以及患者的致死、致残率。

（三）高血压

高血压（hypertension）是指以体循环动脉血压（收缩压和（或）舒张压）增高为主要特征（收

缩压≥140mmHg，舒张压≥90mmHg），可伴有心、脑、肾等器官的功能或器质性损害的临床综合征。高血压是最常见的慢性病，也是心脑血管病最主要的危险因素。

（四）糖尿病

糖尿病人群中，心、脑血管病患病率为非糖尿病人群的2～4倍，大量的流行病学研究和动物实验也表明糖耐量异常和糖尿病是心血管疾病的一个独立危险因素，而且糖尿病与冠心病严重等级密切相关。同时，血糖调节与血脂蛋白、尿酸、高血压及其肥胖有相互作用的机制，因此，糖尿病病人还往往同时具有众多的致动脉粥样硬化的危险因素，如高血压、肥胖、血脂异常等，这些因素的共同作用及相互影响使其发生心血管疾病的危险较非糖尿病人群大大增加，而事实上，糖尿病患者多数是死于动脉粥样硬化。

三、与慢性非传染性疾病有关的不良生活方式

（一）不合理饮食

合理营养是健康的物质基础，而平衡膳食又是合理营养的根本途径。合理的膳食结果能够有效地降低心血管疾病的发病与死亡危险。不健康的饮食每年至少导致1400万人死亡，约占慢性非传染性疾病总死亡的40%。膳食与心血管病、癌症等非传染性疾病的发生有着密切的联系，但不同的膳食因素对疾病的影响不同。

1. 高盐饮食 盐摄入量是血压水平和心血管病发病风险的重要决定因素，约30%的高血压是由于摄入食盐过多导致的。世界卫生组织推荐每人每日食盐摄入量少于5g以预防心血管疾病的发生。然而，不同国家的数据表明，大多数人食盐摄入量远高于推荐量。预计每人每日食盐摄入量从9～12g减少至推荐的5g对降低高血压和心血管疾病发病风险能产生明显作用。北方居民食盐摄入量高于南方，东北地区平均每人每天盐的摄入量达到 12～18g，而南方的广西、福建等地，食盐的摄入量每人每天低于10g，这也与中国高血压北高南低的分布基本一致。

2. 高脂饮食 脂肪是人体能量的重要来源，并提供必需脂肪酸，有利于脂溶性维生素的消化吸收，但脂肪摄入过多是引起肥胖、高血脂、动脉粥样硬化等多种慢性病的危险因素之一。世界各地人群脂肪摄入量和种类差异较大。研究显示，饱和脂肪酸的摄入能增加血清胆固醇与低密度脂蛋白胆固醇的水平，反式脂肪酸能增加低密度脂蛋白胆固醇、脂蛋白、三酰甘油水平并降低高密度脂蛋白胆固醇水平。已有确切证据表明饱和脂肪酸和反式脂肪酸能增加冠心病的发病风险，若改用单饱和脂肪酸和多不饱和脂肪酸则可以降低心血管疾病的发生风险。也有证据表明，2型糖尿病的发病风险与饱和脂肪酸和反式脂肪酸的食用量成正比，与多不饱和脂肪酸的食用量成反比。

3. 低膳食纤维饮食 是多种慢性病的危险因素，美国谷物化学家协会 2000 年对膳食纤维的定义为，不能被消化的可食糖类及其类似物。纤维素、半纤维素、果胶、黏胶、植物胶及非多醣类的木质素，这些都是植物性食物的成分。膳食纤维因不被消化吸收，所以无一般观念上的营养价值；但它到达回肠及大肠后，一部分被细菌分解而产生气体和一些有机酸，加上未被分解部分的机械性刺激，可促进肠蠕动，缩短肠内容物通过肠管的时间，这对防止便秘、排除有害物质，减少胆酸和中性固醇的肝肠循环，降低胆固醇等很有好处。因此每天食用一定量的膳食纤维，对预防慢性病有着积极作用，国外的一项研究显示，纤维素摄入量最多者与最少者相比患结肠癌的相对危险度可降低43%。另一项研究结果估计，美国每人每天在食物中增加13g纤维素，结肠癌的发病可减少31%。

4. 缺乏新鲜蔬菜和水果 新鲜蔬菜和水果水分多、能量低，是人类平衡膳食的重要组成部分，是维生素、矿物质、膳食纤维和植物化学物质的重要来源。全球约170万例（2.8%）死亡可归因于饮食中缺乏水果和蔬菜。富含蔬菜、水果和薯类的膳食对保持身体健康，维持肠道正常功能，

提高免疫力，降低肥胖、糖尿病、高血压等慢性病的发病风险具有重要作用，所以近年来各国膳食指南都强调增加蔬菜和水果的摄入种类和数量。

5. 过量饮酒 会增加高血压、中风等疾病的发病风险，是导致过早死亡和伤残的一个主要危险因素。2004 年全球因酗酒导致的死亡人数达 230 万人，占所有死亡的 3.8%，其中一半以上的死亡源于过量饮酒所致的恶性肿瘤和心血管疾病等慢性病。2012 年中国 18 岁及以上成人的人均年乙醇摄入量为 3L，饮酒者中有害饮酒率为 9.3%，其中男性为 11.1%。

6. 食品污染 食品污染以及膳食构成与某些癌症发生有关。如食品中的黄曲霉毒素就是一个典型例子，它能够污染谷物和坚果，食用后可致肝癌。估计肝细胞癌中 5%～28%由黄曲霉毒素引起。鱼、肉类食品在煎、炸过程中会产生杂环胺类物质，具有致突变和致癌作用。食物在火上烟熏煎烤时，有机物经高温分解和不完全燃烧可形成多环芳烃类化合物，进入哺乳动物细胞后经代谢活化而成为高毒性的代谢产物，能不可逆地损伤生物大分子，产生毒性效应，与消化系统肿瘤的发生有关。

（二）吸烟

烟草烟雾中约有 400 多种化学物质，其中至少有 250 种已知的有害物质、50 多种已知的致癌物质。在慢性病非传染性疾病所致死亡中，约有 1/6 可归因于烟草暴露。吸烟带来的健康危害不仅限于直接吸烟者，还通过“二手烟”对他人的健康产生影响。每年死于烟草相关疾病的近 600 万人中，约有 60 万以上是暴露于“二手烟”的不吸烟者。2012 年数据显示，中国现有吸烟人数超过 3 亿，15 岁以上人群吸烟率为 28.1%，其中男性吸烟率高达 52.9%，非吸烟者中暴露于“二手烟”的比例为 72.4%。近年来，人们逐渐认识到烟草对健康的危害，众多高收入国家的烟草使用量已经开始减少，但是中低收入国家的烟草消耗量却在快速增加，部分国家青少年吸烟率已达 25%。如果这种趋势持续下去，到 2030 年全世界每年因烟草导致的死亡将超过 800 万，其中 80%的过早死将发生在中低收入国家。

（三）缺乏运动

运动不足是死亡的主要危险因素。据统计，全球每年约 320 万死亡可归因于运动不足。与经常进行中等强度身体活动的人相比，缺乏运动的人死亡风险增加 20%～30%。每周参加 150 分钟左右的中等强度的身体活动估计可减少 30%的缺血性心脏病发病风险、27%的糖尿病发病风险、21%～25%的乳腺癌和结肠癌发病风险。身体活动是能量消耗的关键因素，对保持能量平衡和控制体重相当重要。所谓身体活动不足是指每周低于 5 次中等强度的运动（每次 30 分钟），或低于 3 次强身体活动或相当强度的运动。2008 年资料显示，全球 15 岁以上人群 31%身体活动不足（男性 28%，女性 34%）。运动不足的人群分布与国家经济发展水平有关，高收入国家男性和女性缺乏运动的比例是 41%和 48%，而在低收入国家则是 18%和 21%。这一差异与高收入国家越来越多的自动化工作和生活方式有关，大量使用汽车等交通工具也是造成身体活动缺乏的主要原因。随着工业化进程加快和生活方式的改变，中国居民缺乏运动的问题日益突出，而人民自主锻炼的意识和行动并未随之增加，2012 年中国成人经常锻炼率仅为 18.7%。

四、空气污染

无论是室内空气污染还是室外空气污染，都是发达国家和发展中国家的主要环境卫生问题。据估计，室外空气污染每年造成约 130 万人死亡，生活在中等收入国家的人们面临的危害更大。长期暴露于可吸入颗粒物可增加心血管病和肺部疾病的发病风险，每年接近 200 万人死于固体燃料产生的室内空气污染导致的疾病（2004 年数据）。在这些死亡者中，54%死于慢性阻塞性肺疾病，2%死于肺癌。还有证据表明，空气污染与缺血性心脏病、鼻咽癌和喉癌之间均存在关联。降低空气污染程度，可以减轻由呼吸系统疾病、心脏病和肺癌带来的全球疾病负担。

五、遗 传 因 素

几乎所有的慢性非传染性疾病都与遗传因素有关。家系研究和双生子研究均证实了遗传因素在恶性肿瘤、心脑血管病、慢性阻塞性肺疾病、糖尿病等慢性病发病中的作用。随着分子流行病学和遗传流行病学的发展以及人类基因组学的建立，很多慢性非传染性疾病的遗传机制均得到了深入研究。

六、多因素综合作用

慢性非传染性疾病的发生与流行往往是多个危险因素综合作用的结果，而多个因素的作用常常不是单个因素的简单相加，它们之间相互作用的模式比较复杂，并因疾病种类和群体不同而异。因此，研究多个危险因素对疾病发生的联合作用及作用方式十分重要。此外，一种危险因素也会导致多种慢性病的发生，针对某一危险因素实施干预可以对多种疾病的预防与控制产生积极影响。

扩展的内容

一、慢性非传染性疾病危险因素的流行趋势

在发展中国家，慢性病危险因素的流行趋势不容乐观。在过去的几十年里，膳食因素中，营养缺乏的人数减少，但从1997—1999年脂肪摄入量增加了28%，联合国食品与农业组织预测，人均植物油、糖、肉类的消耗量将进一步增加，而谷物的消耗量将减少。重要的是，儿童危险因素暴露增加，预示着未来几十年慢性病将大量增加。青年人中酗酒者越来越多。香烟消耗量是1960年的2倍多，首次吸烟的年龄越来越小，而且青年人也更多地使用其他烟草产品。

青年人群肥胖和超重流行情况越来越严重。据估计全球10%的学龄儿童脂肪过多，1/4的超重儿童肥胖。虽然在经济发达地区超重的流行率较高，但是世界大部分国家的儿童超重流行率都增加显著。国际肥胖工作小组将超重增加归因于一系列因素，包括大量的能量食品上市和销售、体力活动机会减少等。

中国和南非的数据显示了成人和儿童危险因素的积累。2003年中国15岁以上人群中有3.2亿吸烟者，而1986年只有2.5亿。如果目前的吸烟情况不变，预计现在年龄小于30岁的男性吸烟者将有1亿死于吸烟相关疾病。在过去的几十年里，中国居民的膳食摄入量发生了很大变化：20～25岁成人摄入脂肪提供的能量占总能量的百分比由1989年的19.3%增至1997年的27.3%。同期，2～6岁儿童总肥胖率由4.2%增至6.4%（城市由1.5%增至12.6%）。在北京，当地小学生和中学生肥胖患者率为18.2%，远高于1991年报告的10.6%。

在非洲，1999年国家1～8岁组儿童食品消耗调查的结果显示，有19.3%的儿童生长发育迟缓（身高低于或等于国家卫生统计中心发布的同年龄儿童身高50分位数减2倍标准差）；超重和肥胖（BMI≥25）的患者率为17.2%；城市和家里有电冰箱、电磁炉和电视机的儿童超重情况更为严重。成年人体重低和超重性别差异很明显。源自1998年南非人口与健康调查的国家代表性资料显示，15～65岁人群12.9%的男性和4.8%的女性体重低（BMI＜18.5）。与此相比，25.4%的男性和68.5%的女性超重或肥胖。因此，有报道该国2型糖尿病和高血压患者增加就不足为奇了。

二、主要慢性非传染性疾病的决定因子

（一）老龄化与城市化

人口老龄化是慢性病流行的重要决定因素。发达国家对人口学变化已经进行了很好的描述，

然而在发展中国家人口老龄化的速度和影响也仅仅刚开始受到关注。最近联合国预测提示 60 岁以上人口所占人口比例由 5%～6%上升到 14%～15%的国家有阿尔及利亚、埃及、伊朗、南非和突尼斯。发达国家已经面临解决人口老龄化的养老金和社会保险需求；发展中国家很快就面临同样的问题，尽管这些国家资源非常有限。老龄化实际上不一定是慢性病增加死亡的危险因素。1980 年 Fries 就提出，如果健康促进和疾病预防项目成功的话，可不断延长寿命而死亡率和残疾不伴随升高。在他的“发病压缩”模型中，Fries 提出了调整和提高老龄化质量的方法。该模型提出发病延迟足够可以避免慢性病症状的出现，最终有效预防慢性病。由于早亡下降，生存曲线变得格外陡直。美国最近 10 年出现了大量这方面的证据。在此期间，死亡率每年下降了 1%，残疾率每年下降了 2%，说明长寿可能压缩患病率。65 岁以上人群的期望寿命升高已经成为现实，并有望保持一定程度的增长。

65 岁以上人群残疾率下降得非常显著并将保持相对高的速度。避免健康危险因素，如吸烟、缺乏锻炼和肥胖，是避免或延迟残疾发生的最主要因素，因此在卫生保健系统加强中老年人健康的干预和延缓残疾措施是卫生政策创新的一部分，是最佳的进一步压缩发病率的方法。尽管寿命长，预期健康老年人积累支出与健康状况差的其他人群相似。这些研究结果提示避免危险因素和健康促进，可以挽救生命和节约医疗费用。

20 世纪初全世界仅有 16 个城市人口超过 100 万，现在人口超过 100 万的大约有 400 个，其中 3/4 为发展中国家。发展中国家巨型城市进一步快速扩张是可以预见的，全球长期趋势显示城市人口很快将超过郊区人口。城市化可以通过食物多样化、早诊和有效治疗的卫生系统以及健康生活知识和信息的可及性促进慢性病预防。同时，城市是食物、投资、技术和市场流向最有吸引力的地方，从而吸引郊区的人们涌向城区。因此城市化不仅引起慢性病，并且形成一个人们暴露于产品、技术市场、不同工作和社会环境的状态。因广告效应，城市人群消费了大量的名牌香烟。城市人群膳食结构倾向高脂肪、多动物制品和加工食品。城市化也加大了人们与食品生产的距离，影响膳食摄入的品质。当人们进入城市后，他们选择了体力活动需求少的工作，如制造业和服务业，非规划性的城市扩张不利于步行者活动。20 世纪 60 年代南非的证据显示城市化与糖尿病的增长有关，而最近的证据证实城市化与早发脑中风呈正相关。在泰国，城市居民血压、BMI、胆固醇水平高。

（二）经济发展与全球化

随着国家间贸易、投资和交流的增多，世界经济发展比以往整合程度更高。随着巴西、中国、印度和俄罗斯逐渐成为更强大的经济力量，这种变化在未来的 50 年可能更加剧大。经济增长能更好地促进健康：过去 30 年，随着经济的增长，平均期望寿命增加了。期望寿命增长也带来经济、文化和社会的转变。在这些转变中，危险因素也随之传播。危险因素传播不是避免不了的，但如果不加以预防则传播可能性更大，从而导致慢性病的情况恶化。

经验数据显示：随着经济发展，烟草使用和肥胖水平增加；危险因素的暴露与疾病发病之间的滞后时间延长；OECD 国家慢性病发病率和死亡率下降。烟草使用和肥胖的数据可以更广泛地用于其他消费行为相关的危险因素，而慢性病病死率下降与高经济发展水平相关。因此，在缺乏政策措施的情况下，烟草、乙醇消耗和高脂肪、高盐和高糖食物随着国民生产总值的升高而升高，随之引起若干年后慢性病发病率相应增加。与慢性非传染性疾病相比，传染病随经济发展水平升高而下降。在经济和文化水平没有达到较高水平之前，慢性病发病风险不会降低，因此政府更能对突出公共卫生问题作出反应并及时制定政策方针以影响消费趋势。

全球化是全球经济发展过程的一部分。全球化的重要过程——贸易、外资投资、市场交易、技术传播，对慢性病的传播有影响。这些传播驱动全球化，并被全球化过程和全球化生产系统发展驱动。烟草的传播总是负面的；食物、乙醇和货物及服务的传播既可有正面影响，也可有负面影响。

进展与评述

一、生命过程中的风险累积

现在的慢性病疾病负担反映过去生活中慢性病危险因素的积累。将来全球慢性病的疾病负担是由目前人群所暴露的重要慢性病危险因素决定的。

癌症、心血管疾病和糖尿病的主要危险因素从胎儿早期开始积累。人生早期阶段接触的危险因素，如不合理膳食、母乳喂养终止过早、烟草和乙醇暴露、室内空气污染暴露、反复的呼吸道感染，对成年慢性病的发生有重要影响。最近的出生队列研究记录了生命过程中的这些影响是何时发生和如何发生的。导致心血管疾病或糖尿病发生的危险因素从出生到成年生命过程的各个阶段均受生物和社会因素的影响。生命过程中的一些影响因素是疾病特异的，一些是队列特异的。已知的危险因素仍然与许多主要慢性病有最牢固、最确定的关联。例如，80%～90%发生临床典型冠心病的病人和 95%以上经历过致命冠心病的病人至少有下列心脏病危险因素之一：吸烟、糖尿病、高血压、高脂血症。婴儿营养状况与慢性病的关联一直是研究和争论的热点。多项近期研究表明，新生儿早期的营养状况是持续影响代谢综合征的主要因素，而且影响罹患心血管疾病的倾向。

成人慢性阻塞性肺疾病和肺功能也与生命早期开始的暴露积累有关。南非的一项研究表明，以前认为肺的大小是由种族或遗传因素决定，很可能取决于儿童早期肺部感染，感染发生在居住条件拥挤的家庭，使用产烟燃料，并且合并烟草使用和不良职业暴露。根据南非 5671 名男性和 8155 名女性的人群慢性支气管炎致病因素调查的最新分析结果，估计男性以下危险因素的人群归因分值为：烟草使用 25%，职业暴露 14%，既往结核病 10%；对女性以下危险因素的归因分值为：家里使用产烟燃料 14%，既往结核病 10%，烟草使用 11%。该研究表明多危险因素影响对慢性肺病起重要作用，危险因素包括感染因子、燃料使用、职业暴露、烟草使用，所有这些因素都与贫穷相关。

二、针对危险因素的政策及其作用

烟草使用政策的实施及其对健康结局的影响已经有很好的例证。在许多发达国家，男性吸烟率在 19 世纪 60 年代早期达到了 50%～60%，而现在是 20%～30%，甚至在一些地区降到了 11%，如加利福尼亚。在这些国家，心血管疾病、肺癌及其他烟草相关疾病发病率已经下降，并且有些地方下降速度快且下降幅度大。证明公众和媒体几十年来激烈的争论在行为改变中发挥了重要作用。

然而在一些发达国家，女性的吸烟率一直在增加，并伴随心血管疾病增加，经过了一个较长滞后期后，肺癌的发病率也会升高。在成年人中，较高社会阶层的人吸烟率下降最大；而在体力劳动者、边缘化人群和受教育程度最低的人群中则进步较小。在许多发达国家儿童吸烟率一直居高不下。在许多国家，女孩比男孩更容易吸烟，这预示着传统的女性高期望寿命可能发生转变。

一些发展中国家及处于转型期的国家同样取得了实质性进展。一项世界银行对在巴西、南非、泰国、波兰、孟加拉国和加拿大进行的战略上成功的烟草控制的回顾调查显示，吸烟率的下降归功于一系列政策和法规。

许多发展中国家所面临的最基本的挑战不同于发达国家：如何阻止那些历史上吸烟率相对较低的人群（特别是在妇女和儿童中）吸烟率的增高。在发达国家，目标首先是降低吸烟率已经很高的男性吸烟率，而对于处于转型期的国家，预防女性吸烟率的升高则同样重要。何时目标是降低正在升高吸烟率和何时是降低已经很高吸烟率，不同的政策方法需求没有认真地进行区别。在教育水平低的地方、在卫生服务（包括戒烟服务）水平欠发达的地方、在烟草工业影响限制最小的地方，烟草税、广告禁令和较早引入的无烟政策是非常有效且符合成本效益的。

尽管微量营养素，特别是源自新鲜水果和蔬菜的微量营养素摄入的增加，以及饱和脂肪的摄入减少降低了脑卒中和心血管疾病的发生，但是肥胖的增长加速 2 型糖尿病的流行。久而久之，过去所取得的成绩有可能被扭转，此时驱动因素不是饱和脂肪而是过多的热量、糖类、高血压和糖尿病本身。

第三节　重大慢性非传染性疾病的预防控制

【案例 13-3】

芬兰北卡地区曾是世界心脏病的高发地区，20 世纪 60～70 年代心脏病死亡率高达 672/10 万。在芬兰政府、专业及研究机构、企业、学校、非政府组织以及社区等的共同努力下，1972 年北卡慢性病防控项目启动，并在 5 年之后逐步推广到芬兰中国，通过采取综合防控措施，芬兰成功减少了 82%的心脏病死亡病例。几十年来，北卡项目作为慢性病人群干预的成功典范影响着欧洲、北美洲及全球的慢性病防治工作。北卡为世界卫生组织的慢性病防控教育基地，接待了一批又一批世界各地前来取经的拜访者。

慢性病的预防措施有哪些？芬兰的成功经验给我们带来怎样的启示？

引申的知识

一、慢性病的预防策略及措施

三级预防策略

国内外大量研究和长期实践经验证明：慢性病防制必须以公共卫生系统为主导，坚持一级预防为主，一、二、三级预防相结合的原则，即：① 按照世界卫生组织提出的人类健康四大基石："合理膳食、适量运动、戒烟限酒、心理平衡"，防止慢性病的发生，这是一级预防措施；② 一旦发病，及时诊断和治疗，稳定病情，防止或减缓疾病的发展，这是二级预防措施；③ 坚持长期、规范治疗，控制病情，改善生活质量，防止伤残和促进功能恢复，这是三级预防的内容。

1.　一级预防（primary prevention）　又称病因预防或初级预防，是在疾病尚未发生时针对致病因子、可疑致病因子或相关因素所采取的措施，是预防疾病发生和消灭疾病的根本措施。主要包括两个方面：一是健康促进；二是针对特异病因采取措施，即特异预防。

对高危人群进行健康生活方式和合理膳食的健康教育与健康促进，鼓励居民多食用新鲜蔬菜、水果，减少肉类等脂肪类食品的摄入比例，不吸烟，不酗酒，多参加户外活动和体育锻炼。研究显示，通过改变生活方式可以预防 80%冠心病和 90% 2 型糖尿病的发生；通过合理饮食、坚持体育锻炼和保持正常体重可以预防 1/3 的癌症。烟草对人类健康的危害巨大，控制吸烟已成为所有国家和地区的奋斗目标。当前中国的控烟任务相当艰巨，应尽早劝阻正要开始或刚刚开始吸烟的人不吸烟或尽快戒烟。青少年是重点教育对象，要鼓励创建更多的无烟学校。在车、船、飞机内及办公室、会议室、电影院等公共场所禁止吸烟，避免室内吸烟所造成的微小环境污染，减少"二手烟"危害。为有效指导人群合理膳食，提高健康水平，中国营养学会于 1997 年提出了《中国居民膳食指南》，并于 2006 年进行修订，提出了 2007 年版的膳食指南，建议日常食物应多样化，以谷类为主，粗细搭配；多吃蔬菜水果和薯类；每天吃奶类、大豆或其制品；常吃适量的鱼、禽、蛋和瘦肉；减少烹饪油用量，吃清淡少盐膳食；食不过量，天天运动，保持健康体重；三餐分配要合理，零食要适当；每天足量饮水，合理选择饮料；吃新鲜卫生的食物。

2. 二级预防（secondary prevention）　又称"三早"预防，包括早期发现、早期诊断和早期治疗，它是在疾病发生后为了防止或减缓疾病的发展而采取的措施。

建立规范化的定期健康检查制度是重要的预防措施。健康体检的频率和内容可根据受检对象的年龄、性别、职业等特点设置。定期健康体检制度应与建立规范化的居民健康档案结合起来，逐步建立电子健康档案信息系统。2009 年开始，卫生部将老年人健康管理作为国家基本公共卫生服务内容之一，要求在建立居民健康档案基础上，每年为 65 岁以上老年人免费提供 1 次体格检查、辅助检查和健康指导。对发现已确诊的老年高血压和糖尿病患者，提供规范化管理，对体检发现有异常的老年人建议定期复查。

疾病筛检是二级预防的重要内容。通过筛检能及时发现病人甚至发现处于疾病早期的病人，从而改善预后，提高生存率。一项好的筛检试验应具有三个特征：①真实性高，可靠性好；②成本低，效益好，确实能检出人群中的早期病人；③操作简便，损伤小，能为群众所接受。筛检应面向高危人群，以获得较高的阳性预测值，提高收益。在确定肿瘤筛检项目时，应依据危害严重、筛查成本低、技术成熟、人群受益面广的原则，确定优先开展早诊早治的病种，如食管癌/贲门癌、大肠癌、乳腺癌、宫颈癌、胃癌、肝癌和鼻咽癌等。对 40 岁以上的心血管疾病高危人群定期测量血压，检测血脂，询问心绞痛病史，有助于检出早期高血压和可疑冠心病病人。

3. 三级预防（tertiary prevention） 又称临床预防，是在疾病的后期为了减少疾病危害所采取的措施。目的是防止病残和促进功能恢复，提高生存质量，延长寿命，降低病死率。预防措施包括提倡病人自我管理；建立社区卫生服务中心（站）与医院之间的双向转诊制度；病人在急性期可以获得及时、有效、规范的治疗，病情稳定后，按照合理的治疗方案，在社区获得方便、连续、经济、有效、规范的治疗与康复指导；晚期病人能够得到规范化的康复指导、医疗照顾和临终关怀等。

二、慢性病的预防对策

（一）加强领导

慢性病防治是一项巨大的社会系统工程，没有行政领导的观念更新和高度重视，没有坚强有力的组织机构，没有整个社会的积极参与，只依靠卫生部门医务人员的力量，无法从根本上控制慢性病。因此，加强慢性病防治的机构建设是有效防治慢性病的有力保障。

（二）提倡综合卫生

综合卫生是 WHO 针对生活方式疾病的规划，提出应共同防治由不健康生活方式而引起的疾病。这样可以更为有效和经济，其思想基础是：同一病因造成的疾病不应分别处理，而应一同处理。WHO 估计，实施综合规划，提倡健康的生活方式，至少可以使死亡率降低一半，即每年可拯救数百万人的生命。

（三）加强慢性病病因的流行病学调查

寻找慢性病危险因素及保护因素，阐明确切病因和疾病形成模式，以明确预防对象和预防方式。

（四）通过健康教育降低危险因素的干预策略

以健康教育为主导措施，以降低危险因素为目标的干预策略是国内外公认的一条低投入、高效益的干预策略。健康教育已成为各国实现人人享有卫生保健这个战略目标的一个重要支柱，也是当前许多国家正在设法摆脱难以承受的扶摇直上的医药费巨额财政开支的一条有效出路。

（五）依靠城乡三级医疗预防保健网

在中国，医疗预防保健网已遍布城乡，城乡三级医疗预防保健网在防治疾病、保障人民健康方面发挥了巨大作用。在慢性病防治中，无论是一级预防、二级预防还是三级预防，都必须紧紧依靠三级保健网，发挥其在健康教育、基线调查、干预措施的实施、信息管理、治疗、康复等多方面的作用。

（六）社区预防和高危人群预防策略

社区预防是指对全体居民的预防；高危人群预防是对危险性高的人员、家庭和集体作为特殊重点的预防。社区预防基于以下观点：现代公共卫生规划，特别是与和生活方式有关的疾病有关系的，必须得到社会的理解与支持，并且通过融合到当前社会和卫生服务结构中去而受益，如上面提到的生活方式教育规划整合到学校正式课程中，而在社区方法中，将进一步扩大到整个社会及组织中去。

社区干预的策略主要在于减少社区人群普遍存在的危险因素。具有中等及以下危险因素水平的人数要远远多于高危人群，因此只有在全人群或绝大部分人群中危险因素得到控制，这个社区的患病人数才能大幅度下降。

从流行病学观点，社区模式的优势在于它在减少患病率方面要比强化的高危人群干预更为有效。从行为和社会学观点，社区模式的优势在于危险因素是常常地植根于人们生存的环境中。因此，在大人群要形成永久性的健康生活方式，只有在社区范围内改变不健康的生活方式，生活方式改变的社会过程才能形成。

扩展的内容

一、全人群防制策略

在一般人群中，一些危险因素水平处于所谓“正常范围”的人同样具有患病风险，这为实施慢性病预防“全人群策略”提供了科学依据。全人群预防策略主要是指政府制定相应的卫生政策，通过健康教育、健康促进和社区干预等方法，在全人群中控制主要的危险因素，预防和减少疾病的发生与流行，这些策略属于一级预防的范畴。该策略不需要确定高危人群，而是针对人群中危险暴露的决定因素采取措施，降低整个人群危险因素的暴露水平。即使个体因预防而获得的收益微不足道，但通过全人群策略可以使大多数人受益，给整个人群带来的积累收益非常可观。

二、高危人群防制策略

“高危人群”不仅指那些存在危险因素的人，而且包括那些危险因素处于“边缘性”升高水平但同时具有多个危险因素的人。高危人群策略主要是对疾病风险高的个体，针对致病危险因素采取干预措施，降低其未来发病风险。回顾近几十年来国内外的疾病防制实践，不难发现，高危人群策略更能获得重视和偏爱。但高危人群策略也有其局限性，如容易产生“标签效应”，即被判定为“高危”的个体可能会承受较大的心理压力，诱发焦虑或自我认知改变，反而不利于健康。此外，高危人群策略主要关注那些特别易感或显著暴露的个体，通过多种方式保护个体免于暴露导致的效应，或是降低个体的暴露水平，并没有真正理解和改变暴露发生的根本原因。当问题波及整个人群时，所能干预的患者或易感个体仅是冰山一角，是治标不治本的策略。另外，一些学者对高危人群策略中的药物预防措施也表示忧虑。药物费用、不良反应、个体长期服药的依从性均会影响这一策略的实际效果。

高危人群策略和全人群策略并不是截然分开的，两者作用于病因链的不同环节，相辅相成。高危人群策略主要关注病因链近端的环节，针对性和可操作性强，效果明确，易被理解和接受，针对近期的疾病负担可解燃眉之急。而全人群策略主要关注的是病因链远端的环节，涉及的因素通常是很多疾病共有的根本原因，覆盖的人群范围广，成本低廉，是实现持久的全人群健康的必经之路。

三、健康教育

健康教育是指通过有计划、有组织、有系统地传播健康相关知识，促进人们自愿地改变不良的生活与行为方式和影响健康行为的相关因素，消除或减轻影响健康的危险因素，预防疾病，促进健康和提高生活质量。健康教育的核心是教育人们树立健康意识、促使人们改变不健康的行为生活方式，养成良好的行为生活方式，以降低或消除影响健康的危险因素。通过健康教育，能帮助人们了解哪些行为是影响健康的，并能自觉地选择有益于健康的行为生活方式。

改变一个人的行为与生活方式是艰巨、复杂的过程。许多不良行为并非属于个人责任，也不是个人意愿可以改变的，许多不良行为或生活方式受社会习俗、文化背景、经济条件、卫生服务等影响，更广泛的行为涉及生活状况，如居住条件、饮食习惯、工作条件、社会规范、环境状况等。因此，要改变行为的同时还必须增进有利健康的相关因素，如获得充足的资源、有效的社区领导和社会的支持以及自我帮助的技能等，此外还要采取各种方法帮助群众了解他们自己的健康状况并做出自己的选择以改善他们的健康，而不是强迫他们改变某种行为，所以健康教育必须是有计划、有组织、有系统的教育过程，才能达到预期的目的。

四、健康促进

（一）健康促进的概念

健康促进（health promotion）是促使人们提高、维护和改善他们自身健康的过程。健康促进是一种以社区为基础，大范围、长时间，以创建环境、促进健康，减少疾病为目标，由政府制定政策以及提供经济支持，社会各界共同参与的活动。健康促进包括政府立法、财政拨款、媒体宣传、社区参与等。

（二）健康促进的策略

链接

控烟的健康促进活动

- 减少儿童对烟草的获取。
- 烟草产品包装上应该有健康忠告。
- 控制烟草广告。
- 学校、单位、商店、宾馆、场馆等公共场所禁止吸烟。
- 各种媒体宣传，组织知识竞赛等。
- 医疗卫生人员深入社区和家庭，开展宣传和教育等。

《渥太华宪章》确定了健康促进的三项基本策略，即：① 为创造保障健康的若干必要条件所进行的倡导；② 为人们最充分地发挥健康潜能而向他们的授权；③为了实现健康目标的共同协作，在社区各利益相关者之间进行的协调。上述策略由五项重点行动领域给予支持，即：① 建立促进健康的公共政策；② 创造健康支持环境；③ 增强社区的能力；④发展个人技能；⑤ 调整卫生服务方向。

（三）健康促进的核心策略

联合国儿童基金会（UNICEF）所倡导的社会动员，作为一种有计划地促进社区变化和发展的策略，强调充分发挥社会各相关方面的作用，强调各种活动的整合与持续，与健康教育和健康促进的宗旨完全一致。因此，社会动员可视为健康促进的核心策略。

1. 社会动员的概念　社会动员是通过一系列综合、高效的动员社会的策略和方法，促使社会各阶层广泛地主动参与，把健康教育/健康促进的目标转化成满足广大社区居民健康需求的社会目标，并转变为社区成员共同的社会行动，进而实现这一社会健康目标的过程。社会动员应贯穿于健康教育/健康促进活动的全过程，并建立起有效的执行和技术管理体系。

2. 社会动员的对象　包括领导层、社区社会力量（居民委员会、社区非政府组织）、相关专业人员、社区家庭和个人。

进展与评述

风险评估与慢性病自我管理

风险评估就是通过收集个人健康信息，建立生活方式、环境、遗传等危险因素与健康状态之间的量化关系，预测个体在一定时间内发生某种疾病或因为某种疾病导致死亡的可能性大小，据此提出有针对性的控制与干预措施。目前已有许多针对疾病的风险评估技术，其中以美国 Framingham 心脏病研究所建立的冠心病风险预测模型最为经典。基于风险评估可以将人群进行分类并根据各自特点采取不同的管理措施，中国《慢性病管理业务信息技术规范（2008 版）》将人群分为一般人群、高危人群和慢性病患者三类（表 13-1），然后针对不同的人群分别进行管理。

表 13-1　人群分类标准

人群分类	标准
慢性病患者	根据相关标准，可被明确诊断的高血压、糖尿病、冠心病、脑卒中、慢性阻塞性肺疾病及其他慢性病
高危人群	满足以下情况之一者： ①超重且中心性肥胖：BMI≥24 和腰围男性≥90cm、女性≥85cm ②正常高值血压：SBP 130～139mmHg 或 DBP 85～89mmHg ③血脂异常：TC≥5.18mmol/L 或 TG≥2.26mmol/L ④空腹血糖受损（FBG）：6.1mmol/L≤FBG<7.0mmol/L
一般人群	除以上情况的人群

传统的医疗保健系统和服务在解决行为和环境因素所致的慢性病问题方面作用有限，且费用昂贵，因此慢性病预防、干预和卫生保健活动通常在社区和家庭内执行，病人及其家庭将不可避免地成为预防和管理慢性病的主要承担者，成为慢性病的自我管理者。慢性病自我管理（chronic disease self-management，CDSM）是指“在卫生保健专业人员的协助下，个人承担一些预防性或治疗性的卫生保健活动”，即用自我管理方法来控制慢性病，实际上为病人教育项目。它通过一系列健康教育课程教给病人自我管理所需知识、技能、信心以及和医生交流的技巧，帮助慢性病人在得到医生更有效的支持下，主要依靠自己解决慢性病给日常生活带来的生理和心理方面的问题。

由于病人及其家庭成员大多缺乏自我管理所需的技能，因此提供自我管理支持是改善慢性病人生活质量和治疗结果的重要因素。①自我管理支持主要包括：健康教育：内容包括禁烟、营养、体育锻炼以及自我检测血压和血糖。健康教育应针对健康基本知识、技能和重点健康问题。形式包括向城乡居民提供健康教育宣传信息和咨询服务、设置健康教育宣传栏并定期更新、开展健康知识讲座等。②与患者协作确定治疗方案：社区医务人员应与慢性病患者协商确定疾病控制目标和解决改善自我管理的困难，这样才有利于自我管理目标的实现。

（孙鲜策　陈　欣）

参 考 文 献

默森. 2009. 国际公共卫生——疾病、计划、系统与政策. 第 2 版. 郭新彪译. 北京：化学工业出版社.

沈洪兵，齐秀英. 2015. 流行病学. 北京：人民卫生出版社.

GBD 2013 Risk Factors Collaborators.2015. Global, regional, and national comparative risk assessment of 79 behavioural, environmental and occupational, and metabolic risks or clusters of risks in 188 ountries, 1990-2013: a systematic analysis for the Global Burden of Disease Study 2013. Lancet，386 (10010)：2287-2323.

第十四章 职业卫生

Occupational health

职业卫生（occupational health）是识别、评价、预测、控制不良劳动条件对职业人群健康的影响，通过改进工艺、控制劳动过程的有害因素、改善作业环境，最终达到保护和增进职业人群健康的一门学科。职业卫生是公共卫生重要工作之一，它主要研究存在于人类各种职业活动中的卫生问题，旨在创造良好的劳动条件，使所有劳动者在体格、精神、社会适应等方面都保持健康。

第一节 职业性有害因素与健康危害

人类在工作中可能接触各种职业性有害因素，当接触水平超过人体的代偿能力时，可导致急性或慢性、近期或远期的健康损害。危害中国职业人群最广泛的职业危害因素是粉尘，粉尘导致最严重的职业病是矽肺。本节以矽肺病案例为主线，重点介绍职业性有害因素的来源以及对健康的危害。

【案例 14-1】

某省于 2002—2004 年对 4 个市 152 家宝石加工企业进行矽肺病专项调查。共有 4591 名工人接受职业性健康检查，诊断各期矽肺 137 例，检出率为 3.0%，其中矽肺壹期 71 例，矽肺贰期 53 例，矽肺叁期 13 例。发现合并活动性肺结核 42 例（0.9%）。矽肺患者年龄最小者为 20 岁，平均年龄为 30 岁；接尘工龄最短仅为 1.4 年，平均接尘工龄为 5.7 年。伤残鉴定结果：完全丧失劳动能力者（2～4 级残）78 例（56.9%），大部分丧失劳动能力者（6 级残）13 例（9.5%），部分丧失劳动能力者（7 级）46 例（33.6%）。

现场调查：宝石原料主要为水晶和玛瑙，加工为半手工、半机械化生产。劳动条件较差，多数工厂是用民房改建而成。生产工艺流程为：选石→切粒（雕刻）→磨角（冲胚）→磨珠（窝珠）→打孔→抛光→串珠→质检→成品包装，基本上采用湿式作业。65.1%的企业（99/152）无通风防尘设施或未配备个人卫生防护用品。粉尘浓度严重超过国家标准，总粉尘点超标率达到 55.6%，最高浓度达到 14.8mg/m^3，为切粒作业；粉尘分散度高，呼吸性粉尘占 93.7%，$<2\mu m$ 占 75.1%；粉尘中游离 SiO_2 含量为 35.4%～96.9%。

从这个案例可以看出，矽肺患者均为青壮年，接近一半的患者首次诊断为矽肺贰期和叁期，一半以上的患者完全丧失了劳动能力。矽肺发生的原因有哪些？矽肺的危害有多严重？应该采取哪些措施控制粉尘危害？

引申的知识

一、矽肺发生的原因

（一）矽肺定义

矽肺（silicosis）是由于在职业活动中长期吸入游离二氧化硅（SiO_2）含量较高的粉尘而引起的以肺组织弥漫性纤维化为主的全身性疾病，是尘肺病中危害最大最严重、进展最快的一种。

游离 SiO_2 粉尘也称为矽尘，进入深部呼吸系统之后，能够导致肺成纤维组织增生，分泌大量细胞外基质，引起肺间质纤维化，使肺组织丧失弹性，硬度增大，形成矽肺病变，即矽肺病，严重影响肺的通气换气功能。

（二）常见的矽尘作业类型

一般将接触含有 10%以上游离 SiO_2 的粉尘作业，称为矽尘作业。常见矽尘作业有：金属、非金属、煤炭等各种矿山采掘中的凿岩、掘进、爆破、运输、选矿等；开山筑路、修建水利工程及开凿隧道等；在工厂，如冶炼厂、玻璃厂、石英粉厂、耐火材料厂等生产过程中的矿石原料破碎、碾磨、筛选、配料等工序；机械制造业铸造车间的原料粉碎、配料、铸型、清砂、喷砂等作业；珠宝加工，石器加工等均能产生大量含游离 SiO_2 的粉尘。

（三）影响矽肺发病的因素

影响矽肺发病的因素比较多，主要有矽尘的化学性质、分散度、矽尘累计接触剂量（粉尘浓度、接触时间及个体防护措施）及个体因素等。其中，矽尘的累计接触量及游离 SiO_2 含量是决定其致纤维化程度和尘肺病理改变特点及临床表现的重要因素。

1. 矽尘的化学性质 矽尘中游离 SiO_2 含量越高，生物活性越强，导致肺纤维化能力越强。游离 SiO_2 致纤维化能力还与晶体结构有关，晶体结构分为结晶型（crystalline）、隐晶型（crypto crystalline）和无定型（amorphous）三种。致纤维化能力依次为结晶型>隐晶型>无定型。各种不同石英变体的致纤维化能力依次为鳞石英>方石英>石英>柯石英>超石英。

2. 粉尘分散度 分散度指粉尘颗粒大小的组成，以粉尘粒径大小的数量或质量组成百分比来表示，前者称为粒子分散度，后者称为质量分散度，粒径或质量小的颗粒越多，分散度越高。粉尘粒子分散度越高，其在空气中飘浮的时间越长，沉降速度越慢，被人体吸入的机会就越多；而且，分散度越高，比表面积越大，越易参与理化反应，对人体危害越大。根据粉尘粒径的大小将其分为三种，粒径大于 15μm 的为非吸入性粉尘，粒径小于 15μm 的为可吸入性粉尘（inhalable dust），粒径小于 5μm 的为呼吸性粉尘（respirable dust）。真正能够进入肺泡而沉积肺内引起生物学作用的是呼吸性粉尘。

3. 矽尘累计接触剂量 矽尘进入肺泡才能导致肺纤维化的发生，累计接触水平主要取决于矽尘的浓度、接触时间及个体防护。

（1）矽尘浓度：是指漂浮于生产环境单位体积空气中的粉尘颗粒的质量或个数。作业环境空气中矽尘浓度越高，暴露时间越长，对人体危害越严重。接触相同游离 SiO_2 含量的矽尘，致病性主要与总粉尘和呼吸性粉尘的浓度有关。

（2）接触时间：接触相同游离 SiO_2 含量的矽尘，暴露时间越长，对人体危害越严重。

（3）个体防护措施：是否正确使用有效的个体防护用品直接影响个体粉尘暴露剂量。

因此，国家规定的矽尘接触限值考虑了游离 SiO_2 含量、粉尘分散度和接触时间，即不同游离 SiO_2 含量的总粉尘和呼吸性粉尘的 8 小时平均容许浓度（表 14-1）。

表 14-1 中国矽尘职业接触限值（PC-TWA）

游离 SiO_2 含量（%）	总粉尘（mg/m^3）	呼吸性粉尘（mg/m^3）
10～50	1.0	0.7
50～80	0.7	0.3
>80	0.5	0.2

注：PC-TWA（permissible concentration-time weighted average）是时间加权平均容许浓度，指以时间为权数规定的 8 小时工作日的平均容许接触水平

4. 个体易感因素 国内外矽肺流行病学调查显示，其发生及病情进展并不完全取决于矽尘暴露量，在 20 世纪 70 年代之前，中国的采矿基本是干性作业，大多数掘进工发生了矽肺，但病变进展程度存在个体差异。70 年代后大型采矿业逐步实行湿式作业，粉尘暴露水平明显降低，相同暴露情况下只有少部分人发病，且大部分患者病情进展缓慢，仅极少部分患者病情进展迅速。这些现象均提示粉尘暴露后发病及进展存在着明显的个体差异。这种易感性与先天遗传因素、机体健康状况和后天的环境因素有关。

矽肺的发生是矽尘吸入与机体防御及清除粉尘斗争的结果。呼吸系统具有排出异物的自净能力，任何能减弱或者破坏呼吸系统对异物清除作用的疾病和个体因素均可使粉尘更加容易在肺内沉积而导致疾病。一些慢性呼吸系统疾病，如慢性支气管炎、哮喘、肺气肿等都可使呼吸道的清除能力降低，吸烟也可以损伤呼吸道纤毛上皮细胞而致清除能力下降。未成年人呼吸系统发育没有完善，可能更易受矽尘的危害。近年来有不少矽肺及煤工尘肺个体遗传易感与矽尘暴露之间的关联性研究。一项煤工尘肺的全基因组关联性研究中发现一组基因多态性位点可能会影响个体的易感性，如层粘连蛋白 B1 启动子区（rs4320486）的位点会影响层粘连蛋白的表达水平，对肺纤维化的发生发展有一定的影响。矽肺患者感染肺结核会加剧病情的进展，同时也加大了结核的治疗难度。

二、矽肺的健康损害

矽肺发病比较缓慢，一般持续性吸入矽尘 5～10 年后发病，接触较低浓度矽尘多在 15～20 年后发病。一旦发生矽肺，即使脱离矽尘作业，病变仍会继续发展。持续吸入高浓度、高游离 SiO_2 含量的粉尘，经 1～2 年即可发病，称为“速发型矽肺”（acute silicosis）。有些接尘者，虽接触较高浓度矽尘，但时间较短，脱离粉尘作业时胸部 X 线片未显示矽肺的改变，在脱离接尘作业若干年后被诊断为矽肺，称为“晚发型矽肺”（delayed silicosis）。

（一）矽肺的病理改变

矽肺的基本病理改变为弥漫性间质纤维化和矽结节（silicotic nodule）形成，矽结节是矽肺特征性病理改变。矽肺病理改变可分为四型：结节型、弥漫性间质纤维化型、矽性蛋白沉积型、团块型。

（二）矽肺的临床表现

患者早期无明显症状，随病情进展，或有合并症时，可出现胸闷、气短、咳嗽、咳痰、心悸、胸痛等症状和体征，并逐渐加重和增多。当活动或病情加重时，呼吸困难可加重。严重时，右心衰竭，呼吸困难，不能平卧。因肺脏具有很强的代偿功能，所以症状的多少和轻重与胸部 X 线改变并不一定呈平行关系。

（三）矽肺的诊断与劳动能力鉴定

矽肺的诊断应按照《职业性尘肺病的诊断》（GBZ 70—2015）进行。根据可靠的职业性矽尘接触史，以技术质量合格的 X 射线高千伏或数字化摄影（DR）胸片表现作为主要依据，结合现场职业卫生学调查、尘肺流行病学调查资料和健康监护资料，参考临床表现和实验室检查，排除其他肺部类似疾病后，对照尘肺病诊断标准片，由职业病执业医师组成的诊断组作出尘肺病的诊断和分期。

矽肺是一种不可逆性肺纤维化疾病，至今为止，尚无根治方法，属于终身患病，且致残率高，需要按照《劳动能力鉴定职工工伤与职业病致残等级》（GB/T16180—2014）对所有患者进行劳动能力鉴定。

（四）矽肺的治疗原则

对矽肺患者应采取综合治疗措施，治疗原则：①增强体质，加强营养，以提高患者的抗病能力；②预防肺部感染，积极防治并发症；③减轻或消除症状，改善病情，延缓病情的发展速度；④减轻患者痛苦，提高生活、生命质量，延长寿命。

链接

ILO/WHO 全球消除矽肺病的国际计划

矽肺病是世界上最重要的职业卫生问题之一，病因明确——矽尘暴露。人们已经拥有从源头到个体防护一系列控制矽尘危害的有效措施，没有任何借口允许矽肺病继续发生。

为了促进控制矽肺病的国际合作，1995 年 4 月国际劳工组织（ILO）和世界卫生组织（WHO）职业卫生联合委员会提出了一个全球消除矽肺病的 ILO/WHO 联合规划：在 2010 年前明显降低矽肺发病率，在 2030 年消除矽肺这一职业卫生问题。

其目的是向各国提供一个广泛的国际合作框架，为消除已经成为世界性职业卫生问题的矽肺病做出贡献。

主要行动方式是：①促进合作；②推动行动计划；③提供技术援助。

三、职业性粉尘危害的预防控制

职业接触粉尘有可能导致尘肺病之外，还可能导致其他疾病，如粉尘对呼吸道黏膜可产生局部刺激作用导致的支气管炎、肺炎、哮喘性鼻炎、支气管哮喘等；金属粉尘导致的粉尘沉着症；有机粉尘所致呼吸系统疾患；金属磨料粉尘可引起角膜损伤；粉尘堵塞皮肤的毛囊、汗腺开口可引起粉刺、毛囊炎、脓皮病等；沥青粉尘可引起光感性皮炎；吸入铅、砷、锰等粉尘可在呼吸道黏膜很快溶解吸收，导致中毒；吸入石棉、放射性矿物质、镍、铬酸盐粉尘等可致肺部肿瘤或其他部位肿瘤。因此，只有将作业场所粉尘浓度严格控制在可接受的水平，才能控制粉尘导致的健康损害，提高粉尘接触人群的生命质量。这需要采取综合性控制粉尘危害的措施，包括法律措施、组织措施、技术措施、个体防护措施和健康监护措施。

（一）法律措施

1. 严格立法 新中国成立以来为防止粉尘危害、保护工人健康，国家颁布了一系列政策、法令和条例。1956 年国务院颁布了《关于防止厂、矿企业中的矽尘危害的决定》；1958 年卫生部和劳动部等联合颁布了《工厂防止矽尘危害技术措施办法》、《矿山防止矽尘危害技术措施暂行办法》；1987 年颁布了《中华人民共和国尘肺病防治条例》和修订过的《粉尘作业工人医疗预防措施实施办法》；1995 年实施了《中华人民共和国劳动法》；2002 年 5 月 1 日开始实施《中华人民共和国职业病防治法》，2011 年 12 月 31 日及 2016 年 7 月对该职业病防治法进行修正，为控制粉尘危害提供了明确的法律依据。

2. 制订作业场所粉尘职业接触限值 2007 年新修订的《工作场所有害因素职业接触限值第 1 部分化学有害因素》（GBZ 2.1—2007）规定了 47 种生产性粉尘时间加权平均容许浓度（PC-TWA），其中 14 种制定了呼吸性粉尘时间加权平均容许浓度。

鉴于粉尘的化学性质、分散度及浓度是影响健康很重要的环境因素，因此，粉尘检测项目应包括三种：①作业场所总粉尘浓度（简称总尘）；②呼吸性粉尘浓度（简称呼尘，即可以进入肺部的粉尘）；③粉尘中游离 SiO_2 含量（粉尘中对人体危害最大的成分）。因此，对不同游离 SiO_2 含量的总粉尘及呼吸尘接触限值（PC-TWA）是不同的，见表 14-1，在符合 PC-TWA 的情况下用超限倍数规定了短时间暴露水平，粉尘的超限倍数是 PC-TWA 的 2 倍，目的是控制短时间暴露水平。

3. 严格执法 加大执法力度及加强接尘作业的卫生监督和卫生管理，是控制粉尘危害有关法律与法规得到落实的根本保证。各级人民政府、用人单位等都必须严格执行国家已制定的一系列法律法规，各级用人单位、安全生产监督管理局、疾病控制中心和职业病监督防治机构要加大执法力度，按期对生产环境进行经常性的卫生监测和监督，对粉尘浓度超标的用人单位应严格处理，促其限期整改，以确保用人单位作业场所内的粉尘浓度在容许浓度范围内，从根本上杜绝尘肺的发生。

（二）技术措施

工程技术措施是消除或降低粉尘危害最根本措施。各行各业需根据其粉尘产生的特点，通过技术措施控制粉尘浓度。

1. 改革生产工艺和革新生产设备 是消除或减少粉尘危害的主要途径，如在铸造工艺中用石灰石代替石英砂，寻找石棉的替代品；用远距离操作、隔离室监控、计算机控制等措施避免劳动者接触粉尘等。

2. 湿式作业 是一种经济易行的有效防尘措施，如石英磨粉或耐火材料碾磨，玻璃、搪瓷行业的配料过程均可采用湿式作业；井下爆破后冲洗岩帮；高压注水采煤等。

3. 密闭尘源和抽风除尘 对不能采取湿式作业的场所，在密闭尘源的基础上，用局部抽风方法使密闭系统内保持一定负压，避免粉尘外逸，抽出的含尘空气经过除尘装置净化后排入大气。

（三）个人防护

在防尘技术措施无法使作业场所粉尘浓度达标的情况下，合理使用防尘口罩、送风式防尘头盔、防尘服等个体防护用品可有效防止粉尘的危害。个体防护是防尘技术措施的必要补充。

（四）健康监护

接尘作业工人必须进行上岗前、在岗期间、离岗时的健康检查和离岗后的医学随访。上岗前检查的目的主要是排除职业禁忌证，如心肺疾病、肺结核和不满 18 岁者均不得从事接尘作业。在岗期间检查目的是尽早发现尘肺患者，使其尽快脱离粉尘作业和得到及时的观察治疗。

扩展的内容

一、职业性有害因素

职业性有害因素（occupational hazards）是指不良劳动条件下存在的各种可能危害劳动者身体健康和劳动能力的因素。职业性有害因素的种类繁多，包括化学、物理、生物及社会心理因素等，按其来源可分为下列四类：

1. 生产性粉尘 按粉尘的性质可分为无机粉尘、有机粉尘和混合性粉尘三类。实际工作中生产性粉尘是按来源命名的，如矽尘、石棉尘、亚麻尘、煤尘等。

（1）无机粉尘（inorganic dust）：包括矿物性粉尘如石英、石棉、滑石、煤等；金属性粉尘如铅、锰、铁、铍、锡、锌等及其化合物；人工无机粉尘如金刚砂、水泥、玻璃纤维等。

（2）有机粉尘（organic dust）：包括动物性粉尘如皮毛、丝、骨、角质粉尘等；植物性粉尘如棉、麻、谷物、甘蔗、烟草、木、茶粉尘等；人工有机粉尘如合成树脂、橡胶、人造有机纤维粉尘等。

（3）混合性粉尘（mixed dust）：在生产环境中，以单纯一种粉尘存在的情况较少见，大多数情况下为两种以上粉尘混合存在，如煤矿工人接触的煤矽尘、金属制品加工研磨时的金属和磨料粉尘、皮毛加工的皮毛和土壤粉尘等混合性粉尘。

2. 生产性毒物 又称职业性毒物，可以多种形态（固体、半固体、液体、气体、蒸汽、烟、雾、粉尘）及各种形式（原料、中间产物、辅助材料、产品、副产品及废弃物等）存在。生产过程中常见的生产性毒物有：

（1）金属及类金属，如铅、汞、镉、锰、磷、砷、硫等。

（2）有机溶剂，如苯、甲苯、二甲苯、正已烷、二硫化碳、汽油、四氯化碳等。

（3）刺激性气体和窒息性气体，刺激性气体如氯、氨、氮氧化物、光气、二氧化硫等，窒息性气体如一氧化碳、氰化氢、硫化氢等。

（4）苯的氨基与硝基化合物，如三硝基甲苯、苯胺等。

（5）高分子化合物生产过程中的毒物，如氯乙烯、氯丁二烯、丙烯腈等。

（6）农药，如有机磷农药、有机氯农药、氨基甲酸酯类农药、拟除虫菊酯类农药等。

3. 物理因素

（1）异常气象条件，如高温、高湿、低温等。

（2）异常气压（高气压、低气压），如高气压下的潜水或潜涵作业，在转向正常气压时，减压速度过快或降压幅度过大导致减压病，高空或高原作业时的低气压。

（3）噪声、振动。

（4）非电离辐射，如紫外线、红外线、可见光、射频辐射、激光等。

（5）电离辐射，如 X 射线、γ 射线等。

4. 生物因素 主要是指生产原料或生产环境空气中存在的致病微生物或寄生虫，如皮毛加工中可能接触的炭疽杆菌，医务人员及警察可能接触到携带 HIV 患者的血液，森林工作者可能接触的森林脑炎病毒、莱姆螺旋体等。

（一）劳动过程中的有害因素

劳动过程是指劳动者为完成某项生产任务的各种操作的总和，主要涉及劳动强度、劳动组织及劳动方式等。

（1）劳动组织和制度不合理，如每天工作时间超过 8 小时，无合理的工间休息等。

（2）精神（心理）紧张，如高危行业的井下采矿工作，由于特殊的作业环境及可能发生突发事件会对劳动者造成心理压力，导致心理紧张状态。

（3）劳动强度过大或劳动时间过长，现代化城市中，高强度体力劳动基本被机械化所替代，而超负荷工作，尤其是超时间工作比较多见；另外，中国部分落后的传统企业还存在劳动强度大的情况。

（4）个别器官或系统过度紧张，如视频作业导致视力过度紧张。

（5）长时间处于不良体位、姿势或使用不合理的工具；作业时对机体局部造成的压迫及摩擦等，如煤矿井下工人关节长期摩擦、受压可引起的无菌性炎症疾病——滑囊炎。

（6）不良生活方式，如吸烟、过度饮酒；缺乏体质锻炼；违反操作规程；忽视自我保健等。

（二）生产环境中的有害因素

生产环境是指劳动者操作、观摩、管理生产活动所处的外环境，涉及作业场所建筑布局、卫生防护、安全条件和设施等有关方面的因素。常见的生产环境中有害因素包括以下三方面：

1. 自然环境中的因素 如炎热夏季的高温、高原的低气压、井下的高温与高湿等。

2. 厂房建筑或布局不合理、不符合职业卫生标准 如自然通风不良、采光照明不足、有毒无毒在一个车间里等。

3. 缺乏必要的卫生技术措施 如由不合理生产过程或不当管理所致的环境污染。

二、职业性有害因素健康损害的共同特征

（一）职业性损害

职业性有害因素所致的各种职业性损害包括三大类，即职业病（occupational disease）、工作有关疾病（work-related disease）和职业性外伤（occupational trauma）：

1. 职业病 广义的职业病是指由职业性有害因素引起的特定疾病。当职业性有害因素作用于人体的强度与时间超过一定限度，造成的损害超出了机体的代偿能力，从而导致一系列的功能性或器质性改变，出现相应的临床征象，影响劳动或生活能力。这类疾病广义上均可称为职业病。

在立法意义上，职业病却有一定范围，即政府行政部门规定的职业病，称之为法定职业病。有的国家规定对患法定职业病的患者给予经济补偿，故法定职业病又被称为经济赔偿性疾病（compensable disease）。2013 年 12 月国家卫生和计划生育委员会、安全生产监督管理总局、人力资源和社会保障部和中国总工会公布了新的《职业病分类和目录》，法定职业病分为 10 类 132 种，见表 14-2。

表 14-2 中国法定职业病的种类与名单

种类	数量	职业病名单
职业性尘肺病及其他呼吸系统疾病	19	尘肺病（13 种）：矽肺、煤工尘肺、石墨尘肺、炭黑尘肺、石棉肺、滑石尘肺、水泥尘肺、云母尘肺、陶工尘肺、铝尘肺、电焊工尘肺、铸工尘肺、根据《尘肺病诊断标准》和《尘肺病理诊断标准》可以诊断的其他尘肺 其他呼吸系统疾病（6 种）：过敏性肺炎、棉尘病、哮喘、金属及其化合物粉尘肺沉着病（锡、铁、锑、钡及其化合物等）、刺激性化学物所致慢性阻塞性肺疾病、硬金属肺病
职业性皮肤病	9	接触性皮炎、光接触性皮炎、电光性皮炎、黑变病、痤疮、溃疡、化学性皮肤灼伤、白斑、根据《职业性皮肤病的诊断总则》可以诊断的其他职业性皮肤病
职业性眼病	3	化学性眼部灼伤、电光性眼炎、白内障（含辐射性白内障、三硝基甲苯白内障）
职业性耳鼻喉口腔疾病	4	噪声聋、铬鼻病、牙酸蚀病、爆震聋
职业性化学中毒	60	铅及其化合物中毒（不包括四乙基铅）、汞及其化合物中毒、锰及其化合物中毒、镉及其化合物中毒、铍病、铊及其化合物中毒、钡及其化合物中毒、钒及其化合物中毒、磷及其化合物中毒、砷及其化合物中毒、铀及其化合物中毒、砷化氢中毒、氯气中毒、二氧化硫中毒、光气中毒、氨中毒、偏二甲基肼中毒、氮氧化合物中毒、一氧化碳中毒、二硫化碳中毒、硫化氢中毒、磷化氢、磷化锌、磷化铝中毒、氟及其无机化合物中毒、氰及腈类化合物中毒、四乙基铅中毒、有机锡中毒、羰基镍中毒、苯中毒、甲苯中毒、二甲苯中毒、正己烷中毒、汽油中毒、一甲胺中毒、有机氟聚合物单体及其热裂解物中毒、二氯乙烷中毒、四氯化碳中毒、氯乙烯中毒、三氯乙烯中毒、氯丙烯中毒、氯丁二烯中毒、苯的氨基及硝基化合物（不包括三硝基甲苯）中毒、三硝基甲苯中毒、甲醇中毒、酚中毒、五氯酚（钠）中毒、甲醛中毒、硫酸二甲酯中毒、丙烯酰胺中毒、二甲基甲酰胺中毒、有机磷中毒、氨基甲酸酯类中毒、杀虫脒中毒、溴甲烷中毒、拟除虫菊酯类中毒、铟及其化合物中毒、溴丙烷中毒、碘甲烷中毒、氯乙酸中毒、环氧乙烷中毒、上述条目未提及的与职业有害因素接触之间存在直接因果联系的其他化学中毒
物理因素所致职业病	7	中暑、减压病、高原病、航空病、手臂振动病、激光所致眼（角膜、晶状体、视网膜）损伤、冻伤
职业性放射性疾病	11	外照射急性放射病、外照射亚急性放射病、外照射慢性放射病、内照射放射病、放射性皮肤疾病、放射性肿瘤（含矿工高氡暴露所致肺癌）、放射性骨损伤、放射性甲状腺疾病、放射性性腺疾病、放射复合伤、根据《职业性放射性疾病诊断标准（总则）》可以诊断的其他放射性损伤
职业性传染病	5	炭疽、森林脑炎、布鲁氏菌病、艾滋病（限于医疗卫生人员及人民警察）、莱姆病
职业性肿瘤	11	石棉所致肺癌及间皮瘤、联苯胺所致膀胱癌、苯所致白血病、氯甲醚、双氯甲醚所致肺癌、砷及其化合物所致肺癌及皮肤癌、氯乙烯所致肝血管肉瘤、焦炉逸散物所致肺癌、六价铬化合物所致肺癌、毛沸石所致肺癌及胸膜间皮瘤、煤焦油、煤焦油沥青、石油沥青所致皮肤癌、β-萘胺所致膀胱癌
其他职业病	3	金属烟热、滑囊炎（限于井下工人）、股静脉血栓综合征、股动脉闭塞症或淋巴管闭塞症（限于科研作业人员）

2. 工作有关疾病 又称职业性多发病，是由于生产工艺过程、劳动过程和生产环境中某些不良因素和其他健康危险因素共同造成职业人群中某些常见病发病率增高、潜在疾病发作或现患疾病的病情加重等，这些疾病统称为工作有关疾病。

工作有关疾病与职业病是有区别的：①职业性有害因素是该病发生、发展的诸多因素之一，但不是唯一的直接因素；②职业性有害因素影响了健康，促使潜在疾病暴露或现患疾病病情加重；③通过控制职业性有害因素和改善作业环境，可减少工作有关疾病的发生，使原有疾病缓解；④不享受职业病待遇。

常见的工作有关疾病包括粉尘作业人员慢性支气管炎、负重作业人员的腰背痛、长期接触噪声作业人员的高血压、高度精神紧张作业诱发的心脏病等。

3. 职业性外伤 又称工伤，是指劳动者在生产劳动过程中，由于外部因素直接作用，而引起机体组织的突发性意外损伤。职业性外伤轻则造成误工、缺勤，重则致伤、致残甚至死亡。

导致职业性外伤的原因既有客观因素也有主观因素。常见原因包括：生产设备本身存在缺陷；防护设备缺乏或不全；生产环境状况差；劳动组织不合理和生产管理不善；安全管理制度不严，操作不规范；对工人技术指导及安全教育不足；工人的健康状况、心理素质或应变能力较差，不适合本岗位的工作等。

（二）职业病发病特点

（1）病因明确，即职业性有害因素，在控制或消除相应的职业性有害因素后，发病可减少或消除。

（2）病因大多数可被检测和识别，且存在接触水平（或剂量）-反应（效应）关系。

（3）发病具有聚集性，接触同样职业性有害因素的劳动者中，常有一定的发病率，很少只出现个别患者。

（4）如能早期发现并及时合理处理，易恢复，预后较好。

（5）大多数职业病目前尚无特效治疗办法，发现越晚，疗效越差。但从病因学上来看，职业病是完全可以预防的，关键在于做好一级和二级预防。

三、职业病诊断原则

职业病诊断是一项政策性和科学性很强的工作，与一般临床疾病的诊断有很大区别，正确的诊断关系到职工的健康和切身利益，以及国家劳动保护政策的贯彻执行。职业病诊断应当按照《中华人民共和国职业病防治法》、《职业病诊断与鉴定管理办法》有关规定和国家职业病诊断标准，由具有职业病诊断资质的医疗卫生机构承担，由三名以上取得职业病诊断资格的单数诊断医师进行集体诊断。

诊断时应依据劳动者的职业史和工作场所职业病危害因素情况、临床表现及辅助检查结果等，进行综合分析，作出诊断结论。

1. 职业史 是职业病诊断的首要条件，应详细了解职业史。职业史询问的主要内容包括：工种和工龄，接触有害因素的种类、生产工艺、操作方法、防护措施等。

2. 职业卫生现场调查 是职业病诊断的重要参考依据。现场了解生产环境中存在哪些职业性有害因素及其污染的特点，查阅历年来环境监测的档案资料。必要时需进行现场模拟采样。

3. 临床表现 在临床资料收集与分析时既要注意不同职业病的共同点，又要考虑各种特殊和非典型的临床表现。不仅要排除其他职业性有害因素所致类似疾病，还要考虑职业病和非职业病的鉴别诊断。根据患者的症状和体征，分析判断是否与接触的有害因素引起的危害作用相符，职业病的程度与接触职业性有害因素的强度是否相符，特别要了解症状发生与接触有害因素之间的时序关系。

4. 实验室检查 对职业病的诊断具有重要意义。检查的内容主要有两方面的指标：反映毒物接触的指标，称为接触性生物标志，包括测定生物材料中的毒物及其代谢产物，如尿铅、血铅、血苯、尿酚等；反映接触毒物后的机体效应指标，称为效应性生物标志，如有机磷农药中毒时血中胆碱酯酶的活性变化。

诊断时要注意与可能出现相同症状和体征的非职业性疾病进行鉴别。职业病确诊后，要出具诊断证明书，并按照《职业病报告办法》上报。

进展与评述

一、工业化与新的职业危害

新中国成立初期（20 世纪 50 年代），中国工业落后，主要职业危害在矿山开采、金属冶炼行业，主要防治矽尘、铅、汞、高温等导致的职业病。20 世纪 70 年代后期，随着工业的快速发展及经济体制改革与对外开放，各行业发展迅速。20 世纪 90 年代，个体、乡镇、合资、外资企业飞速增长，城镇化、工业化范围不断扩大。一些个体、乡镇、老国有企业生产工艺落后，工人暴露在严重的职业危害之中。虽然，近十年中国出现了一批据世界领先水平的产业、生产工艺和产品。但是不少的传统工业并没有跟上时代的步伐，粉尘、毒物、噪声危害没有得到有效控制。导致目前老的职业卫生问题还没有解决，如尘肺病高发问题，新的职业危害又不断出现，各种新材料、新技术、新工艺的推陈出新，使得职业病危害因素种类剧增，导致职业病的范围扩大，从传统工业到新兴产业及第三产业，不同程度地存在职业病危害。中国职业病发病处于高发态势，职业病防治形势十分严峻。由于职业危害具有难治愈、致残及致死率高、群体性等特点，使其成为对劳动者、家庭、用人单位及社会的不安定因素，因此，职业危害也是影响社会和谐的重大公共卫生问题与严重的社会问题之一。

（一）新工艺、新技术和新材料带来的职业危害

目前，纳米及石墨烯材料、电子信息材料、高性能纤维、新型膜材料、高性能金属、新型催化剂的研发与应用在快速发展。毒理学也在研究这些新型材料对健康潜在的危害，如动物实验显示碳纳米管和二氧化钛纳米颗粒可能通过呼吸道吸入而导致肿瘤；二氧化钛纳米颗粒应用于防晒霜已经很普遍，而研究已经证明二氧化钛纳米微粒可以进入皮肤细胞内，通过产生自由基影响细胞的功能。但由于从事这些新型材料行业的职业人群工作年限不长，对健康的危害知道得还很少，这是职业医学需要研究的新课题。

近十年来使用正己烷和三氯乙烯清洗电子元件和金属器件成为一种新工艺，在使用前企业和工人均没有认识到其危害的严重性。正己烷急性毒性属于低毒类，慢性毒性主要导致多发性周围神经病变，起病隐匿，表现与一般的周围神经炎相似，直到部分患者发展为严重的不可逆性肢体残疾，才明确是职业接触正己烷所致。1994 年国内首次报道三氯乙烯导致剥脱性皮炎，才认识到三氯乙烯新的中毒机制，其急性中毒起病急，可以同时侵害皮肤、肝脏、肾脏、心脏和中枢神经，造成多脏器损伤，在临床上死亡率很高。有一患者在一家手机液晶显示屏生产企业工作，负责把金属粉喷在液晶屏幕模板上，患者肺泡里的白色粉尘成分除氧化硅和氧化铝外，还有重金属元素铟，其血液铟含量是正常人的 300 倍。

21 世纪以来新兴的高新技术产业迅猛发展，如微电子、电子信息、光电子技术、生物医药工程等，此类企业的共同特点是技术先进、作业场所洁净、污染物虽然没有超过国家标准，但种类多，还不清楚这些污染物对健康的危害是否存在协同效应或相加效应，也缺乏相应的职业卫生标准。

（二）就业形式变化带来的职业紧张

最近几十年工业及高科技的发展使多种职业劳动方式、劳动强度和工作环境等发生了深刻的变革，职业人群正面临日益频繁的科技和知识更新对职业技能提出的更高要求。如自动化生产或机器人代替手工操作导致企业用人数量大幅减少，职业人群受着就业不确定因素威胁的同时，他们还要不断地适应工业化进程及体制革新的挑战，使其工作中的社会心理因素日趋复杂与严重。

事实上，职业社会心理因素在生产和劳动过程中是一个几乎无处不在而又较复杂的问题。人是生活在社会环境中的有各种心理活动的高级动物，职业环境中的各种因素必然影响人的一切心理活动，导致情绪变化，当职业或工作的需要与作业者的生理适应及完成能力和认识间出现可察觉的不平衡时，作业者可因此产生不适应的心理和生理反应，导致身心处于紧张状态，即职业紧张。

二、职业病危害转移

近30年来，全球经济、技术发展迅速，工业生产规模不断扩大，新工艺、新技术、新材料推陈出新，人类在创造物质财富的同时，一系列可能对劳动者生命安全与健康造成威胁的危害随之产生。发达国家在20世纪中期就意识到工业对劳动者和环境的危害性，逐步将职业环境危害严重的工业迁移到发展中国家。中国对外开放政策极大地促进了对外交流与经济发展，同时在不经意中一些省份和行业，已经成为世界商品生产加工的基地。

国内不同地区经济发展水平也不均衡，经济发达地区比较早地察觉到工业带来的职业和环境危害，采取了比较严格的监管措施。有些欠发达地区地方政府领导缺乏正确的政绩观，降低招商引资、立项门槛，使一些未经职业卫生审查的建设项目违法立项，一些生产工艺落后、职业病危害严重的项目转移到欠发达的地区，即由东部地区向中西部地区转移。

随着中国城镇化快速发展，城市人口增多，城市规模不断向外扩大，二三十年前原本位于城郊的传统工业逐渐被城市所包围，也是环境污染的重要来源。为了保证城市居民的健康，大中城市均将城区污染的企业搬迁至人口密度低的农村，即职业病危害由城市向农村转移。

大、中型企业在技术改革升级的同时将落后的生产工艺转移给中、小企业。也有大型企业将危害严重的工序外包给私人企业。而目前职业卫生执法监督不到位，对中、小企业的监管力度不够，大多数中小企业法人对职业危害认识不足，部分企业只追求经济利益，缺乏有效的职业卫生管理措施，工程防护措施简陋，甚至根本没有给工人配备基本的个体防护用品。工人多数来自农村，受教育程度很低，缺乏职业卫生基本知识和自我防护意识。导致中小企业职业危害重，使中国职业卫生形式更加严峻复杂。

第二节　职业性有害因素的识别、监测与评价

随着化工行业的快速发展及工业的现代化，不断产生新的化学物质，生产工艺过程日趋复杂，多种有害因素并存，劳动过程形式多样，职业活动过程中作业人员通常接触多种有害因素。需要依据客观证据经过科学的判断过程才能比较全面、准确地识别职业性有害因素，准确筛选出可能导致健康危害的因素进行监测与评价。这是职业卫生日常工作的重要内容之一。

【案例 14-2】

某电解锰企业需要向安全生产监督部门申报存在的职业危害，请职业卫生服务机构对工作场所职业性有害因素进行识别、检测和评价。通过了解电解锰生产工艺流程和现场询问调查辨识出 8 种职业性有害因素，有粉尘、硫酸酸雾、锰及其化合物、氨、二氧化硒、二氧化碳、重铬酸钾和噪声。分别按工作岗位对有害因素进行检测，其中作业场所空气中氨、二氧化硒、二氧化碳和重铬酸钾均未超过国家规定的接触限值；磨粉收料和加料浆化岗位空气中锰及其化合物浓度为：TWA 为 0.228mg/m^3 和 0.289mg/m^3，STEL 为 0.304mg/m^3 和 0.352mg/m^3，粉尘浓度 TWA 为 11.8mg/m^3 和 20.9mg/m^3；制液车间空气中硫酸雾浓度 TWA 为 2.7mg/m^3，STEL 为 11.9mg/m^3；矿石粉碎和极板剥离岗位噪声 8 小时连续等效声级为 86.9dB（A）和 89.1dB（A），国家规定的接触限值 85dB（A）。

主要结论：该企业需要关键控制的因素是粉尘、噪声、硫酸雾和锰及其化合物；关键控制点是磨粉、制液加料和金属锰剥离工序。该企业生产工艺落后，设备陈旧，存在跑冒滴漏；企业职业卫生管理水平较低，工人自我防护意识不强。

主要建议：加强职业卫生的组织管理措施；高暴露作业用机械化代替手工或半手工操作，减少工人的暴露机会；增加通风除尘和通风排毒设施，降低工人的暴露水平；为噪声作业人员设置隔音值班室，减少噪声暴露时间；配备个人防护用品；杜绝跑冒滴漏；定期进行职业卫生培训，提高劳动者职业危害知晓率和知晓程度。

这个企业如果不做职业卫生现况评价，企业根本不清楚哪些岗位接触哪些有害因素，长期暴露必然会导致职业病的发生。从这个案例来看职业性有害因素的识别、检测与评价对企业的职业卫生工作起着关键的指导作用。

引申的知识

一、识别职业性有害因素的基本方法

职业性有害因素的识别（identification of occupational hazards）是通过科学方法辨识和确认职业活动中可能对职业人群健康、安全和作业能力造成不良影响的因素或条件。要精准预防和控制作业场所的职业危害，必须对职业活动中存在的或可能存在的各种因素是否具有危险性进行识别，找出或发现职业性有害因素。

（一）已知职业性有害因素的识别

识别和筛选某一劳动条件中存在的职业性有害因素，应从职业性有害因素的来源开始着手，掌握工人的职业活动全过程，查明各种有害因素存在的形式、分布的范围及强度。常用的方法有类比法、检查表法、工程分析法、经验法、检验与检测法等。在实际的工作中，根据实际情况综合运用上述方法，结合文献资料综合分析后做出判断。

1. 工程分析法 是对生产工艺过程、生产设备布局、化学反应原理、所选原辅材料及其所含有毒杂质的名称、含量等进行分析，推测可能存在的职业性有害因素的方法。在应用新技术、新工艺的建设项目，找不到类比对象及资料时，通常工程分析作为主要的识别方法。

2. 类比法 是通过对相似的生产工作场所的职业卫生调查、工作场所职业病危害因素检测、体检资料及职业病发病情况的分析，类推职业病危害因素的种类和危害程度。在改建、扩建及技术改造项目的预评价中类比法应用广泛，因为可以选择现有工程作为类比，且工艺一般较成熟，可比性较好，类比资料的收集比较容易。

3. 检查表法 是针对企业、车间、工作岗位或装置、设备以及生产环境和劳动过程中产生的职业性有害因素，以提问的方式编制成表，用于识别可能存在的职业性有害因素。对于相同一行业及相同工艺可以用同一检查表，对于不同行业、不同工艺的项目需要编制不同内容的检查表。检查表简明易懂、针对性强、易于掌握，是一种基础、简单、应用广泛的职业危害识别方法，但仅限于定性分析。

4. 经验法 主要用于一些传统行业中采用成熟工艺的职业性有害因素的识别。依据自身职业卫生工作经验和掌握的专业知识对可能存在的职业性有害因素进行识别。

5. 检验、检测法 在充分识别职业性有害因素的基础上，对可能存在的职业性有害因素进行现场采样，并进一步检测分析其浓度，属于定量识别。

（二）未知职业性有害因素的识别

1. 临床病例观察 是识别和判定职业性有害因素对健康危害的重要方法之一，许多职业病的发现都来自于临床观察和病例分析。如1775年英国的外科医生Pott揭示了阴囊癌与扫烟囱工之间的关系；中国第一次发现正己烷中毒也是临床医生提供的线索。

2. 实验研究 是识别和判定职业性有害因素有效的手段。从整体动物实验到体外实验的研究均可以进行周密的实验设计，得出可靠的结果。但是由动物推断到人存在种属差异、剂量推导差异、接触方式差异等。基于动物实验的结果外推到人需要特别慎重。

3. 职业流行病学研究 可提供识别和判定职业性有害因素最有力的证据。是以人群为研究对象，运用流行病学的理论和方法研究职业性有害因素及其对健康影响的人群、时间及空间分布，分析接触与职业危害的因果关系。

二、职业环境监测

职业环境监测（occupational environmental monitoring）是对劳动者作业环境中的有害因素进行有计划、系统的检测，明确有害因素的性质、强度及其在时间、空间的分布和消长规律。它是职业卫生一项重要的常规工作，通过职业环境监测，可以评价作业环境的卫生质量是否符合职业卫生标准的要求，估计在此作业环境下劳动者的暴露水平，可为研究接触-反应或效应关系提供基础数据。

职业环境监测是建立在全面识别有害因素的基础上，制订整体检测计划与检测方案，主要内容包括监测对象的确定、检测时间、仪器与检测方法，化学因素还包括样品的采集、采样方式等。物理因素具有各自的特性，需要用特定的仪器监测，如噪声仪、高温测定仪、微波测定仪等。

1. 监测对象的确定 用工程分析法、类比法、检查表法、经验法等综合分析识别各工作岗位可能存在的有害因素，包括生产过程中可能产生的毒物，如中间产物、废弃物、副产物等。

2. 检测方法 物理因素具有各自的特性，需要用特定的仪器监测，如噪声仪、高温测定仪、微波测定仪等。化学因素有直读仪器，如CO、H_2S、氧含量等，但绝大多数化学因素需要进行样品采集，送实验室检测，主要用车间空气样品检测推荐方法。

3. 有害物空气样品的采集

（1）主动采集是一类富集有害物的采样方法，是通过动力系统让大量的空气流过收集器，将有害物吸收、吸附或阻留下来，使原来很低浓度的化学物得到浓缩，适合于空气中化学物浓度很低时的样品采集。一般车间空气中有害物浓度都比较低，主动采集是主要的样品采集方法。主要有液体吸收法、固体吸附法和冷冻浓缩法。

（2）被动采集是一类不需要动力系统，仅靠被测气体分子扩散的样品采集。根据其原理其分为扩散型和渗透型，这类的采样器称之为无泵采样器。无泵采样器体积小，重量轻，可佩带于劳动者的领口或前胸，适合于个体采样，可以很准确地采集一个工作日的样品。

（3）集气法是将被测空气收集到特定容器内带回实验室进行检测分析。当空气中被测物浓度很高，或检测方法很灵敏，或不易被液体吸收或固体吸附的化学物，可用集气法采样。特定容器可以是大注射器、真空采样袋、集气瓶等。

4. 有害物采样方式　常用的有个体采样（personal sampling）和定点区域采样（area sampling）两种：

（1）个体采样：将采样器直接佩戴在作业者身上，尽可能接近呼吸带，可用采样动力或被动扩散。它是反映劳动者接触水平的最佳采样方式。由于采样时间比较长，对采样动力的稳定性要求很高。每个工种或工作岗位都要进行个体采样。

（2）定点区域采样：将采样器固定在车间某一区域，可直接反映该区域空气有害物质浓度。由于采样系统固定，未考虑劳动者的流动性，很难反映劳动者真实的暴露水平。采样区域应涵盖劳动者的工作区域。

职业卫生实际工作经验表明，定点区域采样结果与个体采样结果并不一致，因此，监测评价时需要这两种采样的结果进行综合评价。

三、职业性有害因素的评价

依据《中华人民共和国职业病防治法》及其相关法规的要求，建设单位在建设项目可行性论证阶段，委托职业卫生服务机构进行建设项目职业病危害预评价，在建设项目竣工验收前委托职业卫生服务机构进行建设项目职业病危害控制效果评价，对可能存在职业病危害的现有企业进行职业病危害现况评价。这些评价工作中都包含了职业危害的识别、有害因素的检测，是职业卫生服务机构重要的工作内容。

（一）职业病危害预评价

职业病危害预评价（pre-assessment of occupational hazard）是指在可能产生职业病危害建设项目的可行性论证阶段，对其可能产生的职业病危害因素及其有害性与接触水平、职业病防护设施及应急救援设施等进行的预测性卫生学分析与评价。根据建设项目的具体情况，一般采用类比法、检查表分析法、辐射防护屏蔽计算法、职业病危害作业分级等方法进行综合分析。给出建设项目拟采取的总体布局、生产工艺及设备布局、辐射防护措施、建筑卫生学、辅助用室、职业卫生管理、职业卫生专项投资等及其法规符合性评价的结论，列出其中的不符合项。提出控制职业病危害的具体补充措施；给出建设项目建设施工过程中职业卫生管理措施的建议。确定拟建项目的职业病危害类别；明确拟建项目在采取了可行性研究报告和评价报告所提防护措施的前提下，是否能满足国家和地方对职业病防治方面法律、法规、标准的要求。

（二）职业病危害控制效果评价

职业病危害控制效果评价（effect-assessment for control of occupational hazard）是指建设项目完工后、竣工验收前，对工作场所职业病危害因素及其接触水平、职业病防护设施与措施及其效果等做出的综合评价。根据建设项目的具体情况，采用职业卫生现场调查、职业卫生检测、辐射防护屏蔽计算、检查表分析法等方法，对试运行期间作业人员的职业病危害因素的接触水平、职业病危害防护设施效果及职业卫生管理措施等进行评价。需按照划分的评价单元，针对接触职业病危害作业的工种（岗位）及其相关工作地点，给出各个主要职业病危害因素的接触水平及其评价结论；针对职业病危害因素的发生（散）源或生产过程，给出所设置的职业病防护设施及其合理性与有效性评价结论；针对接触职业病危害作业的工种（岗位），给出所配备的个人使用职业病防护用品及其符合性与有效性评价结论；针对可能发生急性职业损伤的工作场所，给出所设置应急救援设施及其合理性与符合性评价结论。给出建设项目所采取的总体布局、生产工艺及设备布局、建筑卫生学、辅助用室、应急救援措施、职业卫生管理、职业健康监护等及其法规符合性评价的结论，列出其中的不符合项。针对建设项目试运行阶段存在的不足，提出控制职业病危害的具体补充措施与建议。明确建设项目是否能满足国家和地方对职业病防治方面法律、法规、标准的要求，明确是否具备了职业病防护设施竣工验收条件。

（三）职业病危害现状评价

职业病危害现状评价（status quo assessment of occupational hazard）是根据用人单位职业病危害特点，采用职业卫生调查、职业卫生检测、辐射防护屏蔽计算、职业健康检查、检查表分析、职业病危害作业分级等方法，对用人单位正常生产期间劳动者的职业病危害因素接触水平、职业病防护设施效果及职业卫生管理措施进行综合分析，进行定性和定量评价。评价内容应包括总体布局、设备布局、建筑卫生学、职业病危害因素、职业病防护设施与应急救援设施、职业健康监护、个人防护用品、辅助用室、职业卫生管理。《用人单位职业病危害现状评价技术导则》（2015）中规定需要对用人单位职业病危害现状及职业病危害防治现状进行逐项评价，分项评价结果填入表 14-3 中。采用定量分级或风险评估的方法，对用人单位职业病防治现状进行综合性评价，并对用人单位职业病危害风险做出“一般、较重、严重”的分级结论。针对分项结论中存在的问题，有针对性地提出整改意见及可行的对策措施。

表 14-3　用人单位职业病危害现状评价分项结论

项目	符合	基本符合	不符合	存在问题简要说明
1.总体布局				
2.设备布局				
3.建筑卫生学				
4.职业病危害因素				
5.职业病防护设施				
6.应急救援设施				
7.职业健康监护				
8.个人防护用品				
9.辅助用室				
10.职业卫生管理组织机构				
11.职业卫生管理制度				
12.职业病危害告知				
13.职业卫生培训				
14.职业病危害项目申报				
15.既往职业卫生评价建议落实情况				

扩展的内容

一、生物标志物

生物标志物（biomarker）是指由于暴露于各种环境因子所引起机体器官、细胞、亚细胞的生化、生理、免疫和遗传等任何可测定的改变。根据生物标志物代表的意义分为接触性标志物、效应性标志物和易感性标志物。

（一）接触性标志物

接触性标志物（biomarker of exposure）反映机体生物材料中外源化学物或其代谢产物或外源化学物

与某些靶细胞或靶分子相互作用产物的含量。可作为职业性有害因素监测与鉴定的重要指标，也是定性职业性有害因素与暴露效应相关联的关键参数。它可分为内剂量和生物效应剂量两类标志物。

1. 内剂量（internal dose） 指吸收到体内的外源性物质的量，包括细胞、组织、体液或排泄物中（血、尿、粪便、呼出气、唾液、毛发、指甲等）原型或者代谢产物的含量。例如，血铅可以直接反映接触铅的内剂量水平；尿中马尿酸可以反映甲苯的接触水平。

2. 生物效应剂量（biologically effective dose） 是指达到机体效应部位（组织、细胞和分子）并与其相互作用的外源性物质或代谢产物的含量，包括外源性物质或代谢产物与白蛋白、血红蛋白、DNA 等生物大分子共价结合。如碳氧血红蛋白是 CO 作用的生物效应剂量。

（二）效应性标志物

效应性标志物（biomarker of effective）指机体中可测出的生化、生理、行为或其他改变的指标。其可分为早期生物效应、结构和（或）功能改变及疾病三类标志物。早期生物效应一般是指机体接触职业有害因素后，出现的早期反应。例如，铅抑制血红素合成过程中的 δ-氨基-γ-酮戊酸脱水酶活性和血红素合成酶活性，导致尿中 δ-氨基-γ-酮戊酸含量和血中锌原卟啉增高；有机磷农药进入机体能迅速与胆碱酯酶结合，形成磷酰化胆碱酯酶，失去分解乙酰胆碱的功能。疾病标志物为疾病诊断的各种检测指标，例如，诊断慢性苯中毒的血液和骨髓检测指标，慢性二硫化碳中毒所致周围神经损伤的神经肌电图改变等。

（三）易感性标志物

易感性标志物（biomarker of susceptibility）包括反映机体先天遗传性（遗传易感性）和后天获得性两类。遗传易感性标志物是指参与环境化学物代谢酶的基因多态性会影响酶的活性，例如，N-乙酰基转移酶缺乏的人对芳香胺化合物及多环芳烃较敏感。有害因素作为应激源时，机体的神经、内分泌和免疫系统的反应及适应性也可反映机体的易感性，属于获得性易感性标志物。

有害因素进入机体内到导致疾病的出现是一个多阶段、连续而复杂的过程，标志物的分类是为了表述方便和应用研究，根据研究目的，同一标志物可以划分为不同的类型。例如，血中碳氧血红蛋白，与暴露相联系时，可以作为早期效应和接触性标志物，当与器官功能损害或疾病相联系时，则可以当做生物效应剂量和疾病标志物，用于 CO 中毒的诊断与分期。

二、生物监测的定义及特点

（一）生物监测的定义

监测是研究有害物质动态变化及健康影响的一种方法和手段，在职业卫生领域主要包括环境监测、生物监测和健康监护。在职业卫生实际工作中，部分生物监测是健康监护的一部分，因为部分生物监测的指标是接触性标志物和疾病标志物，也是诊断职业病所必需的实验室指标。但生物接触限值与诊断标准是不一样的，例如，铅的生物接触限值血铅是 400μg/L，诊断轻度铅中毒的血铅水平为≥600μg/L。

生物监测（biological monitoring）是指定期（有计划）地、系统地监测人体生物材料（血、尿、呼出气等）中化学物及其代谢产物的含量或由它们所致的生物效应水平，将测得值与参考值相比较，以评价人体接触化学物的程度及其对健康产生的潜在影响。一般情况下，生物监测的主要内容是经过验证的生物标志物，包括上述三类标志物。从暴露到疾病是一个多阶段连续变化的过程，标志物及环境暴露与疾病的关系见图 14-1。

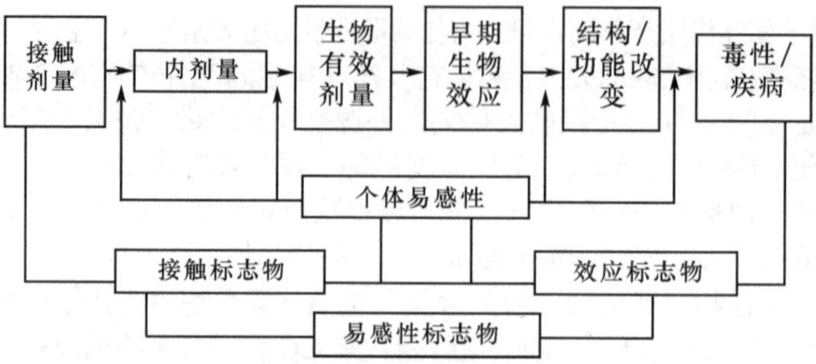

图 14-1　三类标志物及环境暴露与疾病之间的关系

（二）生物监测的特点

1. 反映机体总的接触量和负荷　生物监测可反映不同途径（呼吸道、消化道、皮肤等）和不同来源（职业和非职业接触）机体总的接触量和总负荷。环境监测一般为空气监测，仅能反映由呼吸道吸入的量，而不少的毒物（大约 23%）是可以通过皮肤吸收的，对于能通过皮肤吸收的毒物，生物监测比环境监测能更准确反应接触水平。在生产环境中，毒物浓度波动大，接触可能是连续或间断的，劳动者是否使用个体防护用品，劳动强度及气象条件等都会影响毒物的吸收，因此，环境监测并不能全面反映机体接触的真实情况。劳动者除了直接接触毒物外，可能同时还存在生活接触，如评价镉的职业接触时，需要考虑吸烟、饮食等因素的影响。此外，毒物在体内的吸收、分布、代谢转化及排泄也存在个体差异，生物监测可控制个体因素带来的影响。因此生物监测可提供集体实际接触毒物的水平，建立的有害因素接触与生物效应间的剂量-反应关系更加准确。也是职业性有害因素危险度评价的重要依据之一。

2. 具有系统性和连续性　生物监测强调的是定期（有计划）地进行，通过职业健康监护来实现其系统性和连续性观察，是评价作业环境卫生质量的重要指标之一。

（三）生物监测的局限性

1. 生物监测指标比较少　由于化学物进入机体后受多种因素的影响，筛选生物监测指标比较困难，有一些化学物（如粉尘）不能或很难进行生物监测，建立生物接触限值更具挑战性。目前，德国制订的接触限值最多，超过了 40 种（类），中国目前已经颁布了 17 种化学物的生物接触限值（推荐标准），包括铅、镉、一氧化碳、氟及其无机物、二硫化碳、三氯乙烯、甲苯、三硝基甲苯、苯乙烯、正已烷、有机磷、铬、汞、苯、酚、五氯酚和二甲基酰胺。

2. 生物监测方法有待提高　通过健康监护实现的生物监测指标应用比较广泛，而严格限制接触时间及生物采样时间的生物监测指标依从性比较低。目前真正能反映实际接触水平尤其是反映生物效应剂量的监测指标不多。

进展与评述

职业危害风险评估

职业危害风险评估法是一项新的职业病危害风险评价和管理技术，近十几年来被广泛应用，风险评估法是对特定物质产生健康风险的识别和量化方法，对劳动者暴露在具有可能产生有害健康影响的职业危险环境下的一种特征描述方式。职业危害风险评估的目的是为风险管理提出合理的指导性意见，制订预防和应急措施。

风险评估主要是综合考虑职业病危害因素的固有危害（急性毒性、刺激与腐蚀性、致敏性、致癌性、蓄积性、扩散性等）、接触危害（接触方式、接触时间、接触水平）、防护水平和接触人数的基础上，选用适合的风险模型进行评估，并根据风险评估结果确定危害程度等级。具体是运用大量的实验结果和事故资料统计分析获得的指标进行数学模型拟合计算，包括层次分析法、模糊综合评判法、风险矩阵分析法、“格雷厄姆-金尼”评估法、MES评估法等。其中参数和权重的选择是关键。

风险评估起源于20世纪30年代，70年代风险评估研究进入了发展的高峰期，评估体系基本形成。1975年美国率先系统建立了概率风险评估方法。发达国家风险评估方法在职业危害风险的评估与分级中得到了广泛应用。例如，荷兰开发了一个工作场所定量的职业风险模型，并在2003～2008年加以验证和实施。该项目包括了四大部分：收集分析事故和暴露数据、将数据概括成一个合乎逻辑的风险模型、施加改善措施、开发优化措施支持有效的降低风险策略。

中国参照国际标准并结合国内工业生产的具体情况也制定了一些工作现场危害评估的标准，如《职业性接触毒物危害程度分级》。但是，目前中国尚没有成熟、规范的建设项目的职业病危害风险评估方法，各评价机构都在探索之中。

第三节　职业性有害因素的控制策略与措施

中国职业性有害因素的种类、劳动者接触浓度或强度及对健康的危害程度随着改革开放、工业发展速度、职业病防治立法与监管的变化正在发生显著的变化。职业性有害因素来源非常明确，将其控制在产生源是消除职业危害的根本措施。《职业病防治法》中提出职业病防治工作应坚持预防为主、防治结合的原则，对职业危害因素实行分类管理、综合治理。因此，控制职业性有害因素需在三级预防策略的指导下采取综合性预防措施。

【案例 14-3】

2009年某日某市卫生局卫生监督所接到某医院报告某科技有限公司清洗车间5名员工出现手指发麻、下肢无力等症状，发病可能与职业有关。该市卫生监督所与安全生产监督管理局立即联合开展调查。

公司是外商独资企业，主要生产精密模具，用于电脑配件。生产工艺流程简介：钢板→冲压→粗清洗（机械清洗）→手工清洗擦拭→检验→入库包装→成品出厂。该公司的厂房为工业园区的标准厂房，生产区域分为4个车间，即冲压车间、机械清洗车间、人工清洗车间和成品包装车间。

5名患者均从事手工清洗工作，手工清洗液投产时为无水乙醇（2007年），1年之后改用正己烷。人工清洗车间90m^3，在一侧墙壁设置有一排窗户，屋顶安装了9台抽风装置，操作台前未安装局部通风设施，清洗剂盛放在敞开式容器内，公司给工人发放了棉纱口罩、棉纱手套、工作服。工人防护意识很差，个别工人用正己烷洗手。检测车间空气中正己烷浓度：TWA为288 mg/m^3，STEL最高为665 mg/m^3（中国职业卫生标准中规定正己烷PC-TWA为100mg/m^3，PC-STEL为180mg/m^3）。对手工清洗车间74名员工进行职业性体检，最终15名工人诊断为正己烷中毒，检出率为20.3%。发病工龄最短的仅2个月，最长的为9个月，平均发病工龄为7个月。

这个所谓的高科技企业在短短2年期间造成了15例正己烷中毒患者，且最短工龄仅2个月。说明劳动条件很差，工人的暴露水平很高。职业卫生监督机构为什么没有发现这个污染严重的车间？如何严格控制作业环境中的职业病危害因素以确保职业人群的健康？

引申的知识

一、三级预防是控制职业病危害的基本策略

（一）第一级预防

第一级预防也可称为病因预防，重点在于控制职业性有害因素，在职业卫生中主要体现在以

下几方面：①改革工艺，减少职业危害，如用低毒物质代替高毒物质；②工程防护，全面通风、局部通风及混合性通风减少劳动者呼吸带毒物浓度；③隔离措施，减少接触机会；④个体防护，提供和正确使用个体防护用品，包括口罩、手套、耳塞等，并注意在失效时立即更换。案例 14-3 中的有毒清洗车间没有采取任何有效的一级预防措施。

（二）第二级预防

第二级预防亦称“三早”预防，即早期发现、早期诊断、早期治疗。是在疾病初期采取的预防措施。职业卫生工作中的二级预防是通过职业健康监护实现的，共主要目的是早期发现职业性损伤和职业禁忌证者。

（三）第三级预防

第三级预防也可称为康复治疗，是对疾病阶段的预防措施。积极治疗职业病，并实施各种康复工作，减少痛苦，延长生命，力求病而不残，残而不废，提高患者的生存质量。

二、职业卫生监督是政府层面上控制职业危害的重要措施

职业卫生监督是根据相关国家法律、法规和有关职业卫生技术标准，对用人单位职业卫生工作进行检查、督促、监察，依法查处违反《职业病防治法》的违法行为，规范用人单位劳动用工行为和生产秩序，促进用人单位承担职业卫生主体责任，保证劳动者在生产、经营活动中的安全与健康权利，使其身心受到保护，防止职业病发生。职业卫生监督管理直接影响职业病防治法的贯彻与落实，职业病防治法规定，县级以上地方人民政府安全生产监督管理部门、卫生行政部门、劳动保障行政部门依据各自职责，负责本行政区域内职业病防治的监督管理工作。全面有效的职业卫生监督是控制职业危害的重要措施。

三、用人单位履行保护劳动者健康义务是控制职业危害的关键

中国企业数量庞大，目前职业卫生监督的力量满足不了实际的需求，导致一些企业特别是中小企业对职工健康不重视，企业主体责任不落实，没有按照有关法律法规要求建立有效的预防和控制职业危害的制度与措施；职业卫生与安全投入不足，生产力水平低下，防护设施简陋，职业危害现象严重。如何让企业自觉履行保护劳动者健康义务，建立长效的控制职业危害体系，是职业卫生面临的重要问题。现有企业应开展基础职业卫生建设，请第三方进行职业卫生现况评价。企业在进行新建、扩建、改建项目时，需请专门的职业卫生服务机构来进行职业危害辨识、检测与评价，即职业病危害预评价和职业病危害控制效果评价。企业自觉从源头上采取持续有效的控制手段是全面控制职业病危害的关键措施。

如何让企业自觉从源头上严格控制职业病危害因素呢？目前，中国借鉴国外职业健康安全与保险联合的做法，探索企业-保险机构-评价机构三者形成的新型关系的可行性、经济性和科学性，即企业不再直接自行寻找评价机构，而是将此部分费用以保险费形式向保险机构投保，由保险机构安排评价机构对企业进行保前评估，这将会极大地提高评价的质量。职业健康安全性与保险挂钩也会促进企业提升职业健康安全管理水平。

四、职业健康监护是发现早期职业健康损害的主要手段

健康监护源于英文“health surveillance”，也可翻译为健康监视。原为卫生检疫用语，最早指对疑似传染源的接触者不限制其行动而监视一定期限的做法，以后发展为个人监护和疾病监护。20 世纪 70 年代以后“监护”一词应用于传染病之外的范围，包括肿瘤、药物副作用、职业危害

及环境污染等方面。

职业卫生监护是以预防为目的，对职业人群的健康状况进行各种检查，了解并掌握人群健康状况，早期发现工人健康损害征象的一种健康监控方法和过程，属于二级预防的范畴。职业健康监护的作用包括：①监视职业病及工作有关疾病在人群、不同行业及不同地区之间发生、发展规律；②掌握职业危害因素对健康危害的程度；③鉴定新的职业危害、职业性有害因素和可能接触危害的人群，并进行目标干预；④评价防护和干预效果。职业健康监护是发现早期职业健康损害的主要手段，也为制订、修订卫生标准及采取进一步控制措施提供了科学依据，是达到职业病一级预防的重要基础。

链接

国际劳工组织

国际劳工组织（International Labour Organization， ILO）是一个以国际劳工标准处理有关劳工问题的联合国专门机构。国际劳工组织是以国家为单位参加的国际组织，但在组织结构上实行独特的“三方机制”原则，即政府（2人）、工人（1人）、雇主（1人）三方组成成员国代表团，在参加各类会议和各类机构中有独立的表决权。旨在促进社会公正和国际公认的人权和劳工权益。1919年，国际劳工组织根据《凡尔赛和约》，作为国际联盟的附属机构成立。总部设在瑞士日内瓦，它的培训中心位于意大利都灵，秘书处被称为国际劳工局。该组织曾在1969年获得诺贝尔和平奖。中国是国际劳工组织的创始成员国，也是该组织的常任理事国。截止2015年，国际劳工组织有185个成员。

扩展的内容

职业病病因明确，完全可以预防，采用三级预防策略和综合性防控措施，具体措施主要包括职业病防治管理措施、职业病危害防护设施、个人使用的职业病防护用品及职业健康监护。

一、职业卫生法律制度与卫生标准

职业卫生法律可调整国家、用人单位和劳动者三者之间的行政法律关系，保证劳动者的健康权利和切身利益。目前，中国职业卫生法律和相关法律主要有：《中华人民共和国职业病防治法》、《中华人民共和国劳动法》、《中华人民共和国安全生产法》等。此外，职业卫生行政法规、职业卫生地方性法规、职业卫生规章均是职业卫生法律的必要补充，例如，行政法规中的《使用有毒物品作业场所劳动保护条例》、职业卫生规章中的《职业病危害因素分类目录》。中国职业卫生法律法规体系的不断完善标志着中国职业卫生事业已进入全面法制管理的新阶段，也将为劳动者创造安全舒适的劳动条件，提高工作生命质量，维护劳动者的健康权利。在职业卫生工作中，除涉及法律、行政法规、地方性法规及规章等以外，确定或描述各类指标、参数设定等的标准是非常重要的内容，是职业卫生相关法律、法规、规章执行的切实落脚点。

职业卫生标准是以保护劳动者健康为目的，对劳动条件（工作场所）的卫生要求做出的技术规定，是实施职业卫生法律、法规的技术规范，是卫生监督和管理的法定依据。国家职业卫生标准分强制性标准和推荐性标准两大类，强制性标准又分为全文强制和条文强制两种形式。强制性标准包括：工业企业设计卫生标准，工业场所职业危害警示标志使用指南，工作场所有害因素（粉尘、化学及物理因素）职业接触限值，职业病诊断标准，职业健康监护技术规范，职业照射放射防护标准等，强制性标准的代号为“GBZ”。推荐标准包括工作场所职业病危害分级作业，高毒物品作业岗位职业病危害告知规范，用人单位职业病防治指南，职业危害因素检测、检验方法等，推荐标准的代号为“GBZ/T”。涉及作业场所有害因素接触限值的职业卫生标准有两个：《工业企业设计标准》和《工作场所有害因素接触限值》。工业企业设计卫生标准中规定了工业企业选址与总体布局、工作场所、辅助用室及应急救援的基本卫生学要求，还规定了物理因素接触限值，适用于工业企业新建、改建、扩建和技术改造、技术引进项目的卫生设计及职业病危害评价。工作场所有害因素接触限值中规定了化学有害因素（含粉尘）和物理性因素的接触限值。

职业接触限值（occupational exposure limits，OELs）又称为职业性有害因素的接触限制量值，指劳动者在职业活动过程中长期反复接触，对绝大多数接触者的健康不引起有害作用的容许接触水平。化学有害因素的职业接触限值包括时间加权平均容许浓度、短时间接触容许浓度和最高容许浓度三类。

（1）时间加权平均容许浓度（permissible concentration-time weighted average，PC-TWA）以时间为权数规定的 8 小时 工作日、40 小时工作周的平均容许接触浓度。

（2）短时间接触容许浓度（permissible concentration-short term exposure limit，PC-STEL）在遵守 PC-TWA 前提下容许短时间（15 分钟）接触的浓度。

（3）最高容许浓度（maximum allowable concentration，MAC）工作地点、在一个工作日内、任何时间有毒化学物质均不应超过的浓度。

（4）超限倍数（excursion limits）对未制定 PC-STEL 的化学有害因素，在符合 8 小时时间加权平均容许浓度的情况下，任何一次短时间（15 分钟）接触的浓度均不应超过的 PC-TWA 的倍数值。

制定、颁布、实施职业卫生标准是改善作业环境、促进劳动者健康的重要保证，工作场所有害因素的职业接触限值是衡量职业卫生状况的技术尺度，是实施卫生监督的依据和改善劳动条件的基本目标，但它不是安全与有害的绝对界限，只是判断职业危害因素风险是否可被接受的相对依据。职业病危害因素是否损害了劳动者的健康，还必须以医学检查的结果为基础，结合实际接触情况进行判定。

二、技术措施与个体防护

（一）技术措施

技术措施是通过改革工艺流程和生产设备，减少或完全消除生产过程中的有害因素，从根本上改善劳动条件，这是控制职业性有害因素的第一道防线，也是一项最重要的对策。主要包括：①改革生产工艺过程，消除或减少职业性有害因素；②生产过程尽可能机械化、自动化、密闭化、无人化，避免或减少工人的接触机会；③加强工作场所的通风排毒除尘；④厂房建筑和生产过程的合理设置等。

（二）个体防护

个体防护虽然不是预防职业病的根本性措施，但在许多情况下起着重要作用，是保护劳动者不受外来物理、化学、生物等有害因素伤害，保持生命安全、身体健康的装备。当防护技术措施还不能消除生产中的危险或有害因素还达不到国家标准时，佩戴个体防护装备就成为了保证作业人员安全和健康的唯一手段。即使安全防护技术措施达到了国家标准，也要配发相应的个体防护用品，以备一旦出现技术故障，安全防护措施失效时，用于从事抢修、自救和逃生时备用。个体防护用品也是保证安全生产的一个重要组成部分。《职业病防治法》规定用人单位必须为劳动者提供个人使用的职业病防护用品。个体防护用品包括防护服、防护眼镜、防护面罩、防护口罩、皮肤防护油膏等。为劳动者配备个体防护用品，是最明显、最直接、最鲜明、最具体的体现以人为本，关爱生命和健康，尊重和保护人权的举措。

三、职业健康监护

职业健康监护（occupational health surveillance）是以预防为目的，通过对职业人群的健康状况进行系统的检查和分析，获得其基础健康资料并积累连续的健康状况动态变化资料，掌握职业人群的健康状况，以便及时发现职业禁忌证，尽早发现职业有害因素所致的健康损害早期征象，发现职业病病例；或可通过对长期积累资料的分析评价，发现职业危害重点人群；或发现新的职业危害，以便采取针对性预防措施，防止职业危害的发生和发展；还可评价防护和干预措施效果，为制订、修订卫生标准及采取进一步控制措施提供科学依据。职业健康监护包括接触控制、医学健康检查、健康档案的建立、健康状况分析和劳动能力鉴定等内容。

《中华人民共和国职业病防治法》规定，对从事接触职业病危害的作业者，用人单位应当组织上岗前、在岗期间、离岗时和应急的健康检查（图 14-2），并将检查结果如实告知劳动者。不同类型的健康检查其检查项目也不完全相同，苯系物和正己烷不同的职业健康检查项目见表 14-4。职业健康检查费用由用人单位承担。

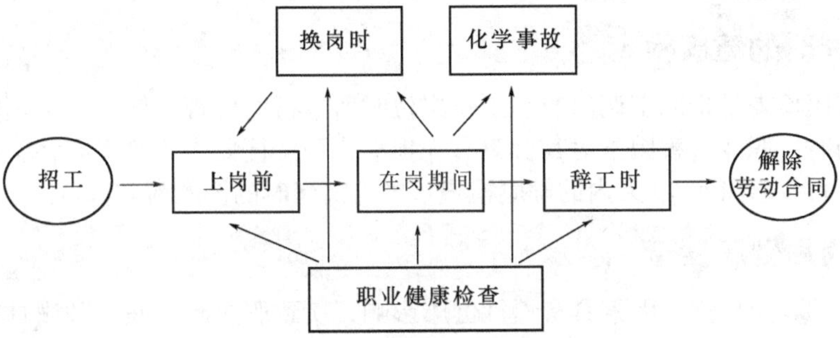

图 14-2 职业健康检查时间点

表 14-4 职业健康检查举例

有害因素	上岗前	在岗	离岗	职业禁忌证	检查周期
苯系物	内科	内科	内科	血象低于正常值	1 年
	血常规	血常规	血常规	血液病	
	皮肤科检查	皮肤科	皮肤科	月经过多	
		肝功能	肝功能	功能性子宫出血	
		肝脾 B 超	肝脾 B 超		
正己烷	内科	内科	内科	内科	1 年
	握力	握力	握力	握力	
	肌张力	肌张力	肌张力	肌张力	
	腱反射	腱反射	腱反射	腱反射	
	末梢感觉检查	末梢感觉检查	末梢感觉检查	末梢感觉检查	
			三颤	三颤	
			指鼻试验	指鼻试验	
			眼角反射	眼角反射	

（一）上岗前健康检查

上岗前健康检查又称为就业前健康检查（pre-employment examination），是指对即将从事某种职业的人员进行的一种劳动前健康检查。目的是了解劳动者的基础健康状况，以获取各项健康指标的基础数据，筛检并排除职业禁忌证（occupational contraindication）者。例如，从事铅、苯作业的劳动者进行神经系统和血象检查，粉尘作业人员进行胸部 X 线检查，以确定该劳动者的健康状况能否从事该种作业。需要进行上岗前健康检查的人员包括新录用、变换工作岗位、变换工作内容的劳动者。

（二）在岗期间健康检查

在岗期间健康检查又称为定期健康检查（periodical examination），是指按一定时间间隔，对已经接触某种职业性有害因素的职业人群进行常规及某些特殊项目的检查，属于二级预防。目的是及时发现职业性损害的早期征象，并尽早处理，筛检（screening）出高危人群作为重点监护对象，评价劳动者健康变化是否与接触的职业危害因素有关。定期检查的时间间隔可根据有害因素的性质和危害程度、工人的接触水平、生产环境中是否存在其他有害因素、防护情况及目标疾病的潜伏期而定。例如，《职业健康监护管理办法》对体检周期的规定为毒物作业（除极个别种类外）均为一年一次，粉尘作业中无机粉尘大多为两年一次，但矽尘和石棉尘为一年一次。

（三）离岗时的健康检查

离岗时的健康检查是指职工调离当前工作岗位时所进行的检查，属于二级预防。目的是为了掌握职工在离岗时，职业有害因素对其健康有无损害或可疑征象，为脱离有害工作岗位时提供健康与否的基础资料。离岗前 90 天内的健康检查可视为离岗时的健康检查。

（四）离岗后健康检查

劳动者接触的职业病危害因素具有慢性健康影响，所致职业病或职业肿瘤具有较长潜伏期，脱离接触后仍可能发生职业病，需要进行离岗后健康检查，如粉尘接触者。检查时间是根据危害因素的流行病学及临床特点、劳动者从事该作业的时间长短、工作场所危害因素的浓度或强度等综合分析而定。

（五）建立、健全劳动者职业健康监护档案

按《职业病防治法》规定用人单位必须为劳动者建立职业健康监护档案，根据《用人单位职业病防治指南》GBZ/T225—2010 健康监护档案的主要内容包括：①劳动者基本信息及个人嗜好；②职业史、既往史和职业病危害接触史；③相应工作场所职业病危害因素监测结果；④职业健康检查结果及处理情况；⑤职业病诊疗等劳动者健康资料。健康档案实行一人一档，用人单位按规定妥善保管。对长期积累的健康资料应进行整理、分析，为劳动者的健康追踪、职业病诊断、有关健康损害责任划分以及职业病危害评价提供依据。

（六）健康状况分析

对健康监护的资料要及时整理、分析与评价。评价的方法分为个体评价和群体评价，个体评价主要反映个体接触职业有害因素的剂量及其对健康的影响，群体评价包括作业环境中职业有害因素的强度范围、接触水平与机体健康损害。群体评价常用的反映职业危害情况的指标有发病率和患病率。

（1）发病率指一定时期（年、季、月）内，特定人群中发生某种职业病新病例数的频率。可以按厂矿计算，也可以按车间、工种或工龄分组计算。如果受检率低于 90%，则只能计算检出率。

发病率（%）=（某个时期内新发病例数/该时期的平均工人数）×100%

检出率（%）=（检查时新发病例数/受检工人数）×100%

受检率（%）=（实际受检人数/应受检人数）×100%

（2）患病率是指特定人群中某种职业病新旧病例的频率。一般用于了解历年来累积患者人数、发病概况，但不能具体说明某个时期内疾病发生的情况。应用时需要考虑不同人群中的年龄、工龄和性别等因素的影响。

患病率（%）=（检查时发现新旧例数/从事该作业的工人数）×100%

进展与评述

一、职业健康安全管理体系

中国各类企业数量庞大，职业危害因素多而复杂，暴露人群众多，职业安全健康问题已受到人们的普遍关注，是国家经济与社会发展中的一件大事，仅靠政府监管控制职业危害的效率不会很高。实践已经证明不少企业为了应付监管采取临时性或针对性措施，达到最低守法程度，且缺乏长效机制。如何让企业主动发挥自我监管作用，政府仅是有限介入，这样执法的人力、物力需求会减少，而执法效率会上升，使得整个监管执法进入良性发展的轨道。近年来，中国政府积极推行企业安全生产标准化。与此同时，一些大、中型企业按照国际和国内标准创建企业职业健康安全管理体系，这些均促进了企业的职业安全健康规范化建设进程。

职业健康安全管理体系（occupation health safety management system，OHSMS）是一种现代安全生产管理模式，也被称为后工业化时代的职业健康安全管理方法，以系统安全的思想为基础，把管理的重点放在事故预防的整体效应上，实行全员、全过程、全方位的程序化、文件化管理。建立职业健康安全管理体系，可通过“三个承诺，一个适合”，即“对遵守法律、法规的承诺，对体系持续改进的承诺，对预防为主的承诺，适合用人单位职业安全健康风险的性质”，可提高企业的自我约束力及自我完善的机制来促进企业职业健康安全管理水平的提高，使企业持续有效地遵守各项最新的职业健康安全法律、法规，使职业健康安全管理工作走向科学化、制度化、规范化。

职业健康安全管理体系产生的一个重要原因是世界经济全球化和国际贸易发展的需要。最基本原则是“公平竞争”，其中包含环境和职业健康安全问题。1996 年英国颁布了 BS8800《职业健康安全管理体系指南》，美国工业卫生协会制订了《职业健康安全管理体系》指导性文件；1997 年澳大利亚和新西兰提出了《职业健康安全管理体系原则、体系和支持技术通用指南》草案、日本工业安全卫生协会（JISHA）提出了《职业健康安全管理体系导则》、挪威船级社（DNV）制订了《职业健康安全管理体系认证标准》；1999 年，英国标准协会（BSI）、挪威船级社（DNV）等 13 个组织提出了职业健康安全评价系列（OHSAS）标准，即 OHSAS18001《职业健康安全管理体系-规范》、OHSAS18002《职业健康安全管理体系-实施指南》。

中国于 1999 年颁布了《职业健康安全管理体系试行标准》；2001 年正式颁布了《职业健康安全管理体系规范》，于 2011 年进行了修订《职业健康安全管理体系要求》（GB/T28001-2011），属推荐性国家标准，该标准与 OHSAS18001 内容基本一致。针对 GB/T28001-2011 的特定要求，颁布了逐项引用并分别给出相应指南的《职业健康安全管理体系指南》（GB/T28002-2011）。GB/T 28001 规定了对职业健康安全管理体系的要求，企业在制订和实施其方针和目标时需要考虑到法律法规要求和职业健康安全风险信息。图 14-3 给出了 GB/T28001 标准所用的方法基础。职业健康安全管理体系成功依赖于企业各层次和职能的承诺，特别是最高管理者的承诺。这种体系使企业能够制订其职业健康安全方针，建立实现方针承诺的目标和过程，为改进体系绩效并证实其符合 GB/T 28001 要求而采取必要的措施。总体目标在于支持和促进与社会经济需要相协调的良好职业健康安全实践。

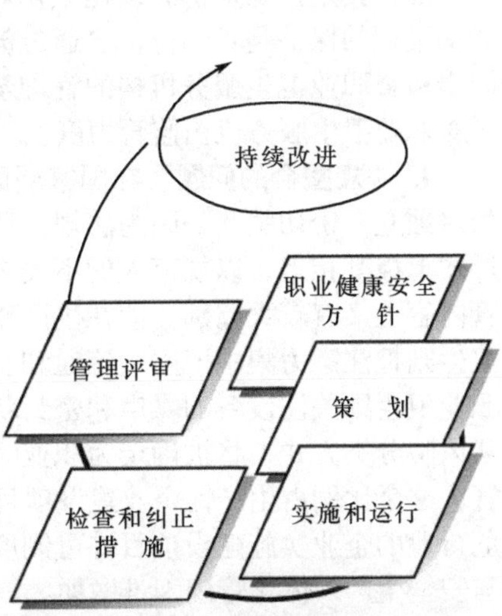

图 14-3 职业健康管理体系运行模式

二、职业卫生与职业安全一体化管理

职业卫生和安全生产都是随着工业的发展应运而生的管理科学，在涉及劳动者的生命与健康方面，它们具有相同的管理属性。职业卫生与安全生产从本质上来说是密不可分的。职业卫生是大安全中的一环，安全生产管理侧重于保障劳动者的生命及财产安全，而职业卫生管理则重点关注劳动者的职业健康问题。随着工业现代化和企业管理科学化进程，职业卫生正逐渐成为安全生产精细化管理的重要组成部分。

从企业角度来看，大部分企业职业卫生与安全生产在管理上是一体化的，机构和人员是统一的，工作要求也是相近的。目前，在政府一方产生的是多头管理的模式，没有做到统一布置任务，统一提出要求，统一进行指导督查，统一实施审查验收等各项工作。来自基层企业的呼声要求政府进行相应的改革。一是对多部门行政审批项目过多提出要求给企业进行松绑的建议；二是要求多部门进行联合审查，以减少多头审批，繁琐程序的问题。如一个涉及工业冶炼的建设项目既涉及危化品储存和使用，也涉及较多种类的职业病危害，则管工矿企业的处室，管危化企业的处室和管职业卫生的处室都要按照国家建设项目“三同时”的规定，组织专家对该建设项目进行相应的审查，批发三种不同类型的政府文件。最近，安全生产监督部门已经取消了对建设项目“三同时”、职业危害预评价及控制效果评价等的审查，减少了企业的负担。

对企业采取多项联合监督是今后监督的发展方向，如在政府内部实行职业卫生与安全生产一体化监管。目前，职业卫生和安全生产一体化监管已经在部分城市试点，试点的实践过程中发现以下几方面的问题阻碍了一体化进程。

1. 思想认识问题 职业卫生工作，不管企业的职业病危害有多么严重，它对工人的身体损伤也是渐进式的，发生群体性职业病暴发的可能性还是小概率事件，因此从重视程度来说，抓安全生产要比抓职业卫生力度大很多。例如，政府正在推行的安全生产标准化中，职业卫生的内容不足 10%。

2. 组织架构的问题 目前职业卫生的监管机构和人员配备远不能满足当前实际工作的需要。在试点城市里并没有从真正意义上把职业卫生工作与安全生产的监管融为一体。因为存在一个职健科，造成其他科室对职业卫生工作的依赖性。

3. 职业卫生服务机构问题 职业卫生监管有其自身的工作特性，工作场所是否符合国家法规和标准，其定性定量都必须建立在对现场有害因素检测检验数据的分析基础上，企业对劳动者在劳动过程的保护是否到位，要通过健康检查分析得出结论。因此，行政部门对评价、检测检验及健康检查职业卫生服务机构的管理至关重要。目前某些地区存在由于评价、检测需求过大而放松了对职业卫生服务机构监管力度。

4. 法规整合的问题 在国家层面上，职业卫生与安全生产在法律法规体系上既密切关联却又相对独立，密切关联是因为法规中所作的规定都是以保护劳动者的生命和健康为出发点，在监管形式上极其相近，以规范人的不安全行为和消除物的不安全因素为手段。而在具体防范措施和监管内容上又有较大差别，如在生产作业场所，安全生产会关注物品的堆高和安全通道问题，职业卫生则把注意力集中于空气流通和有毒无毒作业是否隔离问题。安全生产关注设备的完好状态，职业卫生则关注设备的噪声和密封状况等。特别在建设项目评价方面，职业卫生按职业病危害因素风险分类方式，将被确定为职业病危害因素较重和严重的建设项目列入行政许可的范围进行监管，这个比例占生产性企业建设项目的比例至少在 60%以上，而安全生产则只有危化和矿山等高危行业的企业实施建设项目许可制度。因此，在有关此项工作的部门规章差别较大，使职业卫生与安全生产一体化管理困难增加。

真正让职业卫生与安全生产管理一体化，最重要的一个环节是监管机构内部在职能分配上的一致性，所有对外监管的业务科室都应该有职业卫生和安全生产双重职能。在每年的工作规划、政策制定、经费投入、培训教育等一系列工作上，职业卫生与安全生产要真正做到融为一体的贯彻落实。

（倪春辉）

参 考 文 献

任国友，梦燕华. 2007. 中国职业安全卫生一体化发展模式探索. 中国安全科学学报，17（5）：69-74.

孙贵范.2012. 职业卫生与职业医学. 北京：人民卫生出版社.

Leung CC，Yu IT，Chen WH. 2012. Silicosis.Lancet，379（9830）：2008-2018.

William N.Rom，Steven B.2007. Markowits. Environmental and Occupational Medicine.4th Edition.Wolters Kluwer：Lippincott Williams & Wilkins.

第十五章 环境卫生

Environmental health

环境是人类赖以生存和发展的基本条件，人类生活于环境之中，其一切活动无时无刻不受到环境的影响，也在不断地影响着环境。现代工业文明带来了科技的巨大进步，给人类进步提供了广阔的空间，推动了城市化的飞速发展，大大提高了人们的生活水平。然而，当人们还陶醉在工业化的巨大胜利时，生态环境破坏和污染问题已经不期而至，并随着工业化的不断深入而加剧，甚至形成了大范围的乃至全球性的公害。从 20 世纪 30 年代开始，在一些工业发达国家，环境公害事件层出不穷，致使成千上万的人身陷病魔，甚至死于非命。近年来，随着环境污染的加剧，人们越来越注意到环境对人类健康的影响，并越来越重视环境与健康相互关系以及环境危害因素的识别与评价的研究。

第一节 环境健康问题

人类生存于环境中，是环境中的重要组成部分，人类的健康与环境之间的关系是辩证统一的，人体无时无刻不与环境之间进行着物质与能量的交换。环境中的各种物质可以空气、水及食物链等途径进入人体，影响着人类的健康。近代工业革命以来，人类的活动深刻地影响了生态环境的变迁，成为环境问题变得突出的决定性因素。

【案例 15-1】

从 2013 年 1 月 7 日起，中国中东部各地就陆续出现大范围和长时间雾霾天气。从华北到中部乃至黄淮、江南地区，都出现了不同程度的污染和严重污染。一时间，雾霾、PM2.5“爆表”成为坊间热议、微博热门话题。“雾霾”也成为 2013 年年度关键词。这一年的 1 月，4 次雾霾过程笼罩 30 个省（区、市），在北京，仅有 5 天不是雾霾天。有报告显示，中国最大的 500 个城市中，只有不到 1%的城市达到 WHO 推荐的空气质量标准，与此同时，世界上污染最严重的 10 个城市有 7 个在中国。2013 年 11 月 5 日，中国社会科学院、中国气象局联合发布的《气候变化绿皮书：应对气候变化报告（2013）》指出，近 50 年来中国雾霾天气总体呈增加趋势。其中，雾日数呈明显减少，霾日数明显增加，且持续性霾过程增加显著。2013 年 11 月，WHO 宣布空气污染物是地球上“最危险的环境致癌物质之一”。

2014 年 1 月 4 日，国家减灾办、民政部首次将危害健康的雾霾天气纳入 2013 年自然灾情进行通报。国家环境保护部提供的数据显示，2014 年北京污染天数为 175 天，天津 197 天，成都 125 天，沈阳 152 天，兰州 112 天，石家庄高达 264 天。相关数据表明，如今在中国每年因为大气污染过早死亡的人数有 50 万人。2015 年 12 月 7 日 18 时，北京市首次启动空气重污染红色预警。

那么，什么是雾霾和雾霾天气？雾霾是如何形成的？它对人群的健康有什么样的影响呢？

引申的知识

一、雾霾和雾霾天气

雾霾是指雾和霾的混合物。雾是自然中的一种天气现象。当地面附近的空气温度降低时，空气里一部分多余水蒸气会凝结起来，成为小水滴或小冰晶。这些水滴或冰晶聚集在一起，便形成了雾。霾则是由于空气中悬浮的大量细微颗粒物而导致的空气浑浊现象。雾霾的构成成分十分复杂，包括尘土、病菌，以及 PM2.5、细微颗粒物等。按照气象学定义，雾主要由空气中的水汽构成，而霾是由大量颗粒物在空中漂浮造成的。通常将相对湿度大于 90%时的低能见度天气称之为雾，而湿度小于 80%时称之为霾，相对湿度在 80%～90%间时则是雾和霾的混合物共同形成的，称为雾霾。

大气中的氮氧化物、硫化物、灰尘和其他的有机化合物会使大气水平能见度下降，当能见度低于 10km 时，就将这种由非水成物组成的气溶胶系统造成的视程障碍，称为雾霾天气。雾霾天气是近年来出现的一种新的天气现象，也是特定气候条件与人类活动相互作用所产生的环境问题。

二、雾霾形成的原因

雾霾的源头多种多样，如汽车尾气、工业排放、建筑扬尘、垃圾焚烧甚至火山喷发等，雾霾天气通常是多种污染源混合作用形成的。但各地区的雾霾天气中，不同污染源的作用程度各有差异。

雾霾的形成既有“源头”，也有“帮凶”，这就是不利于污染物扩散的气象条件，一旦污染物在长期处于静态的气象条件下积聚，就容易形成雾霾天气。雾霾形成的原因主要有以下三个方面。

（一）经济发展因素

1. 工业污染 最典型的代表就是化石燃料燃烧，煤炭、石油、天然气是主要的化石能源。在中国各种能源比重中，污染相对较大的煤炭所占比例为 75.6%。煤炭燃烧会产生二氧化碳、二氧化硫、氮氧化物及大量颗粒物，它们都是导致雾霾天气出现的重要污染源。中国是一个煤炭储量丰富但其他能源相对贫乏的国家，加之煤炭开采难度低，因此中国煤炭产量与消耗量都居世界第一位，城市能源消费结构是以煤炭为主的，煤炭所占一次能源消费中的比重近年来也一直呈上升趋势。另外，煤炭能源利用率低，也是造成煤炭资源大量消耗的重要原因。目前中国单位产值能耗远不仅高于美国、德国等发达国家，而且也高于巴西、印度尼西亚等发展中国家。煤炭能源利用率低意味着实现相同的工业产值需要耗费更多的煤炭资源，加之生产技术水平落后，工艺升级速度慢，导致生产单位产品所排放的污染物也大大增加。

2. 交通污染 机动车的尾气是雾霾颗粒组成的最主要的成分。自 2009 年至今，中国年均汽车产量超过 2000 万台，特别是长三角区域内的机动车数量急剧增加。雾霾中导致能见度减少的物质主要有四类：有机气溶胶、硫酸盐、硝酸盐、黑炭。其中，二氧化硫大多来自燃煤；机动车尾气排放中则包含了其中的三种成分（有机烃、氮氧化物和黑炭）；黑炭是汽油和柴油在不完全燃烧时的主要排放物，当交通堵塞时汽车发动机怠速空转其黑炭排放量更大——它在 PM2.5 的构成成分中一般占 3%～5%，但对能见度的影响可达 12%。由此可见，雾霾中导致能见度降低的四类主要物质中，有三类直接与机动车有关。另外随着城市的扩建，城市规划不合理，“单中心+环线”的布局，可引起交通拥堵，加剧汽车尾气排放。现行尾气排放标准低，燃油标准低等原因均可加重雾霾的形成。

3. 建筑扬尘污染 中国正处于经济高速发展时期，道路拓宽、改造、市容绿化以及电力、电信、自来水、供热、燃气等公用设施和城市基础建设随处可见，另外新建、扩建、改建工程和旧楼旧村拆迁等市建工程，如果防护不当，均可成为城市颗粒物污染的主要来源之一。

（二）人口社会因素

1. 人口过度密集 由于人口的过于集中，给城市带来了交通拥堵、居民生活不便等众多问题，也给城市环境带来了巨大压力。人口越是密集的地区，其资源消耗就越大，产生的垃圾和废弃物越多，排放到空气中的污染物也越多，从而使污染程度超过环境本身的承载力。人口密度的加大还致使城市热岛效应更加明显，大量污染物聚集在热岛中心区域，也增加了城市雾霾的危害程度和持续时间。

2. 居民环保意识差 环保意识主要包含人民对环境问题的认知情况、环境知识水平、环境法律意识、环境道德意识、环境行为取向以及对个人环境权利和义务的觉悟等。而环保意识又决定着人群的行为方式。他们环保意识薄弱，在生产生活过程中，大肆排放污染物并大量丢弃垃圾，这样的行为也加速了雾霾问题的出现。

（三）自然气候因素

1. 大气活动的相对稳定 秋冬冷空气偏弱，导致大气活动相对稳定而容易出现静稳天气。静稳天气能够严重阻碍空气的水平输送和垂直扩散，导致空气污染物扩散条件差，这种异常的气象因素是形成雾霾天气形成的重要诱因。也就是说，空气中污染物的扩散较大程度上依赖于冬季干冷的西北风。而近年来，全球变暖带来冬季的增温现象，又导致了中国中东部地区稳定类天气出现的频率增多，为雾霾的暴发添加了隐患。另外由于城市化的进程，城市里大楼越建越高，阻挡和摩擦作用使风流经城区时明显减弱，静风现象也会增多，不利于大气中悬浮微粒的扩散稀释，容易在城区和近郊区周边积累。

2. 逆温层的出现 逆温层是指低层大气中出现逆温现象的大气层，即随着高度的增加气温反而逐渐升高的现象。一般情况，地面气温较半空为暖，因而空气会上升并在半空散开。但若上升的暖空气遇到逆温层时，空气的对流运动就会受到阻碍甚至停止。如果大气长时间处于逆温的稳定状态，污染物因难以扩散而不断造成累积，极容易引起重度的大气污染现象。

链接

WHO：雾霾是一级致癌物

WHO 下属国际癌症研究机构对物质致癌性的评估分为四大类：依次为第四类“不大可能对人类致癌”、第三类“无法界定是否对人类致癌”、第二类“可能或很可能对人类致癌”以及第一类“对人类致癌”。

大气污染在致癌方面的危险度已与烟草、紫外线和石棉等致癌物处于同一等级。空气污染已经是“最广泛传播的环境致癌物”。国际癌症研究机构发布报告，指认大气污染对人类致癌，并视其为普遍和主要的环境致癌物，其对人体的伤害是由其所含的几大污染物同时作用的结果。细颗粒物（PM2.5）、二氧化硫及氮氧化物是雾霾的主要构成，其中 PM2.5 对人的影响大于其他任何污染物。

三、雾霾的危害

雾霾天气现象会给气候、环境、健康、经济等方面造成显著的负面影响，例如，引起城市大气酸雨、光化学烟雾现象，导致大气能见度下降，阻碍空中、水面和陆面交通；提高死亡率、使慢性病加剧、使呼吸系统及心脏系统疾病恶化，改变肺功能及结构，影响生殖能力，改变人体的免疫结构等。

（一）对呼吸系统的影响

霾的组成成分非常复杂，包括数百种大气化学颗粒物质。其中有害健康的主要是直径小于 10 μm 的气溶胶粒子，如矿物颗粒物、海盐、硫酸盐、硝酸盐、有机气溶胶粒子、燃料和汽车废气等，它能直接进入并黏附在人体呼吸道和肺泡中。尤其是亚微米粒子会分别沉积于上、下呼吸道和肺泡中，引起急性鼻炎和急性支气管炎等病症。对于支气管哮喘、慢性支气管炎、阻塞性肺气肿和慢性阻塞性肺疾病等慢性呼吸系统疾病患者，雾霾天气可使病情急性发作或急性加重。如果长期处于这种环境还会诱发肺癌。

（二）对心血管系统的影响

雾霾天对人体心脑血管疾病的影响也很严重，会阻碍正常的血液循环，导致心血管病、高血压、冠心病、脑出血，可能诱发心绞痛、心肌梗死、心力衰竭等，使慢性支气管炎患者出现肺源性心脏病等。

另外，浓雾天气压比较低，人会产生一种烦躁的感觉，血压自然会有所增高；同时雾天往往气温较低，一些高血压、冠心病患者从温暖的室内突然走到寒冷的室外，血管热胀冷缩，也可使血压升高，导致卒中、心肌梗死的发生。

（三）对传染病性疾病的影响

雾霾天气由于空气中的颗粒物增加及其阻挡作用，可导致近地层紫外线的强度明显减弱，使空气中的病原微生物难以被杀灭，传染性病菌的活性增强，同时人群抵抗能力降低，传染病的发病概率大大增加。

（四）对儿童生长发育的影响

雾霾天气不利于儿童成长。由于雾天日照减少，儿童接受紫外线照射不足，体内维生素 D 生成不足，对钙的吸收大大减少，严重的会引起婴儿佝偻病、儿童生长减慢。

（五）影响心理健康

从心理上说，大雾天会给人造成沉闷、压抑的感受，会刺激或者加剧心理抑郁的状态。此外，由于雾天光线较弱及导致的低气压，有些人在雾天会产生精神懒散、情绪低落的现象。

（六）影响生殖能力

有研究表明，长期暴露于高浓度污染空气中的人群，其精子在体外受精时的成功率可能会降低。研究人员还发现了有毒空气和男性生育能力下降之间的关联。

（七）肿瘤发病

雾霾中含有致癌化学物质。雾霾或者 PM2.5 中的成分非常复杂，包括了成百上千的各类化学物质，例如，多环芳香烃、重金属、二氧化硫、氮氧化物等。长期大量吸入这类化合物，可以导致基因突变，增加肿瘤的发生概率。

（八）其他

雾霾天气时，由于能见度低，对公路、铁路、航空、航运、供电系统等均能产生重要影响。另外雾、霾会造成空气质量下降，影响生态环境，给人体健康带来较大危害。

链接

环境问题与环境污染

环境问题（environmental problem）一般指由于自然界或人类活动作用于人们周围的环境引起环境质量下降或生态失调，以及这种变化反过来对人类的生产和生活产生不利影响的现象。

环境污染（environmental pollution）是指由于人类的生产和生活活动，将大量的有害物质排入自然环境中，破坏了生态系统平衡和环境的功能，造成污染和公害。

扩展的内容

一、人与环境的关系

环境产生并孕育了人类，人类在长期生存、进化和发展的过程中，依赖环境、适应环境、改造环境，与环境之间保持着密不可分的关系，既相互作用、相互制约，又相互依存、相互适应，从而构成了生命对环境既相互适应又相互矛盾的对立统一体，在这种对立统一的法则下，生命不断发展，从低级到高级，从简单到复杂，从单一性到多样性，以致发展到当今多达数百万种生物和谐共存于同一地球环境中。

（一）人与环境的统一性

人体不断从环境中摄取空气、水和食物，通过消化、分解、吸收、同化等代谢过程，组成机体细胞和组织的各种成分并产生能量，维持人体的生命活动。同时机体又将体内代谢废物排入环境，在环境中进一步变化，成为其他生物群落的营养物质，通过食物链的传递再被人体所摄取。环境和人体之间进行的物质与能量的交换以及环境中各种因素对人体的作用，形成了人体与环境间的生态平衡。研究表明人体血液中元素与海水、地壳岩石中 60 多种元素的含量之间存在着明显的丰度相关性，说明人与环境的高度统一性。

（二）人体对环境的适应性

机体的适应性是人类在长期发展中与环境相互作用所形成的遗传特征。长期生活在不同地区的人群，对各种异常的外环境有着不同的适应性，如长期居住在海拔 3000m 以上高原的居民，由于低氧环境的影响，机体通过神经体液调节，使生理功能发生一系列可逆和非遗传性的改变，从而增加呼吸、加快血液循环、增加红细胞和血红蛋白含量以提高机体的携氧能力，适应缺氧环境，维持机体正常生理活动。

（三）人与环境的相互作用

在人类社会的不断进步和发展中，人和环境的关系也在不断发生变化。自工业革命开始以来，人类大量利用环境资源，开矿冶炼、加工制造、化工合成等，极大地丰富了人类所需的物质条件，创造了更为舒适方便、有利于人类生存和繁衍的生活环境，同时也产生了一定的环境污染。自 20 世纪 70 年代以来，人类进入高新技术时代，资源大量开发，能源大规模使用，新的化学物质大量合成。这些生产和生活活动，对自然生态环境造成了越来越严重的破坏，致使生态平衡失调，环境质量恶化，直接影响了人们生活，严重威胁着人类自身健康和生存发展。如人类的恶性肿瘤发病率逐年增高，人群的生殖发育受到严重影响，出生缺陷率逐年上升等，与环境污染密切相关。据估计，现代人类疾病中 70%～90%与环境有关。

二、环境污染对健康的影响

环境污染的出现给气候、环境、健康、经济等方面造成显著的负面影响，例如，引起城市大气酸雨、光化学烟雾现象，导致大气能见度下降，阻碍交通；另外对人群的健康也存在重大的影响，例如，提高死亡率，使慢性病加剧，使呼吸系统及心脏系统疾病恶化，影响生殖能力和免疫力等。

（一）环境致病因素的健康效应

预防医学的观点研究环境因素对人体健康的影响，可将生理、生化效应和病理改变看作一个连续的过程，各个不同级别的效应在人群中的分布用图来表示，即称之为健康效应谱（spectrum of health effect），人群对环境因素反应的健康效应谱呈金字塔形或冰山现象，见图 15-1。

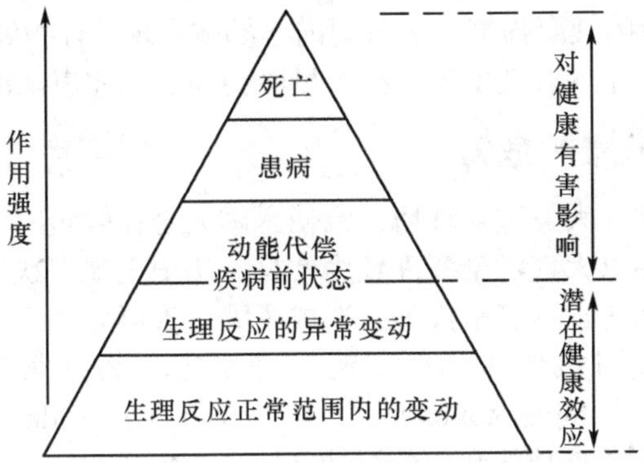

图 15-1 人群对环境致病因素的反应健康效应谱

当环境有害因素作用于人群时，大多数人体内环境污染物负荷增加，但不引起生理功能改变，属于正常生理调节范围，有些人则会处于生理代偿状况，机体还能保持着相对稳定，暂时不出现临床症状和体征，如果停止致病因素作用，机体可能向着恢复健康的方向发展。处于代偿状态暂时未表现出临床症状，该阶段即为临床前期（preclinical phase）。如果环境有害因素继续作用，导致功能发生障碍，机体则向病理状态发展，出现疾病的症状和体征，甚至可因病理反应而死亡。这种能使人体发生病理改变的环境因素称为环境致病因素（environmental pathogenic factors）。

（二）环境污染对人类健康影响的特点

由于环境中的污染物呈现出多样性，并能够在环境中长期存在，也能通过多途径进入机体，它对人群健康的影响一般具有以下特征：

1. 广泛性 环境污染物可通过大气、水体、土壤和食物等多种途径对人体产生长期影响，可影响到整个人群，范围广，人数多，甚至可通过孕妇影响到胎儿。

2. 多样性 环境中存在各种污染物，对人体健康损害作用形式表现出明显的多样性，既有直接的，也有间接的；有局部的，也有全身的；有近期的，也有远期的；有急性的，也有慢性的；有特异的，也有非特异性的损害；可以是单个污染物作用的效应，也可以是多种污染物的联合作用造成的。

3. 复杂性 环境污染物对健康的损害呈现出多因多果，效应表现出复杂性，受污染的环境中可有多种污染物同时存在，各种毒物间可以产生联合毒性作用；同一种污染物可通过被污染的环境介质经不同途径进入人体，同一个体可摄入多种环境污染物，另外暴露人群中不同个体对污染物易感性不同，在临床上会产生不同反应和不同的症状。

链接

公害病的特征

• 人为活动造成的严重环境污染所引起。

• 多数为连续性的环境污染。

• 有一定患者数，患者往往分布在一定的区域范围内。

• 可能流行时间长，可以发生急性中毒性疾病；也可能发生生殖毒性和遗传毒性，累及胎儿，危害子代。

• 患同一公害病的个体其症状与体征相似。

• 开始发病时发病机制尚不清楚，缺乏有效的治疗方法。

4. 长期性 很多环境污染物可长时间滞留于空气、土壤和水体中，并长时间作用于人体，在污染物低浓度情况下，造成的健康损害在短时间内不易被发现，有些危害在短时间内不易被察觉，需要几年、十几年甚至几十年才表现出来，有的可能会到子代才表现出健康效应。

（三）环境污染对健康的危害

当环境污染物在短时间内大量进入环境，致使暴露人群在较短时间内出现有害效应或急性中毒甚至死亡等。急性危害多以大气污染事件较为常见。历史上曾多次发生严重的环境污染事件，如伦敦烟雾事件、洛杉矶光化学烟雾事件等，造成了大量人群急性中毒和巨大的经济损失。而低浓度环境污染物长期反复对机体作用可引起慢性危害。另外很多环境污染物具有致癌性（carcinogenesis）、遗传毒性（genotoxicity）、生殖毒性（reproductive toxicity）和发育毒性（developmental toxicity），对免疫功能和内分泌功能均会产生影响。

环境污染物对人类健康的损害除表现为上述特异性作用外，尚可出现一系列非特异性损害。主要表现为一般常见病、多发病的发病率增加，人体抵抗力下降，劳动能力降低、儿童生产发育受到影响、人群感染性疾病患病率增加等。例如，受二氧化硫严重污染地区的居民上呼吸道感染患病率上升，接触含二氧化硅粉尘的人群肺结核患病率增高等。

（四）环境污染引起的疾病

1. 公害病（public nuisance disease） 是指严重环境污染造成的区域性疾病。公害病不仅仅是一个医学概念，而且目前许多国家都通过一些法律手段来防止公害事件的发生。从 20 世纪初至今，全世界发生公害事件 60 多起，公害病患者有 40 万～50 万，死亡 10 多万。全球历史上发生的具有代表性的公害事件见表 15-1。

表 15-1 历史上的几次重大公害事件

名称	发生时间	原因	后果
伦敦烟雾事件	最近四次分别为 1954 年、1956 年、1957 年和 1962 年	盆地，逆温层形成。主要是采暖煤烟粉尘与浓雾结合，二氧化硫和烟尘污染严重	仅 1952 年 12 月 7～13 日的一周内死亡人数达到 4703 人，与 1947—1951 年同期相比多死亡 2851 人
比利时马斯河谷烟雾事件	1930 年	狭窄盆地，逆温层形成，含硫矿冶炼厂、炼钢、炼锌、炼焦、发电等排放二氧化硫等有害气体	数千人出现上呼吸道炎症的症状与体征，1 周内 60 多人死亡
洛杉矶光化学烟雾事件	1943 年、1955 年	三面环山，一年中有 100 天出现逆温，大量汽车排放的废气，在日光紫外线作用下形成大量以臭氧为主的光化学烟雾	造成数千人出现红眼病及上呼吸道炎症等，65 岁以上的老人死亡 400 人

续表

名称	发生时间	原因	后果
痛痛病	1955～1972 年	日本富山县神通川流域因上游锌冶炼厂排出的含镉废水污染了河水，居民用河水灌溉，导致稻米中含镉量增高	痛痛病患者数百人，死亡 34 人
水俣病事件	1953 年以来	日本熊本县水俣镇上游氮肥公司生产醋酸乙烯、氯乙烯，工厂排放含汞废水，汞经生物转化形成甲基汞，居民长期食用甲基汞含量很高的鱼、虾、贝而中毒	50 年来先后有 2265 人被确诊，其中 1573 人因病死亡
米糠油事件	1968 年	日本九州爱知县，某食用油厂在炼油时被多氯联苯污染了食用油	1 万多人中毒，16 人死亡
四日市哮喘病	1955 年以来	日本四日市、大阪市石油化工企业排放废气污染大气，居民长期吸入含二氧化硫、硫酸、铅等污染物的混合气体	至 1970 年，四日市哮喘病患者 500 多人，截至 1972 年，日本中国患四日市哮喘病的患者总数达 6376 人
博帕尔异氰酸甲酯事件	1984 年	印度博帕尔市农药厂贮气罐排泄异氰酸甲酯污染厂周围居民区	15 万多人中毒，5 万多人双目失明，死亡 2500 人
切尔诺贝利核电站事件	1986 年	前苏联切尔诺贝利核电站事故造成厂周围被放射性物质污染	当年确诊的急性放射病 134 例，死亡 28 例，污染区人群 10 年追踪儿童甲状腺癌发病率增加

2. 职业病（occupational disease） 是指劳动者在职业活动中接触职业病危害因素所引起的特定疾病。例如，制鞋业、印刷业工人吸入苯引起的苯中毒，矿山采掘工吸入空气中二氧化硅粉尘引起的矽肺等均属职业病的范围。目前中国政府颁布的法定职业病为 10 大类 115 种。

3. 传染病（infectious disease） 由病原微生物引起，是可在人与人之间、动物与动物或人与动物之间相互传染的一类疾病。环境中病原微生物污染可以引起此类疾病发生，如果处理不当可能造成疾病暴发流行。如未经消毒净化处理的医院废水、生活污水及屠宰场、制革厂废水直接排放到水体，可能引发介水传染病。

4. 食源性疾病（food borne disease） 由通过摄取食物而使各种致病因子进入人体，从而引起具有感染或中毒性质的一类疾病。其中包括传统的食物中毒，即摄入含有生物性、化学性有毒有害物质的食品或将有毒有害物质当做食品摄入后所出现的非传染性的急性、亚急性疾病，也涉及化学物质污染食品后导致的急性或慢性中毒等。环境污染物也是食物中有毒有害物质的来源之一。

进展与评述

一、环境基因组计划

为了适应和应对不断变化的生存环境和日益增多的环境因素，人类在长期的进化过程中，逐渐形成了自身的遗传学特征。在相同的环境暴露条件下，由于个体遗传特性的差异，其反应的性质和强度各有不同。人体内对环境因素的作用产生特定反应的一组基因，称为环境应答基因（environmental response gene）。1997 年美国国立环境卫生科学研究所（National Institute of Environmental Health Science, NIEH）提出了环境基因组计划（environmental genome project, EGP），旨在阐明环境暴露与环境应答基因的相互作用对疾病和健康的影响。通过鉴定这些基因在人群中的多态性分布，确定它们在环境暴露下引起机体易感性的差异，准确地对引起疾病的环境因素进行识别和评估，对易感人群实施保护和干预，进而达到预防疾病和促进健康的目的。目前，EGP 研究已经鉴定出大量的特征性遗传表达标记，如代谢酶基因的多态性对暴露人群肿瘤易感性的影响；环境因素在某些遗传性疾病发病中的引发作用等。由此人们认识到，人类的健康和疾病实质上都是环境因素与机体内因（遗传因素）相互作用的结果。因而更加强调环境因素暴露个体遗传背景的重要性。

人们过去一直认为环境化学因素及物理因素导致的基因突变是人类基因组可遗传变异的唯一机制，在当今的后基因组时代，人们发现环境因素也可通过表观遗传（epigenetic inheritance）机制改变基因的表达。表观遗传是指DNA序列不发生变化，但基因表达却发生了可遗传的改变。真核细胞中存在着一个由DNA甲基化、组蛋白修饰、染色质重塑、非编码RNA（如MicroRNA、SiRNA）等形式组成的表观遗传修饰网络，调控具有组织和细胞特异性的基因表达模式。表观遗传变异即错误的表观遗传模式，与许多人类疾病的发生密切相关。在某种意义上，表观遗传机制可能比遗传机制更加有助于探讨和阐明环境、基因与疾病之间的关系。同时由于表观遗传改变的可逆性，改善环境、适当营养补充和针对性的干预措施可以通过表观遗传特征而逆转不利的基因表达模式和表型。这就为环境相关性疾病的预防、早期诊断和治疗提供了新的思路。

随着EGP的深入开展，环境因素和机体相互作用对人类健康与疾病影响的研究结果将进一步被更多的科学研究结论所证实，其作用机制的探讨已成为当代环境与健康关系研究中的热点。

二、重大的环境问题

从20世纪后半叶开始，全球性环境问题日益凸显，对人类赖以生存的整个地球环境造成了巨大威胁。至今为止已经威胁人类生存并已被人类认识到的环境问题主要有：全球变暖、臭氧层破坏、酸雨、淡水资源危机、能源短缺、森林资源锐减、土地荒漠化、物种加速灭绝、垃圾成灾、有毒化学品污染等众多方面，这些环境问题匀与健康密切相关。

（一）全球变暖

全球变暖是指全球气温升高。近100多年来，全球平均气温经历了冷—暖—冷—暖两次波动，总的看为上升趋势。进入20世纪80年代后，全球气温明显上升。导致全球变暖的主要原因是人类在近一个世纪以来大量使用矿物燃料（如煤、石油等），排放出大量的CO_2等多种温室气体。由于这些气体对来自太阳辐射的短波具有高度的透过性，而对地球反射出来的长波辐射具有高度的吸收性，也就是常说的“温室效应”。全球变暖的后果，会使全球降水量重新分配，冰川和冻土消融，海平面上升等，既危害自然生态系统的平衡，又威胁人类的食物供应和居住环境。

（二）臭氧层破坏

在地球大气层近地面20～30km的平流层里存在着一个臭氧层，其中臭氧含量占这一高度气体总量的十万分之一。臭氧含量虽然极微，却具有强烈的吸收紫外线的功能，因此，它能挡住太阳紫外辐射对地球生物的伤害，保护地球上的一切生命。然而人类生产和生活所排放出的一些污染物，如冰箱空调等设备制冷剂的氟氯烃类化合物以及其他用途的氟溴烃类等化合物，它们受到紫外线的照射后可被激化，形成活性很强的原子，与臭氧作用，使其变成氧分子，这种作用可连锁般地发生，导致臭氧迅速耗减，使臭氧层遭到破坏。

（三）酸雨

酸雨是由于空气中二氧化硫和氮氧化物（NO_x）等酸性污染物引起的pH小于5.6的酸性降水。受酸雨危害的地区，出现了土壤和湖泊酸化，植被和生态系统遭受破坏，建筑材料、金属结构和文物被腐蚀等一系列严重的环境问题。酸雨的形成与工业化的进程及矿物燃料的使用有着密切的关系。全球受酸雨危害严重的有欧洲、北美及东亚地区。中国在20世纪80年代，酸雨主要发生在西南地区，到90年代中期，已发展到长江以南、青藏高原以东及四川盆地的广大地区。

（四）淡水资源危机

地球表面虽然2/3被水覆盖，但是97%为无法饮用的海水，只有不到3%是淡水，其中又有 2%封存于极地冰川之中。在仅有的 1%淡水中，25%为工业用水，70%为农业用水。加之，区域分布不均匀，致使世界上缺水现象十分普遍，全球淡水危机日趋严重。目前世界上 100 多个国家和地区缺水，其中 28 个国家被列为严重缺水的国家和地区。预测再过 20～30 年，严重缺水的国家和地区将达 46～52 个，缺水人口将达 28 亿～33 亿人。中国 500 多座城市中，有 300 多座城市缺水，每年缺水量达 58 亿立方米，这些缺水城市主要集中在华北、沿海和省会城市、工业型城市。一些河流和湖泊的枯竭，地下水的耗尽和湿地的消失，不仅给人类生存带来严重威胁，而且许多生物也正随着人类生产和生活造成的河流改道、湿地干化和生态环境恶化而灭绝。

（五）资源、能源短缺

当前，世界上资源和能源短缺问题已经在大多数国家甚至全球范围内出现。这种现象的出现，主要是人类无计划、不合理地大规模开采所致。20 世纪 90 年代初，全世界消耗能源总数约 100 亿吨标准煤，到 2000 年能源消耗量不仅仅翻一番。从石油、煤、水利和核能发展的情况来看，要满足这种需求量是十分困难的。因此，在太阳能、快中子反应堆电站、核聚变电站等新能源开发利用尚未取得较大突破之前，世界能源供应将日趋紧张。此外，其他不可再生性矿产资源的储量也在日益减少，这些资源终究会被消耗殆尽。

（六）森林锐减

森林是人类赖以生存的生态系统中的一个重要的组成部分。但由于世界人口的增长，对耕地、牧场、木材的需求量日益增加，导致对森林的过度采伐和开垦，使森林受到前所未有的破坏。据统计，全世界每年约有 1200 万公顷的森林消失，其中占绝大多数的是对全球生态平衡至关重要的热带雨林。对热带雨林的破坏主要发生在热带地区的发展中国家，尤以巴西的亚马逊情况最为严重。

（七）土地荒漠化

土地荒漠化是由于气候变化和人类不合理的经济活动等因素，使干旱、半干旱和具有干旱灾害的半湿润地区的土地发生了退化。目前全球现有 12 亿多人受到荒漠化的直接威胁，其中有 1.35 亿人在短期内有失去土地的危险。荒漠化已经不再是一个单纯的生态环境问题，而且演变为经济问题和社会问题，它给人类带来贫困和社会不稳定。全世界受荒漠化影响的国家有 100 多个，尽管各国人民都在进行着同荒漠化的抗争，但荒漠化却以每年 5 万～7 万平方公里的速度扩大。到 20 世纪末，全球将损失约 1/3 的耕地。在人类当今诸多的环境问题中，荒漠化是最为严重的灾难之一。

（八）物种加速灭绝

现今地球上生存着 500 万～1000 万种生物。一般来说物种灭绝速度与物种生成的速度应是平衡的。但是，由于人类活动破坏了这种平衡，使物种灭绝速度加快，据《世界自然资源保护大纲》估计，每年有数千种动植物灭绝，2000 年地球上 10%～20%的动植物即 50 万～100 万种动植物已消失，而且灭绝速度越来越快。世界野生生物基金会发出警告：21 世纪鸟类每年灭绝一种，在热带雨林，每天至少灭绝一个物种。物种灭绝将对整个地球的食物供给带来威胁，对人类社会发展带来的损失和影响是难以预料和挽回的。

（九）垃圾成灾

全球每年产生垃圾近 100 亿吨，而且处理垃圾的能力远远赶不上垃圾增加的速度。中国的垃圾排放量已相当可观，垃圾的堆积，除了占用大量土地外，还污染环境。危险垃圾，特别是有毒、有害垃圾的处理问题，因其造成的危害更为严重、产生的危害更为深远，而成了当今世界各国面临的一个十分棘手的环境问题。

（十）有毒化学品污染

市场上有7万～8万种化学品，对人体健康和生态环境有危害的约有3.5万种。其中有致癌、致畸、致突变作用的约500余种。随着工农业生产的发展，如今每年又有1000～2000种新的化学品投入市场。由于化学品的广泛使用，全球的大气、水体、土壤乃至生物都受到了不同程度的污染、毒害，连南极的企鹅也未能幸免。自20世纪50年代以来，涉及有毒有害化学品的污染事件日益增多，如果不采取有效防治措施，将对人类和动植物造成严重的危害。

链接

蕾切尔·卡逊与《寂静的春天》

1939年，瑞士的化学家保罗·穆勒（Paul Mueller）合成DDT（Dichloro-diphenyl-trichloroethane，二氯联苯三氯乙烷），由于其能够有效地杀除蚊虫、控制疟疾蔓延，一时之间DDT备受推崇，使用遍及全球。穆勒也因为DDT的发明于1948年获诺贝尔生理学或医学奖。但DDT对环境生态的破坏是空前的，多少人熟视无睹。

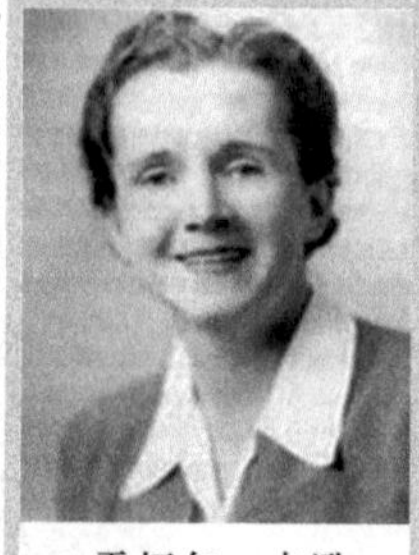
雷切尔·卡逊

美国女海洋生物学家蕾切尔·卡逊（Rachel Carson）第一次对这一人类意识的绝对正确性提出了质疑。这位瘦弱、身患癌症的海洋生物学家，在向人类的基本意识和几千年的社会传统挑战，写出了《寂静的春天》（*Silent Spring*），将环境保护摆在人类的面前。出版2年之后（1964年），她心力交瘁，与世长辞。作为一个学者与作家，卡逊生前遭受大量的诋毁和攻击，但她所坚持的思想终于为人类环境保护意识的启蒙点燃了一盏明灯。

第二节 环境危害因素的识别、监测与评估

在现代工业飞速发展的同时，环境污染事故也频繁发生，这不仅损害环境生态系统平衡，而且对人类健康产生直接、间接或潜在的不利影响，因此做到对环境中有害因素的识别、定期的监测、健康效应的风险评估和管理具有较为重要的意义。

【案例15-2】

2015年8月9日，《纽约邮报》发表了“‘9·11’事件相关癌症病例数已达3700人”的新闻，报道称参与地面营救、清洁的消防员、警察、环卫工人中3700多人患上癌症，其中1100人来自纽约消防局，2134人为警察和其他救援者，467人为市中心工人或居民中的幸存者，并且这个人数还在逐渐上升；另外，救援者患甲状腺癌、结肠癌、前列腺癌和血液癌的风险远远高于普通人。关于“9·11”事件健康影响的一些重要研究成果见表15-2。

表15-2 “9·11”事件健康影响重要研究结果

数据来源	研究对象	研究时间（年）	主要研究结果	发表年份
EHP	20 984人	2001—2008	甲状腺癌和前列腺癌发病率显著高于普通人群，总癌发病率高暴露组显著高于低暴露组	2013

续表

数据来源	研究对象	研究时间（年）	主要研究结果	发表年份
JAMA	21 850 救援人员、33 928 非救援人员	2007—2008	总体发病率无显著性升高，前列腺癌、甲状腺癌和多发性骨髓瘤发病率在最后一年有显著性增加	2012
Lancet	13 337 救援人员、28 593 非救援人员	2003—2009	队列基线描述：总体死亡率、呼吸系统、心脏及血液系统肿瘤均未见显著升高	2011
NEJM	14 000 名消防员和医疗人员	事后 6 个月	13%消防队员、22%急诊医务人员肺功能低于正常值。咳嗽、哮喘等高发	2002

那么，“9·11”事件这一恐怖事件为什么也是公共卫生事件呢？其即刻健康危害原因是什么？长期健康危害又是什么呢？由此，需要更加重视重大公共安全事故环境与生态风险因素的识别、监测和风险评估。

引申的知识

一、“9·11”事件的公共卫生性质

“9·11 事件”的发生不只是一起单纯的恐怖事件，飞机的爆炸，随后的火灾和大厦的倒塌，所造成的伤残、死亡和环境污染等问题，严重地影响到公众的健康状况，带来了全方位、灾难性的影响，这种影响不仅仅意味着巨额的经济损失、大量的人员伤亡，还会引起广泛的人群心理问题，甚至带来严重的公共卫生隐患，造成远期的负面效应，因此该事件同时具有突发环境污染事件和突发公共卫生事件的性质。

二、“9·11”事件的即刻健康危害

在“9·11”事件中共有 2998 人遇难，其中 2974 人被官方证实死亡，另外还有 24 人下落不明。遇难人员名单中包括：四架飞机上的全部乘客共 246 人，世贸中心 2603 人，五角大楼 125 人。一共有 411 名救援人员在此事件中殉职。

飞机的爆炸、燃油的燃烧、火灾和世贸大厦的倒塌，产生了大量的烟雾和灰尘，空气遭到严重污染，容易导致呼吸系统、黏膜的刺激性损伤和应激性疾病。通过对当时离袭击现场最近的 4 所医院和 1 个烧伤转诊中心的门诊和住院记录的调查显示：48 小时内共收集到受伤病人 790 例，大多数为吸入性损伤和眼部损伤。

“9·11”事件发生后，纽约市消防总局雇用了 11 336 名消防人员和 2908 名急救医疗服务人员执行援救任务。其中有 343 人在大厦倒塌和火灾中牺牲，事发 24 小时内另有 240 人需要急诊处理。1 个月后，挤压伤、撕裂伤和骨折分别较事发前 9 个月的平均水平上升了 200%、35%和 29%。事发后 11 个月内，因呼吸道疾病而缺勤的人数为 1876 人，约为袭击前 11 个月的 5 倍；患应激性疾病的人数达 1277 人，是袭击前的 17 倍。

为评价恐怖袭击对人群心理和情绪造成的影响，美国疾病预防控制中心（Centers for Disease Control and Prevention，CDCP）在康涅狄格州、新泽西州及纽约州三个州卫生局的协助下，采用随机电话方式，调查三地 3512 名成年居民在袭击事件后的心理变化。结果表明，接受调查的人群中有 75%存在心理问题，48%感到愤怒，27%失去工作；21% 的吸烟者增加了吸烟量，不吸烟者中有 1%开始吸烟；男性心理问题较女性严重。可见，袭击事件对周围人群的心理和情绪产生了

广泛的负面效应。

另外，波士顿东北大学护理学院还研究了儿童和家长对事件的反应，结果显示，儿童普遍担心自己的安全，对未来产生畏惧，感到忧伤和失望，希望进行报复；多数家长意识到儿童的心理问题，但难以找到有效的解决办法。2001 年 10 月，纽约州心理卫生办公室与哥伦比亚大学流行病学教研室联合评估了事件后心理卫生服务需求的性质和程度，估计将有 52 万人出现创伤后应激障碍（post traumatic stress disorder，PSD），其中 12.9 万人需要接受治疗。

三、“9·11”事件的长期健康损害

“9·11”事件发生后，美国环境保护署、卫生和人类服务部等政府机构均对空气质量进行监测。根据美国毒物和疾病登记署（Agency for Toxic Substances and Disease Registry，ATSDR）事发后“曼哈顿空气和气溶胶调查报告”及美国自然资源保护协会（Natural Resources Defense Council，CNRDC）“世贸中心袭击的环境影响评估报告”等相关研究文献，世贸中心倒塌产生的对健康影响最为突出的特征污染物为石棉、颗粒物、苯、重金属和多氯联苯等（表 15-3），尤其是石棉的含量和危害均很大。石棉可用于建筑的保温防火材料，尽管美国在 1990 年禁止使用石棉，但世贸中心建于 1966 年，石棉使用量超过 400 吨。石棉为国际癌症研究中心（IRAC）确定的致癌物，可导致肺癌、胃肠癌、胸膜间皮瘤、腹膜癌及石棉肺（石棉沉着病）等。

表 15-3 “9·11 事件”可能导致健康影响的污染物

污染物质	来源	健康危害
石棉	建筑隔离、防火材料（超过 400 吨）	致癌物，肺癌、胃肠癌、间皮癌——胸膜或腹膜癌、石棉肺等
苯	90 000 L 爆炸飞机航空燃油	致癌物，白血病、再生障碍性贫血、骨髓增生异常综合征等
汞	5000 个荧光灯管	甲基汞，神经系统、肾脏（水俣病）
铅和镉	200 000 磅电脑	铅：神经、造血、消化系统等损害 镉：肾脏、肝脏造成损害，可伴有骨质疏松症、骨质软化症（痛痛病）
多环芳烃	2 000 000 磅柴油燃烧	致癌物，皮肤癌、肺癌、直肠癌、胃癌、膀胱癌等
多氯联苯	130 000 加仑转化油	致癌物、内分泌干扰物，甲状腺、肝脏毒性，对免疫、神经和生殖系统以及血压和血液胆固醇有影响
晶体硅	420 000 吨混凝土和玻璃	矽肺

扩展的内容

一、环境污染的调查与监测

环境污染对健康影响的调查及监测包括查明污染来源、污染状况和对人群健康造成的各种危害调查。

（一）污染源的调查

污染源是向环境排放或释放对环境和人体有害物质的场所、设备和装置。对污染源的调查与评价是为了查清区域的范围内污染源的数量、类型、分布以及污染物种类和排放量，并筛选出主要污染源和主要污染物，以此作为该区域环境治理的重点对象，同时还可评价污染防治的措施和治理的效果。

工业污染源的调查内容包括企业的概况、工艺过程、能源和原材料、水源、生产布局和生产管理，污染物种类、性质、数量、绝对排放量、排放方式和规律、排放途径，“三废”的治理情况，如工艺改革、综合利用、处理措施。

生活污染源包括城镇居民生活中排出的废弃物，如城市的垃圾、粪便、生活污水、生活燃料

燃烧排放的废气等。生活污染源的调查内容还需包括城市居民的人口数、分布、密度及居住环境，用水类型和用水量等，以便进行环境人群健康危害影响的评估。

（二）污染状况的监测

对污染源实地调查监测包括掌握污染源的规模、位置、管理及污染物治理等情况，掌握其排放污染物的种类、理化及生物学特征，排放方式及排放规律，并计算其排放量和排放强度，从而对污染源和污染物的潜在污染能力做出评价。在污染状况的监测中，要合理选择采样点、采样时间、采样次数及监测指标，通过数理统计的模型，找到主要污染源和主要污染物，查明影响范围和污染规律。

（三）人群健康调查

人群健康调查一般包括暴露评价、健康效应测定和资料统计等。人群调查的目的在于探讨当地某些不明原因疾病或可疑症状，与环境污染的关系，研究暴露于不同类型的污染环境中的人群健康受影响的类型和危害程度，从而对环境质量做进一步的评价。根据不同的调查目的和环境质量资料，制订出具有针对性的调查计划，包括调查内容、现场要求、研究范围、调查对象、研究方法、测定指标、资料整理和分析方法等。

二、环 境 评 价

环境评价是环境质量评价与环境影响评价的统称。环境质量评价（environmental quality assessment）是按照环境质量标准和环境卫生标准并以一定评价方法对某个区域环境质量进行的评价与预测，筛选主要的环境污染源、研究环境污染对人群健康产生的综合影响，判断区域环境质量并预测环境质量的变化趋势，最终促进人群环境健康的发展是环境质量评价的主要目标。环境影响评价（environmental impact assessment，EIA）是指对规划和建设项目实施后可能造成的环境影响进行分析、预测和评估，提出预防或者减轻不良环境影响的对策和措施，并进行跟踪监测的方法与制度。

环境评价可以根据评价的时间顺序划分为：环境质量回顾性评价、环境质量现况评价与环境质量的影响评价三部分。环境评价可以根据评价的环境因素划分为单一环境因素的评价与多项环境因素的评价。单一环境因素的评价包括大气环境质量评价、地面水环境质量评价、地下水环境质量评价、土壤环境质量评价等。多项环境因素的评价是对某一地区的饮用水、空气和土壤质量等做出的综合性评价。按照环境评价的层次与性质，又可将环境评价划分为战略性环境影响评价、区域性环境影响评价、新产品与新技术开发的环境影响评价等类型。

三、环境健康影响评价

环境健康影响评价（environment health impact assessment，EHIA）是对规划或拟建项目可能导致的环境质量影响和人群健康影响进行的评估和预测。大型的规划和拟建项目如工业建设和水利工程开发项目以及有可能对环境和健康造成影响的项目均应进行环境健康影响评价。建设项目的环境健康影响评价的基本内容包括：健康影响因素的识别、健康影响效应的评估和建设项目环境影响的预防措施等内容。

环境污染健康影响评价是对建设项目长时期的污染排放或者建设项目的突发性事故所造成的环境污染可能导致的人群健康效应所进行的评价和评估。筛选建设项目造成的环境污染的主要污染物和主要污染来源，确定区域环境治理的重点内容，对环境污染物的防治效果进行阶段性的评

链接

环境风险、环境风险评价及环境风险管理

• 环境风险　由自然原因和人类活动引起的，通过环境介质传播的，能对人类社会及自然环境产生破坏、损害乃至毁灭性作用等不幸事件发生的概率及其后果。

• 环境风险评价（environmental risk assessment，ERA）　是对环境中的化学品和放射性物质等有毒物质危害人体健康和生态系统的影响程度进行概率估计，并提出降低环境风险的方案和对策。

• 环境风险管理（environmental risk management，ERM）　是根据环境风险评价的结果，按照恰当的法规条例，选用有效的控制技术，进行削减风险的费用和效益分析，确定可接受风险度和可接受损害水平，进行政策分析以及考虑社会经济和政治因素，决定适当的管理措施并诸以实施，以降低或消除事故风险度，保护人群健康与生态系统的安全。

价均是环境污染健康影响评价的主要内容。环境污染健康影响评价可以通过物料平衡推算法和实地调查的方法进行，相对而言，环境污染健康影响评价具备比较完善的系统评价方法与程序。中国原卫生部 2001 年 6 月颁布的环境污染健康影响评价，对于评价环境人群健康损害和环境健康影响评价提供了科学、公正的依据。

四、环境风险评价的步骤

一个完整的环境风险评价工作包括源项分析、危害判定、暴露评价和风险表征等环节，其具体程序和步骤见图 15-2。

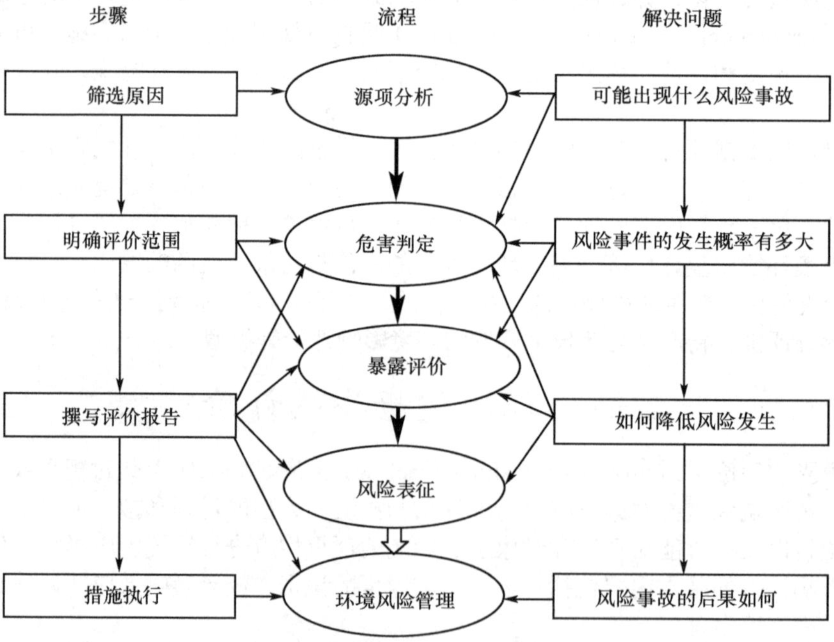

图 15-2　环境风险评价的程序和步骤

1. 源项分析　包括找出风险来源、确定事故类型和发生的原因、事故发生频率等。

2. 危害判定　主要是判定某种污染物对人体健康或生态系统产生的危害，并确定危害的后果。通常采用的评估方法是确定污染物的理化性质和接触途径、结构活性关系、代谢与药代动力学实验、短期动物实验、长期动物实验和人群流行病学研究等。

链接

世界环境日

1972 年 6 月 5 日在瑞典首都斯德哥尔摩召开《联合国人类环境会议》，会议通过了《人类环境宣言》，并提出将每年的 6 月 5 日定为世界环境日。同年 10 月，第 27 届联合国大会通过决议接受了该建议。世界环境日的确立，反映了世界各国人民对环境问题的认识和态度，表达了我们人类对美好环境的向往和追求。联合国系统和各国政府每年都在 6 月 5 日这一天开展各项活动来宣传与强调保护和改善人类环境的重要性。

3. 暴露评价　主要是重点研究人体或其他生物暴露于某种化学物质或物理因子条件下，对暴露量的大小、暴露频度、暴露的持续时间和暴露途径等进行测量、估算或预测的过程，是进行风险评价的定量依据。此外，暴露评价还要根据过去、当前和将来可能的暴露情况，对每一时期采用不同的评估方法，最后根据环境介质中污染物的浓度和分布、人群活动参数、生物检测数据等，运用适当的模型估算不同人群不同时期的总暴露量。

4. 风险表征　是风险评价的最后一个环节，它必须把以上资料和分析结果加以综合，以确定有害结果发生的概率、可接受的风险水平及评价结果的不确定性等。同时风险表征也是连接风险评价和风险管理的桥梁，该环节将为风险管理者提供详细而准确的风险评价结果，为风险决策和采取必要的防范与减缓风险发生的措施提供科学依据。

进展与评述

一、国内外环境风险评价和管理的研究进展

随着建设项目环境影响评价的发展，人们逐步认识到偶发事故对环境影响且对其进行分析研究的重要性。20 世纪 50 年代后期，美国原子能委员会关于“大型核电站中重大事故的理论可能性和后果”的研究报告，是一份最早的环境风险评价的代表作，国际上对于环境风险评价是于 20 世纪 70 年代才逐步完善起来的。1975 年，在日本东京召开了人类环境国际科学家大会，提出了环境影响评价应当包括对政策意外失误的影响分析，并提出适当的应急计划。此后，联合国环境保护署（UNEP）制订了阿佩尔（APELL）计划（即“地区性紧急事故的意识和防备”）。1987 年，欧共体（EEC）甚至立法，规定对有可能发生化学事故危险的工厂必须进行环境风险评价。国际原子能机构（IAEA）、WHO、联合国工业发展组织（UNIDO），则于 1987 年联合组织大型国际合作研究计划“能源和其他复杂工业体系可能引起的健康与环境风险的评价与管理”（1987—1994 年）。从此，风险评价在环境管理中的作用也日显重要，美国环保局于 10 年前就强化了“风险评价—风险决策—风险管理”的管理体制。

目前，国外的环境风险评价主要包括人体健康风险评价和生态风险评价两个方面。健康风险评价由危害识别、剂量—效应关系评价、暴露评价和风险表征四部分组成。生态风险评价过程分为三步：第一步为问题阐述，描述目标污染物特性和风险生态系统，进行终点选择和有关评价中的假设提出，问题阐述是确定评价范围和制订计划的过程；第二步为分析阶段，主要从暴露表征和生态效应表征两个方面进行；第三步为风险表征。国外的环境风险评价主要集中在核工业、化学工业、石油加工业、有害原料的运输、水库的风险分析以及人体健康、有害化学品毒理学分析等方面。

中国的环境风险评价工作在近 30 年刚刚起步。1988 年 10 月，中国环境科学学会在杭州召开了“环境风险评价”学术讨论会。此后，国家环保局于 1990 年颁发了（90）环管字 057 号《关于对重大环境污染事故隐患进行风险评价的通知》。中国的环境风险评价表现在水体超标污染、输油

管道的泄漏及油田储罐的泄漏、人体健康风险、化工厂事故风险评价、光气释放、化学品危险性分析等方面研究较多。

链接

“9·11”事件环境污染认知及相关法案进程

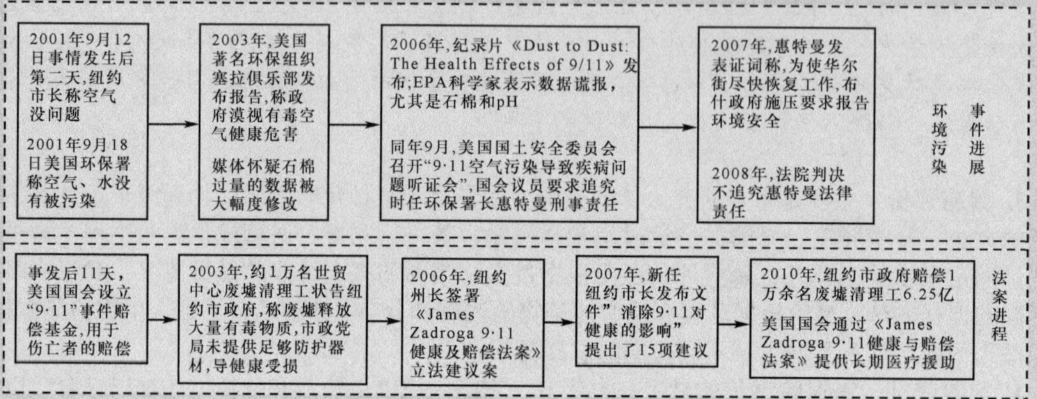

二、世界环境质量评价的进程

20 世纪 40 年代，随着世界范围内工业化与城市化速度的加快，大规模环境污染事件不断发生。20 世纪 60 年代发展中国家纷纷开始对本国的环境污染开展监测，大气污染监测与水质污染监测逐步发展起来。1969 年美国通过了《国家环境政策法》(NEPA)，规定联邦政府在提交对环境有影响的建设项目的立法提案、报告及其他的行动前，需同时提交一份环境影响评价报告书，对拟建项目造成的生态环境影响进行综合详细的评价。于是美国成为世界上第一个宣布执行环境影响报告制度的国家，通过法律明确规定了建设项目必须通过环境影响评价报告的程序。原苏联于 1972 年底通过了《关于加强环境保护和改善自然资源利用的决议》，提出对建设项目需要进行系统的环境评价和研究。20 世纪 70 年代日本建立了环境影响评价制度。1979 年 10 月 WHO 在希腊召开的环境健康影响评价讨论会上向世界各国推荐环境健康影响评价工作，强调环境健康影响评价应该是环境影响评价的重要组成部分。1985 年欧盟颁布了行业环境影响评价的行业、范围与标准。1988 年马来西亚开始开展了环境影响评价工作的准备阶段。1993 年加拿大正式实施了《环境影响法》。

三、中国环境质量评价的发展进程

1972 年中国专家出席了在斯德哥尔摩召开的人类环境大会；1973 年召开了第一次中国环境保护会议，之后开始陆续开展了环境质量评价研究。北京西郊环境质量评价研究、官厅流域和松花江流域的水环境质量评价是中国最早开展的环境影响评价工作。1979 年颁布的《环境保护法》(试行)，宣布中国正式开始实施环境影响评价制度，该制度规定，在中国拟建的建设项目必须向相关部门提交环境影响报告书。1986 年中国形成了环境影响评价的法规体系，通过了建设项目环境保护管理条例。1989 年中国正式颁布了《中华人民共和国环境保护法》，同时国家环保局颁发了《建设项目环境影响评价证书管理办法》。20 世纪 90 年代以来，中国不断完善环境影响评价法规体系，积极加强环境影响评价的国际合作，环境影响评价已由以工业建设项目的污染影响评价向建设项目的生态影响评价发展。长江三峡工程、京九铁路工程、疏勒河农业灌溉项目的环境影响评价均是中国环境影响评价的范例。

第三节　环境危害因素的防控策略

环境污染的程度受到能源结构、城市和工业布局、交通管理、人口密度、地形、气象、水文和植被等自然因素和社会因素的影响，因此针对环境污染必须坚持综合防制的原则。污染物的排放总量是决定一个区域环境质量的根本问题。为了从根本上解决环境污染问题，必须从源头开始控制并实行全过程控制，推行清洁生产。由于自然环境本身具有一定的自净能力，在制订环境卫生防护措施时还应充分利用环境的自净能力等自然因素来控制环境污染，并采取规划、工艺、净化等综合措施对环境进行防护，同时加强行政执法部门的卫生监督和管理。

【案例 15-2】

中国作为一个以煤炭为主要能源的发展中国家，在开采过程中，尤其是地下采空区所形成的地质塌陷以及塌陷所造成的系列环境生态问题，都对人类的生存带来了巨大的危害。统计表明，中国每采 10^4 吨煤，平均造成的土地塌陷面积为 0.3km²，目前中国因煤炭开采造成植被破坏的地区面积近 4 万 km^2，且每年以 210km^2 的速度增长。每年由于煤炭开采形成的塌陷区占中国塌陷区的 10%，并且还在以每年 $2.7\times10^4m^2$的速度增加，增加速率为 0.028‰，而复垦利用率极低，仅占 1/5。

塌陷区由于地质结构的改变、原农田农药和化肥的影响、工业和生活污染等等因素，所存积的大面积的水体遭受着重金属的污染、水体的富营养化、环境污染物的生物富集、水体的自净能力降低等影响，政府采取的“以水兴城，借塌造城”的治理方案未得到很好的实施。

那么煤炭资源的过度采集会引起什么样的危害？采煤塌陷区的环境污染物的来源是什么？人类在生产生活中采取什么样的措施才能从根本上预防和控制环境污染的发生呢？

引申的知识

一、煤炭资源过度开采的危害

煤炭资源作为一种不可再生资源，既是工农业生产和日常生活的主要燃料，又是化工生产的重要原料。中国是第一产煤大国，储量丰富，分布广、煤质好、品种全。煤炭资源在中国总体能源结构中居于主体地位，占全部能源的 70%以上，占一次能源的 76%，目前中国煤炭产量已经达到 29.5 亿吨，其开采量占到中国矿山开采量的 90%以上。

然而丰裕煤炭资源开发，不但没有给当地居民带来丰富的利益，却给资源开发地带来了一系列问题，如资源浪费、耕地占用、环境污染、水资源量减少和水质污染、地质灾害、移民安置及后期扶持难度加剧等问题，尤其严重的生态环境破坏问题，并可引起地面塌陷，滑坡、泥石流、河道堵塞等自然灾害，已成为煤炭资源开发地经济和社会可持续发展的重要制约因素。

中国矿山占用的土地面积为 $581\times10^4km^2$，采煤区的地质塌陷是最常见的地质环境破坏，目前因煤炭开采导致的大面积塌陷累计破坏土地面积 $11.5\times10^4km^2$，并且以 200km^2 的速度逐年递增，占到了中国土地破坏面积的 10%。

采煤塌陷地的类型主要有下沉盆地、裂缝、台阶、塌陷坑等。但按照地理地貌，又可将采煤塌陷地初步分为深层塌陷、浅层塌陷、缓坡塌陷三大类型。

深层塌陷地是指煤层厚度在 5m 以上，煤炭采空后地面沉降 4m 以上的采煤塌陷地。深层塌陷地区的地貌特征主要表现为出现少量的坡地和大面积的积水区，生态环境遭到破坏。深层塌陷区一般为 3～10m，形成常年积水区和季节性积水区。深层塌陷复垦难度较大，对农业生产的破坏非常严重。

浅层塌陷是指煤层厚度在3m以下，煤炭采空后地面沉降2m以内的采煤塌陷地。地貌特征主要表现为地面倾斜，水系破坏，地表无积水，农田排灌设施及农田道路等需要修复。中度塌陷地是指煤层厚度3～5m，煤炭采空后地面沉降2～4m的采煤塌陷地。地貌特征主要表现为落差较大的斜坡地和季节性积水区，农田基础设施和农田道路等全部遭到破坏。

坡地是地表下沉后形成的量大面广的景观破坏类型，下沉盆地的内边缘和外边缘区均为坡地。坡地的出现受到采深、采厚、采煤所采用的技术方法的影响。当沉陷未达到充分采动时，即最大下沉未达到时，所有下沉区域均为坡地。坡地的产生使土壤侵蚀和养分流失严重，导致土地生产力下降，在一定程度上影响农业生产利用土地。

缓坡地主要位于塌陷区的边缘部分，由于采煤塌陷，致使地表沉陷，在拉力和应力的作用下，四周地表倾斜一定坡度，形成缓坡地，造成耕地减产，道路、水利、电力设施遭受到一定程度的破坏。

二、采煤塌陷区的环境污染

采煤塌陷区的环境污染来源具有广泛性和长期性，根据其污染源、污染物种类、污染途径均具有多样性。

（一）污染源种类

1. 工业污染源 主要来自于工业废水、工业废渣和工业废气。例如，济宁市年工业废水排放量为9747.54万吨，其中，造纸业、煤炭行业废水排放分别占全市废水排放总量的36.2%和20.3%，但全市污水处理厂集中处理率仅为50.41%。济宁又作为煤炭资源型城市，其经济发展对煤炭资源的依赖性很强。煤电行业增加值占规模以上工业增加值的49.3%，受此影响，济宁市的大气污染突出，工业废气年排放总量为1808.28亿立方米，主要污染物为二氧化硫、烟尘和工业粉尘。全市年工业固体废弃物产生量达1161.09万吨，储存量为87.6万吨，其中以工业废渣为主，主要包括煤矸石、粉煤灰、煤渣和废渣。“三废”中废水的排放，废气通过自然的沉降和雨水的吸附溶解，废渣通过淋溶等方式，形式塌陷区水体的主要污染源。

2. 农业污染源 许多塌陷区水域周围主要为农业生产区，尤其是农药的使用，氮、磷、钾肥通过降水、灌溉水或农田渗漏等途径，引起塌陷区水体的污染，导致水质富营养化，高残留、高毒性农药还会引起水质和水生动植物的污染。

3. 生活污染源 人类的生活环境每天都将排出大量的生活废水，而这些废水也是塌陷区水域的重要污染源。洗涤污水和粪尿污水中含有大量的有机物，如纤维素、淀粉、糖类、脂肪、蛋白质及微生物（包括肠道病原菌、病毒、寄生虫卵）等。另外生活污水中也含有大量的无机物，如氯化物、硫酸盐、磷酸盐、铵盐、亚硝酸盐、硝酸盐等。另外近年来由于大量使用合成洗涤剂，其中硫酸盐含量高达30%～60%，使污水中磷含量显著增加，也容易引起水质的富营养化。

（二）污染物种类

污染物是指进入环境后能够直接或者间接危害人类的物质。进入环境后使环境的正常组成发生变化，直接或者间接有害于生物生长、发育和繁殖的物质。污染物的作用对象是包括人在内的所有生物。凡是人类活动导致进入水环境的溶解物和悬浮物，无论其浓度是否达到使水质明显恶化的程度，都为影响塌陷区水质的污染物（表15-4）。

表 15-4　塌陷区水体污染物来源

污染源		污染物
工业污染源	废水	悬浮物、COD、氨氮、酚、氰、氧化物、硝酸盐、硫化物、铁、铅、锰、砷等
	废渣	固形物、铁的氧化物、硫酸盐、氧化物、铜、铅、锌、铬等
	废气	二氧化碳、二氧化硫、铵及氢氧化合物、一氧化碳
矿业污染源	煤矸石	氟、铜、砷、锌、锰、铅、硫等
	地面塌陷	悬浮物、氟化物、硫化物、pH、硬度、矿化度等
农业污染源	化肥农药	硝酸盐、亚硝酸盐、铵根、磷酸盐、pH、有机氮、有机磷及烃类化合物
	污灌	酚、氰、砷、硫化物、氯化物、硝酸盐等
生活污源	废水	细菌、三氮、硬度、氯离子、矿化度及有机物、微生物
	垃圾	细菌、病毒、氯化物，氮氧、碳氧化合物及有机物、微生物

（三）污染途径

1. 污染方式　采煤塌陷区水体的污染有直接污染和间接污染两种方式。前者的特点是水体的污染物直接来源于污染源，污染快，程度重，但范围局限，污染物在污染过程中性质没有发生变化；后者的特点是水体中的污染物在污染源中含量并不高或根本不存在，而是经过复杂的化学变化的结果，污染缓慢，过程复杂，范围较广。

2. 污染途径

（1）直接污染方式：主要途径为大气降水等周期性活动对污染源进行溶解淋溶，使污染物质随着地表径流汇入到水体中，以及对大气中污染物的溶解吸附等作用使污染物质进入水体，使水体中浓度增加，该种污染方式主要表现为降水对粉煤灰、煤矸石及生活固废堆的淋溶和大气污染物的溶解吸附；污染源排放口排放的污染物直接进入到水体中，该种污染方式主要表现在水体周围的居民区内的生活污水、生活固废、矿井排水、工业冷却水及洗煤用水；大气污染物经过漂移降落到水体，也可使水体污染物浓度增高。

（2）间接污染方式：主要途径为污染物通过污染大气、土壤、地表及地下水，经过复杂的化学变化后产生新的污染物质从而进一步污染地表水体，该方式主要表现为污染物污染浅层地下水及土壤，通过地下径流及浅层地下水的补给污染地表水体。

三、治理塌陷区的复杂性和可行性

煤炭开采所带来的大面积土地塌陷和塌陷区的积水，减少了土地现有的存有量，破坏了矿区乃至本地区原有的生态平衡，造成了环境的破坏和污染，极大地制约了经济的发展及人类的生存。同时，还产生了一系列深层次的社会问题及矛盾。因此，如何把数百万亩废弃了的土地资源转化为再生财富资源，不仅是为了提高土地资源的利用效率和实现“耕地总量动态平衡”，也是保证区域内经济和生态环境、社会环境可持续发展的必然要求。

目前对开采塌陷区的综合治理主要有四大类技术途径：

第一类为井下采矿工作面充填开采。也就是对采空区进行回填的方式，形成支柱防止塌陷，充填采煤法是开采中使用比较多的一种方法，目前已经出现以胶结充填为主要工艺的充填开采技术，地表的下沉量显著减少，适宜于 3～6m 采高。

第二类是地面高压钻孔覆岩注浆减缓地表沉降技术。该技术的应用需要上覆岩层具有合适的厚度，使所选的离层层位以下留有大于导水裂隙带厚度的岩层，以免在高压的作用下让浆液流入井下。导水裂隙带以上的岩层宜存在软硬岩交互沉积的特性，以利于提高注浆减沉的效果。

第三类是塌陷区充填复垦。取出塌陷区的地表土壤层，在已经塌陷的地区回填适宜厚度的矸石、粉煤灰、河砂、河道淤泥等废料，再覆盖原取出的地表土壤，恢复被破坏土地的种植性能和作为建筑物地基的性能。

第四类是开采塌陷区的挖深垫浅治理。取土筑坝、分隔鱼塘，作为农田灌溉水源和发展养鱼产业。

目前为了更好地综合治理矿区塌陷区的环境，政府多采用综合采取以上的方式，在采矿塌陷破坏土地的复垦利用过程中，发展和建立生态、经济良性循环、协调发展的现代集约型农业，即形成生态工程复垦。该方式不仅可整治采矿废弃的土地，恢复、改善生态环境，而且还有利于提高农业生产的综合效益、促进农业长期稳定发展。

但是由于对塌陷区水体中容易受到各种因素的污染，在治理中也会遇到一系列的环境问题。例如，进入水环境的重金属由于不能被降解，且可在一定条件下通过吸附、络合、螯合等方式溶于水中，即使初始浓度很小，也可在藻类和底泥中积累，被微生物、鱼、贝等的体表吸附或在生物体内形成其他毒性更强的化合物，再通过食物链的传递呈几何级数递增，而危害人类的生存环境。在环境中重金属经历地质和生物双重循环迁移转化，最终通过大气、饮水、食物等渠道为人体所摄取，对人体的健康可产生急慢性中毒、致癌、致畸等负面效应，甚至导致死亡，从而造成公害。水体元素的超标通过生物的富集和转换均会对人群产生近远期的危害性。

扩展的内容

一、环境卫生防护措施

建立健全环境卫生防护及保障体系，不仅是控制环境污染，而且是杜绝或降低环境污染事件的有效措施。

（一）规划措施

1. 合理安排工业布局和城市功能分区

（1）结合城乡规划，全面考虑工业布局：根据城市规模、工业企业的数量和性质，城市内可设一个或几个工业区，每个工业区内可相对集中地布置若干个工厂。工业建设应多设在小城镇和工矿区，较大的工业城市最好不再新建大型工业企业，特别是污染重的冶炼、石油和化工等企业。如果必须要建，应建在远郊区或发展卫星城市。

（2）工业用地的设置：根据当地长期的风向和风速资料，工业用地应按当地主导风向配置在生活居住用地的下风侧，这样工业企业排出的有害物质被风吹向居住区的次数最少。此外，工业企业与居民区之间应设置一定的卫生防护距离，配置绿化防护带。避免在盆地和谷地内建立有废气排放的工厂，避免在河流的上游和河道、水源地附近建立工厂。

2. 加强居住区内局部污染源的管理 居住区内饭店、医疗机构、公共浴室、集中供热锅炉等的废气、废水及垃圾的处理与堆放均可对外界环境产生一定的污染，卫生行政部门及城市规划管理部门，应加强管理，完善治理方案。

3. 完善城市绿化系统 城市绿化系统除能美化环境外，还具有维持生态系统中的氧平衡，调节和改善城市的小气候，阻挡、过滤和吸附风沙和灰尘，吸收大气中的有害气体，缓解城市热岛效应等功能。因此，完善城市绿化系统是健全城市生态系统的重要措施。另外在建设城市绿化系统时，应注意公共绿地、防护绿地、街道绿地、专用绿地、风景游览和自然保护区绿地以及生产绿地等各种绿化用地的合理比例。

（二）工艺措施

1. 推行清洁生产 开展污染源头预防，根据联合国规划环境署提出的概念，清洁生产对工艺和产品不断运用一体化的预防性环境战略，以减少其对人体和环境的风险。清洁生产包括节约原材料和能源，消除有毒原材料，并在一切排放物和废物离开工艺之前削减其数量和毒性。例如，以无毒或低毒的原料代替毒性较大的原料，采用净化措施，减少污染物的排放等。清洁生产是一种污染源头预防性方法。它要求在产品或工艺的整个生产环节的所有阶段，都必须考虑预防污染，或将产品或工艺过程中对人体健康及环境的短期或长期风险降至最小。

2. 改善能源结构 城市地区尽量选择低硫和低灰分的燃煤，逐步以无烟燃料取代产烟燃料，以气态燃料取代固态燃料，从而减少烟尘和 SO_2 的排放。与分散供热相比，集中供热可节约 30%～35% 的燃煤，而且便于提高除尘效率和采取脱硫措施，减少烟尘和 SO_2 的排放量。逐步淘汰高能耗、重污染的燃煤锅炉；燃煤锅炉优先使用优质低硫煤、洗后动力煤或固硫型煤；改造锅炉，提高燃烧效率，大力降低能耗。另外因地制宜，积极开发水电、地热、风能、海洋能、核电及太阳能等新型能源。

3. 科学调整公共交通系统结构，控制机动车尾气污染

（1）大力发展城市轻型轨道交通：轻型轨道交通运载能力大，运营成本低。与地铁比，建设费用低，养护费用少，噪声低等。因此，发展轻型轨道交通能适应社会经济发展和居民生活的需要，能改善城市环境。

（2）大力发展城市公共汽车交通：提高公共交通对小汽车的竞争力，促进小排量车辆的推广。

（3）控制机动车尾气污染：随着中国机动车保有量的持续增长，机动车污染物排放总量持续攀升。目前，机动车尾气排放已成为影响中国大气环境质量的主要因素之一。因此，改变机动车的动力，如开发电动机动车及代用燃料机动车，使机动车根本不产生或只产生很少的污染气体，是最根本和最终的途径。另外可采用机内净化、机外净化、燃料的改进与替代等措施。机内净化技术是指采用设计优良的发动机、改善燃烧室结构、采用新材料、提高燃油质量等都能使机动车排气污染减少；机外净化技术就是在机动车的排气系统中安装各种净化装置，采用物理、化学的方法减少排气中的污染物；但两种技术均不能达到“零排放”。

4. 加强工业及生活废水的利用与处理 提供工业用水的重复利用，例如，冷却循环用水，除水温升高外一般无明显污染，冷却后完全可以重复使用。对于已经污染的工业废水、生活污水、医疗机构污水应通过物理、化学、生物等处理方法净化达到排放标准后方可排放。

5. 注重粪便、城市垃圾、工业废渣的无害化处理和利用 粪便经过粪尿混合发酵、堆肥、沼气发酵等方法，不仅能有效控制肠道传染病，而且可作为农业肥料和改良土壤的重要措施。城市垃圾和工业废渣经过分类回收，可提高资源的重复利用率；通过卫生填埋、焚烧、生物降解等手段降低对环境的污染。

二、环境卫生监督与管理

（一）预防性卫生监督

在预防性卫生监督实施过程中，卫生部门应与环保部门密切配合，相互协作。要审阅有关设计图纸，收集相关资料，以有关的卫生标准等为依据，对未来的环境质量进行预测，从而对设计方案进行监督，使整个规划符合卫生要求。

1. 参与城乡规划 在新建城镇或改建旧城镇的规划阶段，必须掌握该城镇的发展规模。掌握城市功能分区，街道分区，污染源的种类、数量和分布以及污染物的种类与排放量，居住区的位置，人口密度，建筑密度，绿地分布，当地的气象、水文和地形资料等情况。同时，应尽可能获得当地的大气、水体等环境质量资料，必要时可在冬和夏两季、丰水和枯水季节分别对该地区主要污染物及拟建项目所要排放的主要污染物进行质量监测，以获得本底资料。收集当地居民的人口资料和健康资料，重点收集呼吸道疾病、消化系统、心脑血管疾病、肺癌等肿瘤和出生缺陷等的发病率和病死率，以及人群中机体免疫水平、儿童生长发育状况等资料。同时应建立环境质量和人群健康状况的档案，为日后进行动态观察提供必要的本底资料。

2. 审查设计资料

（1）审查拟新、改、扩工厂的设计资料：对于拟新建、改建、扩建的工厂，应审查选址地理位置、厂址与居民区的相对方位和距离是否合适；生产中使用的燃料种类和使用量，主要原料、产品和副产品的种类及其工艺过程；“三废”中有害物质的成分、浓度和理化及生物学特征，“三废”的排放量、排放方式、排放规律；当地气象条件、水文和地形特点；卫生防护距离的设计方案；净化设施及其效率等资料。此外，还应审查各项防护措施是否均能有效落实。对于其他点源，如垃圾焚烧站、污水处理厂、医疗卫生机构等，也应按照上述原则予以监督管理。

（2）审查拟新建线源的设计资料：对拟新建的交通流量大的线源，要掌握其路线分布、交通运输工具的种类和数量、燃料种类和使用量、沿线两侧建筑物的类型和分布是否有利于废气扩散等。在评价中要尽可能收集沿线的大气质量和人群健康状况的本底资料。

（3）审查拟新建居住区的设计资料：对拟新建的居民区，其附近不应有大气污染源和局部的空气污染源。建筑物的间距要适当，以利于空气流通。居住区内的生活炉灶和采暖锅炉，应尽量使用天然气等气态燃料和工业余热，以减轻居住区的大气污染；生活污水排放和生活垃圾的处理要避免对水体和土壤的污染。

（二）经常性卫生监督

1. 环境质量监测 对于点源、面源和线源污染源应定期进行环境质量监测，积累各种有关资料，进行动态观察。对于主要污染源，应建立重点档案，并制订发生紧急事故的应急处理措施。同时必须配备进行现场事故紧急处理时所需的个人防护用品。对于居住区内的局部污染源应加强管理，周围及居住区内能产生废气、废水和粉尘的小工厂，均应迁出居住区。并经常检查居住区内或附近的水体、土壤的卫生状况，及时清除水坑、废渣堆、垃圾堆等局部污染源。定期对水体的自净能力进行分析，对医疗机构污水特别是传染病、结核病医院的污水要加强卫生管理，对污水灌溉的农田或污水养殖区，要定期监测污水水质、土壤、农产品和水生动植物中有害物质的含量，防止污水灌溉和养殖通过食物链而造成的健康危害。

2. 健康监测 对社区居民的健康状况应进行定期统计分析，建立健康档案。内容包括社区人口统计资料、个人健康记录、出生登记、死亡登记，传染病、慢性病的发病率和患病率及环境污染监测资料等。要密切关注污染源附近居民的健康状况，保护高危人群。

3. 建立危险品档案 对具有潜在危险的化学品应建立危险品档案，以备紧急情况下查阅。档案内容包括危险化学品的名称、理化特性、贮存量、存放位置、毒性、中毒表现及防范措施、事故处理预案、信息来源等。

4. 信息与决策 经常收集国内外卫生、环保的科技信息，吸取先进经验。定期总结工作经验，分析原因；经常对居民和政府部门进行环保和卫生知识的宣传和普及，提高他们的环保意识和卫生知识水平；及时向政府部门通报监督的情况，以便政府及时做出正确的决策。

三、环 境 保 护

环境保护（environmental protection）是人类有意识地保护自然资源并使其得到合理的利用，防止自然环境受到污染和破坏；对受到污染和破坏的环境必须做好综合治理，以创造出适合人类生活、工作的环境。环境保护的内容主要有：

链接

环境科学与环境卫生学

环境科学（environmental science）是研究人类生存的环境质量及其保护与改善环境问题的科学。其是运用地理学、生物学、化学、物理学、医学、工程学、数学以及社会学、经济学、法学等多种学科的知识对环境问题的系统研究。

环境卫生学（environmental health）是研究自然环境和生活环境与人群健康的关系，揭示环境因素对人群健康影响的发生、发展规律，为充分利用环境有益因素和控制环境有害因素提出卫生要求和预防对策，增进人体健康，提高整体人群健康水平的科学。

（一）防治由生产和生活活动引起的环境污染

该项包括防治工业生产排放的“三废”（废水、废气、废渣）、粉尘、放射性物质以及产生的噪声、振动和电磁微波辐射，交通运输活动产生的有害气体、液体、噪声，海上船舶运输排出的污染物，工农业生产和人民生活使用的有毒有害化学品，城镇生活排放的烟尘、污水和垃圾等造成的污染。

（二）防止由建设和开发活动引起的环境破坏

该项包括防止由大型水利工程、铁路、公路干线、大型港口码头、机场和大型工业项目等工程建设对环境造成的污染和破坏，农垦和围湖造田活动、海上油田、海岸带和沼泽地的开发、森林和矿产资源的开发对环境的破坏和影响，新工业区、新城镇的设置和建设等对环境的破坏、污染和影响。

（三）保护有特殊价值的自然环境

该项包括对珍稀物种及其生活环境、特殊的自然发展史遗迹、地质现象、地貌景观等提供有效的保护。

（四）其他

另外，城乡规划，控制水土流失和沙漠化、植树造林、控制人口的增长和分布、合理配置生产力等，也都属于环境保护的内容。

环境保护已成为当今世界各国政府与人民的共同行动和主要任务之一。中国把环境保护宣布为一项基本国策，并制定和颁布了一系列环境保护的法律、法规，以保证这一基本国策的贯彻执行。

进展与评述

一、环境科学的产生和发展

环境科学是在20世纪50年代环境问题严重化的背景下诞生的，1954年美国学者最早提出了“环境科学”一词。国际性环境科学机构出现于20世纪60年代，1968年国际科学联合理事会设立了环境问题科学委员会，20世纪70年代出现了以环境科学为内容的专门著作，其中为1972年“联合国人类环境会议”而出版的《只有一个地球》是环境科学中一部最著名的绪论性著作。与此同时，环境科学的方法论也在发展。例如，在环境质量评价中，逐步建立起一个将环境的历史研究同现状研究结合起来，将微观研究同宏观研究结合起来，将静态研究同动态研究结合起来的研究方法；并且运用数学统计理论、数学模型发展到从整体上进行综合研究。通过这种研究，逐渐形成生态系统和经济社会系统的相互关系的理论。

随着人类在控制环境污染方面所取得的进展，环境科学这一新兴学科也日趋成熟，并形成自己的基础理论和研究方法。它将从分门别类研究环境和环境问题，逐步发展到从整体上进行综合研究。

二、可持续发展

1987年挪威首相布伦特兰夫人在她任主席的联合国世界环境与发展委员会的报告《我们共同的未来》中，把可持续发展（sustainable development）定义为“既满足当代人的需要，又不对后代人满足其需要的能力构成危害的发展”。这一定义得到广泛的接受，并在1992年联合国环境与发展大会上取得共识。中国有的学者对这一定义作了如下补充：可持续发展是“不断提高人群生活质量和环境承载能力的、满足当代人需求又不损害子孙后代满足其需求能力的、满足一个地区或一个国家需求又未损害别的地区或国家人群满足其需求能力的发展”。

可持续发展所要解决的核心问题有：人口问题、资源问题、环境问题与发展问题，称PRED问题。

可持续发展的核心思想是：人类应协调人口、资源、环境和发展之间的相互关系，在不损害他人和后代利益的前提下追求发展。

可持续发展的目的是：保证世界上所有的国家、地区、个人拥有平等的发展机会，保证子孙后代同样拥有发展的条件和机会。

可持续发展的要求是：人与自然和谐相处，认识到对自然、社会和子孙后代应负的责任，并有与之相应的道德水准。

全球范围内可持续发展包括五个方面，见图 15-3。

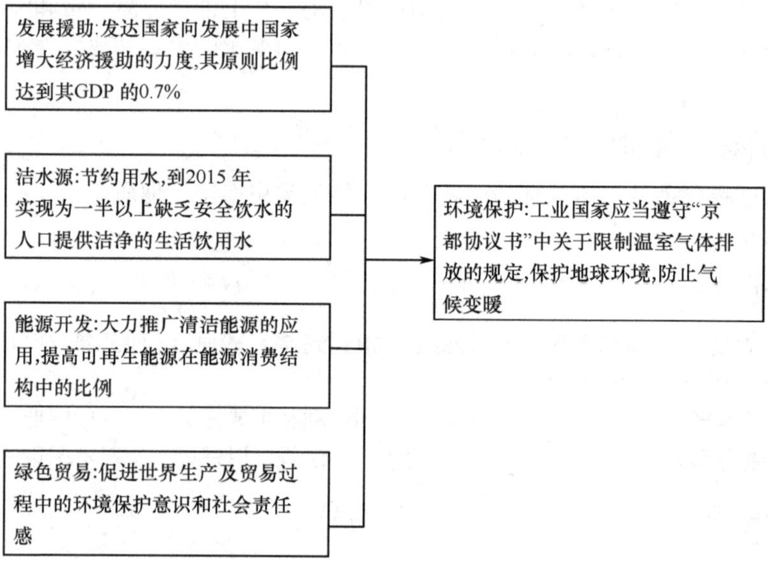

图 15-3　全球可持续发展五大要点

三、人与环境的可持续、协调发展

自然界、人类社会和科学技术是三个相对独立的领域，它们既相互区别，又相互联系、不可分割。人类的进化和发展史就是主动依赖于环境、适应环境、改造环境，创造更加美好的环境条件的过程，就是人与环境相互作用的动态过程。人可以利用和改造环境，环境又会为人类的发展提供有利条件。人与环境是可以协调发展的。

首先，要树立协调的发展观。在人与环境的关系中人是主体，人和环境的协调发展是通过人类活动与环境生态平衡来实现的。历史上人在改造环境的过程中遇到的挫折和失败往往都是观念上的失误造成的，树立人和环境持续、协调发展观念是解决人口、资源和环境问题的前提。要增强人与环境的整体性认识。当代科技发展与人类实践表明，人类社会与自然界是相互依存、辩证统一的整体，这种整体性是人类得以生存和发展的必要条件。因此人类在进行各种活动时必须从人与环境的整体出发，以依存互利、协调发展为最高准则。

其次，要发挥科学技术的调控作用。科学技术揭示了世界的本质和规律，是人类认识改造自然、协调人与环境关系的根本手段。科学技术的发展揭示了人与环境动态平衡的内在机制与规律，为协调人与环境的发展提供了更加有效的途径和手段。要人们从社会与环境的整体观念出发，坚持经济效益、社会效益与生态效益相统一的原则，努力发展科学技术的调节作用，就可以消除人与环境之间的恶性循环，建立良性循环，使人类社会与自然协调一致地向前发展。可持续发展任重道远，要解决目前因资源耗竭、生态破坏等引发的一系列问题需要付出极大的努力和辛勤的工作，人类社会现已步入 21 世纪，人与环境的协调发展已成为新世纪人类追求的目标。

总之，人与环境息息相通，密不可分，环境的变化可以直接或间接影响人类。由于客观环境的多样性和复杂性以及人类特有的改造和利用环境的主观能动性，使环境和人类呈现出极其复杂的关系。人类不断地适应环境、改造环境，环境为人类提供生命物质和生活、生产场所，在漫长的历史岁月中构成了人类与环境之间的对立统一的关系。人类与环境在历史的进程中必须共同协调发展，在经济建设中做到经济效益、社会效益、生态效益的高度统一，只有这样，才能保证人类的可持续发展与环境的高度统一。

（王文军）

参 考 文 献

刘世炜，周脉耕，王黎，等. 2015. 1990 年与 2010 年中国归因于室外空气污染的疾病负担分析. 中华预防医学杂志，49(4): 327-333.

陶芳标，马骁，杨克敌. 2009. 公共卫生概论. 北京：科学出版社.

王建生，韦正峥，金笛. 2015. 关注重特大突发事件环境污染对长期健康的影响——“美国 911 救援人员癌症高发”带来的启示. 环境战略与政策专报，(37).

王文军，张璟，张春芝，等. 2013. 济宁市采煤塌陷区水体重金属含量及煤、煤矸石淋溶试验研究. 中国卫生检验杂志， 23 (5): 1142-1144.

王文军，张璟，张迎建. 2013. 济宁市采煤塌陷区水体中重金属污染状况调查. 职业与健康， 29 (1): 5-7.

杨克敌. 2012. 环境卫生学. 北京：人民卫生出版社.

詹平，陈华. 2008. 环境卫生学. 北京：科学出版社.

张国庆，叶冬青. 2003. “9 · 11 事件”卫生调查概述. 中国公共卫生，19 (8): 906-908.

张璟，刘学，阚海东. 2012. 上海市日平均气温对居民死亡数的滞后效应研究. 中华流行病学杂志， 33 (12): 1252-1257.

Centers for Disease Control and Prevention. 2002. Impact of September 11 attackson workers in the vicinity of the World Trade Center-NewYork city .MMWR，51 (S): 8- 10.

Herman D, Felton C, Susser E. 2002. Mental health needs in New York statefollowing the September 11th attacks. J Urban Health，79(3): 322- 331.

Huang C，Barnett AG，Xu Z，et al. 2013. Managing the health effects of temperature in response to climate change：challenges ahead. Environ Health Perspect，121：415-419.

The Centers for Disease Control and Prevention. 2002. Self- reported increasein asthma severity after the September 11 attacks on the World Trade Center-Manhattan，New York，2001 . JAMA，288 (12): 1466-1467.

Weiss L, Fabri A, McCoy K, et al. 2002. A vulnerable population in a time ofcrisis: drug users and the attacks on the World Trade Center. J UrbanHealth， 79 (3): 392- 403.

Yang J，Qu C-Q，Ding Y，et al. 2012. daily temperature and mortality：a study of distributed lag non-linear effect and effect modification in Guangzhou. Environmental Health， 11：1-9.

Zhang J，Li TT，Tan J G，et al. 2014. Impact of temperature on mortality in three major Chinese cities. Biomed Environ Sci， 27 (7): 485-494.

第十六章 精神卫生

Mental health

精神健康是健康不可或缺的组成部分，精神卫生在实现全民健康方面具有重要作用。本章首先从精神卫生与公众健康之间的关系，阐明精神卫生具有与一般公共卫生相似的性质，可以采取公共卫生的方法，从群体的角度预防精神障碍、促进精神健康，以及治疗和管理精神障碍患者；然后基于生物-心理-社会医学模式介绍了精神健康的决定因素，以及现代化和全球化时期面临的新的与精神健康相关的因素；最后介绍了精神障碍预防策略和措施，以及精神健康促进的内涵、重要性和实践。

第一节 精神卫生与公众健康

不论在中国还是在全世界，精神卫生（mental health）已经或正在迅速成为现代公共卫生的主要领域之一。2013 年，世界卫生组织（WHO）提出，只有采取公共卫生方法，才有可能达到改善精神健康、降低精神障碍个人和社会代价的双重目标。

【案例 16-1】

2004 年 12 月，中国启动第一个中央补助地方重性精神疾病管理治疗项目，即“686 项目”。该项目以全面控制重性精神疾病为目的，以防治结合为手段。其工作内容主要是登记、评估重性精神疾病患者，随访有危险倾向的患者，免费向有危险倾向的贫困者提供抗精神病药物治疗、免费化验等。这是中国近年来公共精神卫生最大的和最有影响力的项目。

2008 年，“加强地方病、职业病、精神病防治”首次出现在中国政府工作报告中，国家和政府开始着手进行公共精神卫生服务体系建设。2009 年《医疗卫生体制改革近期重点实施方案》指出应定期为包括精神疾病在内的五大类人群提供防治指导服务，重点改善精神卫生等专业公共卫生机构的设施条件，同年 7 月重性精神疾病管理被正式纳入中国九大类公共卫生服务项目，这标志着中国的精神卫生从单纯的临床精神病学服务进入到了公共精神卫生（public mental health）时代。

重性精神疾病包括哪些疾病？重性精神疾病对公众健康的影响如何？为什么重性精神疾病管理要纳入基本公共卫生服务？

引申的知识

一、重性精神疾病包括哪些疾病

重性精神疾病，即精神病性障碍（psychotic disorders），是指精神活动严重受损导致对自身健康状况或者客观现实不能完整辨认，或者不能控制自身行为的精神障碍。中国目前将精神分裂症、偏执性精神病、分裂情感性障碍、双相情感障碍、癫痫所致精神障碍和精神发育迟滞伴发精神障碍等六种疾病列为重性精神疾病进行管理。

精神分裂症也称为早发性痴呆，是一种常见的病因未明的精神障碍，多起病于青壮年，常具有思维、情感、感知、行为和人格等多方面的障碍和精神活动的"分裂"。病程多迁延，易复发，多次发病者会转入慢性状态，一般无意识障碍和智能障碍。分裂情感性障碍是指精神分裂症和情感性障碍同时并存，两组症状又同样突出的一类精神病性障碍。据 WHO 统计，分裂情感性障碍患病比例占精神分裂症的 13%；国内为 5.3%。偏执性精神病，又名妄想性精神病，是一组病因未明、以系统妄想为主要症状的精神障碍。据国外统计，偏执性精神病时点患病率为 0.03%，终生患病率为 0.05%～0.1%。癫痫所致精神障碍是一组原发性反复发作的脑异常放电所致的精神障碍。精神发育迟滞伴精神障碍，指精神发育迟滞者，伴发其他形式的精神障碍。据国外报道，轻度精神发育迟滞合并精神障碍的频度为 4%～6%。双相障碍，是一组情感（心境）显著改变——以情感高涨或低落（可伴或不伴焦虑）为特征的疾病。

二、重性精神疾病对公众健康的影响

重性精神疾病不仅仅是个人问题，已上升为严重的社会问题和公共卫生问题。WHO 报告显示，全球有 2400 万人患精神分裂症。中国疾病预防控制中心精神卫生中心公布中国精神障碍患病率已由 20 世纪 70 年代的 5.4‰上升到 80 年代的 11.1‰、90 年代的 13.47‰。每 13 人中，就有 1 人是精神障碍者，不到 100 人中，就有 1 人是重性精神疾病患者。重性精神疾病患者中精神分裂症人数最多，达 600 万人次，相当于每 60 户居民中有 1 例，且还在以每年 10 万名的速度增加。此外，据报道，中国重性精神疾病患者致残率高达 60%，自杀率达 30%。

重性精神疾病多为慢性病，易复发、难根治，需要长期管理。医疗费用的高昂与并不明显的治疗效果往往造成沉重的经济负担。中国卫生部门统计数据表明，中国累计登记建立居民健康档案并且录入系统的重性精神疾病患者中，经济状况在当地贫困标准以下的占 57%。重性精神疾病给家庭带来沉重的负担，不仅包括经济负担，还包括日常生活、家庭关系以及心理和精神方面的负担。由于长期照料患者，家庭成员的生活质量明显下降。一方面，照料者由于患者不断制造麻烦需要解释和解决；另一方面，患者预后效果不佳、反复复发，同时又面临昂贵的经济费用及充斥偏见和歧视的外在环境，往往产生过大的压力和羞耻感。因此，与其他疾病的照料者不同，重性精神疾病病人的家属存在着严重的负面抑郁情绪，患躯体疾病或精神疾病的概率均比其他群体增加好几倍。

重性精神疾病不仅影响社会群体健康水平，影响社会经济发展，也对社会安定带来影响。据报道，中国 15 岁以上人口中重性精神疾病的患病率为 1%，其中约 10%的患者有肇事肇祸倾向。重性精神疾病患者可能出现的突发性危险行为，往往产生恶性事件，造成人员伤亡、财产损失等不良影响。虽然还没有证实重性精神疾病患者作为群体比一般群体恶性案件犯罪率更高，但其肇事肇祸常伴有突然性，手段也比较过激，且受害者几乎 90%为其近亲。因此不但给家庭造成了毁灭性的打击，也给社会带来了不安定因素，甚至影响社会经济发展。此外，重性精神疾病患者就诊率过低，据统计，只有 20%的患者前往医院就医，另外的 80%都未得到有效治疗，流散在社会中，而这部分人往往更容易无家可归、生活贫困，这无疑对社会负担来说更是雪上加霜。

三、公共卫生方法在重性精神疾病患者管理服务中的作用

公共卫生的核心在于组织社区力量，以预防疾病和促进健康。在传统的医学模式中，精神科医生的核心职责是诊断和治疗精神障碍，而公共精神病学和社区精神病学要求精神卫生专业人员更多地考虑流行病学监测、健康促进、疾病预防和卫生服务可及性。

重性精神疾病是世界疾病分类中较为严重的疾病，患者在发病时对自己的行为丧失辨认能力和控制能力，容易对社会和他人造成严重危害。同时，重性精神疾病患者不能对自身行为后果承担责任，无法借助法律手段对其进行控制，因此对重性精神疾病患者开展合适的康复治疗和

管理十分必要。中国以往对重性精神疾病患者的管理主要由医院负责。由于医院资源较为紧缺，无法为患者提供完善的随访与预后服务。中国将重性精神疾病患者的管理列入国家基本公共卫生服务项目，可借助已有的公共卫生体系和方法治疗、管理重性精神疾病患者，实现医疗资源的合理分配。同时，由基层医疗卫生机构牵头，在医院、家庭、社区的配合下对重性精神疾病患者开展救治、康复、管理，有助于最大限度动员患者家庭及社会的力量，提高重性精神疾病的治疗效果，预防和减少复发，并逐步恢复患者的生活交往、学习和工作能力，达到重返社会的目的。

“686 项目”模式即是一种政府主导、全员参与、科学支撑、社区为主的重性精神疾病连续防治模式。项目不仅有专科医护人员提供关键的诊疗技术支持，还包含了社区医生、公共卫生专干、居民委员会、残联助残员、民政干事及片区民警等社会各阶层的全面参与和服务。

链接

重性精神疾病管理内容

对重性精神疾病患者开展健康管理服务是采取预防为主、防治结合、重点干预、广泛覆盖的方法，提供连续的免费服务，从而帮助患者及其家庭获得均等化的基本公共卫生服务。提供服务的医务人员都接受过专门的重性精神疾病管理培训。管理内容具体包括医生主动与患者和家属联系，每年 4 次随访患者，了解患者病情，若病情有变化，医务人员可以提供转诊服务；在患者病情许可下，征得家属和患者本人同意，每年可以进行一次健康检查；对患者及其家属进行有针对性的健康教育和生活技能训练，以控制患者病情发展。

扩展的内容

一、精神卫生和公共精神卫生概念

“精神卫生（mental health）”一词大约起源于约翰霍普斯金大学卫生与公众健康学院（School of Hygiene and Public Health）Paul Lemkau 教授于 1956 年出版的一本标题为《精神卫生与公众健康》（*Mental Hygiene and Public Health*）的教科书。近几十年来，英文文献中已普遍使用 Mental Health，很少使用 Mental Hygiene。

精神卫生（mental health），也称心理卫生，指精神健康状态，以及一切旨在促进精神健康的政策、行动和措施。1986 年，WHO 将“精神健康”定义为“个人能够认识自身能力，能够应对正常的生活应激，能够有成效地工作，以及能够对所在社区做出贡献的良好状态”。WHO 认为，精神卫生是直接或间接地与维护良好的精神状态（mental well-being）相关的、范围广泛的活动，具体包括为精神障碍患者提供治疗和康复服务，预防精神障碍，促进精神健康。这里精神障碍（mental disorder）是指一类具有临床诊断意义的精神健康方面的问题，主要表现为认知、情绪、行为等改变，可伴有痛苦体验和（或）功能损害。

公共精神卫生（public mental health）是公共卫生的分支，它以人群为对象，通过公共卫生行动促进群体的精神健康，预防和治疗精神障碍，并为精神障碍患者提供康复服务。公共精神卫生具有以下几个特点：①公益性：公共精神卫生工作通常使用公共资金或资源，以社会/社区/人群为工作对象，以全社会的福祉为工作目的；②预防为主：临床精神病学的核心工作是治疗已经患有精神障碍的患者，而公共精神卫生则把重点放在预防精神障碍、促进精神健康方面；③多学科合作、多部门联合。

公共精神卫生的发展与西方 20 世纪 60～70 年代的“去机构化”（deinstitutionalization）和社区精神卫生（community mental health）的发展有着密切的联系。一般而言，社区精神卫生属于公共精神卫生的范畴，但“社区”这个词强调的是生活在一定地理范围内的居民集合，“公共的”则更强调政府在精神卫生服务的组织和提供，以及精神卫生服务费用支付中起的作用。

二、精神卫生与公众健康

以下主要从精神障碍的流行状况、疾病负担以及精神障碍与躯体疾病的关系三个方面阐述精神健康对公众健康的影响，以说明公共精神卫生的重要性。

（一）精神障碍的流行状况

WHO 数据显示：目前全球约有 4.5 亿精神障碍患者，世界人口中每 4 人就有 1 人在人生的某个阶段出现精神障碍；当今世界前十种导致残疾和早死的主要疾病中有 5 种属于精神障碍；预计到 2020 年，各种精神障碍将成为导致死亡和残疾的第二大原因。精神卫生已经成为全球各国面临的一个突出的社会问题。WHO 的官员指出，人类已由“传染病时代”、“躯体病时代”进入“精神疾病时代”。

世界精神卫生调查（World Mental Health Survey，WMHS）结果显示：精神障碍在所有参与调查的国家中相当普遍；多种精神障碍共患现象也相当普遍；调查的主要四种精神障碍的患病率范围分别为：焦虑障碍（anxiety disorders）4.8%～31.0%、心境障碍（mood disorders）3.3%～21.4%、冲动控制障碍（impulse-control disorders）0.3%～25.0%、药物滥用导致的精神障碍（substance use disorders）1.3%～15.0%。哈佛公共卫生学院的学者收集了 1980—2013 年 63 个国家的精神障碍调查资料，综合分析结果表明，17.6%的调查对象在过去 12 个月有精神障碍症状，29.2%的调查对象有过精神疾病史。

1982 年中国开展了第一次中国精神卫生流行病学 12 个地区的协助调查工作，结果表明 15 岁及以上人群中精神障碍时点患病率为 10.54‰，终生患病率为 12.69‰。1993 年实施了中国第二次精神障碍流行病学调查，在第一次调查的 12 个地区中抽取 7 个地区，采用相同的方法和标准进行调查，结果显示时点患病率为 11.18‰，终生患病率为 13.47‰。2005 年一项包括中国四个省份（山东、浙江、青海和甘肃）的精神障碍调查显示，中国居民 1 个月精神障碍患病率达到 17.5%，其中情绪障碍患病率为 6.1%，焦虑症患病率为 5.6%，药物滥用率为 5.9%，精神分裂症患病率为 1.0%。

链接

患病率相关概念

终生患病率（lifetime prevalence）：指调查对象中，一生中患有研究疾病者所占的比例，调查症状出现的时间范围为“有生以来”。

12 个月患病率（12-month prevalence）：指调查对象中，在过去 12 个月内患有研究疾病者所占的比例，调查症状出现的时间范围为“过去 12 个月”。

30 天患病率（30-day prevalence）：指调查对象中，在过去 30 天内患有研究疾病者所占的比例，调查症状出现的时间范围为“过去 30 天”。

链接

世界精神卫生调查

世界精神卫生调查（World Mental Health Survey，WMHS）是一项对精神障碍进行评估、分类及流行病学研究的计划，由 WHO 组成的世界精神卫生调查联盟（World Mental Health Survey Consortium）负责协调所有 WHO 协作国的人群精神障碍流行病学调查，包括项目实施及数据分析，尤其关注发展中国家。调查对象为各参与国的社区 18 岁以上居民；调查工具为《世界精神卫生-复合性国际诊断交谈表》（Composite International Diagnostic Interview-World Mental Health，CIDI-WMH）；调查方法是入户访谈调查。

到 2006 年，已经完成了包括中国（北京和上海城区）在内的 17 个国家和地区的调查，涉及了 WHO 的各大洲的部分成员国。截至 2009 年年底，全球已有 30 多个国家参加了 WMH 调查行动。由于使用相同的工具及诊断标准，各国的数据具备了可比性。

（二）精神障碍的疾病负担

1. 精神障碍的流行病学负担 1990 年的全球疾病负担（Global Burden of Disease，GBD）结果显示，神经精神疾患的疾病负担占总负担的 10.4%，到 2004 年，这个比例增长到 13.1%。2010 年，WHO 和世界银行再次在全球范围内进行了疾病负担的研究。此次调查，WHO 将神经障碍和精神障碍分开计算，精神障碍（不包括阿尔兹海默病/痴呆）疾病负担占总负担的 7.4%。以伤残损失健康生命年（Years Lived with Disability，YLD）计算，2010 年精神障碍所致 YLD 占全部疾病负担的 22.7%。与 1990 年相比，2010 年每 10 万人口的伤残调整生命年（Disability Adjusted Life Year，DALY）降低了 23.4%，非传染性疾病的每 10 万人口 DALY 降低了 3.8%，但精神与行为障碍导致的每 10 万人口 DALY 增加了 5.9%。GBD 研究还发现，精神障碍是 15～39 岁青壮年人群主要的疾病负担之一。

WHO 的 GBD 研究中应用 DALY 对中国的精神障碍的疾病负担进行了评定，并与全球疾病负担进行比较，认为精神障碍同样是中国主要的疾病负担来源，并有逐渐升高的趋势。1998 年中国神经精神疾患占疾病总负担的 15.1%，比全球数字高，如果加上自杀/自伤达 19.3%，到 2020 年神经精神疾患占疾病总负担的比例将升至 15.5%，加上自杀/自伤将达 20.2%。在全球范围和中国，导致 YLD 的前 20 位疾病和伤害中，精神与行为障碍均有 7 种，其中单向抑郁障碍均排名第二（表 16-1）。

表 16-1 导致 YLD 的前 20 位疾病和伤害（全球和中国，2010）

排位	全球	中国
1	下背痛	下背痛
2	重性抑郁障碍	重性抑郁障碍
3	缺铁性贫血	缺铁性贫血
4	颈痛	其他骨骼肌肉疾病
5	COPD	糖尿病
6	其他骨骼肌肉疾病	骨关节炎
7	焦虑障碍	跌倒
8	偏头疼	COPD
9	糖尿病	酒精使用障碍
10	跌倒	其他听力丧失
11	骨关节炎	精神分裂症
12	物质使用障碍	焦虑障碍
13	听力丧失	道路交通事故
14	哮喘	双向情感障碍
15	酒精使用障碍	心境不良
16	精神分裂症	缺铁性贫血
17	道路交通事故	偏头痛

续表

排位	全球	中国
18	双向情感障碍	物质使用障碍
19	心境不良	缺血性心脏病
20	癫痫	良性前列腺增生

2. 精神障碍的经济负担 WHO 报告 2010 年全球精神疾病负担近 2.5 万亿美元，其中 2/3 为间接成本；预计 2030 年全球负担会超过 6 万亿美元。这 2.5 万亿或者 6 万亿到底是个什么概念？2009 年全球医疗总费用是 5.1 万亿美元；欠发达国家每年的 GDP 不到 1 万亿美元；过去 20 年全球的海外发展援助总值不到 2 万亿美元。一项研究认为，2011—2030 年，精神障碍将在全球累计导致高达 16.3 万亿美元的经济产出损失。

3. 家庭负担 精神障碍患者本人精神难以完全治愈和康复，因而对患者家庭和有关成员（或照料者）造成的问题、困难或不良影响，对家庭而言就是严重的家庭负担，包括客观负担和主观负担。客观负担指精神障碍患者的疾病症状和行为在家庭生活中成为一个扰乱性因素以及由此所引起的事件，包括经济负担，以及生理、社交、日常活动和家庭关系受到影响等；主观负担指精神障碍患者的家庭成员承受负担时的心理感受和精神压力，包括内疚感、焦虑、抑郁、愤怒、耻辱等。

4. 社会负担 疾病社会负担指疾病对于社会各方面所造成的负面影响，不仅包括疾病造成的患病群体社会功能的下降、疾病对整个社会造成的经济压力，还包括疾病在社会人群心理、社会经济贸易和商业、社会安定等方面造成的影响。

精神障碍的特有症状，包括认知、情感、行为等方面的紊乱，导致患者社会功能明显损害，防治精神障碍需要大量的资源；同时，精神障碍患者由于缺乏自知力，经常发生肇事肇祸事件，严重影响局部社区的安定，扰乱人群的心理，对社会和经济均会带来严重影响。近年来，精神障碍患者严重凶杀事件在世界各地都有报道。2013 年，美国治疗促进中心（Treatment Advocacy Center）和国家警察协会（National Sheriffs' Association）估计，中国范围内被警察杀害的人中，半数患有精神障碍，间接说明了精神障碍患者暴力行为对社会的危害。

（三）精神障碍与躯体疾病的关系

精神障碍与躯体疾病共患现象比较普遍。精神障碍经常对癌症、心血管病和艾滋病毒感染/艾滋病等其他疾病造成影响并受到其影响。例如，有证据显示，抑郁症使人易患心肌梗死和糖尿病，而这两者都会转而提高发生抑郁症的可能性。艾滋病患者、艾滋病毒感染者和患其他慢性疾病者面临病痛长期折磨和心理压力，比一般人群有较高的自杀率和更高的精神障碍患病率。中枢神经系统的疾病（如肿瘤、外伤、脑血管病等）和影响中枢神经系统的全身性疾病（如肝肾疾病、中毒、内分泌异常等）可直接导致各种精神症状。此外，精神障碍和躯体疾病有共同的影响因素，如社会经济地位既可影响精神障碍的发生、发展，也是一些躯体疾病的影响因素。精神障碍和躯体疾病共患对两者的预防和治疗效果也会产生影响。表 16-2 总结了精神障碍与躯体疾病关系的证据支持情况。

表 16-2 精神障碍与躯体疾病关系的证据支持

	MD 是 HC 的危险因素	MD 是 HC 的结局	共患病（因果方向不确定）	MD 影响 HC 的治疗依从性	MD 影响 HC 预后或结局	MD 治疗影响 HC 精神健康	MD 治疗影响 HC 身体健康
			非传染性疾病				
抑郁症和 CMD 与冠心病	4	3	3	2	3	1	−1
抑郁症与中风	3	3	3	0	3	1	−1
CMD 与糖尿病	1	2	3	3	3	1	1
精神分裂症与糖尿病	1	1	3	2	0	0	0

续表

	MD是HC的危险因素	MD是HC的结局	共患病（因果方向不确定）	MD影响HC的治疗依从性	MD影响HC预后或结局	MD治疗影响HC精神健康	MD治疗影响HC身体健康
传染性疾病							
抑郁症和CMD与HIV/AIDS	2	2	4	3	3	3	1
严重精神疾病与HIV/AIDS	1	3	3	1	2	0	0
认知损害和痴呆与HIV/AIDS	0	3	3	3	2	0	0
酒精滥用和物质滥用与HIV/AIDS	2	0	3	3	3	0	2*
CMD与疟疾	0	2	2	0	0	0	0
认知损害与疟疾	0	4	NA	0	0	0	0
物质滥用与结核	2	0	2	3	3	0	0
抑郁症或CMD与结核	0	2	2	3	0	0	2
产妇和儿童健康							
产后抑郁和CMD与儿童生长发育受损	3	0	1	0	0	NA	0
产妇精神病与婴儿死亡率	4	0	NA	NA	NA	NA	0

注：MD=精神障碍，HC=健康状况，CMD=常见精神障碍，NA=没有可获得的数据。4=来自Meta分析或系统综述的强有力的证据，3=来自几项研究的一致证据，2=只有一项研究的证据，1=证据不一致，0=没有明确的证据，–1=阴性结果。*精神障碍影响治疗依从性

三、精神卫生服务

（一）精神卫生服务体系

传统意义上，精神卫生服务就是对精神障碍患者的治疗。到目前为止，绝大多数国家的精神卫生服务仍然主要是通过临床医疗体系提供。临床医疗体系可以分为住院服务、门急诊服务和康复服务三大类。

20世纪60年代，“去医院化”运动兴起，认为对待精神障碍患者仅仅采用医学治疗是不够的，患者需要回归社会，而社区是精神障碍患者全面康复、回归社会的主要途径。社区精神卫生服务与公共卫生关系密切，是公共精神卫生服务体系的一个重要组成部分，兼有管理、治疗、护理、康复、监督等多项功能。社区治疗可为患者提供生活较为自由的环境，减少患者的病耻感；还可对病人开展有关工作技能、就业、社会交往能力、日常生活能力方面的训练，目的是让患者回归社会。目前，社区精神卫生服务体系结合急重性精神病患者入院治疗是精神障碍诊疗的较好模式，也是以后精神障碍诊疗的发展方向。

近年来，国内外的一个新的发展趋势是精神卫生与初级卫生保健的整合，即将精神卫生服务和躯体健康服务整合在一起。通过与初级卫生保健的整合，可以扩大精神卫生服务提供者的数量，更好地满足患者的需求；通过对初级卫生保健工作者提供精神卫生专业方面的培训和指导，有利于患者及时获得所需的专业帮助，可以减少首诊于初级卫生保健人员的患者出现诊断、治疗延误，专科就诊率和治疗率偏低的情况；由于精神障碍与躯体疾病密切相关，存在共患现象，通过专科医生和全科医生之间的交流甚至共同诊断和治疗患者，可以降低卫生服务提供环节中的重复部分，从而降低精神障碍和躯体疾病共患带来的负担。

近十余年来，随着信息科技的飞速发展，网络和电子技术在精神卫生服务领域的应用也有了很大的进展，从单纯提供信息的健康教育，到互动式的网络心理咨询，从自助式的干预，到运用现代科技进行个案管理。虽然这一领域兴起的时间不长，但是随着信息技术进一步塑造和改变人类的生活方式，精神卫生服务的提供模式也一定会随之改变。这一改变对于精神卫生资源匮乏的国家和地区来说，可能有着非常重要的意义。

（二）基本精神卫生服务

对各类精神障碍的治疗和康复、精神障碍预防和精神健康促进构成了基本精神卫生服务的主要内容。

1977年，美国精神病学家恩格尔乔治·利布曼·恩格尔（George Libman Engel）提出了新的医学模式——“生理-心理-社会医学模式”（bio-psycho-social medical model），该模式强调将生理治疗、心理治疗和社会功能康复治疗结合起来。针对生物性因素主要运用医学治疗，以药物治疗为主；针对心理因素主要运用心理治疗（如精神分析疗法、行为疗法、认知疗法），从内部帮助精神障碍患者减轻或消除心理阴影；针对社会因素主要由社会工作介入（如音乐治疗、舞蹈治疗、阅读和影视治疗、体育活动、简单作业训练、工艺制作训练、职业劳动训练），从外部帮助精神障碍患者康复。

精神障碍康复指运用一切可采取的手段，尽量纠正精神障碍患者的病态表现，最大限度地恢复其适应社会生活的精神功能。精神障碍康复有三项基本原则，即功能训练、全面康复、回归社会。功能训练是指利用各种康复的方法和手段，对精神障碍患者进行各种功能活动，包括心理活动、躯体活动、语言交流、日常生活、职业活动和社会活动等方面能力的训练；全面康复是康复的准则和方针，是指使患者心理、生理和社会功能实现全面、整体的康复；而回归社会为康复的目标和方向。

对于任何一种疾病来说，预防、治疗和康复是“全程治疗”三个不可分割的组成部分。1964年Gerald Caplan首先倡导对预防精神障碍的重视，并提出了“三级预防”（three levels of prevention）模式，对精神病学实践产生了巨大的影响。精神健康促进与精神障碍一级预防往往采取相似的策略，减少危险因素，增强保护因素，以达到促进精神健康和降低患精神障碍风险的双重效果。这两者紧密联系，相辅相成。不同的是，精神健康促进强调通过综合的社会和政治活动过程促进积极的精神卫生，从而降低精神障碍的发病率；而精神障碍一级预防强调通过消除或减少病因或致病因素来防止或减少精神障碍的发生。

进展与评述

一、全球精神健康面临的重大挑战

2011年，全球精神健康重大挑战（Grand Challenge in Global Mental Health）课题组在美国国立精神卫生研究所和慢性疾病全球联盟（Global Alliance for Chronic Diseases）的共同支持下，采用德尔菲法，征询了来自60多个国家的422名精神卫生研究者、倡导者、项目执行者和临床医生对全球精神健康优先领域的意见。专家们最终对6大类25项重大挑战达成共识。具体叙述如下。

（一）发现精神障碍的根本原因、危险因素和保护因素

精神障碍的病因极为复杂，目前认为，生物、心理和社会因素都与精神障碍的发生、发展有关，但难以确定一对一的因果联系。这一类的重大挑战有三个方面：其一是发现整个生命周期过程中可改变的社会和生物危险因素；其二是理解贫穷、暴力、战争、迁移和灾难对精神健康的影响；其三是发现精神障碍的生物学标志。

（二）促进预防和早期干预

已有很多研究证明一些精神障碍是可以预防的，但在全球范围内，精神障碍的预防工作并没有得到广泛的开展，很多发展中国家没有任何真正意义上的精神障碍预防项目，而对已有的精神障碍预防项目，其效果也没有得到系统的评估。这一类的重大挑战有五个方面，分别是：①支持社区环境，促进整个生命过程中的躯体和心理健康；②在各种各样的情境下，通过发展与所在文化相适应的早期干预措施，缩短没有接受治疗的患病时间；③发展干预措施，减少社会经济地位对儿童认知能力和精神健康的长期负面影响；④针对范围广泛的精神神经疾病，发展循证的预防

性干预方案；⑤根据当地情况，发展适当的措施消除儿童虐待，增强对儿童的保护。

（三）改善治疗、增加治疗的可及性

对于大多数精神障碍，目前已有有效的治疗方法。但是精神障碍的治疗率仍然很低。据 WHO 估计，在中低收入国家中，75%的精神障碍患者没有得到任何治疗。在接受过治疗的患者中，坚持系统治疗（systematic treatment）和获得有效治疗（effective treatment）的比例较低。这主要与精神卫生服务体系不完整和全社会普遍存在对精神障碍患者的社会歧视有关。因此，如何提高精神障碍患者的治疗率、系统治疗率和有效治疗率，是当前精神卫生工作面临的主要挑战之一。

在改善治疗、提高治疗可及性方面，应优先考虑：①将筛查和核心服务一揽子计划整合进常规的初级卫生保健服务中，以促使初级卫生保健服务提供者正确识别、处理和转诊求助于初级卫生保健的精神障碍患者；②改善有效治疗药物的供应并降低这些药物的价格，以使精神障碍患者能够支付相关的治疗费用；③发展能够为非专科医师（包括接受有限训练的非专业卫生工作者）使用的有效治疗方法；④将功能损害和能力障碍结合起来进行评估；⑤提供有效、支付得起的社区治疗和康复服务；⑥通过对中低等收入国家卫生工作者的培训，改善儿童对循证治疗方法的可及性；⑦发展移动和信息技术（如远程医疗），提高精神障碍患者对有效治疗的可及性。

（四）提高对精神障碍全球疾病负担的认识

全球疾病负担研究发现，在很大程度上被忽视的精神障碍，是导致人群疾病负担的重要原因。然而，精神障碍的重要性仍没有得到充分的认识，这是全球特别是发展中国家精神卫生服务不能满足人群需求的重要原因。与此同时，对精神障碍患者广泛存在的污名和社会歧视，与精神障碍患者不能有效利用精神卫生服务密切相关。因此，提高对精神障碍全球疾病负担的认识是全球精神卫生领域的一个重大挑战。

需要优先解决的问题包括：①在不同的文化环境中，需要发展与所在文化相应的方法，消除对精神障碍患者和家人的污名化、社会歧视和社会排斥；②需要建立与文化、社会经济和卫生服务因素相关的精神障碍发病、诊断、治疗和结局等方面不平等的跨国证据；③需要开发具有良好效度和信度的定义、模型和测量工具，以在不同文化和情境中，对个人和人群水平的精神健康、精神卫生服务进行定量的评定；④建立共享、标准化的全球数据系统，收集有关患病率、治疗模式、人力资源和卫生服务可获得性等方面的监测资料。

（五）人力资源建设

人力资源短缺是全球精神卫生服务面临的又一个重大挑战。在很多发展中国家，精神科专科医师的数量很少，而且分布不均匀，有些国家和地区甚至根本没有接受过正规培训的精神科医生。因此，人力资源的建设和任务转化，即鼓励非精神卫生专业工作人员参与精神卫生工作具有极为重要的意义。需要优先考虑的措施包括：①通过在中低收入国家建立区域性中心，结合所在地人们的观点和需求进行精神卫生研究、教育培训和实践，以提高精神卫生服务能力；②建立可持续的模式，培训不同文化和民族的专业与非专业精神卫生服务工作者，以提供循证的精神卫生服务；③在所有的卫生服务人员的培训中，加强精神卫生领域的培训。

（六）改革卫生体系和政策反应

精神卫生服务体系是否完整、是否合理、是否有效，是决定精神卫生服务可获得性、可及性和效率的主要因素。一个国家或地区的精神卫生政策可为精神卫生服务工作的可持续发展提供保障。到目前为止，大多数发展中国家还没有建立完整的精神卫生服务体系，精神卫生政策方面也存在很多问题。因此，需要优先在如下三个方面做出努力：①在全世界范围内，建立和实施针对精神障碍的最低健康服务标准；②重新设计卫生体系，将精神障碍与其他慢性疾病的卫生服务整

合在一起，在相关研究、培训、治疗和预防等方面，平衡对精神健康问题和躯体疾病的投入；③将精神卫生整合到国际援助和发展项目中去。

以上六个方面的重大挑战和25项优先领域的提出，体现了全球精神卫生发展应遵循的四项基本原则：①强调对整个生命过程的研究。②精神障碍带来的痛苦，不仅限于患者本人，而且延展到家庭和社会。因此，整个卫生体系的改变具有关键的意义；必须注意到社会排斥和社会歧视造成的影响。③任何精神卫生服务，都必须以证据为基础，遵循循证的原则。④必须充分认识环境暴露（如贫穷、战争和自然灾难）对精神障碍的影响。

二、全球精神卫生展望

展望未来，全球精神卫生将有可能在如下几个方面取得突破性的进展：

（1）更深入地认识精神健康的重要性。全球疾病负担研究将进一步凸显精神障碍所导致的疾病负担；精神障碍对个人、家庭和社会发展的影响将会以更为可视化的形式表达出来。

（2）全球性的精神健康问题，如对精神障碍患者的污名化、社会歧视和社会排斥，对精神障碍患者基本权利的侵犯等将得到国际社会进一步的关注和重视。

（3）进一步揭示全球性的精神健康危险因素，如战争、贫穷、灾难、社会不平等、各种形式的暴力、环境污染、人口老龄化、不健康的生活方式等对精神健康的损害及其作用机制。

（4）对资源短缺国家和地区的精神卫生援助有望进一步增加。

（5）发展适合当地社会经济和文化的精神卫生服务政策、体系、服务模式。

第二节 精神健康的决定因素

精神健康与躯体健康一样，均受到生物、心理、社会（文化）因素的影响，即内、外因素在精神障碍发病中共同起着决定性的作用。了解精神健康的影响因素，有助于更好地预防精神障碍的发生，促进人群精神健康。

【案例16-2】

2008年5月12日，中国四川省汶川县发生里氏8.0级特大地震，是近年来全球范围内震级最高、破坏最大、人员伤亡损失最惨重的自然灾害之一。此次地震共波及2000万人，超过7万人死亡、4万人受伤、18 467人失踪以及650万人无家可归；同时，参与此次地震救援、恢复清理和重建的人数超过13万人。此次地震造成的惨烈场面对经历、目睹和参与救援、恢复和重建的人群的心理健康造成严重的影响，其中较常见的精神障碍包括创伤后应激障碍（post-traumatic stress disorder，PTSD）、抑郁障碍、广泛性焦虑障碍、酒精依赖、睡眠障碍等。

大量研究显示，汶川地震发生后灾民的PTSD的患病率为8.9%～62.8%。其中有研究提出，汶川地震4个月后，经历汶川地震的幸存人群中，与地震相关的焦虑抑郁障碍的发生率为37.5%，男性24.9%，女性40.7%；而有亲属死亡人群的抑郁焦虑障碍的发生率为45.9%。该人群中无亲属死亡人群PTSD的发生率为28.6%，有亲属死亡人群的PTSD的发生率高达34.1%。同时，睡眠障碍、惊恐发作、酒精依赖等精神障碍的发生率均高于一般人群，其中青少年睡眠障碍的发生率达27.7%。同时，参与救援和重建的军人人群中也出现了不同程度的精神障碍，被确诊为PTSD者占56.3%，其中27%的军人患有单纯PTSD，53.2%共患抑郁症，42.9%共患焦虑症，还有一部分共病躯体形式障碍、物质依赖和睡眠障碍等。

在此次灾难性事件发生后，不同生理特征、社会人口特征人群的PTSD发生率不同。有研究提出，女性、初中以下文化程度、有躯体疾病尤其是伴有轻度颅脑损伤、地震中受伤、目睹人员伤亡、家中房屋严重损毁、财产损失50%以上的人群更容易出现精神障碍。也有研究提出，遗传因子如 STMN1-rs182455 SNP 基因型等对经历汶川地震后人群 PTSD 等精神障碍的发生发展具有重要作用。

汶川地震是什么样的事件？该类事件对人群精神健康带来什么样的影响？为什么同样经历该事件，有的人出现 PTSD 或其他精神障碍，有的人没有？

引申的知识

一、汶川地震是什么样的事件？

汶川地震是人类历史上一起重大灾难性事件。灾难（disaster），是指任何能对社会经济、人类的健康和生命产生破坏或损害的各种自然变异现象或人为事故。联合国将灾难定义为“一种超出受影响社区现有资源承受能力的人类生态环境的破坏”。

灾难性事件主要具有如下特点：①突发性：灾难往往突如其来，能在较短时间内摧毁人类生存环境。②毁灭性：灾难造成的危害是毁灭性的，它的巨大破坏性不仅表现在物质方面，更表现为对社会秩序、公共安全的威胁。③公共性：灾难性事件造成的伤害具有很大的消极社会作用和影响，它严重扰乱人群的正常行为和生活，这种公共性也表现在事件本身引起公众的高度关注。④影响的广泛性：灾难一般发生在同一时间或同一地域内，摧毁所有人的生存条件，造成的身心创伤在该地域内的人群中普遍发生。例如，心理损伤，灾难不仅对幸存者、遇难家属、救援人员造成严重的心理损伤，也会通过媒体等的信息传播对全社会造成潜在的心理创伤，广泛引起公众的应激反应，从而进一步影响大范围人群的精神健康。

二、灾难性事件对人群精神健康的影响

鉴定和评估灾难对精神健康的影响作用是一项非常复杂的工作，不仅要考虑灾难本身的应激源作用（如灾难的类型、破坏性、发生时间等），还要考虑受害者的特征（如灾前心理功能、社会经济地位等）。

灾难发生的瞬间以及灾后短时间内，灾难受害者尤其亲历事件的幸存者可能出现急性心理应激的表现，如震惊、焦虑、恐惧、愤怒、自责、睡眠问题、无助感或无望感、离群及躯体症状，孩子还可能表现为行为问题，如易激惹、遗尿等。一般来说，在灾后最初几天或几周经历的心理应激是一种正常反应，他们中的大多数个体能够利用自己的应对策略、自然资源及社会支持实现恢复。然而，部分受害者会表现出严重的精神卫生问题，如急性应激障碍（acute stress disorder，ASD）和创伤后应激障碍（post-traumatic stress disorder，PTSD）、抑郁、人际关系紧张、社会人际行为退缩、药物滥用等。据世界卫生组织（WHO）的统计数据估计，受灾人群中严重心理障碍发生率可由基线的 2%～3%上升至 3%～4%，中等程度心理障碍如 PTSD 或抑郁症发生率可由基线的 10%上升至 15%～20%。

Norris 等在 2002 年对 1981—2001 年的 60 000 例灾后幸存者进行回顾性研究，发现 11%的幸存者表现为轻度影响，只出现短暂的应激指征；51%表现为中度影响，有较长的应激反应；21%表现为严重创伤，出现明显的病理或疾病状态；18%为非常严重创伤。并发现幸存者中最常见的精神问题是 PTSD，约有 68%被评估为 PTSD，居第二位的是抑郁，焦虑位居第三。

值得注意的是，媒体在对灾难事件进行大规模报道的过程中可能会导致新的、更多的恐慌现象或恐慌心理产生。美国“9・11”事件后的研究发现媒介暴露与创伤后应激反应呈正相关关系。Michael 等对 3000 名亲睹媒体曝光“9・11”事件的儿童及其父母的焦虑状况分析得出，在观看“9・11”事件新闻报道后，5.4%的儿童及 1.2%的父母达到完全性的 PTSD（Full PTSD），18.7%的儿童及 10.7%的父母达到 PTSD 的阈值（subthreshold PTSD）。

精神健康工作者也是灾后精神创伤的高风险人群。因为工作需要，精神健康工作者频繁地接触应激源，成为灾难影响的亚人群。1995 年美国俄克拉荷马州 Alfred P.Murrah 联邦大楼被炸后，经历灾难并提供灾后精神健康服务的工作者中 64.7%出现较为严重的应激障碍，而在经历灾难但未参加精神健康服务的工作者中该比例为 44.1%。Yajun Guo 等对中国台湾地震援救人员（包括专业和非专业援救人员）的 PTSD 研究显示，灾难援救人员在援救过程中容易导致精神健康问题，其中专业及非专业援救人员的 PTSD 分别为 19.8%和 31.8%。

三、生物、心理和社会因素在灾难性事件对精神健康影响中的作用

灾难性事件作为生活应激性事件，对人群精神健康产生广泛性的影响，但具有不同生物、心理和社会特征的人群，受影响的程度不同。

大量双生子研究表明遗传学方面的脆弱性是导致人群在应激反应后发生 PTSD 的重要因素之一，PTSD 的发生能用遗传因素解释的比例占 13%～34%。研究显示，经历过战争等灾难性事件应激反应士兵的家族中，48%～74%存在某些精神障碍的血缘亲属，且个体如果具有一定的遗传易感素质，低强度的应激事件也容易导致应激障碍。一项对飓风受灾人群的研究发现，5-httpr 基因多态中的 S 等位基因能增加 PTSD 的发生风险。海马、杏仁核和前额叶皮层（PFC）是情感处理的神经边缘系统，与焦虑和情感障碍密切相关，PFC 的器质性病变均会降低应激反应终止、恐惧反应消除的能力，从而导致 PTSD、焦虑、抑郁等的发生。

有过创伤经历的人群再次经历灾难性事件更有可能发生精神障碍，且容易发生 PTSD、抑郁、焦虑等多种精神障碍合并症。在“9・11”事件中，童年时期有过创伤的人群 PTSD 发生率高于没有过早期创伤者。也有其他研究证明，在灾难性事件引起的精神障碍人群中，50%以上曾经经历过目睹死亡、亲人死亡、危及生命安全的疾病或伤害等创伤。

心理韧性是很重要的心理因素。心理韧性（psychological resilience）是指个体在遭受重大压力和危险环境时能良好适应、成功应对并迅速恢复的一种能力。在应对灾难性事件的过程中，心理韧性强者多能积极应对并迅速复原，心理韧性弱者应对事件的能力较弱，容易发生焦虑、不安等不良情绪，促进 PTSD、抑郁等精神障碍的发生。

社会因素尤其社会资本如社会经济水平、社会支持等对于灾难性事件后精神障碍的发生有重要的影响。事实上，作为社会环境因素，灾难性事件对人群精神健康的影响是与生物、心理和其他社会因素综合作用的结果。有学者提出，PTSD 的发生与发展受到基因、神经生物学、环境等因素相互作用的影响，遗传和早期生活应激可影响人的心理特质，表现为心理脆弱性或心理韧性，当暴露于创伤时，社会支持在心理韧性弱的人群 PTSD 的发生中起重要的作用，见图 16-1。

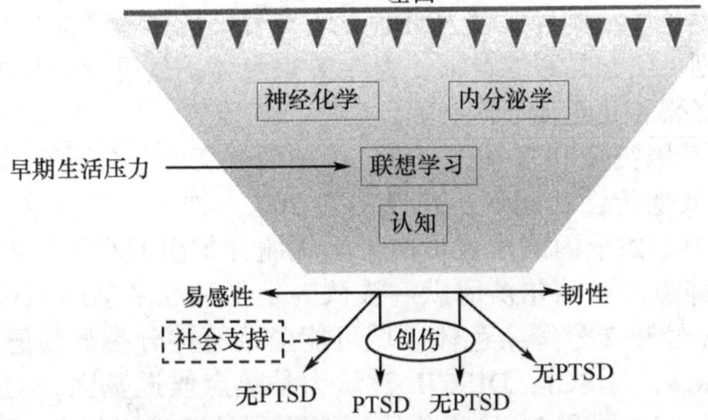

图 16-1　在 PTSD 发生中基因、神经生物和环境因素的相互作用

链接

PTSD 的概念

后应激障碍（PTSD），是指突发性、威胁性或灾难性生活事件导致个体延迟出现和长期存在的精神障碍，又称延迟性心因性反应。PTSD 通常在创伤事件发生 3 个月后出现，但也可能在事发后数个月至数年间延迟发作，罹患 PTSD 多为直接或间接接触创伤事件的幸存者、目击者与救援者。PTSD 是灾后出现最多也是被研究最多的灾后心理问题。

美国精神病协会《精神障碍诊断和统计手册》（DSM-IV）把 PTSD 症状归纳为三类：①再体验（reexperiencing the event）或称闯入综合征（intrusion）：不断重现灾难场景，即闯入性的创伤情境再现，而且再现的内容非常清晰、具体。生活中与创伤可能产生联系的任何事物，都可能引起个体对创伤情境的再体验。并且这种体验会给个体带来极大的痛苦，并有可能进一步恶化，产生一些 PTSD 相关的共病，如焦虑、恐惧、自责、失望、抱怨等。②自闭和麻木（avoidance and numbing）或称回避反应（avoidance reaction）：出于再体验的痛苦，个体会主动回避一些可能引发创伤体验的事物。而且这种回避反应可能无意识化，即表现为"遗忘"。这种回避反应一方面对个体是一种保护机制，但另一方面它会延缓个体 PTSD 相关障碍的复原。③高警觉（hyperarousal）：是指许多小的细节事件也可引起患者比较强烈的反应，进一步还表现为失眠和容易惊醒、注意力不集中等。患者可能出现部分或全部的 PTSD 症状，灾前有精神问题的人更容易发展成为具有全部症状的 PTSD 患者。

扩展的内容

影响精神健康的因素众多，主要包括生物学因素、心理素质与人格因素和社会学因素。

一、生物学因素

（一）遗传因素

根据精神障碍发病原因研究发现，一些常见的精神障碍，如精神分裂症、情感障碍、人格障碍和一些精神发育迟滞等具有明显的遗传倾向。遗传学研究表明，这些疾病是由于遗传基础物质发生病理性改变，从而导致发病，包括染色体数目和结构的异常及基因的突变。

染色体的数目和结构变异常导致严重的躯体和精神发育障碍，可引起人格异常、违法犯罪倾向和类似精神分裂的表现，被称为染色体病，包括常染色体数目异常、性染色体数目异常和染色体结构异常。最常见的是 21 三体综合征引起的先天愚型（唐氏综合征），其他如 13 三体引起的 Patace 综合征、18 三体引起的 Edward 综合征以及 21 单体或 22 单体引起的反先天愚型。性染色体数目异常也会导致精神障碍，如性染色体数目异常 XO 可导致 Turner 综合征，XXY 可导致 Kline-felter 综合征。而染色体结构异常较为明确的是 5 号染色体短臂缺失可引起猫叫综合征，22 号染色体长臂部分重复则可引起猫眼综合征。脆性 X 染色体不仅可导致精神发育迟滞，而且与儿童学习困难、儿童行为障碍和儿童孤独症有关。

基因的突变包括单基因突变和多基因突变。单基因突变常导致酶的质或量发生改变，从而导致先天性的代谢缺陷或遗传性代谢病。在已知的 200 多种酶缺陷疾病中，超过 70 种可引起精神发育障碍和行为异常。如苯丙酮尿症可由于酮代谢异常引起精神症状。而大多数精神障碍如精神分裂、情感性精神障碍及阿尔茨海默病被认为是复杂性多基因遗传性疾病。对精神分裂症的研究显示，6 号、8 号和 2 号等染色体区域可能蕴藏精神分裂症易感基因位点，5-HT2a、DRD3、NOTCH4、COMT、DISCI、DISCII 被认为是热点候选基因；对迟发型阿尔兹海默病的研究提示 1 号、19 号、10 号和 21 号染色体可能蕴藏易感基因位点，ACE 和 APOE 被认为是热点候选基因。

（二）神经生化因素

随着现代神经科学及各分支科学，如神经解剖、神经生化等的发展，人们对脑结构与功能有了更深的认识，提出一些神经生化因素与精神障碍等疾病密切相关。研究显示，精神分裂症与中枢神经系统的多巴胺功能亢进密切相关，也有研究显示 5-羟色胺在精神分裂症的病因和治疗中起重要作用。而在情感障碍的研究中发现 5-羟色胺和去甲肾上腺素与神经功能低下有关。针对阿尔茨海默病的研究显示，β-淀粉样肽、中枢神经系统胆碱功能低下和 tau 蛋白均与阿尔兹海默病密切相关。

（三）躯体因素

躯体因素主要包括感染、躯体疾病、颅脑疾病及精神活性物质等。急慢性躯体感染和颅脑感染均可引起精神障碍，这与病原体的感染可引起高热、电解质平衡失调、中间代谢产物蓄积和吸收、维生素缺乏、神经递质改变和血液微循环改变，从而导致颅脑结构改变和功能紊乱有关。研究表明，梅毒螺旋体入侵人体后，除造成生殖系统症状外，可在潜伏期后进入大脑产生神经梅毒，造成中枢神经系统发生退行性改变而出现麻痹。人免疫缺陷病毒（HIV）可直接感染中枢神经的胶质细胞，造成中枢神经皮质萎缩，白质脱髓鞘，呈空泡样改变，出现 HIV 痴呆综合征。也有研究表明，母孕期感染弓形虫是子代精神分裂症的重要危险因素。

内脏各器官、内分泌、代谢、营养和胶原病等均可造成精神障碍，这是由于这些因素可导致脑缺氧、脑血流量减少、电解质失平衡、神经递质改变。如肝性脑病、肾功能不全是临床出现精神障碍的常见原因；垂体、甲状腺、甲状旁腺、肾上腺和性腺功能紊乱也是精神障碍的重要原因；有些疾病如糖尿病、铜代谢障碍、肝豆状核病变以及红斑狼疮的疾病过程中均会出现精神障碍表现。

颅脑损伤、脑血管疾病、颅内肿瘤和脑变性疾病是引起脑器质性精神障碍的主要原因，特别是脑的弥漫性损害和位于颞叶、额叶、胼胝体、基底核和外缘系统的病变更易引起精神障碍。有研究显示，脑外伤一年后精神障碍发生率为 18.3%，其中继发于颞叶损伤的精神障碍占 62.8%，继发于额叶损伤的占 30.2%。

精神活性物质如工业毒物、食物、成瘾物质、医用药物及一氧化碳等均可侵入脑内造成精神障碍。苯、有机汞、四乙基铅、重金属是常见的工业毒物，1955 年日本富山的“痛痛病”、1956 年日本“水俣病”事件都是由于工业毒物造成的神经、精神疾病。海洛因、吗啡等毒品不仅对社会造成巨大危害，更对吸食者神经中枢造成极大损伤，表现为错觉、幻觉、思维障碍、被害妄想、被跟踪感等精神分裂症状，以及情感冲动无法自控、兴奋躁动、暴力倾向等行为障碍，有的还会伴有焦虑、抑郁等症状。

（四）年龄和性别

年龄和性别不是精神障碍的致病因素，但对精神障碍的发生有重要影响。不同年龄人群发生不同精神障碍的风险不同。儿童期由于心身发育尚不成熟，情感和行为较为幼稚，更易出现行为障碍、神经症和儿童精神分裂症等特有症状和疾病，青春期由于内分泌系统的急剧改变和自主神经功能的不稳定，更容易患神经症或精神分裂症、狂躁抑郁症，而中年期处于脑力和体力的最充沛期，思维和情感复杂化，易出现妄想和抑郁，老年前期或老年期由于内分泌系统、神经系统、心脑血管和心理活动出现衰退和老化，更易产生抑郁或偏执、阿尔茨海默症、脑动脉硬化性精神障碍。相关研究也表明，不同性别人群发生精神障碍的风险不同。女性情感较丰富、个性较敏感脆弱，同时更易受内分泌和生理周期的影响，抑郁症、神经症性障碍、阿尔茨海默症发病率高于男性，而男性因饮酒、外伤、感染等风险较高，因而酒精依赖、脑动脉硬化性精神障碍、颅脑损伤性精神障碍和神经衰弱发病风险更高。

二、心理素质与人格因素

心理素质与人格因素对精神健康有重要作用，具有良好的心理素质与适宜的人格特质的人，往往有较好的精神健康状态，而心理素质低下或人格特质适应不良的人在出现心理应激的条件下易导致精神障碍。

（一）心理素质

心理素质是以生理条件为基础，将外在获得的刺激内化成稳定、基本、内隐的，具有基本、衍生和发展功能的，并与人的适应行为和创造行为密切联系的心理品质。心理素质本身并不能作为致病因素，但是如果心理素质不良或为易感性的，一旦遇到外界有害的致病因素的影响，就可能出现精神障碍。如心理素质良好而又稳定，表现出坚强、稳定、外向的性格，在同样有害致病因素的影响下，就不会轻易出现精神障碍，表现出较高的耐受能力。一般情况下，心理素质水平高，心理易显现健康状态，心理素质水平低，心理常处于不健康状态，易产生心理问题。

发展心理学家发现，许多身处逆境的儿童并没有像人们预期的那样被逆境打倒，反而发展成为“有信心、能力、爱心”的人，这一奇迹的谜底便是心理韧性。心理韧性（psychological resilience）是个人面对生活逆境、创伤、悲剧、威胁或其他生活重大压力时的良好适应，它意味着对生活压力和挫折压力的“反弹能力”。对心理韧性的培养有助于个体缓冲遭受逆境和挫折后的抑郁心境，在逆境中新生和成长，促进个体身心健康发展。

（二）人格

人格（personality）是构成个体思想、情感及行为的特有模式，这个独特模式包括了个体区别于他人的稳定而统一的心理品质。人格包括气质和性格。气质是一个人出生时固有的、独特的、稳定的心理特性，常反映个体的先天素质。性格是在气质的基础上，由个体活动与社会环境相互作用而形成的，受后天环境影响较大。

艾森克人格测验的结果表明：神经质（neuroticism）特征突出的人容易产生各种神经症性障碍，而精神质（psychoticism）特征突出者容易产生精神分裂症等精神病性障碍。Kraepelin 提出环性人格者更易于患躁狂抑郁障碍。具有回避、依赖、冲动等人格与情感障碍有关，这些人格特征可介导应激和抑郁症之间的关系。具有表演型人格者容易罹患癔症，具有强迫型人格者容易罹患强迫症，分裂样人格障碍者患精神分裂症的可能性较大。

三、社会决定因素

社会决定因素是指人们居住和工作环境中社会分层的基本结构和社会条件所产生的影响健康的因素。生物学因素、心理素质和人格因素反映的是个体内在因素，社会因素则是外在因素。在个体精神障碍的发生、发展中，社会因素往往起到重要的促进或调节作用，社会因素的存在也可体现在对群体精神健康的影响上。主要的社会决定因素包括：

（一）人口学结构

美国学者提出，世界性的人口老龄化是“历史上未曾出现的社会现象”。人口老龄化也是世界人口发展的必然趋势之一（图 16-2）。期望寿命延长和人口老龄化不仅是导致精神障碍病种变化的重要原因，也对精神障碍的患病率具有重要影响。许多发生在老龄人群中的精神障碍，如脑血管所致的精神障碍、老年期神经系统退化导致的精神障碍大量出现；慢性精神障碍患者的期望寿命和正常人一样，也随着生活和医疗技术水平的提高而延长，因而出现新患者人数增加、原有的老患者仍然生活在社区中，由此带来精神障碍患病率的增加。

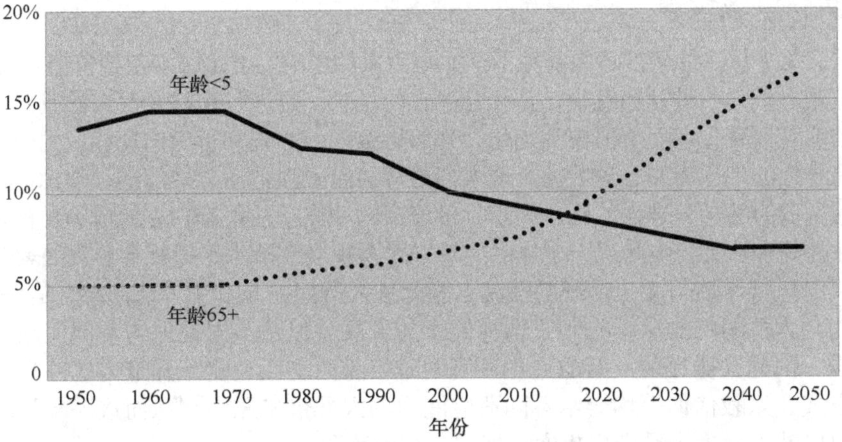

图 16-2　1950～2050 年全球人口 5 岁以下儿童和老年人所占比例变化趋势

随着人口老龄化的发展，老年性精神障碍特别是老年性痴呆成为世界各国越来越关注的一个精神卫生问题。据估计，每 100 位 60 岁及以上人口中有 5～8 名痴呆症患者。2%～10%的痴呆在 65 岁之前开始，65 岁之后，每隔 5 年患病率增加 1 倍。目前估计全球 2011 年痴呆患病人数为 3560 万，2015 年为 4750 万，其中一半以上（58%）生活在低收入和中等收入国家。流行病学研究表明，这一数字将以更加惊人的速度增长。预计痴呆患病人数每 20 年增加 1 倍，2030 年达到 6570 万，2050 年达到 1.154 亿。每年新增病例约 770 万，即每 4 秒钟就出现一位新的痴呆患者。2013 年发表的一篇系统综述表明，中国老年性痴呆患者的人数已从 1990 年的 368 万增加到 2010 年的 919 万，20 年间增长了 1 倍多，并且这一趋势将会继续持续下去。

链接

什么是痴呆?

痴呆是由脑部疾病所致的综合征，它通常具有慢性或进行性的性质，出现多种高级皮层功能的紊乱，包括记忆、思维、定向、理解、计算、学习能力、语言和判断功能。意识是清晰的。阿尔茨海默病（Alzheimer's disease，AD）是最常见的痴呆类型，占所有病例的 60%～70%。其他原因的痴呆有血管性痴呆、路易体痴呆及一组导致额颞叶痴呆的疾病。不同亚型痴呆之间的界限并非很分明，常常会有不同原因共存的混合型痴呆。

阿尔茨海默病（AD）是一组病因未明的原发性退行性脑变性疾病。多起病于老年期，潜隐起病，病程缓慢呈进行性，一般经历 8～10 年，罕见自发缓解或自愈，最后发展为严重痴呆，常因褥疮、骨折、肺炎、营养不良等继发躯体疾病或衰竭而死亡。

（二）政策环境

精神卫生政策和法规可为全人群的精神健康促进、精神障碍的治疗、康复以及精神障碍患者的权益保障确定基本原则和策略，明确资源分配，发展具体的行动计划和方案，对一个国家或地区精神卫生服务的发展具有极为重要的意义。例如，一个国家利用住房、教育、就业等社会福利政策创造有利的社会和环境支持条件，将有利于人们的精神健康并促使人们采取和维系健康的生活方式；尊重和保护基本的公民、政治、社会经济和文化权利的环境也是促进精神健康的基础，如果没有这些权利所带来的安全与自由，保持高水准的精神健康状态会十分困难；在就业立法中制定关于产假，尤其是带薪产假的规定已经在许多国家被证实是一种有效的健康促进工具。这样可使新生儿母亲花更多的时间陪伴子女，并且提高亲子之间的情感联系，从而促进母婴双方的心理健康。

（三）文化宗教背景

从广义看，几乎每一种精神障碍都免不了文化因素的影响。文化因素包括价值观念、风俗习惯、宗教等。价值观念作为一种社会意识，是社会存在的反映，它在一定社会存在的基础上产生，并随着社会存在的变化而变化。而价值观的变化，必然导致人的心理和行为出现相应的变化。价值观念的冲突，容易导致心理压力和心理冲突，使人们更容易患上强迫症、抑郁症、焦虑症等情感性精神障碍，严重的可成为精神分裂症的诱发因素。价值观的冲突往往很难独立地成为精神障碍发生的危险因素，它往往是和社会经济状况、个体的应对方式及社会支持水平等社会心理因素共同起作用。

历史悠久的风俗习惯与文化传统的熏陶，能促进人群间的亲和力、认同感、信任感与归属感，降低心理隔阂与人群间的排斥，有利于精神健康的发展。但是不同地区与不同民族人群的风俗习惯均有所差异，因此人群在融入新的文化环境中时容易面临因文化差异带来的冲击和压力，交流沟通、生活方式、宗教信仰等均会给不同适应能力的人群带来压力，从而进一步影响人群的精神健康，如少数民族大学生容易产生焦虑、抑郁、交流障碍。

宗教作为一种重要的资源，可帮助人群寻求积极的方法来解决困难和问题，如和上帝建立一种互相支持的关系，寻求精神上的支持和联系，从而促进心理健康水平的提高。在经历战争创伤、文化适应等压力的人群中，宗教信仰程度高的人群发生 PTSD、抑郁等心理问题的程度较低，宗教信仰对精神障碍发生具有缓冲作用。

作为文化因素传播的媒介，大众传媒的作用不可忽视。已有研究证明，媒体对灾难事件的大规模报道可能会在一定程度上扩散灾难的影响，并可能导致新的、更多的恐慌现象或恐慌心理产生。另一值得注意的现象是，近年来报纸、广播、电视对自杀的报道不断增多，媒体报道往往主观色彩很浓，容易给观众尤其敏感的青少年造成认知偏差。例如，2003 年 7 月 7 日，大连一名 16 岁少女因崇拜香港影星张国荣而自杀。另据有关报道在张国荣自杀之后的 9 小时内，香港有 6 人相继跳楼结束了自己的生命，这比起往年香港平均每天 2.7 人自杀的数字高出了许多。其实这是一种典型的偶像模仿效应。

（四）父母的养育方式

Maccoby 和 Martin 根据父母对子女的要求性和反应性将家庭养育方式分为权威型、专制型、溺爱型和忽视型四种。目前，已有研究证明，父母养育方式会影响儿童认知、情感态度、心理水平及社会适应等；父母如果经常对儿童采取强迫、威胁、生气、责骂、拒绝、排斥等养育方式，儿童会经常表现出比较明显的抑郁、焦虑状态或者强烈的攻击和反社会倾向。也有研究得出，父母的过度保护、过度控制、拒绝和缺少情感温暖的养育模式与社会焦虑障碍的发病有关。青少年抑郁症发病率与家庭不良的养育方式如惩罚严厉、否认、过度干涉、过度保护等管束多的教养手段也有密切联系。还有研究提出，常受到父母否认的成年子女抑郁发生率是常受到父母肯定的子女抑郁发生率的 3 倍以上，其中，以父亲对女儿否认造成的抑郁发生较为明显。也有研究明确提出，父母的养育方式尤其是父母的关怀情况与子女的情绪障碍包括抑郁、焦虑有密切联系，父母对子女的过度保护则会使子女情绪障碍的发生率增加 9%，而父亲和母亲的适度关注则会使子女的情绪障碍发生率分别降低 19%和 23%。因此，父母的养育方式是影响子女儿童时期、青少年时期甚至成年时期的抑郁、焦虑等精神障碍发生与否的重要因素。

（五）社会资本

社会资本（social capital）是指社会组织中的结构性的社会联系（网络）以及行动者对社会关

系的认知（信任、互惠）。社会资本能拓宽健康消息的传播，增加人际交往的机会，有利于创造良好的社会环境，增加自我认同感。

个人拥有更多的社会网络从而拥有更多的社会支持性资源时，可以通过个体的内部认知系统缓冲压力事件对身心健康的不利影响，并使个体形成积极、成熟的应对方式，保持与提高个体的心理健康水平；缺乏社会支持，则会形成消极的应对方式，造成身心健康的损害。同时，社会支持在非应激状态下也有利于维持个体良好的情绪体验和身心状况。社会信任可作为人群接受到应激事件的缓冲因素，增进个体积极应对问题的效应和能力，能以良好的心态面对环境和解决问题，保护精神健康。社会互惠可以促进信息的传播，增加信息的共享和集体活动，个体能获取更多的社会支持与情感支持，对精神健康产生积极影响。

（六）应激性事件

案例中介绍了地震这一自然灾害对精神健康的影响，除此之外，海啸、洪灾等自然灾害，以及战争、交通事故、恐怖袭击等人为灾难也是影响精神健康的主要社会因素。这些因素的特点是对生存环境具有毁灭性的破坏作用。它们对精神健康的影响往往具有突发性、广泛性、长期性的特点。例如，2011 年 3 月 11 日，日本东北部海域发生 9 级强烈地震，引发海啸并导致福岛第一核电站发生爆炸与核泄漏事故，确认造成 13 232 人死亡、14 554 人失踪，并造成日本及邻国部分民众的核恐慌，在世界范围内造成重大的社会影响及核电站事故的担忧。

进展与评述

现代化是发展中的社会为了获得发达的工业社会所具有的一些特点而经历的文化与社会变迁。全球化（globalisation）是 20 世纪 80 年代后世界范围内日益凸显的复杂现象，是指随着世界各国或地区商贸、经济、技术、社会文化等领域的频繁交流，不同区域经济、社会文化相互整合的过程。电信业的革命、快速的航空旅行及大量的移民加快了全球化的进程。而这种全球化加快的影响不仅体现在经济、政治与文化领域，也影响到公共卫生及精神卫生领域。

（一）跨文化压力与精神健康

现代化和全球化促进了不同文化的接触、互动和交流。跨文化压力（cross-culture stress）可看作是人们处在陌生的文化环境内感受到的压力。如把外来人群目前所在地的人群定义为主体人群（host population），相应的文化定义为主体文化（host culture），把生活在主体人群中的外来人群定义为客体人群（guest population），后者所携带的文化定义为客体文化（guest culture），则跨文化压力的核心，就是客体人群作为个体或者群体在与主体文化中的个体或群体进行接触交往和互动过程中，因为主客体文化的差异，和（或）个人文化适应能力不足而产生的压力。研究表明，长期暴露于不同的社会文化环境，可以产生持久的心理压力，进一步导致失眠、多梦、忧郁甚至自杀。一项长达 3 年的追踪调查表明，因为文化环境不同而产生的心理压力与美籍墨西哥裔青少年移民（包括第一代和第二代）的精神健康密切相关，即压力越大，内化、退缩、不安、焦虑和抑郁等精神健康问题出现的机会越大。另外，多种不健康行为（包括吸烟、酗酒、吸毒、不健康性行为等）也与文化适应不良密切相关。当生活在一个新环境而感到困惑无助时，人们易于接受不健康的行为。

（二）现代生活方式与精神健康

现代化、全球化必然带来人们生活方式的巨大转变，并且现代化、全球化也正是通过人的行为和生活方式的改变，进而影响人类的健康状况，带来一些新的健康问题。生活方式改变在精神卫生领域带来的影响主要体现在物质滥用（如吸烟、酗酒和吸毒）等社会病态行为上。此外，不良的饮食习惯（如过多喝饮料和吃垃圾食品）、过多观看电视和使用电脑的静坐生活方式均与精神障碍有关。不良的饮食习惯可能导致某些营养成分摄入不足，近来有研究发现，一些机体必需的营养成分，如叶酸、维生素 B_{12}、锌、硒、铁和脂肪酸与抑郁症发生相关。也有研究发现，情绪低落和抑郁可能与维生素 D 缺乏有关。晒太阳是补充维生素 D 的好方法，过多看电视和使用电脑者户外活动减少，可能体内维生素 D 水平减少。

自 20 世纪 90 年代开始，随着信息技术的飞速发展，计算机网络不仅日益渗透到社会生活的各个方面，更已逐渐成为现代生活不可缺少的一部分，以至于人们将当前的时代称为“网络时代”（或“互联网时代”）。互联网络给人类带来了巨大的财富和前所未有的便利，也使人们的文化生活呈现多元化，大大促进了人类的现代文明。但正由于网络的普及和广泛应用，人们也开始出现了一些新的精神健康问题，如因过度使用网络而产生的网络成瘾行为以及通过网络相约去实施自杀行为。1998 年，日本出现了第一起通过网络联系约定的集体自杀事件，进入 21 世纪后，网络自杀的案例急剧增加。

第三节　精神障碍预防和精神健康促进

精神障碍预防是指通过减少与精神障碍相关的危险因素和加强保护因素，以实现降低精神障碍的发病率、患病率和复发率的目标。精神健康促进的目的在于保护、支持和维持情绪与社交健康，以及创造个人、社会和环境的条件以保证最佳的心理和身心发展及改善个人的应对能力。由于当前有效治疗模式的局限性，精神健康促进和精神障碍预防是提高人群心理健康和生活质量、减轻精神障碍的疾病负担的最好方法之一。

【案例 16-3】

2012 年 10 月 26 日上午，第十一届中国人大常委会第二十九次会议召开第三次全体会议，表决通过了《中华人民共和国精神卫生法》。时任国家主席胡锦涛签署第 62 号主席令予以公布，自 2013 年 5 月 1 日起施行。这是中国第一部精神卫生法，是一部提高心理健康水平、规范精神障碍患者治疗、保障精神障碍患者权益和促进精神障碍患者康复的法律，它填补了中国精神卫生领域的法律空白。

《中华人民共和国精神卫生法》的出台背景和主要内容有哪些？对推动精神卫生服务、促进精神健康有什么作用？

引申的知识

一、《中华人民共和国精神卫生法》出台背景

20 世纪以来是世界精神卫生发展的重要历史时期，随着人权观念的深化，尊重并保障身心障碍者人权的思想得到进一步发展，在世界范围内，通过了一系列有关身心障碍者的人权公约。其中，1991 年联合国《保障精神疾病患者和改善精神保健的原则》意义重大，其确定了精神卫生领域实践的最基本人权标准，被公认是“国际上保护精神残疾者权利最完全的标准”，它以决议附件的形式提出了精神卫生立法的 25 项原则，世界卫生组织（WHO）据此于 1996 年归纳出了《精神卫生立法——十项基本原则》。世界卫生联盟在 1989 年发表了《卢克索尔人权宣言》，宣言指出，精神病人享有与其他公民同等的基本权利，所有精神病人有权得到与其他病人相同的符合专业标准和道德标准的治疗。

受全球化浪潮影响的当代，精神障碍所造成的各种负担越来越严重，而各国的精神卫生服务普遍存在资金不足、人力资源短缺的问题，发展中国家尤甚。与此同时，随着国际人权运动的蓬勃兴起，精神障碍患者的权益保障受到了更大范围的重视，越来越多的国家或组织认识到精神卫生政策和立法的重要性。现代社会精神卫生立法的目的不再基于对精神障碍患者的社会防卫性，人们开始

认识到对精神障碍者保护应该以障碍者的需要为中心，而不是以健康人对其监护为中心。精神卫生立法运动在各国掀起了一次高潮，一些国家按照“正常化生活”、“去机构化”、“最小限制替代原则”、“自主决定”等新的理念制定精神卫生法或对已有的法律进行修订。自1930年以来，100多个国家颁布了精神卫生法，美国各州有各自的精神卫生法，英国、日本多次修订了精神卫生法。

中国的精神卫生运动在20世纪30年代开始起步，并于1936年成立了“中国心理卫生协会”，但因抗日战争的爆发并未开展实际的精神卫生工作。新中国成立后，精神卫生服务快速发展。改革开放后，中国的精神卫生开始与世界接轨，这一阶段亦是精神卫生服务快速发展和改革的阶段。经济的崛起促进了精神卫生服务资源和能力增加，但与发达国家的差距亦不容小觑。中国精神卫生服务资源总体上短缺且分布不均，而精神障碍所带来的疾病负担约占总疾病负担的20%，居首位；在精神障碍患者的治疗和康复过程中，由于强制收治精神障碍患者程序缺失，个别地方发生的强制收治案例引起患者及其亲属的强烈质疑，“被精神病”不时成为舆论热点；此外，精神障碍患者肇事肇祸，对社会带来极大的危害，加强社会管理的要求也不断提高。因此，中国精神卫生问题已成为重要的公共卫生问题和社会问题。面对这种严峻的形势，亟待一部精神卫生法为这一群体提供人道主义关怀和法律保障。

《中华人民共和国精神卫生法》自1985年提出立法议题至2012年10月获中国人大常委会通过，历时27年。《中华人民共和国精神卫生法》的颁布是中国精神卫生发展新高度，如何贯彻实施此法来维护精神障碍患者的合法权益、提高公众心理健康水平是未来发展道路上的永久议题。

二、《中华人民共和国精神卫生法》主要内容

《中华人民共和国精神卫生法》共七章八十五条，分别为：总则、心理健康促进和精神障碍预防、精神障碍的诊断和治疗、精神障碍的康复、保障措施、法律责任和附则。此立法主要解决了六个问题：①解决当前精神卫生突出问题；②坚持预防、治疗和康复相结合；③诊断由精神科执业医师做出；④设专章规定精神障碍的康复；⑤保障促进精神卫生事业发展；⑥不得非法限制患者人身自由。具体体现在以下几方面：

《中华人民共和国精神卫生法》规定了以预防为主的工作方针，坚持预防、治疗和康复相结合的原则，并设专章规定了政府及有关部门、用人单位、医务人员、学校、监狱、社区、家庭、新闻媒体、心理咨询人员等在心理健康促进和精神障碍预防方面的责任。同时，《中华人民共和国精神卫生法》还坚持服务与管理相结合的原则，提出既要建立健全精神卫生服务体系和医疗保险、社会救助体系，为患者提供有效的救治救助服务，又要建立有序管理的制度，防止严重精神障碍患者肇事肇祸，努力实现保护个人权利与维护公共利益之间的平衡。

《中华人民共和国精神卫生法》规定，精神障碍患者的人格尊严、人身和财产安全不受侵犯。精神障碍患者的教育、劳动、医疗以及从国家和社会获得物质帮助等方面的合法权益受法律保护。有关单位和个人应当对精神障碍患者的姓名、肖像、住址、工作单位、病历资料以及其他可能推断出其身份的信息予以保密，但依法履行职责需要公开的信息除外。

根据《中华人民共和国精神卫生法》，精神障碍的鉴定为医学鉴定，而非司法鉴定。法律规定，精神障碍分类、诊断标准和治疗规范，由国务院卫生行政部门组织制定。精神障碍的诊断应当以精神健康状况为依据，由精神科执业医师做出。

《中华人民共和国精神卫生法》规定，精神障碍者的住院治疗实行自愿原则。自愿住院治疗的精神障碍患者可以随时要求出院，医疗机构应当同意；法律同时规定，诊断结论和病情评估表明，就诊者为严重精神障碍患者并已经发生伤害自身、危害他人安全的行为，或者有伤害自身、危害他人安全的危险的，应当对其实施住院治疗。

《中华人民共和国精神卫生法》明确了各级政府和相关机构发展精神卫生事业的责任。法律规定，各级人民政府应当将精神卫生工作经费列入本级财政预算；国家加强基层精神卫生服务体系

建设，保障城市社区、农村基层精神卫生工作所需经费；综合性医疗机构应当按照国务院卫生行政部门的规定开设精神科门诊或者心理治疗门诊，提高精神障碍预防、诊断、治疗能力。《中华人民共和国精神卫生法》还提出，加强对精神卫生工作人员的职业保护，提高精神卫生工作人员的待遇水平，并按照规定给予适当的津贴。

综上，《中华人民共和国精神卫生法》有五大亮点：①重视心理健康促进和精神障碍预防，即强调了促进心理健康，而非仅仅精神障碍的防治。②提倡治疗与康复相结合，康复能减少残疾，特别是提及将来要进入社区康复。这是第一次以立法的形式把治疗疾病和康复放到了社区。③建立了责任保障机制。简言之，政府得出钱，职责划分明确。④明确了精神障碍患者的医疗救助。特别是规范了"非自愿住院"患者的限制条件，在保护患者个人权益上做出了最为坚决、明确的选择：认为精神障碍患者的外在行为若不妨害他人，不对自己生命和健康带来威胁时，没有强制性医学干预的必要，以防"被精神病"。⑤明确了各法律执行主体的工作职责。

三、《中华人民共和国精神卫生法》的作用和意义

《中华人民共和国精神卫生法》为中国精神卫生事业的发展和管理提供了良好的法律基础与政策保障。它的具体作用主要体现在以下方面：

（1）《中华人民共和国精神卫生法》坚持以人为本的精神，有利于营造尊重、理解、关爱精神障碍患者的社会氛围，改变歧视患者的社会现象，对维护患者合法权益具有重要意义。如《中华人民共和国精神卫生法》规定住院治疗自愿的原则、精神障碍鉴定为医疗鉴定而非司法鉴定的原则等；以及规定既要建立健全精神卫生服务体系和医疗保险、社会救助体系，为患者提供有效的救治救助服务，又要建立有序管理的制度，防止严重精神障碍患者肇事肇祸，努力实现保护个人权利与维护公共利益之间的平衡等。

（2）对解决目前精神障碍预防不力、医疗机构不足、专业人员缺乏，患者得不到及时诊断、治疗、康复等突出问题，保障和促进精神卫生事业发展具有重要意义。如《中华人民共和国精神卫生法》规定，有关部门应当组织医疗机构为严重精神障碍患者免费提供基本公共卫生服务，其医疗费用按照国家有关社会保险的规定由基本医疗保险基金支付及医疗救助等。

（3）对加强精神健康促进和精神障碍预防工作，引导公众关注心理健康，增强心理健康意识，普及精神卫生知识，提高心理健康水平，减少精神障碍的发生具有重要作用。

扩展的内容

一、精神障碍的预防策略和措施

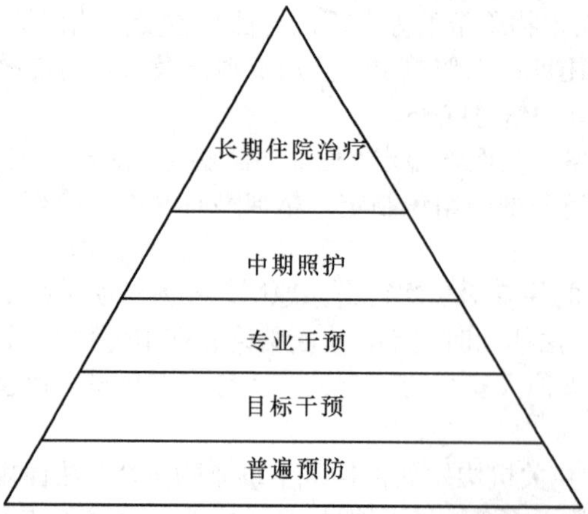

图 16-3　图 16-3 阶梯式保健服务模式简化示意图

传统的公共卫生三级预防中，一级预防指的是病因预防，即基于各种危险因素或病因，预防疾病的发生；二级预防指的是早期发现、早期诊断和早期治疗；三级预防指的是通过康复和疾病管理来防止致残或疾病的其他严重后果。这些概念用在精神障碍的预防中可能导致混乱。因此，美国国家科学院医学研究所（Institute of Medicine，IOM）把预防分为三类：①普遍性干预（universal interventions）：指的是针对全人群的干预措施，全人群策略不需要确定哪些个体未来发生疾病的风险高，哪些发生风险低，而是通过消除有害暴露，或针对人群中有害暴露的决定因素，即病因的原因采

取措施，降低整个人群有害暴露水平，进而降低人群总的疾病负担。如创建有益于居民身心健康的社区环境、基于媒体的心理健康教育等。②选择性干预（selected interventions）：指的是针对具有一定危险水平个体的干预，如精神障碍家族史阳性的个体、自杀预防时针对已有酒精滥用问题的个体。其目的是促进健康，预防疾病或后果的发生。③针对性干预（indicated interventions）：指的是针对已由于疾病造成损害的个体进行尽早干预，如自杀预防时针对患重性抑郁症且有明显自杀想法的个体、已有明显焦虑抑郁症状的个体。其目的是降低疾病给个人、家庭、社区和医疗系统带来的负担。针对性干预针对的个体数量最少，严重程度最高，而普遍性干预针对的通常是社区中的整个人群。虽然传统意义上精神科医生主要提供针对性干预，但也有一些公共卫生导向的精神卫生工作者实施了许多普遍性干预或选择性干预，对于更大规模的社区/人群的心理健康做出了很大的贡献。

近年来，国外有学者从疾病发生发展的角度提出阶梯式保健服务模式（stepped care service model）。该模式以三级预防策略为基础，将非正式社区保健（主要来自家庭、学校、监狱、非政府组织）、初级卫生保健、基层医疗、精神卫生专业治疗等有效结合，通过生物、心理、社会跨学科协同工作以期减少精神障碍的发生，以及将心理问题产生的不利影响最小化。该模式包括五个不同阶段、不同水平的干预，见图 16-3。

1. 普遍预防 该阶段为初级预防，应根据个体不同年龄阶段身心发展的具体特征提出相应措施，创造出适宜个体身心发展的良好环境。例如，向孕妇提供合理的膳食搭配，保证营养的充分供应；普及知识，提高孕妇保护意识，避免环境中不良因素（如 X 线、苯、铅等物理化学因素）对胎儿的影响，通过诸多措施保障胎儿正常发育，为新生儿身心健康打好基础。开展家长管理培训项目等促进婴儿与父母或其他照顾者之间正常依恋关系的建立。

2. 目标干预 主要对高危人群或个体进行针对性的预防，包括以下两方面：

（1）针对高危人群和个体的危险因素进行的一级预防。例如，在学校开设独立的心理咨询室，为那些易感的青少年创建一个倾诉的平台，帮助他们应付一系列问题，包括受人欺辱、家庭暴力、父母酒精滥用和离异等。

（2）在高危人群中开展筛检和健康检查，以早期发现有发育或行为或精神问题的个体，并及时干预治疗。例如，已有大量研究证实，与在亲生父母身边长大的孩童相比，那些在寄养家庭中成长的儿童青少年患精神障碍的风险更高，对此应有专门的精神卫生服务机构为这些家庭和儿童提供长期的观察与服务，尤其是在关键的发育阶段，一旦出现有关问题便开始多种类的积极干预和治疗。

3. 专业干预、中期照护和长期住院治疗 均为治疗性干预，包括药物治疗和心理治疗，为三级预防，但强调针对疾病不同阶段的个体，给予不同形式和程度的干预。专业干预多为针对中度精神障碍的个体进行的药物和心理治疗；中期照护为病人经过前期治疗后在家庭或社区的延续治疗，照护对象多为可能随时处于危险或需要特别治疗和护理的患者；长期住院治疗的对象是长期患有精神疾病而导致日常的心理社会功能严重破坏的患者，一般的心理、药物等门诊治疗已经无法满足他们的需求，而应该在精神卫生机构进行更为专业的住院治疗。

值得注意的是，由于精神障碍是生物学、心理学和社会学因素共同影响的结果，因此应认识疾病的复杂性和多重性，以患者生理、教育、社会和心理需要为出发点，号召多学科、多部门的联合响应，除了对其进行传统的疾病治疗外，还应该帮助他们提高社会交往技能，降低因社会排斥而造成的消极影响，在治疗中也应避免对其贴上标签，预防因歧视而产生的二次伤害。

链接

精神障碍的危险因素和保护因素

WHO 在《精神障碍的预防：有效干预措施与政策的选择》列出了精神障碍常见的危险因素和保护因素，政策制定者和实践者应该具有循证医学的知识，懂得哪些因素与精神卫生密切相关，而其中哪些因素又是可以改变的。

危险因素（risk factors）	保护因素（Protective factors）
学术失败和校风颓废（academic failure and scholastic demoralization）	处理压力的能力（ability to cope with stress）
注意缺陷（attention deficits）	应对逆境的能力（ability to face adversity）
照料慢性或痴呆病人（caring for chronically ill or dementia patients）	适应能力（adaptability）
虐待和忽视儿童（child abuse and neglect）	自主性（autonomy）
慢性失眠（chronic insomnia）	早年的认知刺激（early cognitive stimulation）
慢性疼痛（chronic pain）	运动锻炼（exercise）
传染源变异（communication deviance）	安全感（feelings of security）
早孕（early pregnancies）	驾驭感（feelings of mastery and control）
虐待老人（elder abuse）	良好的教养（good parenting）
情绪不成熟和控制障碍（emotional immaturity and dyscontrol）	文化素养（literacy）
过度使用精神活性物质（excessive substance use）	良好的亲情关系（positive attachment and early bonding）
暴露于攻击、暴力和创伤（exposure to aggression，violence and trauma）	父母与子女间正性的相互影响（positive parent-child Interaction）
家庭冲突或家庭破裂（family conflict or family disorganization）	解决问题的能力（problem-solving skills）
孤独（loneliness）	亲社会行为（pro-social behaviour）
出生体重低（low birth weight）	自尊（self-esteem）
社会阶层低（low social class）	生活技能（skills for life）
内科疾病（medical illness）	社交和冲突处理技巧（social and conflict management skills）
神经化学物质失衡（neurochemical imbalance）	社会情感发展（socio-emotional growth）
父母患精神疾病（parental mental illness）	压力管理（stress management）
父母物质滥用（parental substance abuse）	家人和朋友的社会支持（social support of family and friends）
围生期并发症（perinatal complications）	
个人损失与居丧（personal loss - bereavement）	
工作技能和习惯差（poor work skills and habits）	
阅读障碍（reading disabilities）	
感觉障碍或器质性障碍(sensory disabilities or organic handicaps）	
社交能力差（social incompetence）	
应激性生活事件（stressful life events）	
孕期物质滥用（substance use during pregnancy）	

二、精神健康促进的内涵

健康促进是增强人们控制影响健康的因素，改善自身健康的能力的过程。它是一个综合的社会和政治活动过程，不仅包括直接加强个体行为和生活技能的健康教育，使人们知道如何保持健康；还包括通过政策、立法、经济手段和其他形式的环境工程，改善社会、经济和环境条件以减少它们对大众和个体健康的不利影响的社会行动，从而营造社会支持性的环境，促使人们实施维护和改善健康的行为。精神健康促进的内涵包括：

（一）将精神健康融入公共政策

健康的社会决定因素包括和平、住房、教育、食品、经济收入、稳定的生态环境、社会的公正与平等、可持续的资源等，涉及各部门、组织、企业和社区，所以各级决策者需要把公共政策对卫生系统、健康决定因素、健康状况以及完满状态和可持续发展的影响纳入思考，即任何决策不能以牺牲健康为代价。精神健康作为健康的一个重要部分，也是如此。

目前，只有少数国家的基本政策或社会政策中包含一些精神卫生内容，绝大多数国家只制定了包含精神卫生内容的卫生政策，或只有专门的精神卫生政策。表 16-3 显示了国外有代表性的精神卫生相关政策。

表 16-3 有代表性的国外精神卫生相关政策

国家	政策名称及颁发年份
美国	《社区精神健康服务法案》(Community Mental Health Services Act)(1963)
	《社会保障法修正案》(Social Security Amendmenls)(1965)
	《精神卫生均等法》(Mental Health Parity Act)(1996)
	《精神卫生均等及成瘾治疗衡平法》(Mental Health Parity and Addiction Equity Act)(2008)
英国	《国家卫生服务法》(National Health Service Act)(1946)
	《精神卫生法案》(Mental Health Act)(1983)
	《社会保障缴费与福利法》(Social Security Contributions and Benefits Act)(1992)
英国	《国家精神健康服务框架》(National Service Framework for Mental Health)(1999)
	《国家卫生服务体系计划》(NHS Plan)(2000)
	《反残疾歧视法》(Disability Discrimination Act)(2005)
	《精神能力法》(Mental Capacity Act)(2005)
	《新精神卫生法》(Mental Health Act)(2007)
意大利	《180 法案》(Law No. 180)(1978)
爱尔兰	《平等就业法》(Employment Equality Act)(1998)
澳大利亚	《全国精神卫生政策》(National Mental Health Policy)(1992)
	《全国精神卫生政策》(National Mental Health Policy)(2008)
日本	《新精神保健法》(Mental Health Law)(1987)
	《精神保健福利法》(Mental Health and Welfare Law)(1995 颁布，1999 修订)
	《残疾人政府行动计划：实现正常化的七年规划》(Government Action Plan for Persons with Disabilities:A Seven Year Strategy to Achieve Normalization)(1995)
印度尼西亚	《全国精神卫生政策(2001-2005)》(National Mental Henlth Policy 2001-2005)(2001)

(二)多部门协作

精神健康的促进不仅仅是卫生部门的责任而超出了卫生的范畴，需要动员协调各个相关部门(政府、卫生、社会经济部门、非政府、社会团体等)参与，甚至全球行动，组成强有力的联盟和社会支持系统，共同协作实现健康目标。

(三)全社会广泛参与

精神健康促进指创造有利于个体心理和生理状态最佳发展的个人、社会和环境条件。这一活动涉及每个正在争取精神健康、提高生活质量，力求缩小与国家和群体在健康期望值上的差距的个体。这是个不断促成、不断实践的过程，需要通过全社会的努力去获得。

社会动员即是健康促进的核心策略，动员层次包括了领导层，社区、家庭与个人，非政府组织，专业人员等。

三、精神健康促进的重要性

以下几个方面体现了精神健康促进的重要性。

(一)健康的内涵和需要

WHO 1998 年在修订的世界卫生组织章程中对健康的定义为：健康是生理、心理、精神和社会方面的一种动态的圆满状态，而不仅仅是没有疾病和虚弱。该定义不仅包括生理层面的健康，还包括心理和社会层面的健康，而且明确提出了精神层面的健康。精神层面健康的提出主要是针对现代社会中，尤其是发达工业化国家，在物质文明空前发展时期所表现出的人们精神上的空虚、迷失、焦虑和恐惧。

1986 年加拿大《渥太华宣言》提出了健康促进的基本概念和理论，作为健康促进的重要组成部分，精神健康促进也越来越受到重视。

(二)精神障碍患者治疗带来的沉重负担

精神障碍大都是慢性的或反复发作的，是低死亡率、高致残率的疾病，一方面因治疗护理时间长使得医疗费用巨大；另一方面因精神障碍患者及看护人员失业和生产力下降而造成的间接经济损失在经济负担中占了更大的比例。同时，精神障碍患者由于缺乏自知力，经常发生肇事肇祸事件，也会严重影响社会经济发展和社会安定。因此，促进精神健康，预防精神障碍的发生对减轻个人、家庭和社会负担具有重要作用。

(三)精神卫生服务资源供给不足

精神障碍带来的负担使得患者、政府和社会都付出了沉重代价，治疗精神障碍是昂贵的，但若放任不管损失会更大、更昂贵，是大多数国家难以承受的。目前，各国面临的主要问题是精神障碍负担与用于精神卫生服务资源之间的差距巨大，发展中国家尤其如此。

(四)患者的人权保障

对于患者来说，除了精神障碍引起的明显痛苦外，还存在潜隐的感到耻辱和受到歧视的负担。全球范围内，无论是在精神卫生机构还是在社区，侵害精神障碍患者基本人权和自由，剥夺其公民、政治、社会和文化权利的现象均很普遍。这不仅影响精神障碍患者的生活，妨碍他们获取充分治疗和照料的机会，而且使得患者无法有效地融入社会，增加他们“被孤立”的感觉，进而加重其病情。

歧视不只是由周围的人所带来的，任何加重或忽视与精神障碍相关的病耻感的政策都会增加这种歧视。例如，选举、驾驶、拥有和支配财产、婚育权等政策措施可能会限制精神障碍患者的活动；法律也可能间接带来负担，有些国家的劳动法虽规定不得任意解雇精神障碍者，但并没有强制规定单位将其安置到压力较轻的岗位以缓解精神障碍症状，这往往导致患者因不能胜任岗位工作而遭解雇。因此，那些可能剥夺精神障碍患者权利和自由的政策和法律值得人们关注。

四、全球精神健康促进实践

(一)《2013—2020 年精神卫生综合行动计划》

2013 年 5 月，第六十六届世界卫生大会批准了《2013—2020 年精神卫生综合行动计划》。该计划是 WHO 所有会员国采取具体行动的承诺，以改善精神健康并促进实现全球目标。该行动计划的总体目标是促进精神健康，预防精神疾患，提供关护，增进康复，促进人权并减少精神障碍死亡率、发病率和精神障碍患者的致残率。行动计划目标见表 16-4。

表 16-4 2013—2020 年精神卫生综合行动计划目标

目标	全球具体目标（到 2020 年）
1. 加强精神卫生的有效领导和管理	1.1 80%的国家将根据国际和区域人权文书制定和更新精神卫生政策/计划 1.2 50%的国家将根据国际和区域人权文书制定和更新精神卫生法律
2. 在以社区为基础的环境中提供全面、综合并符合需求的精神卫生与社会关护服务	严重精神疾患的服务覆盖面将增加 20%
3. 落实精神健康促进和预防战略	3.1 80%的国家将至少具有两个正常运行的国家多部门精神健康促进和预防规划 3.2 各国的自杀率将下降 10%
4. 加强精神卫生信息系统、证据和研究	80%的国家将作为常规，每两年通过其国家卫生和社会信息系统收集和报告至少一套精神卫生核心指标

行动计划依靠六种跨领域原则和做法：①全民健康覆盖：无论其年龄、性别、社会经济地位、种族、民族或性倾向并根据公平性的原则，精神障碍患者应当能够在不造成贫穷风险的情况下获得必要的卫生和社会服务，使他们能够实现康复并获得最高可能的健康水平；②人权：精神卫生战略、行动以及治疗、预防和促进的干预措施必须符合《残疾人权利公约》及其他国际和区域人权文书；③以证据为基础的做法：精神卫生战略以及治疗、预防和促进的干预措施需要以科学依据和（或）最佳做法为基础，并考虑到文化风俗；④生命全程方法：精神卫生政策、计划和服务需要考虑到婴儿期、儿童期、青春期、成年期和老年期等生命过程中各阶段的卫生和社会需求；⑤多部门的做法：综合性和协调的精神卫生应对措施需要与众多公立部门形成伙伴关系，根据国情可酌情包括卫生、教育、就业、司法、住房、社会及其他相关部门和私立部门等；⑥赋权于精神障碍和社会心理残疾患者：应当赋权于精神障碍和社会心理残疾患者并使他们参与精神卫生倡导、政策、计划、立法、服务提供、监测、研究和评价。

该行动计划尤其强调要保护并促进人权，加强并促进民间社会获得权能，强调以社区为基础的保健所具有的核心地位。为实现其目标，该行动计划提出了需要政府、国际合作伙伴和 WHO 采取的明确行动。卫生部门需发挥领导作用，WHO 将与卫生部门以及包括民间社会在内的国际和国家伙伴合作落实这一计划。由于没有任何行动可适用于所有国家，因此各个政府需要针对其特定国家情况来调整使用这一行动计划。该行动计划的落实将使精神障碍患者能够：①更加容易获得精神卫生和社会关护服务；②得到具备适当技能的卫生工作者在普通卫生保健机构提供的治疗，《世界卫生组织精神卫生差距行动规划》及其以证据为基础的工具可推进这一进程；③参与服务工作的重组、提供及评价，使关护和治疗更加符合其需求；④增进获得政府残疾补贴、住房和生计规划，并更好地参与工作及社区生活和公民事务。

（二）“残障和发展领域更全面需求”项目

“残障和发展领域更全面需求”项目（More Inclusiveness Needed in Disability and Development, MIND）：是一个 WHO 成员国对本国资源分享在线平台，通过它能够快速便捷地访问国际、国家、地区等各级资源，涉及精神健康、物质滥用、残障、一般健康、非传染性疾病、人权和发展等各个方面，目前拥有 170 多个国家的 4000 多个文档。该平台的建立源于为全人类谋求更好的健康和人权状态的价值观。

MIND 项目的旗下有 4 个专题领域，分别是：①精神卫生政策、计划和服务开发；②精神健康、人权和立法；③精神健康、贫困和发展；④国家精神卫生行动。WHO 主要通过 4 个专题领域项目，从精神卫生政策层面上落实基本服务，将精神健康融入一般健康保健，大力发展社区精神卫生服务；从法律层面保障精神障碍者权利，提供相关指南和工具、专家及建立精神健康网络来支持各国发展和完善精神健康法；从精神卫生干预上将其融入广泛的减贫和发展工作，倡导及接受发展援助，使精神卫生服务兼具有效性及可负担性；从国家层面上改善精神卫生的大环境，改变对精神健康的固有观念，使各国政府优先考虑和协调所有精神健康行为。同时，提高精神健康治疗和护理质量，改善精神障碍人群及他们所生活的社区的环境。

（三）儿童早期干预

儿童早期大约从出生到 8 岁，是人类发展最迅速的时期，特别是第一个 3 年，对于大脑的成长和发展是至关重要的，缺乏刺激可能会导致大脑尺寸减小 20%～30%，这个阶段会直接影响未来的身心健康、学习和行为。儿童早期开发项目能增加未来学术成功的机会，增加语言和智力发展，更好地掌握社会和情感技能。

2000 年，世界银行支持的儿童早期发育项目开始在包括布隆迪的某些落后国家或地区开展。该项目将 3～6 岁孩子纳入儿童早期中心，确定需要特别照顾和保护的孩子（如孤儿、心理或身体残疾的儿童），因地制宜建立一个社区系统来满足他们的需求，推动儿童的精神和认知发展。2003 年，项目数据显示：已有 34 个公共社区完成儿童早期发育项目，学前教育圈子里创建的 564 个监控训练中心惠及了 16 451 名儿童，参与学前教育的儿童第一年在校表现往往更好。

进展与评述

一、全球精神健康促进面临的挑战

在全球精神卫生工作中，以 WHO 为代表的政府间国际组织和一些非政府组织在精神健康促进方面做了很多努力，尤其 WHO 与各国政府合作，支持各国政府的精神卫生工作，倡导将有效的战略工作方针纳入到各国的政策和计划中，特别是 2013 年批准了《2013—2020 年精神卫生综合行动计划》，作为 WHO 所有会员国采取具体行动的承诺。

尽管国际社会越来越意识到促进精神健康的重要性，但在实际开展中仍然还有很多阻碍和困难，尤其在发展中国家。到目前为止，大多数发展中国家还没有建立完整的精神卫生服务体系，为精神卫生服务工作的可持续发展提供保障的精神卫生政策和法律也存在很多问题，或者缺失，或者在国家或地区的公共政策如住房、就业、福利等政策中未得到体现。发展中国家精神卫生服务模式也比较落后，社区精神卫生服务和公共精神卫生服务尚未形成或很好的发展。这种现状不符合现代医学模式的需要，也不能适应现代社会的需求。此外，社会对精神卫生的重要性认识不足，这是世界性的问题，也是解决精神卫生问题的一个很大的障碍。因此，要改善精神健康并促进实现全球目标还有很长的路要走。

二、中国精神卫生服务重大改革

和大多数发展中国家一样，中国精神卫生服务存在资源短缺、服务模式落后、医疗保障体系不完善、公众精神卫生知识匮乏等问题，不能满足当前社会变革导致增加的精神卫生服务需求。进入 21 世纪以来，随着政府重视和投入增加，中国的精神卫生事业有了显著的发展，这和政府有关精神卫生政策的出台密切相关。

（一）“686 项目”

“686 项目”是 2004 年 12 月启动的第一个中央补助地方重性精神疾病管理治疗项目。该项目自启动实施以来，注重探索医院-社区一体化的全程服务模式，为精神卫生政策的陆续出台和进一步发展提供了宝贵材料。这是中国近年来公共精神卫生最大的和最有影响力的项目，可能也是全世界治疗和管理重性精神疾病患者最多的项目。

（二）纳入基本公共卫生服务

2008 年，“加强地方病、职业病、精神病防治”首次出现在中国政府工作报告中，国家和政府开始着手进行公共精神卫生服务体系建设。2009 年《医疗卫生体制改革近期重点实施方案》指出应定期为包括精神疾病在内的五大类人群提供防治指导服务，重点改善精神卫生等专业公共卫生机构的设施条件，同年 7 月重性精神疾病管理被正式纳入中国九大类公共卫生服务项目。

（三）颁布实施精神卫生法

《中华人民共和国精神卫生法》于 2013 年 5 月 1 日正式实施，该项法律填补了中国精神卫生领域的法律空白。精神卫生法是针对中国精神卫生服务体系不健全、管理不到位、救治救助水平偏低等突出问题颁布实施的，明确指出了各级政府、有关部门和单位、社区及家庭等各方面的责任，保障了精神障碍患者各项基本权利以及获得救治服务的权利，保护了精神卫生专业人员从事医疗实践活动的权利，同时规范其医疗行为。

（燕　虹）

参 考 文 献

肖水源. 2016. 全球精神健康. 北京：人民卫生出版社.

周蔚，肖水源. 2014. 国外现行精神卫生政策概述.中国心理卫生杂志，28（10）：721-728.

Kessler RC，Ȕstün TB. 2008. The WHO world mental health surveys：global perspectives on the epidemiology of mental disorders. NewYork：Cambridge University Press.

Prince M，Patel V，Saxena S，et al. 2007. No health without mental health. Lancet，370（9590）：859-877.

Mrazek PJ，Haggerty RJ. 1994. Reducing risks for mental disorders：frontiers for preventive intervention research. Washington：National Academy Press.

WHO. 2012. 痴呆：一个公共卫生重点.

第十七章 特定人群的公共卫生

Public health of special population

在卫生健康领域，所谓特殊人群通常是指那些由于各种因素导致他们在卫生健康方面处于弱势地位或处于健康容易受损的状况的人群，因而他们具有卫生健康方面的特殊性，需要予以特别的关注和关心，以减少其在卫生健康方面的损害。妇女、儿童、青少年、老人和贫困人群是最主要的卫生健康特殊的人群，本章将对这些特定人群的健康状况及卫生保健做简要阐述。

第一节 妇 幼 卫 生

由于在生物学和性别方面的差异，女性的健康问题以及对卫生保健的需求具有一定的特殊性。例如，女性面临怀孕和分娩带来的风险，面临更加容易感染艾滋病病毒的问题。儿童代表着未来，确保他们健康成长和发育也是社会关注的一个热点，对社会的发展具有重要意义。开展妇幼卫生保健工作可以减少和杜绝可预防的疾病和死亡，改善妇女儿童健康。

【案例 17-1】

世界卫生组织（World Health Organization，WHO）在《2016—2030 妇女儿童和青少年健康全球策略》（*The global strategy for women's and children's and adolescent's health*（2016—2030）报告中指出，虽然近十年开展了广泛的健康项目，但妇女儿童和青少年依然面对巨大的健康挑战。传染病、非传染病、心理疾患、意外怀孕、怀孕和分娩导致的并发症、卫生资源匮乏、贫穷、性别歧视、暴力、教育缺乏等使妇女儿童和青少年面临严重的健康挑战。例如，2013 年全球有 28.9 万妇女因怀孕和分娩而死亡，8%的母亲因不安全的流产而死亡；每年有 27 万妇女因宫颈癌而死亡；每年有 270 万新生儿死亡；2014 年有 580 万 5 岁以下儿童死亡，他们大多死于可预防的因素，至少一半直接或间接死于营养不良；有 25%的儿童发育障碍，6.5%的儿童超重和肥胖。

妇女儿童面临的主要健康问题是什么，如何才能改善妇女儿童的健康状况？

引申的知识

一、妇女面临的主要健康问题

（一）孕产妇死亡

孕产妇死亡率是反映一个国家和地区社会经济发展状况的重要指标之一，同时也是衡量孕产妇保健工作水平及医疗质量的一项重要指标。据 WHO 报告，虽然经过多年的努力，全世界 2015 年孕产妇死亡率仍高达 216/10 万，全球孕产妇死亡数达 30.3 万。1990—2013 年，全球孕产妇死亡率每年仅下降 2.6%。中国在这方面取得的进展则非常显著，2010 年中国孕产妇死亡率为 30.0/10 万，比 1990 年和 2000 年分别下降了 66.3%和 43.4%，2014 年中国孕产妇死亡率已经从 1990 年的 88.8/10 万下降到 21.7/10 万，提前 1 年实现了联合国千年发展目标。

孕产妇死亡率存在区域的不平衡，例如，中国经济状况最差的地区孕产妇死亡率比最好的地区高 6.12 倍，世界范围内也以经济不发达的非洲孕产妇死亡率为最高。降低孕产妇死亡率的任务依然繁重。

孕产妇死亡的主要原因包括分娩期间和分娩后大出血（27%）、妊娠高血压（14%）、感染（11%）以及难产、流产等其他直接原因。此外，因妊娠使已患疾病（如艾滋病、糖尿病、疟疾和肥胖等）病情加重间接导致的死亡占 28%。

（二）生殖道感染

生殖道感染是女性多发、易发病之一。据 WHO 估计，每年新发病例超过 3.4 亿，其中 75%～85%分布在发展中国家。它的主要传播途径为性传播，每天超过 100 万人经性传播感染，每年估计有 5 亿人因衣原体、淋病、梅毒和滴虫中的一种导致感染；超过 5.3 亿人携带有导致生殖器疱疹的病毒（单纯疱疹病毒 2 型），超过 2.9 亿妇女患人乳头瘤病毒感染。

生殖道感染除对机体造成直接影响外，还会引发严重后果：每年妊娠期梅毒可致 30.5 万胎儿和新生儿死亡；淋病和衣原体类病原体是盆腔炎、不良妊娠结局和不孕的主要原因；一些性传播途径可使生殖道感染妇女被艾滋病病毒感染的危险增加 3 倍甚至更多。

（三）妇女肿瘤

乳腺癌和宫颈癌是妇女常见肿瘤。2012 年全球范围内有 170 万女性被诊断为乳腺癌，死亡人数超过 50 万，是导致妇女死亡的首位肿瘤。宫颈癌则是女性另一高死亡率的肿瘤，2012 年全球约有 44.5 万新发病例，27 万妇女因此死亡，其中 85%以上发生在中低收入国家。人乳头状瘤病毒是宫颈癌和宫颈癌癌前病变的主要病因。

（四）人工流产

提倡计划生育和确保妇女及夫妇双方使用良好的避孕方法对保障妇女幸福和生育自主权十分重要，也可增进人类健康和社会发展。减少意外妊娠、计划生育还可降低不安全堕胎率。然而，据 WHO 估计，发展中国家中约有 2.25 亿对夫妻希望推迟或终止生育，但并未使用任何避孕方法。每年全球有 4000 万～6000 万例人工流产，即全球妊娠的 26%以流产为结局，近一半属于不安全堕胎，而其中 98%发生在发展中国家。人工流产率最高的是东欧，约为 90‰，中国约为 62‰，西欧最低，约为 11‰。

未采取避孕措施和避孕失败是导致人流的主要原因，以 25 岁以下的女性为主，尤其是未婚女性。人工流产可导致生殖系统炎症、不孕不育等身体伤害。

二、儿童面临的主要健康问题

（一）5 岁以下儿童死亡

据 WHO 报告，2010 年全球每年有 760 万 5 岁以下儿童死亡。超过 2/3 的早期儿童死亡是由一些通过负担得起的简单干预措施就可以预防或治疗的疾病所导致。5 岁以下儿童死亡的主要原因是肺炎、腹泻、疟疾以及生命第一个月中的健康问题。中国 5 岁以下儿童死亡率从 1991 年的 61.0‰下降到 2012 年的 13.2‰，下降了 78.4%；婴儿死亡率从 1991 年的 50.0‰下降到 2012 年的 10.3‰，下降了 79.4%；农村 5 岁以下儿童死亡率始终比城市高，但其下降速度超过城市。围生期疾病、先天畸形及呼吸系统疾病是婴儿主要死因；而损伤与中毒、先天畸形及染色体异常、呼吸系统疾病是 1～5 岁儿童的主要死因。图 17-1 和图 17-2 显示了不同经济状况和母亲受教育程度 5 岁以下儿童死亡率以及全球 5 岁以下儿童和新生儿死亡构成比变化。

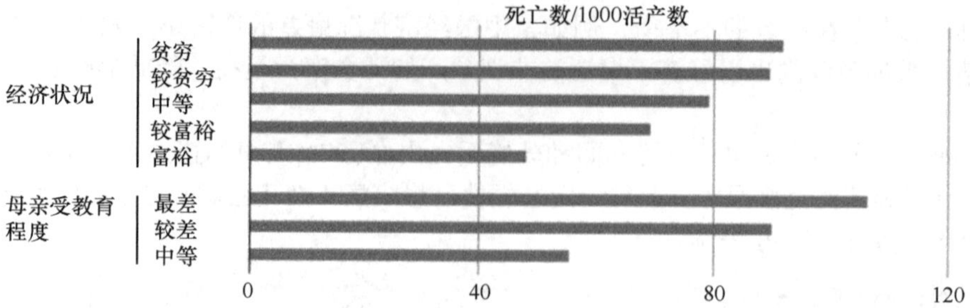

图 17-1 不同经济状况和母亲受教育程度 5 岁以下儿童死亡率

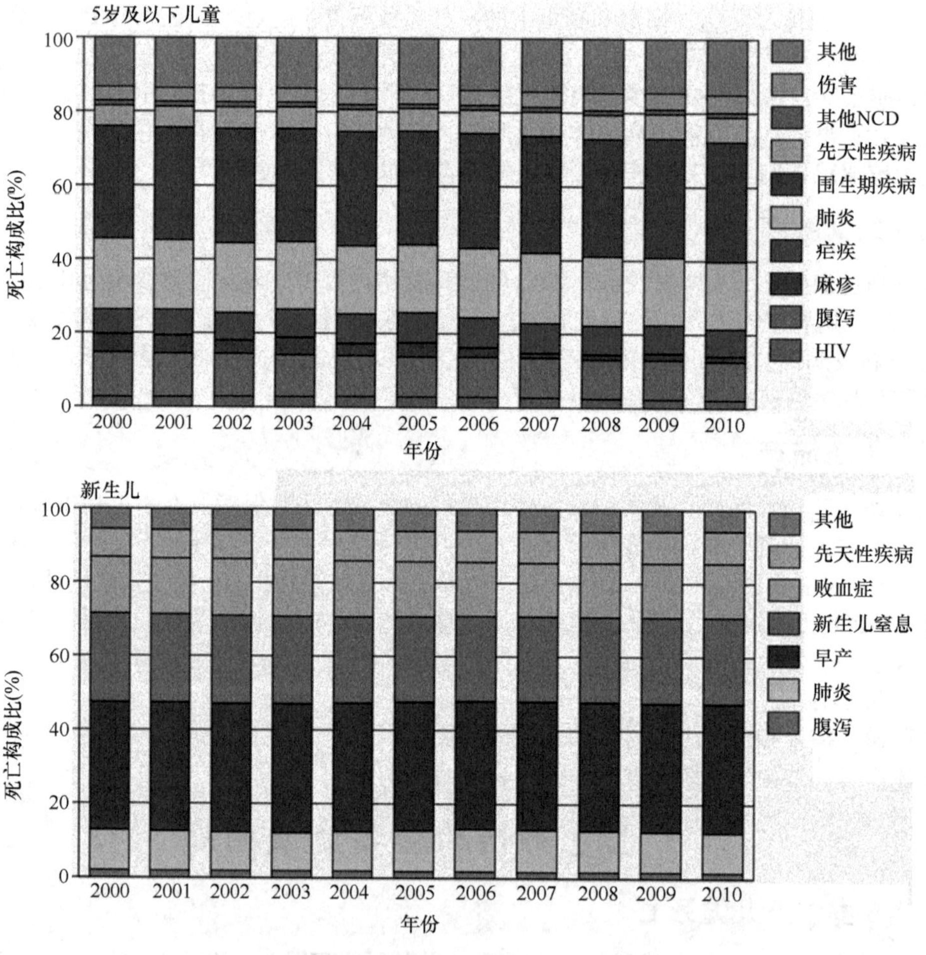

图 17-2 全球 5 岁以下儿童及新生儿死亡构成比变化

（二）新生儿出生缺陷

出生缺陷在发达国家已成为婴儿死亡的第一位原因。这一趋势在中国也逐渐显现。《中国出生缺陷防治报告（2012）》指出，中国出生缺陷总发生率约 5.6%，以中国年出生数 1600 万计算，每年新增出生缺陷儿约 90 万例，其中出生时临床明显可见的出生缺陷约 25 万例。据估计，中国每年新增先天性心脏病超过 13 万例，神经管缺陷约 1.8 万例，唇裂和腭裂约 2.3 万例，先天性听力障碍约 3.5 万例，唐氏综合征 2.3 万～2.5 万例，先天性甲状腺功能减退症 7600 多例，苯丙酮尿症 1200 多例。出生缺陷是儿童残疾的重要原因，出生缺陷不但严重影响儿童的生命和生活质量，给家庭带来沉重的精神和经济负担，而且也是导致中国人口潜在寿命损失的重要原因。

（三）传染性疾病

2013 年，中国有 410 598 例学生发生了法定报告的传染病，死亡 226 例，报告发病率为 193.89/10 万，死亡率为 0.11 /10 万。肺结核、痢疾、乙型肝炎、猩红热及伤寒与副伤寒是中国学生中报告发病率居前五位的甲乙类传染病；狂犬病、艾滋病、肺结核、乙脑和流脑是导致死亡的主要甲乙类传染病。流行性腮腺炎、手足口病、感染性腹泻、流感和风疹是学生中发病率居前五位的丙类传染病。

与成年人类似，儿童传染性疾病也呈现出传统的传染病不断复燃，新的传染病又不断出现的局面。传统的传染病中结核的流行，特别是耐药性结核的流行严重威胁了儿童的生命和健康；而艾滋病（acquired immune deficiency syndrome，AIDS）、埃博拉出血热（Ebola hemorrhagic fever，EHF）、严重急性呼吸系统综合征（severe acute respiratory syndromes，SARS）、中东呼吸综合征（middle east respiratory syndrome，MERS）、寨卡病毒病（Zika virus）等新型传染病对儿童生命健康带来了新的威胁。

（四）营养缺乏与超重

一方面，全世界 1/3 的儿童死亡由包括维生素和矿物质缺乏在内的营养不足引起，营养缺乏还会影响儿童发育和终身的生产力。2011 年全球约 1.65 亿儿童因食物缺乏、饮食中维生素和矿物质缺乏等而导致发育迟缓，特别是在非洲和亚洲地区更为严重。营养不良导致的消瘦使每年约 150 万名儿童死亡。

另一方面，不良生活方式导致的超重肥胖成为一些地区儿童的另一健康问题。在中国，1985—2010 年，儿童及青少年超重肥胖检出率呈暴发式增长，7～18 岁儿童青少年超重检出率由 1.11%增至 9.62%，肥胖检出率由 0.13%增至 4.95%。肥胖不仅给儿童青少年造成直接损害，成年期肥胖及其他各种慢性病也是儿童肥胖的长期后果之一。

（五）儿童伤害

每天全世界有超过 2000 名儿童死于各种可以避免的伤害。儿童伤害中意外伤害是重要的原因，包括溺水、车祸、跌落、触电、中毒、烧烫伤等。意外伤害是中国 0～14 岁儿童的第一死亡原因，占儿童总死亡的 26.1%，每年有超过 20 万的 0～14 岁的儿童因意外伤害死亡，而且这个数字每年仍以 7%～10%的速度快速增加。

虐待儿童是儿童伤害的一种，包括情感虐待、性虐待、身体虐待等。中国儿童的虐待率为 30.5%～72.3%。虐待会产生身体和心灵的伤害，有些在儿童期受到虐待的儿童会一生留下难以弥合的心理创伤。

（六）慢性病

慢性病因病程长、病因复杂，长期影响着患儿的身体健康，增加了家庭和社会的经济负担。中国儿童慢性病的患病率和发病率逐渐上升，2010 年调查显示，中国 6～8 岁儿童血压升高检出率为 11.6%，9～11 岁儿童为 14.1%。1989—2011 年的随访研究显示，中国 7～17 岁少年儿童糖尿病的发病率为 1.9%，同时约有 14.9%受访者处于糖尿病前期阶段。2010 年中国 1～14 岁儿童哮喘总患病率为 3.02%。2009 年，中国一项多省市调查显示小学生、初中生、高中生的近视患病率分别为 13.7%、42.9%和 69.7%。

（七）心理行为问题

《2011 年世界儿童状况》报告重点关注全球 12 亿 10～19 岁儿童青少年的健康，报告估计全球约 20%的儿童青少年在心理健康和行为方面存在问题，每年有 7.1 万名青少年自杀身亡，而企图自杀身亡的儿童青少年人数是这一数字的 40 倍。儿童青少年单纯的抑郁症较少见，通常与焦虑、品行障碍、人格障碍及注意力缺陷多动障碍共患。儿童青少年抑郁症起病越早、发病次数越多，成年后复发的可能性越高。

三、妇幼保健措施

（一）妇女保健

妇女保健是针对女性生理、心理的特点，以预防保健为中心，以群体为对象，保健与临床相结合的一项系统工程。妇女保健主要研究女性一生不同时期的生理、心理、社会特点及保健要求；影响妇女健康的卫生保健、社会环境、经济文化方面的各种高危因素；危害妇女健康的各种常见病、多发病的流行病学及防治措施；发展有利于提高防治和监护质量的适宜技术，有利于提高妇女保健水平的对策和管理方法。妇女保健以保证母婴安全、做好计划生育为首要任务，以妇女“人人享有卫生保健”为总目标，降低妇女因生育、节育及生殖功能紊乱而引起的发病率、伤残率和死亡率，提高妇女保健水平，以适应日益加速的社会经济生活节奏的需要。

妇女保健学的内涵随医学科学的发展，医学模式的改变，妇女社会经济地位的变化，身心健康需求的增长而不断充实发展。根据妇女一生各阶段的不同生理、心理特点及保健需求，妇女保健包括女童保健、青春期保健、婚姻保健、围产保健、计划生育保健、职业妇女保健、常见病的筛查与干预、围绝经期与老年妇女保健和妇女保健评价等。

围绕妇女保健工作，中国持续开展了一系列专项行动，包括乳腺癌和宫颈癌筛查的“两癌筛查”项目，降低孕产妇死亡和消除新生儿破伤风的“降消”项目，查病查孕查环的“计生三查”项目等。

（二）儿童保健

儿童保健包括对围生期（即妊娠 28 周到出生后满 28 天）胎儿的发育促进、新生儿的疾病筛查和新生儿护理；从婴儿期开始的健康管理、免疫接种、呼吸道疾病和腹泻的防治、传染病防治及其他疾病防治、母乳喂养和科学育儿、合理营养、心理卫生指导、早期教育和智力发育指导、托幼和幼儿园机构的科学指导等。

中国在儿童健康保健方面做了许多工作，例如，新生儿苯丙酮尿症（简称 PKU）和先天性甲状腺功能减退症（简称 CH）筛查；儿童计划免疫，规定每年的 4 月 25 日是儿童免疫接种日，免疫规划程序从传统的 4 苗防 6 病，扩展为 11 苗防 13 病；儿童营养干预，主要包括直接营养干预、膳食行为干预以及支持性的政策和措施，如学校免费营养餐、贫困地区婴幼儿营养干预等。儿童早期综合发展计划，针对 0～6 岁儿童，尤其是 0～3 岁儿童身心成长发育快速特点，因地制宜创造舒适的环境，开展科学的综合性干预活动，使儿童的体格、心理、认知、情感和社会适应性达到健康完美状态。

链接

近 30 年国际妇幼健康促进大事件

时间	主要事件
20 世纪 80 年代	推行腹泻患儿口服补液、生育期妇女计划生育、天花免疫接种、UNICEF Jim Grant 倡导第一次儿童生存革命（Child survival revolution 1982）、全球推广 GOBI Safe motherhood，号召采取母婴综合干预措施
20 世纪 90 年代	世界儿童峰会（World summit for children，1990），确立儿童健康干预 26 项基本目标世界发展报告，提出政府应关注低成本、高产出的健康干预，并第一次提出符合成本-效果产出的公共卫生服务包妇幼健康资金及关注度下滑，WHO 开始关注专业技术人员接生，停止传统接生人员培训及招募 1997 年，开发儿童疾病整合管理包（integrated management of childhood illness，IMCI），通过疾病病例系统管理干预包，减少 5 岁以下儿童死亡
21 世纪初	Lancet 儿童生存系列呼吁儿童生存的二次革命，强调扩大确凿效果的儿童基本干预措施 Lancet 新生儿系列，将孕产妇/儿童健康保健拓展到孕产妇、新生儿、儿童健康保健，指出加强社区-机构干预，每年可减少 400 万新生儿死亡；2005 年世界卫生报告 *Make Every Mother and Child Count*，强调连续、综合的妇幼保健，第一次 MDG 倒计时关注疾病负担最严重的国家新生儿和儿童生存；Lancet 孕产妇生存系列，推动全球机构分娩策略
	Lancet 妇幼营养不良干预系列，指出母乳喂养、6 个月辅食添加、微量营养元素补充、改善家庭及社区营养、促进洗手、控制疟疾是最有效的干预措施，第二次 MDG 倒计时关注孕产妇、新生儿、儿童以及生殖健康，强调在社区和机构层面提供连续服务 2010 年，WHO 公布“孕产妇生殖健康保健干预包”，第三次 MDG 倒计时评估千年发展目标进程中第一个十年妇幼健康进展；2010 年，孕产妇儿童生命拯救软件开发并推广使用；Lancet 减少死产系列，指出死产的疾病负担被长期忽略，新法接生、产科急救、破宫产、孕产妇感染筛查、预防和治疗是中低收入国家减少死产的有效措施；2011 年 12 月，WHO 发布《妇幼健康基本干预指南》，第四次 MDG 倒计时关注妇幼循证健康干预实施及影响公平的卫生体系、政策、资金及其他情境因素

扩展的内容

一、儿童的概念

儿童（child）是指从出生后的婴儿到青春期的一段发育阶段，而临床儿科学将研究时间提前到胎儿期。社会对儿童定义的年龄上限并无统一界定。联合国《儿童权利公约》（*Convention on the Rights of the Child*）将“儿童”界定为“不满 18 岁的任何人”；WHO 将青少年（adolescent）界定为 10～19 岁；中国《未成年人保护法》将未成年人定义为未满 18 周岁的公民；中国儿童少年卫生将儿童少年的年龄扩展到 24 岁，以 7～18 岁的中小学生为重点人群；临床儿科学主要关注 14 岁以前的儿童。根据儿童不同年龄阶段的发育特点，可将其分为胎儿期（受精卵到出生前）、婴儿期（出生后到 1 周岁）、幼儿期（1～3 周岁）、学龄前期（3 周岁到进入小学，为 6～7 周岁）、学龄期（进入小学到青春期，女童约 12 周岁，男童约 13 周岁）和青春期（青春期结束：女童为 17～18 周岁，男童为 18～20 周岁），年龄分期有利于不同年龄期儿童的疾病预防控制与临床治疗。

链接

联合国《儿童权利公约》

1959 年联合国大会通过了《儿童权利宣言》，提出了各国儿童应当享有的各项基本权利。但是宣言不具有法律约束力，1989 年联合国大会通过《儿童权利公约》，是第一部有关保障儿童权利且具有法律约束力的国际性公约。有学者根据《儿童权利公约》将儿童权利区分为生存权、受保护权、发展权和参与权四种类型。①儿童的生存权是从儿童得以维持生存的角度去规定的儿童应有的各种权利，如获得食物、住所和医疗保健服务等，并且缔约国有义务使儿童远离战争和灾害、贫穷和疾病、缺乏家庭照料等威胁儿童的因素。②儿童的受保护权指为儿童提供一个安全健康的生存环境，遏制伤害和剥削儿童的行为，防止儿童遭受精神、药品、色情、贩运的侵害。③儿童发展权的内容包括有权接受一切形式的教育，享有促进其身心发展的一切条件的权利。④儿童的参与权是指儿童能够以权力主体的地位，自主、有效地参与社会生活的权利。儿童参与权的实现是通过儿童对自己的观点自由表达，能够自由参加各种与自身心智相符合的活动表现出来的。

二、妇幼卫生工作的组织机构框架和运行体系

美国等发达国家拥有目前世界上较为成熟的妇幼卫生管理体制，主要由联邦、州（市）、县三级政府配合学术机构管理。联邦一级负责制定法令、政策、条例和技术标准，分配经费，进行宏观控制和指导，提供咨询，下达项目。州（市）一级负责制定地区性规划和某些法令、技术标准，分配经费，进行技术指导和咨询，组织落实项目并进行评价。县一级负责项目计划的制订以及项目的组织、检查、总结，开展基层妇幼卫生服务工作。美国政府对妇幼卫生工作非常重视，从立法、机构设置、经费资助、人员配备、宣传教育等方面，均采取了比较得力的措施，因此妇幼卫生管理已形成一个网络，成为一支独立的力量。联邦、州（市）、县妇幼卫生管理机构之间通过法律渠道、经济渠道、信息渠道、人员沟通渠道形成了一个联系和沟通十分密切的团体，卫生服务具有依托基层、针对性强、关注弱势等特点，卫生资源分布均匀。

中国也有类似于美国的妇幼卫生工作组织网络。目前中国妇幼卫生保健工作主要由省级、地市级妇幼保健机构协助卫生行政部门管理，承担卫生行政部门交办的培训、技术指导等日常工作及其他工作。其中最重要的孕产期保健服务主要是依托妇幼保健三级网来实现的。在农村，一级机构为村卫生室，主要承担妇女保健、计划生育等生殖健康相关服务以及妇幼卫生基础信息收集，协助镇（街）卫生院做好相关工作；二级机构为乡镇卫生院，主要负责指导村级机构，并开展辖区内妇女疾病的普查普治以及妇幼卫生宣传、健康教育工作；三级机构为县级保健院或医院，主要负责在卫生行政部门领导下，制订辖区内妇女保健管理计划并组织实施，负责妇女保健业务指导管理。在城市，妇幼保健一级机构是社区卫生服务中心；二级机构为市（区）级妇幼保健院或综合医院；三级机构为省（市）级妇幼保健院、省（市）三级综合医院及大学附属医院，城市各级机构功能与农村机构功能类似。

三、妇幼健康倡导

倡导（advocacy）是指根据对某一事件的立场和观点，采取相应的措施以影响个人和公共决策。《渥太华宣言》明确提出倡导是健康促进的三大基本策略之一。妇女儿童健康倡导（women and children health advocacy）是通过有目的、有计划的活动，使人们关注某一健康问题并形成更加合理的观念，并鼓动人们采取相应的行为，或者说服决策者制定、改进、取消相关的政策，以维护妇女和儿童健康权益、提高其健康水平的过程。通过健康倡导，有利于提高社会对妇女和儿童健康问题的关注、改善健康相关政策、为妇女和儿童争取权益。健康倡导在国外已有较多实践，建立了健康倡导机构和团体，并有学校开设相关课程。然而在中国，对健康倡导的关注和研究很少，亟待建立中国的妇女与儿童健康倡导并付诸实践。

进展与评述

《联合国千年宣言》（*United Nations Millennium Declaration*）要求力争在 2015 年实现 8 个千年发展目标（millennium development goals，MDGs），其中目标 4 和目标 5 要求与 1990 年比，到 2015 年 5 岁以下儿童死亡率降低 2/3，孕产妇死亡率降低 3/4。据估计，在目标 4 和目标 5 优先关注的 75 个国家中仅 17 个国家实现了目标 4，9 个国家实现了目标 5。从全球范围来看，目标 4 和目标 5 未能按期实现。实现全球千年发展妇幼健康目标仍面临诸多挑战。由于经济贫困、卫生资源缺乏、妇女与儿童利用医疗卫生服务能力低下和卫生服务可及性差等原因，发展中国家妇女和儿童面临严重的健康不平等。WHO 指出，撒哈拉沙漠以南的非洲地区 5 岁以下儿童死亡率是发达国家的 14 倍，孕产妇死亡有 99%发生在发展中国家。

对妇女而言，在生物因素和社会因素的共同影响下，显示出更明显的健康不平等。例如，妊娠和分娩并非疾病，但它具有健康风险，需要社会投入和支持，但现实情况中妇女在获得这些所需的卫生保健服务时面临困难；性和生殖健康是妇女健康的核心问题，在低收入和中等收入国家中，育龄女性死亡和残疾的最重要风险因素是缺乏避孕措施及不安全的性行为，这些因素导致意外妊娠、不安全堕胎、妊娠和分娩并发症，以及包括艾滋病病毒在内的性传播感染；卫生系统也往往不能满足妇女的需求，妇女的卫生保健费用高于男性，因为她们对卫生保健服务的利用更多，但是妇女往往处于经济劣势，在就业机会和同工同酬方面仍然存在男女差距。

为了进一步促进妇女儿童的健康，2015 年联合国可持续发展目标要求，到 2030 年时，全球孕产妇每 10 万例活产的死亡率降至 70 人以下，消除新生儿和 5 岁以下儿童可预防的死亡，各国争取将新生儿每 1000 例活产的死亡数至少降至 12 例，5 岁以下儿童每 1000 例活产的死亡数至少降至 25 例。

WHO 建议从以下四个方面采取措施以促进妇女健康。首先，要建立强有力的领导和协调一致的机构，如鼓励妇女和妇女组织的充分参与。其次，要加强卫生系统对妇女的服务，全面满足妇女的卫生需求。再次，促进公共政策改革，营造更有利于妇女健康的社会环境，在教育、工作等方面促进平等，有助于在妇女健康方面取得可持续发展。最后，尽管对妇女健康问题已有诸多了解，但是对于她们所面临的特殊挑战以及有效应对这些挑战的办法仍然存在许多空白，因此要加强相应的知识和信息的发掘。为实现儿童死亡率降低的目标，WHO 建议的主要措施有以下五点：①要促进高质量的母婴卫生保健服务；②进一步预防和治疗肺炎和腹泻；③要改善妇幼营养以减少营养不良和肥胖；④要降低疟疾的发病和死亡；⑤要加强预防接种计划。

为促进中国妇女儿童的健康发展，2011 年国务院发布《中国妇女发展纲要（2011—2020 年）》和《中国儿童发展纲要（2011—2020 年）》，提出“孕产妇死亡率控制在 20/10 万以下”“婴儿和 5 岁以下儿童死亡率分别控制在 10‰和 13‰以下”等 22 项妇幼健康目标，并要求加大妇幼卫生工作力度，优化资源配置，加大妇幼经费投入；加强妇女健康相关科学技术研究；提高妇女生殖健康服务水平，加强儿童生殖健康服务；保障孕产妇安全分娩，完善出生缺陷防治体系；加大妇女儿童常见病的防治力度；提高妇女儿童的营养水平，保障儿童食品、用品安全；提高妇女儿童的身体素质；提高妇女精神卫生服务水平，构建儿童心理健康公共服务网络；加强对儿童的健康指导和干预；加大环境保护和治理力度；加强流动妇女卫生保健服务。

（彭民金　石　慧　杨　娟）

第二节　青少年卫生

青少年往往被认为是一个健康的群体，但是许多青少年因各种原因而过早死亡，如意外事故、自杀、暴力、与妊娠有关的并发症以及可预防或可治疗的其他疾病。还有更多的人具有慢性健康问题或残疾。此外，青少年处于心理和行为塑造时期，容易养成不良的行为习惯。成年期许多疾病的根源可追溯至青少年期，如烟草使用、性传播感染、不良的饮食和运动习惯。因此，关注青少年健康意义重大。

【案例 17-2】

WHO《关于＜全球青少年健康加快行动框架＞的磋商》（*Global Framework for Accelerated Action for Adolescent Health：consultation*）指出：我们一直认为青少年期是生命中最健康的阶段。出于这种原因，我们对青少年健康的关注明显少于幼儿和成年人。各国卫生统计数据中几乎查不到青少年的情况，在制定发展规划时也极少考虑青少年的特定需求。实际上，青少年仍然面临诸多健康问题：2012 年全球估计发生了 130 万例青少年死亡，其中多数是出于本可以预防或成功治疗的原因（青少年主要死因见图 17-3）；青少年是 2000 年以来死亡率下降幅度最小的群体，且艾滋病死亡率、孕产妇死亡率逐年上升，心理疾病、危险行为在青少年中居高不下。2012 年，联合国秘书长潘基文呼吁制定联合国全系统青少年行动计划，在包括青少年健康和发展的关键领域内加强联合国活动的一致性和协同作用。青少年健康开始在全球范围内得到重视。

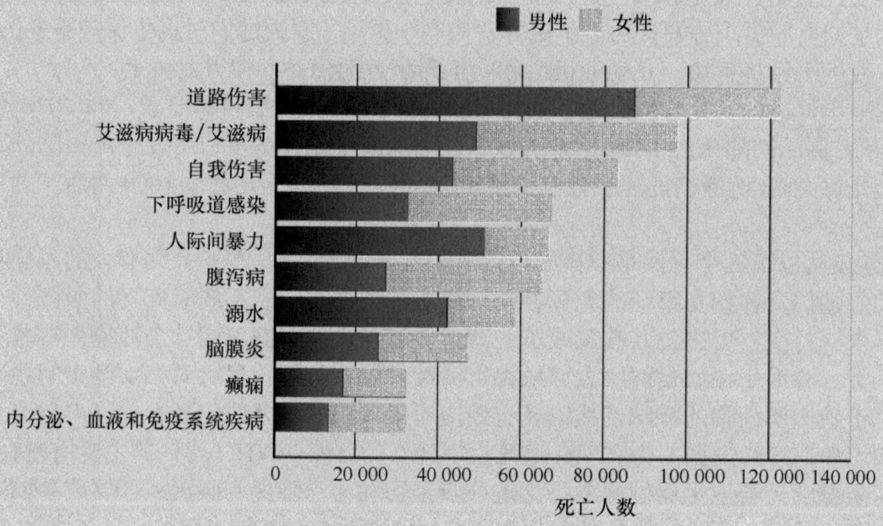

图 17-3　男女青少年的十大主要死因

那么，青少年具体面对哪些健康问题，当前青少年卫生保健的措施有哪些，未来将如何发展？

引申的知识

一、青少年主要健康问题

（一）体质健康问题

1985—2010 年中国学生体质与健康调研结果显示，中国青少年学生身高、体重、胸围等生长发育形态学指标均有所增长，但身体素质仍呈现缓慢下降。与 2005 年相比，城市男生、乡村男生、城市女生、乡村女生立定跳远成绩分别下降 1.29cm、0.23cm、2.72cm、2.92cm，男生 1000m 米跑和女生 800m 跑成绩均下降 2 秒以上。虽然肺活量水平在 20 年下降的情况下开始出现拐点，但 7～18 岁学生上升幅度仍然较小（81～94ml）。青少年身体素质下降与饮食和生活方式的改变、隔代教养及学习压力大等因素有关。2007 年中国出台《中共中央国务院关于加强青少年体育增强青少年体质的意见》，开始高度重视青少年体质健康问题，并将增强青少年体质健康写入体育部十二五规划和十三五规划中。

（二）心理问题

青少年期是心理形成、发展的重要时期，不仅关系到现阶段的身心健康和社会适应，还会对终身健康和生活质量产生影响。青少年常见的心理问题有性相关问题、学习相关心理问题和人际交往问题。青少年时期性生理发育较快，性心理相对迟缓，这种发展不平衡容易产生性困惑、性敏感、性压抑、性幻想等性相关问题。在学习中，青少年可能无法承受学习压力，产生焦虑、紧张、阅读心理障碍等问题；在生活中，若不能合理处理亲子关系、师生关系和同学关系，则可能诱发矛盾，导致孤僻、抑郁等。

（三）不良行为

青少年由于好奇心及模仿性较强，很容易受到他人的影响。加上他们对不良行为的认识不足，低估了不良行为可能带来的风险，更容易发生不良行为。青少年常见的不良行为有沉迷网络、吸烟、饮酒、吸毒以及危险性行为等。

大多数吸烟、饮酒的人在青少年时期就开始，全球每 10 名 13～15 岁青少年中，至少有 1 人使用烟草；饮酒在西方国家尤其严重，欧美地区 12 岁以上青少年曾饮酒率超过五成，欧洲甚至高达九成。图 17-4 显示全球不同地区青少年吸烟的分布状况。青少年吸毒比例也明显上升，中国国家禁毒委的数据显示，吸毒人群中，35 岁以下青年及少年的比例由 2009 年的 58%上升至 2012 年的 75%。这些不良行为会减弱青少年的自我控制力，激发危险性行为，也是伤害、暴力、过早死亡的重要原因。

近年来，青少年危险性行为发生率逐年增加。2015 年一项对中国 5 省市 4565 名青少年的调查显示，青少年婚前性行为发生率为 32.51%，其中 27.53%存在多性伴现象。青少年男男性行为人群中危险性行为的发生率更高，2013 年一项对武汉市青少年男男性行为人群的调查显示，过去 6 个月危险性行为的发生率为 59.5%。青少年的危险性行为与艾滋病感染具有密切关系，目前青少年已成为艾滋病感染的高危人群，控制青少年危险性行为对预防艾滋病十分必要。

（四）营养相关问题

全球青少年营养状况存在明显的两极分化现象：在发达国家或一些经济较好的城市地区，青少年摄入高热量食物较多，但缺乏锻炼。WHO 报告只有不到 1/4 的青少年运动量达到健康标准。这很容易导致超重、肥胖等营养过剩问题，据统计欧美一些国家青少年肥胖比例高达 1/3，中国青少年超重和肥胖也越来越多，1954—2010 年 7～18 岁儿童青少年超重检出率由 1.11%增至 9.62%，肥胖检出率由 0.13%增至 4.95%，逐步接近发达国家水平。在发展中国家和欠发达国家则存在营养不良状况，对全球 21 个国家 15～19 岁的青少年调查显示，有 1/3 以上青少年存在贫血，缺铁性贫血是全球青少年伤残调整寿命年（DALY）的第三大原因。此外，很多女生由于知识不足，受社会上以瘦为美价值观的影响，盲目采用服用药物、节食等手段控制体重，加剧了营养不良状况。

（五）暴力和伤害

全球 10～29 岁青少年中每年发生约 20 万起杀人事件，占全球总数的 43%，每天有 180 名青少年因暴力而死亡。在美洲的低收入和中等收入国家中，1/3 的青少年死于暴力。青少年常见的暴力来源有家庭暴力、校园暴力和网络暴力等。校园暴力近年来越演越烈，美国平均每年因校园暴力死亡 18.6 名学生，英国差不多每天发生 40 起校园暴力，中国城市在近 1 年里校园暴力发生率为 40.7%。青少年杀人和非致命暴力不仅占全球早逝、伤害和残疾负担的很大一部分，还可能对青少年身体或心理产生严重不良影响，并且往往伴随终生，甚至增加了青少年犯罪的可能性。

溺水、车祸、窒息、坠落、中毒、自杀等伤害也成为青少年死亡的主要原因，其中道路交通损伤是15～19岁青少年的第一位死因，是10～14岁和20～24岁人群的第二位死因。

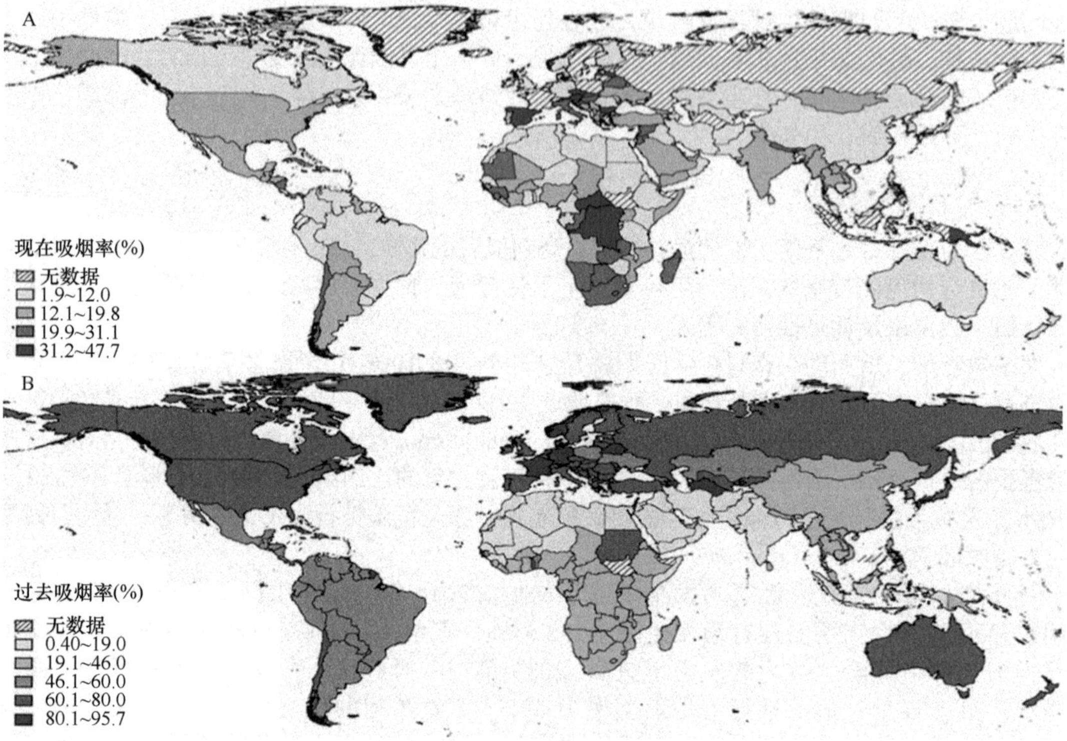

图 17-4　全球不同地区青少年吸烟的分布状况

（六）传染性疾病

由于儿童期的疫苗接种，青少年因麻疹死亡和致残的例数显著减少，但是腹泻、下呼吸道感染和脑膜炎等传染性疾病增多，被列入青少年十大死因之中。2012 年中国学校报告传染病事件占中国传染病报告事件总数的 83.16%，病例数占中国总病例数的 91.08%。值得注意的是，近年全球艾滋病的患病率和死亡率增长幅度较快，全球携带 HIV 病毒的青少年达到 200 万以上，尤其是在撒哈拉以南非洲，HIV 感染者占全球总例数的 16%，因 HIV 相关死亡例数占全球的 90%。

（七）青少年怀孕

全球每年约有 1600 万 15～19 岁少女分娩，多发生于中低收入国家和地区。约有 300 万 15～19 岁少女不安全堕胎。早孕使母亲和新生儿面临的风险都大大增加，妊娠和分娩并发症是全球 15～19 岁少女死亡的第二大原因，还会对少女及其家庭和社区造成社会和经济上的负面影响。WHO 建议将最早结婚年龄控制在 18 岁，最早怀孕年龄控制在 20 岁，并增加青少年对避孕措施的认识和使用，以降低青少年孕产妇和新生儿的死亡率。

（八）视力不良

东亚和东南亚是全球青少年视力不良最严重的地区，其中中国青少年视力不良检出率居世界第一，且处于逐年增加的状态。2010 年中国 7～12 岁小学生视力不良发生率为 40.89%，13～15 岁初中生为 67.33%，16～18 岁高中生为 79.20%，19～22 岁大学生为 84.72%。同时，7～15 岁学生视力不良发生率增加幅度较大，7 岁学生增长幅度最大，可见中国学生视力不良呈现低龄化倾向。视力不良是遗传、环境综合作用的结果，学校、社会和家庭应共同承担责任预防视力不良，对已经发生视力不良的学生，要及时采取有效的矫正措施，避免进一步恶化。

二、青少年健康决定因素

青少年健康状况是个体、卫生服务、物质环境、社会环境相互依赖相互作用的结果，基于这个特点，WHO 提出青少年健康生态学模型（图 17-5）。该模型将青少年健康决定因素分为个人、人际关系、社区、组织、环境、结构和宏观七个层面，其中个体层面指年龄、性别、知识、技能等因素；家庭和同伴关系则属于人际层面，与青少年关系最为密切；社区层面指学校和卫生机构等，是给青少年提供服务和机会的组织；组织、环境、结构和宏观这四个较远的层面，包括文化、环境、政策、权利等多种因素。这些因素相互依赖、相互制约，在多层面上交互作用影响青少年个体和群体的健康。

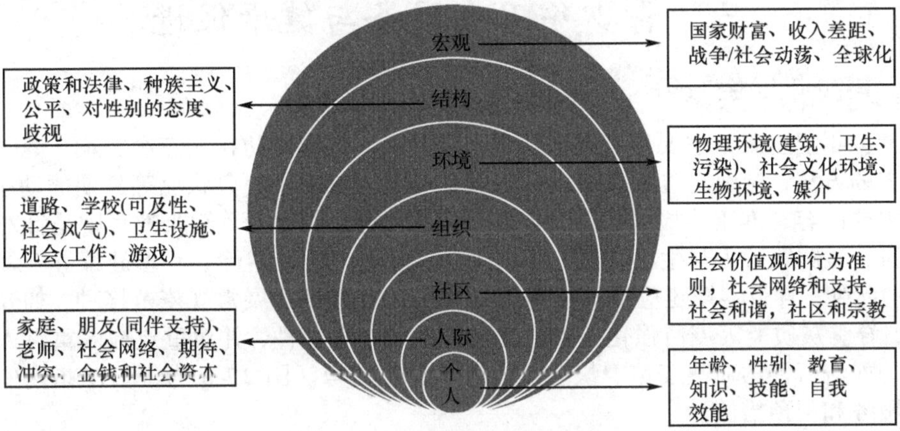

图 17-5 青少年健康生态学模型

扩展的内容

一、青少年的界定

学术界对“青少年”一词的理解，一直众说纷纭，各执一词。例如，《青年学辞典》中认为青少年是指从儿童到中年期之间的全部阶段；心理学界普遍认为青少年期就是青春发育期，年龄为 12～18 岁；《青少年发展心理学》认为青少年时期应该是少年期（11～15 岁）、青年初期（14～18 岁）以及青年晚期（17～25 岁）的统称，其年龄阶段为 11～25 岁；中国国家统计局在统计普查中对青少年的划分是 0～14 岁；WHO 将青少年定义为年龄介于 10～19 岁的群体。面对各种说法，初学者可能产生疑惑，不知道到底应该应用哪种定义。目前中国尚未统一青少年的年龄界限，个人在应用时应该根据实际情况确定合适的年龄界限。在公共卫生领域，WHO 界定的 10～19 岁为最佳选择。其中 10～13 岁为青少年早期，14～16 岁为青少年中期，17～19 岁为青少年晚期。

将 10～19 岁定义为青少年期并不是说所有的生长发育都发生在 10～19 岁，内分泌变化可能在 10 岁之前，20 岁之后可能仍存在神经发育，因此 10～19 岁指的是人体大多数系统生长发育的时期，而且是人体发育最快的时期。同时不同性别发育时间有所差异，女性相比男性平均早发育 2 年。

二、青少年的特殊性

从 WHO 对青少年的定义可以看出，青少年是在儿童期之后、成人期之前人体出现增长和发育的一个阶段。从生命周期的观点来看，青少年是儿童期向成人期的一个转变期，其特点是生理、心理、行为均发生巨大变化，如身体外形增大、第二性征出现，以及边缘系统和前额神经发育，有助于奖赏机制、情绪管理以及决策过程的建立。青少年期还会有若干重要的发展体验，如步入社会、经济独立和个性发展过程中获得用来建立成人关系并发挥成年人作用所需的技能。但是在交际过程中，青少年缺乏知识和经验，不能完全理解行为和后果之间的关系，在做出健康决策时不能准确把握调控程度，容易参与高危行为。

同时，生命周期的观点还反映了一个特点，即青少年的生理-心理-社会状态不仅影响即刻的健康，还会对以后的健康和发展产生影响。因此，家庭、社区、学校、卫生服务机构及国家需要共同努力，来促进青少年发育，并在出现问题时及时开展干预，从而保证青少年时期达到最佳的生理-心理-社会状态，使他成功的过渡至下一阶段，成长为一个健康、负责任和有劳动能力的成年人。

三、青少年卫生服务与健康促进

（一）青少年卫生服务

当前青少年卫生服务主要体现在健康监测、健康教育和预防接种三个方面。健康监测是采用抽样调查的方法，对确定监测点和目标人群进行生长发育、健康状况等长期的动态观察。健康监测的主要内容有健康体检、检测结果报告和建立健康档案等。健康教育则是针对青少年不同发育阶段，对健康行为与生活方式、疾病预防、安全应激与避险、心理健康五个领域的内容进行普及。此外，青少年期还应根据免疫规划疫苗免疫程序开展常规疫苗接种，如开展乙型肝炎、麻疹、脊髓灰质炎等疫苗强化免疫、查漏补缺和应急接种，并对重点地区重点人群进行针对性接种，如流行性出血热疫苗、炭疽疫苗、钩体疫苗等。图 17-6 为 WHO 指南中包括的青少年卫生服务和干预措施。

（二）青少年健康促进

青少年多处于学生期，其活动场所主要在学校，在学校开展卫生服务对于促进青少年健康十分必要。20 世纪 70 年代前后，欧美各国学校便开始全面引入健康教育理念，取得丰硕成果。但是经一段时间实施后，人们发现单纯的健康教育已经不能解决一些特殊的健康问题，青少年中许多健康危险行为仍然居高不下。1986 年，WHO 第一届健康促进大会通过《渥太华宪章》，提出健康促进的概念，认为健康促进是增加人们对自身健康控制能力并逐步改善其健康的过程。受该理念的影响，人们意识到健康促进对青少年的重要性，并将传统的学校健康教育发展为学校健康促进。1992 年欧洲建立起健康促进学校网络，到 1997 年已有 37 个国家加入。中国 1995 年开始进行健康促进学校试点，截至 2008 年，已在 26 个省、直辖市创建健康促进示范校。健康促进示范校的工作内容主要有六个方面，包括制定学校健康政策，营造良好的学校物质环境、社会环境和社会关系，培养学生个人健康生活技能以及开展学校健康服务等。

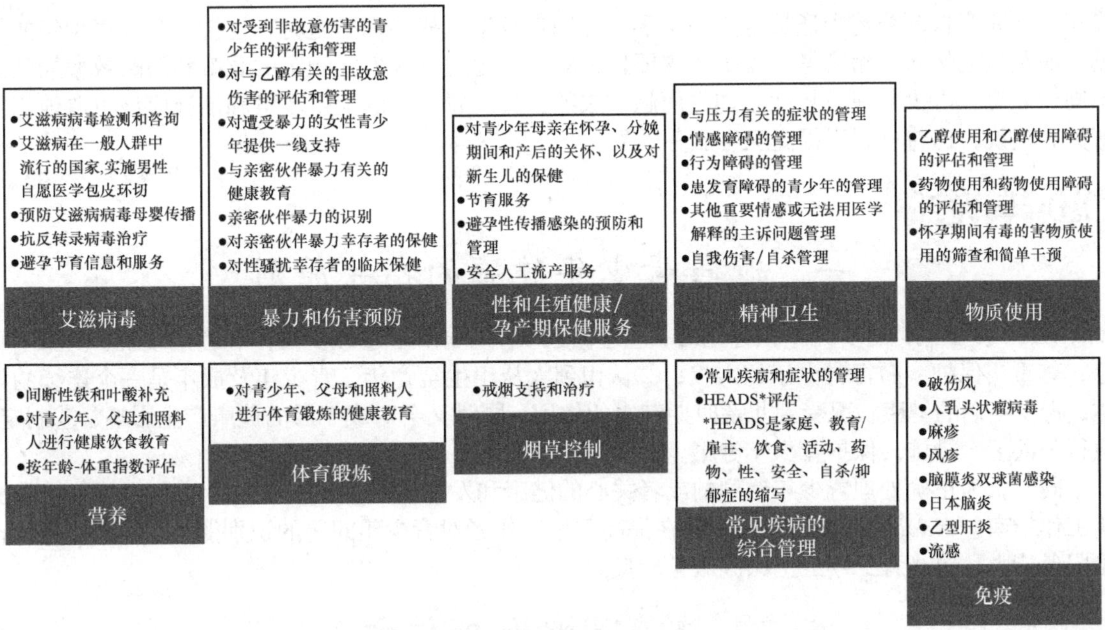

图 17-6　WHO 指南中包括的青少年卫生服务和干预措施

链接

学校生活技能教育

生活技能指人的心理社会能力，是个体采取适应和积极的行为有效地处理日常生活中各种需要和挑战的能力，主要包括 10 种能力，即自我认识能力、同理能力、有效交流能力、人际关系能力、调节情绪能力、缓解压力能力、创造性思维能力、批判性思维能力、决策能力和解决问题能力。学校生活技能教育（school life skill education）是指通过传授以上技能，让学生经历一个发展知识、态度、社会心理适应能力的学习历程。

（三）青少年卫生服务和健康促进过程中存在的问题

1. 针对青少年的卫生政策较少　最近的调查显示在 109 个国家的国家卫生政策文件中，只有约 1/3 涉及青少年烟草和乙醇的使用，1/4 涉及精神卫生。对青少年健康至关重要的其他问题，如伤害、营养和身体活动等，很少有专门的政策。这种状况急需改变。大多数国家现已加入认可青少年获得最高水平健康的国际公约，儿童权利委员会现在也开始关注青少年健康，这些举措为各国政府和卫生合作伙伴提供了指导和支持，使之能够在人权和公共卫生原则的基础上，制定有利于青少年发展的政策和法律。

2. 青少年卫生服务的内容和覆盖面需要扩大　WHO 认为青少年是现有卫生服务做得最不好的人群，在卫生服务内容和覆盖面上均需改善。一方面，现有卫生服务的内容仅局限于预防青少年怀孕和艾滋病，对于暴力、伤害、不良行为等其他问题涉及较少。青少年卫生服务应该超越青少年怀孕和艾滋病问题的范畴，而是应对青少年健康和发展的全面需求。另一方面，除了提供更多服务、解决更多问题之外，还应该扩大人群覆盖面，使更多人获益。既往的青少年卫生服务拘泥于学校、医院等场所，覆盖人群有限。未来需要将传统的服务方式与新技术结合起来，利用手机、网络、多媒体平台扩大覆盖面。

3. 青少年需要参与决策和行动　青少年是倡导自身健康、家庭和社区健康的一支力量，他们不仅仅是社会项目的受益者，同时也是社会变革的参与者。但是他们中的许多人在法律上还未成年，在儿童权利公约中还被定义为孩子。在制定政策、战略和措施时，也极少听取青少年的意见，而是从成年人的角度考虑青少年需要什么服务，通过这种方式制定的政策和战略效率较低。不同于儿童，青少年在思想和心理方面趋于成熟，针对青少年的卫生政策和措施应该听取他们的意见和建议，这将有利于提高卫生服务效果。

进展与评述

一、改善青少年健康的指导原则

WHO 提出制订青少年干预计划时，应遵循三项指导原则：①减少贫困和性别歧视，消除不平等，尊重、保护、履行青少年的人权；②认识到人从出生至童年、青少年及成年是一个连续的整体，青少年期的健康状况受到儿童时期健康的作用，同时又会对成年后的健康产生影响；③制定、执行公共卫生措施，保护青少年健康。

同时，为正确处理青少年遇到的或者关心的健康和发育问题，WHO 于 2012 年出版了《青少年工作指南》(*Adolescent Job Aid*)，旨在提高卫生工作者对青少年问题的识别能力、咨询技巧和转诊服务能力，提高青少年卫生保健服务质量。

二、未来战略和工作方向

2010 年，WHO 制定了《促进儿童和青少年卫生健康与发育的战略方向》(*Strategic directions for improving the health and development of children and adolescents*)(图 17-7)，该战略描述了 WHO 应该如何开展工作减少青少年死亡率和伤残率，尤其是对于贫困人群和边缘人群。提供安全和有支持的环境，以及在卫生部门和其他部门内改善服务，这些都是影响青少年健康与发育的决定因素。

基于此，WHO 提出青少年健康未来的研究方向，共包括七个方面，分别为支持母亲和新生儿卫生、改善营养、预防和管理传染性疾病、防止意外伤害、降低环境威胁、支持青春期卫生以及精神发育和心理健康。

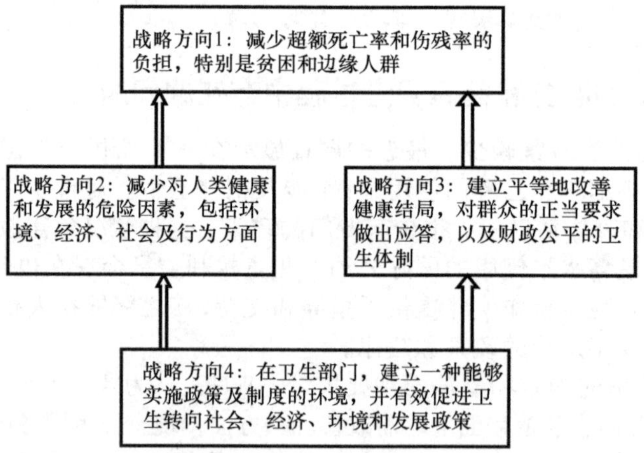

图 17-7 促进儿童和青少年卫生健康与发育的战略方向

（高梦婷 李十月）

第三节 老年人卫生保健

伴随着生育率的明显下降，人均期望寿命的增加正导致全球人口迅速老龄化。老龄化给世界带来重新思考的空间：长寿到底是负担还是财富？回答这个问题取决于一个关键因素，就是老年人的健康状况。如果老年人在延长的寿命中具有良好的健康状况，那他们对社会的贡献将会不比年轻人差。而事实情况是，老年人的健康状况十分复杂，老年人卫生保健也面临巨大挑战，只有积极应对挑战，才能逐步改善老年人的健康。

【案例 17-3】

2010 年第二次老龄问题世界大会公布的调查结果显示，老年人口每年以 2%增长，预计在今后 25 年内，老年人口将继续比其他年龄组更快速地增长。2015 年全世界 60 岁及以上老年人口为 9 亿，到 2050 年，这一数字将达到 20 亿。

随着全球老龄化的加速，老年人的卫生保健已成为全球性的公共卫生问题。全球疾病负担（global burden of disease，GBD）研究估计，2010 年全球 60 岁及以上老年人疾病负担占总疾病负担的 23.1%，其中，高收入地区这一比例为 49.2%，中低收入地区为 19.9%。其中疾病负担最高的疾病依次为心血管疾病、恶性肿瘤、慢性呼吸系统疾病、肌肉骨骼系统疾病、神经和精神疾病（图 17-8）。

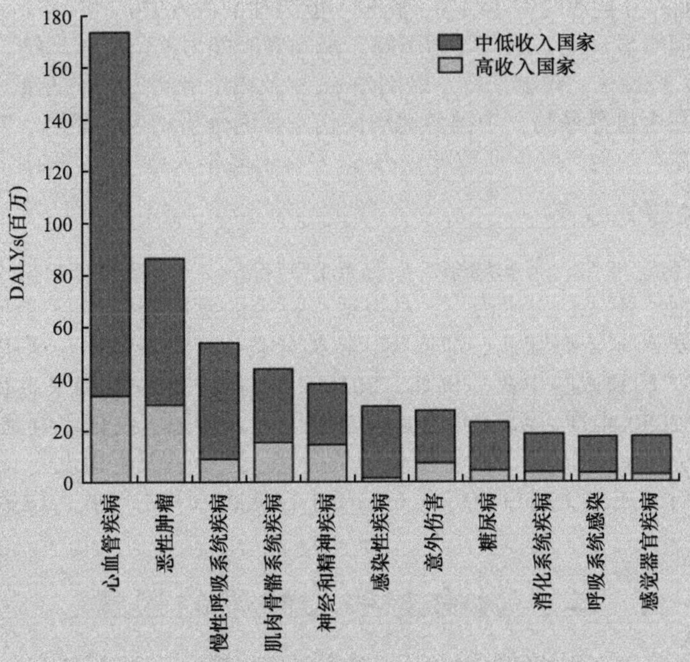

图 17-8　2010 年全球 60 岁及以上老年人疾病负担

那么，老年人主要存在哪些健康问题？主要因素是什么？对社会有哪些影响？

引申的知识

一、老年人健康问题

（一）老年人慢性病

全球疾病负担（GBD）研究估计，2010 年老年人疾病负担中慢性病占 85.1%，是威胁老年人健康的主要因素。老年人疾病负担最高的五种慢性病依次为：心血管疾病 （30.3%）、恶性肿瘤（15.1%）、慢性呼吸系统疾病（9.5%）、肌肉骨骼系统疾病（7.5%）、神经和精神疾病（6.6%）。在高收入国家，人口老龄化持续增长、生育率持续下降、预期寿命增加缓慢，各年龄组中心血管疾病死亡率均有所下降。血脂异常、高血压、糖尿病、吸烟和肥胖作为心血管疾病的主要危险因素，随着年龄增加危险性逐渐上升。

目前中国慢性病患者已超过 2 亿人，超过总人口的 1/5，老年人慢性病患病率为全人群的 4.2 倍且人均患有 2～3 种疾病。2003 年中国 65 岁以上老年人的慢性患病率为 53.88%（城市 77.71%，农村 39.17%），2008 年增长至 64.54%（城市 85.18%，农村 52.39%）。

（二）老年人失能及意外伤害

日常生活能力是人们为维持独立生活而每天所必须反复进行的、最基本的生活能力，是老年人自我照顾、从事每天必需的日常生活的能力，是衡量老年人健康状况的重要指标之一。研究表明，生活不能自理、有功能障碍的失能老人，心理负担重，死亡风险高。中国目前完全失去生活自理能力的失能老人有 940 万。城市老年人生活自理状况好于农村老年人，城市老年人生活能够完全自理的占 85.4%，能部分自理的占 9.6%，完全不能自理的占 5.0%；农村老年人生活能够完全自理的占 79.0%，能部分自理的占 14.1%，完全不能自理的占 6.9%。

老年人生理功能明显衰退、感知能力下降、瞬间判断能力差、反应迟钝，因此老年人易发生意外伤害，如跌倒、烧烫伤、锐器伤等。跌倒是 60 岁及以上老年人因伤害死亡的首位死因。中国跌倒死亡疾病负担在全世界最高。中国各地居民伤害死因分析结果均显示，70%以上的跌倒死亡发生在老年人群，在有的地区跌倒所致死亡占 60 岁以上老年人意外死亡的比例超过 50%以上。

（三）心理障碍与疾病

老年人的机体衰老加快、疾病增多、面临死亡的挑战，这些变化对他们产生不同程度的心理影响，会导致孤独、不安、交流困难、难以适应社会的发展变化等心理障碍。目前老年人心理问题日益突出，如阿尔茨海默病、抑郁症、精神分裂症、情绪障碍、滥用药物及酗酒等，已经由影响身心健康扩展到威胁生命。例如，2010 年全球有 3560 万痴呆患者，到 2030 年这一数字将增加 1 倍，2050 年这一数字将增加至 3 倍以上。痴呆不仅仅影响患者个人，还影响患者家人的生活，并且使他们的生活发生变化。从社会、经济、卫生角度来看，痴呆是一类花费很高的疾病，痴呆所造成的负担目前将近 60%集中在低收入和中等收入国家，而且未来这一比例还将增高。

二、影响老年人健康的因素

老年人健康受多种因素的共同影响，除遗传因素外，还包括性别、种族、经济状况等个人因素，以及家庭、社区相关的环境因素。

老年人表现出特殊的身体和心理变化。首先是生物学上的衰老，它与分子和细胞水平多种损伤的积累有关，随着年龄的增长，这些损伤会导致生理功能的下降、疾病风险上升和内在能力的降低。其次，老龄化还伴随着诸如社会地位和角色的改变，亲人去世的打击等一系列重大变化。人生观、价值观和习惯偏好也会有所改变，这些改变可能是对老龄及其造成结果的一种自我适应，也有可能是由于角色、观念等多种社会学因素的相互作用产生心理变化。

环境因素在早年生活中即开始影响到老龄过程，如童年生活环境，甚至胎儿时期的状况，都可以对老年健康造成影响。首先，环境对健康相关行为的形成和保持都具有重要意义，保持健康的行为可以明显减少患慢性病的风险，同时可以改善身心功能。这些行为中，平衡饮食、规律锻炼、戒烟限酒尤其重要。其次，对于不同健康状况的老年人，能否完成自己认为重要的事情也是健康的一种体现。而这种健康是否能够实现，最终要取决于其生活环境是否能够提供相应的资源并减少各种障碍，如安全的环境、可用的药物和辅助器材、方便的交通等。所以支持性的社会环境有利于老年人功能的发挥。另外，减少不利于老年健康的因素也具有重要意义。例如，老年虐待对老年健康形成威胁。老年虐待是指在家庭养老或机构养老中，负有责任关系的人的作为或不作为，导致对老年人的伤害，包括身体虐待、精神虐待、物质虐待、性虐待、忽视和遗弃。虐待老人是一项严重的公共卫生问题，虽然关于老年人受虐待程度的信息较少，但据估计，4%～6%的老年人遭到严重虐待。虐待老年人可导致程度不同的身体伤害，从擦伤、淤伤，到严重的骨折和头部损伤均有可能，并且也可能造成抑郁和焦虑等心理问题。

三、老年人健康的社会影响

老年人健康问题最明显的社会影响就是家庭负担和社会负担的加重。家庭方面，老年人疾病会带来经济、生活和精神等多方面的压力。社会方面，首先，老年患病导致巨大的医疗支出，研究表明，老年人群的医疗费用增长速度高于年轻人，表现为医疗费用随着年龄的增加呈现出陡峭上升的趋势。其次，对社会服务的发展提出更多的要求，如社会保障、医疗卫生服务、长期照顾等。

扩展的内容

一、健康老龄化

WHO在《关于老龄化与健康的全球报告》(*World report on ageing and health*)中，将健康老龄化(healthy ageing)定义为“发展和维护老年健康生活所需的功能发挥的过程”。功能发挥是“使个体能够按照自己的观念和偏好来生活和行动的健康相关因素”，如学习、社交、贡献等。功能发挥能否实现，一方面受老年人自己的内在能力限制，另一方面受老年人的生活环境以及老年人与生活环境的关系影响。对于不同水平内在能力的老年人，能否完成想做的事，最终取决于其生活环境中的各种资源和障碍。即使老年人内在能力受限，在相应的支持系统中仍然能够进行相应的活动。因此，促进健康老龄化，一是要改善老年人的内在能力；二是使机能减退的个体能够实现功能发挥。

二、积极老龄化

积极老龄化(active ageing)是指最大限度地提高老年人“健康、参与、保障”水平，确保所有人在老龄化过程中能够不断提升生活质量。健康老龄化鼓励人们在一生中能够按照自己的需要、愿望和能力，发挥自己在物质、社会和精神方面的潜力参与社会事务，并且在需要帮助的时候，能够获得充分的保护、安全和照料。“积极”强调的是随着年龄的增长仍然继续参与社会、经济、文化和公共事务，即使是从工作岗位退休下来的老年人和那些患病或有残疾的人，仍然能够作为他们亲属、亲友、社区和国家的积极贡献者。积极老龄化的目的在于使包括虚弱、残疾和需要照料的所有老年人，都能提高健康的预期寿命和生活质量。由此可见，积极老龄化改变了老年人作为社会负担的传统观点，强调老年人是被忽视的宝贵的社会资源，他们依然是社会财富的创造者和社会发

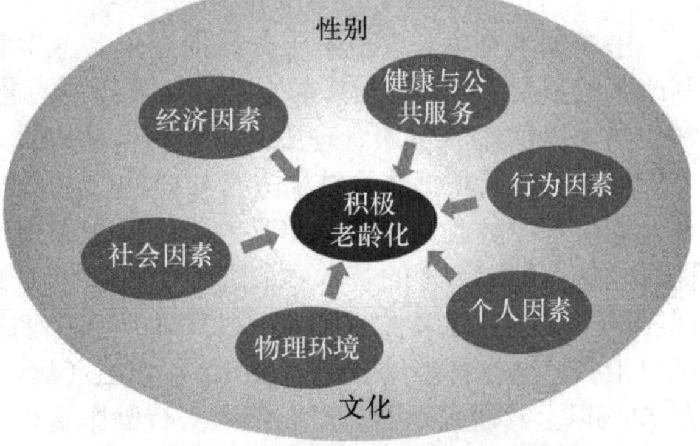

图17-9　积极老龄化决定因素

展的积极贡献者。积极老龄化的实现受到多种因素的共同作用，见图 17-9。

三、法律中的老年人健康

实现健康老龄化有赖于全社会的努力，通过法律的形式明确相关的社会责任和义务具有十分重要的意义。中国有多项法律均提出保障公民的健康，如《宪法》、《民法通则》、《刑法》等。其中《老年人权益保护法》专门就老年人健康相关权益进行了规定。例如，第三十条规定国家逐步开展老年长期护理；第四十九条规定将老年医疗卫生服务纳入城乡医疗卫生服务规划，将老年人健康管理和常见病预防等纳入国家基本公共卫生服务项目；第五十条规定提高老年病的预防、治疗、科研水平，促进老年病的早期发现、诊断和治疗，并普及老年保健知识，增强老年人自我保健意识；第五章规定为老年人提供医疗、生活等多方面的社会优待；第六章规定老年人提供安全、便利和舒适的环境，减少老年人生活障碍。

四、老年人长期照顾

随着年龄的增长，老年人身体逐渐衰弱并丧失能力，甚至导致残疾，对他们提供长期照顾，以保证他们的生活质量，也是实现健康老龄化的一个重要方面。老年人长期照顾（long-term care，LTC）是指由非正式提供照顾者或专业人员为缺乏自理能力的老年人提供的一系列服务。从内容上看，它包括了与老年健康相关的多种医疗和社会服务，如提供适宜的居住环境和辅助装备，通过降低危险性的措施以减少残疾或预防健康问题的进一步恶化，满足精神、情感和心理需要等，同时也包括了对提供照顾者给予支持。从提供照顾者看，长期照顾分为正式和非正式提供照顾者。正式提供照顾者指专业机构如社会养老机构中为老年人提供长期照顾的专业人员，非正式提供照顾者包括家庭、朋友、邻居等。其中家庭通常是慢性病或残疾人照顾的主要提供者，如美国 95%的老人仍过着家庭生活，英国仅有 2%的老人住在养老院。虽然赡养老人是中华民族的优良传统，但随着社会人口流动、计划生育政策的实施，中国空巢老人数量急剧上升，老人与子女同住的比例也逐年降低，表明中国非正式长期照顾的功能正在衰退。另外，中国社会养老机构的发展也远远不能满足老年人的要求，同时还存在区域发展不平衡、布局不合理等问题。目前，发达国家老年人长期照顾模式主要包括以税收为来源的模式、市场长期照顾保险模式和长期照顾社会保险模式，而且实际实施中通常是不同模式相结合的长期照顾体系，发达国家的老年人长期照顾体系对中国具有重要的借鉴意义。

五、中国基本公共卫生服务项目中的老年人卫生服务实践

中国国家基本公共卫生服务是促进公共卫生服务逐步均等化的重要内容，是深化医药卫生体制改革的重要工作。国家基本公共卫生服务中的老年人健康管理服务项目要求每年为 65 岁及以上常住居民提供 1 次健康管理服务，包括生活方式及健康状况的评估、体格检查、血常规、尿常规等辅助检查以及根据体检结果进行相应的健康指导和处理。2015 年 11 月中华人民共和国国家卫生和计划生育委员会发布推荐性卫生行业标准（《老年人健康管理技术规范》），对基层医疗卫生机构提供老年人健康管理的基本要求进行了规范。对于老年人中常见的高血压和 2 型糖尿病，一经发现应纳入相应的健康管理项目，即高血压患者健康管理服务和 2 型糖尿病患者健康管理服务。国家卫生和计划生育委员会要求 2015 年以县（区、市）为单位，65 岁以上老年人健康管理率保持在 65%以上。研究表明，对老年人实行健康管理，老年慢性病患者生活方式得到明显优化，体育锻炼习惯有显著改善，膳食结构更加合理，低盐饮食有明显增多，血糖、血压、血脂达标率均较健康管理前明显提高，遵医嘱及服药依从性也有明显改善。

健康教育服务是另一项与老年人疾病预防和控制密切相关的基本公共卫生服务项目，老年人是开展健康教育的重点人群。研究表明，接受健康教育的老年人在生活方式上更加健康，在吸烟、

饮酒等不健康行为上更加节制，而在锻炼、休闲等健康行为上则更加积极。而2012年中国居民健康素养监测项目结果显示，中国老年人健康素养（个人获取和理解基本健康信息和服务，并运用这些信息和服务做出正确决策，以维护和促进自身健康的能力）水平较低，尤其以与老年人常见疾病密切相关的健康生活方式与行为、慢性病防治方面的素养最低。因此，老年人健康教育和健康促进工作任重而道远。

六、健康老龄化面临的挑战

在老年人医疗可及性、长期医疗卫生服务的发展过程中存在社会和经济方面的不平等，只有消除这种不平等才能满足老年人医疗卫生保健的需求。为了达到这个目的，需要解决年龄歧视、共病和衰弱造成的挑战。

（一）老年健康不平等

老年人的健康呈现多样化，健康水平参差不齐，如一些高龄老人的健康状况比较年轻人群更好。但这种差异并不是随机产生的，它与不同人群所处的物理和社会环境的差异密切相关。通常由于个人因素，如家庭出身、性别、种族不同，导致生活环境的不同，从而导致健康不平等。表17-1显示了1990—2012年不同收入水平地区60岁老年人的期望寿命，高收入国家老年人期望寿命更长且增长较快。

表17-1　1990～2012年60岁老年人期望寿命（年）

	男性			女性		
	1990年	2012年	每10年平均增长（年）	1990年	2012年	每10年平均增长（年）
高收入国家	18.7	22.3	1.6	23.1	26.1	1.4
中低收入国家						
总计	15.8	17.3	0.7	18.3	20.0	0.8
撒哈拉以南非洲	14.4	15.7	0.6	15.7	17.2	0.7
中东及北非	16.1	17.3	0.5	17.8	19.5	0.8
亚太地区	15.8	17.4	0.7	17.9	19.7	0.8
拉丁美洲及加勒比海	17.8	20.0	1.0	20.5	23.1	1.2
欧洲	15.4	15.9	0.2	19.7	21.0	0.6
全球	16.6	18.5	0.9	19.7	21.5	0.8

（二）老年歧视

年龄歧视（ageism）是指依据年龄上的差别而对某一群体做出不正确的评价或持有某种固定的成见，现在社会中的年龄歧视行为主要是针对老年人，包括歧视态度、行为以及政策制定中的偏见观念。在医疗卫生方面，年龄歧视指的是医疗卫生人员采取消极态度对待老年患者，认为老年疾病是难以避免的，即使采取干预措施也没有效果或者产生的效果并没有价值。而事实上年龄与健康的关系是十分复杂的，不应该仅仅因为年龄而歧视老年患者。实际医疗实践中也存在鼓励医疗资源快速周转与老年人患病状况复杂的医疗需求之间的矛盾，以至于老年人被认为是一种“麻烦”。老年歧视在很多医疗活动中存在，如心血管疾病的一二级预防、中风等疾病的治疗、实施手术等。约有1/5的老年人认为自己在接受医疗服务时受到歧视。另外从循证的角度看，针对老年人的循证证据更少，临床药物试验也倾向于将老年人排除在外。年龄歧视可明显降低老年人获得相应的医疗和社会服务的质量。

（三）共病与衰弱

共病（multimorbidity）是指同时患有 2 种及以上慢性病的情况。共病随着年龄的增长而迅速增加，超过 2/3 的 65 岁及以上老年人患有两种及以上疾病。共病的老年人较单一慢性病患者的死亡风险增加、住院时间延长、生活质量及身体机制功能均较差。这是由于存在共病，患者治疗用药的种类增加，可能导致治疗相关的不良反应事件发生风险增加，同时将消耗更多的医疗资源。另外，共病会显著增加医疗决策的复杂和困难程度，是老年卫生面临的重大挑战。然而，目前临床上提供的医疗服务主要是为中青年人群或单病种设计的，相关的研究、政策和卫生服务系统的发展也主要是针对单病种进行的。当前医学教育也没有很好地面对共病的挑战。共病老年患者往往辗转于多个专科就诊，住院老年患者的用药治疗主要为多个专科疾病治疗的单纯叠加，这是不可取的，因为针对单病种设计的临床指南的疗效和不良反应在共病患者的治疗中可能不同，对某一疾病有效的治疗在合并其他疾病时未必有效，如抗抑郁药对合并痴呆的患者没有效果，不仅如此，抗精神病药物在治疗合并痴呆的患者中大大增加了死亡率。面对共病的挑战，不仅需要医学技术的创新，而且医疗服务的方式也需要根据共病的特征进行创新，在共病的治疗上要综合考虑，要强调整体性和个体化。

衰弱（frailty）是一种进行性功能稳态失衡导致的病理生理状态，其特征包括消瘦、耐力减低、平衡和运动功能下降，动作减慢、相对活动度降低，还可能伴随认知功能的下降。衰弱可能导致多种不良结局，如死亡、失能、心理疾病等。因衰弱造成的不良后果应受到重视，对老年人进行衰弱评价有利于提高对老年人需求的关注，并采取措施，减少因衰弱造成的不良结局。

链接

老年健康核心信息

中国卫生和计划生育委员会家庭司组织编写的老年健康核心信息于 2014 年 10 月 7 日正式发布。内容包括：①认识老龄化和衰老；②合理膳食，均衡营养；③适度运动，循序渐进；④及早戒烟，限量饮酒；⑤保持良好睡眠；⑥定期自我监测血压；⑦定期监测血糖；⑧预防心脑血管疾病；⑨关注脑卒中早期症状，及早送医；⑩重视视听功能下降；⑪重视口腔保健；⑫预防跌倒；⑬预防骨关节疾病和骨质疏松症；⑭预防压力性尿失禁；⑮保持良好心态，学会自我疏导；⑯预防阿尔茨海默病的发生发展；⑰合理用药；⑱定期体检；⑲外出随身携带健康应急卡；⑳促进老年人积极进行社会参与，倡导全社会关爱老年人。

进展与评述

一、老年人的健康状况是否真的得到改善

目前常见的与老龄化相关的一种臆想是：现在老年人的健康状况要优于他们的父辈或祖辈。这种观点被总结为“70 岁是新的 60 岁”，然而很少有研究能够证明这个观点。2014 年，WHO 对来源于高收入国家的大型纵向数据分析显示，过去 30 年间，虽然严重失能（需要他人帮助才能完成如吃饭和洗漱之类的基本活动）的发生率略有降低，但中度失能的发生率确没有显著变化，因此目前还不能认为“70 岁是新的 60 岁”。但这并不能否定这种情况在未来成为现实，为了实现这个目标，需要更进一步的公共卫生应对措施。

二、应对老龄化——WHO 的建议

（一）卫生系统应面向老年人提供有效的服务

老年人的健康问题具有长期和复杂的特点，为老年人提供整合性的医疗卫生服务要强于采取

独立分离的方式处理各种健康问题，因此必须建立面向老年人群需求的系统，所提供的服务也应照顾老年人群并与家庭和社区密切合作。在这种新系统中，医疗卫生人员都要具备老年学和老年医学专业技术，以及提供系统卫生保健服务所需的综合能力。

（二）建立长期照护系统

通过提供照护服务、构建适宜的环境来增强老年人的内在能力，同时使功能衰减的老年人获得足够的补偿，最终帮助老年人达到正常生活所必需的功能发挥。

（三）创建关爱老年人的环境

首先，通过降低健康风险、鼓励健康行为、减少健康相关的障碍、提供健康服务增强老年人的内在能力。其次，为老年人提供适当的辅助技术、便利安全的交通和居住条件等有利生活环境。除了这两种基本形式的人群措施，在政策和实践中的多部门协调，将老年人的需求放在核心地位至关重要，如反对年龄歧视、促进老年人自主权、在政府的全部政策中支持健康老龄化。

（四）提高衡量、监测和认识水平

目前对健康老龄化的认识水平有限，还有很多问题没有得到回答，如健康老龄化的模式、决定因素和效果等。因此，需要在老龄化与健康相关的很多方面开展研究，如衡量、监测、评估的方法和指标，在此基础上提高对健康老龄化的认识，从而更好地建立和发展健康老龄化的公共卫生体系。

图 17-9 将老年人分为三类：即能力相对较高、较稳定的人群，能力有所降低的人群和能力严重损失的人群，展示了各类人群各个重要行动的时机。

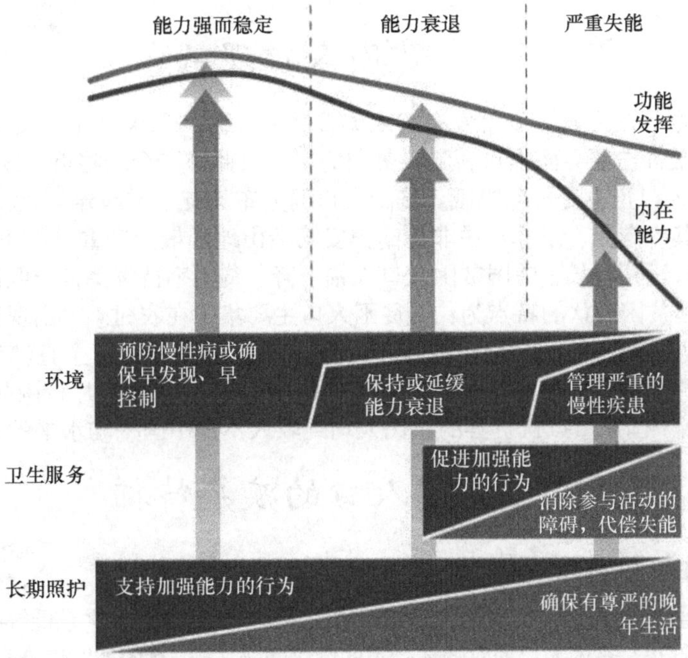

图 17-9　促进健康老龄化的公共卫生体系：生命过程中的各个公共卫生行动时机

（许亚运　杨柠溪）

第四节 贫困人口的公共卫生

贫困与人们的健康密切相关。贫困人口更容易暴露于各种个人和环境的危险因素、缺乏良好的成长环境、医疗可及性差、获得信息的能力差，这些均可能增加他们疾病和残疾的风险。反过来，疾病又会加重他们的贫穷。积极应对贫困人口的健康问题，是减少健康不平等的重要环节。

【案例 17-4】

2000 年 9 月，联合国全体成员国共同签署了《联合国千年发展目标》(Millennium Development Goals，MDGs)，承诺在 2015 年之前，要将全球贫困水平降低一半。2013 年 8 月，WHO 又发布了《全民健康覆盖研究》(*Research for universal health coverage*)，旨在确保所有人都可以获得所需的卫生服务而不会有大的经济风险或陷入贫困的危险。2014 年联合国开发计划署发布的人类发展报告称，全世界有 10 多亿人缺乏安全饮水等基本生活条件，8.42 亿人口正遭受长期饥饿，28 亿人缺乏基本的卫生条件；每年约 500 多万儿童因饥饿和营养不良而夭折，每天有 1000 名儿童死于不安全饮水。2015 年 WHO 报告称，世界上仍有 4 亿人不能获得基本卫生服务。在低收入国家和中等收入国家中，6%的人口因必须自付卫生服务费用而陷入或更深地陷入赤贫之中（每天 1.25 美元）。如果将每天 2 美元作为贫困标准，这些国家有 17%的人口因卫生支出而陷入或进一步陷入贫困。

那么，贫困人口的现状如何，他们的健康状态如何，是哪些因素制约着贫困人口的健康发展呢？

引申的知识

一、贫困人口现状

2014 年 7 月，联合国开发计划署发布的人类发展报告称，全球约有 15 亿人口生活在贫困中，有近 8 亿人一旦遭受冲击便会面临重新陷入贫困的风险。此外，全球将近 80%的人口缺乏全面的社会保障，8.42 亿人口正遭受长期饥饿。贫困人口的分布具有地域差异，亚洲、非洲、拉丁美洲贫困人口较集中，其中南亚、东非、中非与南美安第斯山地区最为严重。

近年来随着经济迅猛增长，中国贫困人口大幅下降，贫困率持续降低，但仍有 8000 多万人口没有脱贫。目前中国贫困现状的特点为：①贫困人口主要集中在农村。中国现有的 8000 多万贫困人口中，农村贫困人口约占 7000 万。②贫困区域分布广。除京津沪 3 个直辖市以外，其余 28 个省级行政区都存在相当数量的生活在贫困线以下的群众，还有 14 个连片特困区。③部分地区贫困程度仍然较深，592 个国家重点扶贫县的农民人均纯收入不足中国平均水平的 60%。

二、贫困人口的疾病特征

（一）传染性疾病及寄生虫病

贫困人口由于居住环境条件差、疾病预防知识薄弱、医疗卫生服务水平较低等原因，容易感染传染性疾病和寄生虫病，这也是贫困人口面对的最严重的健康问题之一。贫困地区传染病流行状况更为严重，以结核病为例，据统计 95%以上的结核病患者死亡多发生在低收入国家和中等收入国家，在中国农村结核病患病率是城市的两倍。除结核病之外，贫困地区还受到血吸虫病、利什曼病、乙型肝炎、艾滋病、蠕虫病等其他传染病的威胁，而贫困正是造成传染病在不同经济水平地区之间分布不均匀的重要原因。

（二）妇幼健康问题

在经济越不发达的地区，妇幼卫生工作越是落后，因此妇幼健康问题在中低收入国家尤为突出。2005 年世界各地的孕产妇死亡中约有 99%发生在发展中国家，仅撒哈拉以南非洲就占一半以上；贫困地区儿童的死亡率、生长迟缓率和其他疾病也显著高于一般地区。2015 年 WHO 报告显示，发展中国家 5 岁以下儿童死亡率为 47‰，显著高于发达国家的 6‰，其中撒哈拉以南非洲的 5 岁以下儿童死亡率为全球最高（83‰）。2011 年全球约有 1.65 亿儿童因没有足够的食物、饮食中所含维生素和矿物质不足、儿童保健不适当及患有疾病而导致发育迟缓，其中大部分发生于低收入国家。妇幼健康反映一个国家和地区的基本健康水平，改善贫困地区的妇幼健康问题对于提高整体健康水平具有重要意义。

（三）慢性非传染性疾病

根据 WHO 估计，80%的心脏病、癌症和慢性肺病导致的过早死亡发生在应对能力最差的低收入和中等收入国家。比如，高血压在发展中国家很常见，约 3/4（6.39 亿）的高血压患者生活在卫生资源有限的发展中国家。对中国贫困人口的调查发现，贫困人群比普通人群的两周患病率高 6.7%，慢性病患病率高 16.5%，应住院未住院率高 32%。可见，贫困是导致慢性非传染性疾病的重要原因，这与贫困人口的高文盲率、卫生设施缺乏和不良饮食习惯等因素有关。

（四）共病现象

贫困人口中的共病现象非常严重。在贫困人口中，同时患两种以上慢性非传染性疾病人数占所有慢性非传染性疾病患病人数的 25%，主要表现为同时罹患心血管疾病、脑血管疾病、高血压和糖尿病等。身患多种慢性病不仅给社会和家庭带来高额的直接经济负担，由于疾病发生发展过程的特点不同，还会产生很多间接经济负担，加上患者及其亲属所遭受的痛苦、忧虑、社会隔离等生活质量问题，所带来的无形经济负担难以评价。

（五）心理健康和自杀

贫困人群属于边缘群体，在经济、政治、文化领域都容易受到社会忽视或者排斥，承受着巨大的心理压力，进而产生孤独、失落、压抑等心理问题。在中国，70%以上的城市贫困人口有不同程度的抑郁情绪，30%有显著性焦虑症状。贫困人口的心理问题会影响其机体功能，导致免疫力下降，引发相关疾病。同时，心理问题还会加重贫困人口的自杀风险，据统计，2012 年低收入国家和中等收入国家有 60 多万人自杀，占全球自杀人数的 75%。贫困人口的心理健康问题是经济、社会学和环境因素等多方面作用的结果，预防其心理问题除提升贫困人口的经济水平之外，还应重视社会、环境因素的转变。

三、制约贫困人口健康发展的因素

民众健康是发挥功能的一种关键性基本能力和价值，但贫困却使人终日为果腹而奔波，不仅无法享受应有的教育，营养和健康状况也极度恶化。而且随着世界经济的发展，贫富差距逐步扩大。那么，哪些原因会制约贫困人口的健康发展呢？

（一）贫困人口教育受限，缺乏卫生知识

贫困人口在长期贫困环境中会形成固有行为规范和价值观念，而由于地域的闭塞，难以获得需要的信息，其行为规范和价值观念往往是不正确的、落后的。受教育程度和文化知识水平的限制，贫困人口缺乏必要的卫生知识，养成不良的饮食卫生习惯，不懂如何选择健康行为和主动预防疾病或采用愚昧方法来应对疾病。在相对封闭的环境中，这些文化体系被不断重复并不断滋生各种疾病。

（二）贫困地区的医疗卫生资源分配不均

贫困人口的健康服务在筹资、提供及利用上，均不同程度地存在着不公平现象。贫困人口由

于不良的健康状况所产生的巨大健康服务需要，未能有效地转化为健康服务需求。医疗支出的公共资金大都集中于发达的城市医疗部门，贫困地区卫生机构经费困难，缺乏必要的医疗设施，医疗卫生服务不公平现象比较严重。城市居民的平均医疗支出几乎是农村的 6 倍，而贫困地区农民的医疗支出仅为中国农村平均水平的 60%。图 17-10 显示了收入对孕产妇和儿童健康卫生服务覆盖率的影响，反映出当前全球妇幼卫生服务的不公平性。

（三）贫困人口的医疗卫生服务利用率低

贫困人口收入水平低下且增长缓慢，而医疗价格却不断攀升，支付能力不足限制了医疗服务利用，降低了基本医疗服务对贫困人口的可及性。低收入人群的卫生系统服务覆盖率不仅低，而且有病不去就医或者发生灾难性医疗支出的概率也更大。比如，城市地区 13.8%的家庭以及农村地区 15.8%的家庭发生过灾难性医疗支出。与高收入居民相比，低收入居民受到的收入约束更大，特别是在患重病的时候，低收入居民的医疗费用更高，经济负担更重。所以低收入居民偏向于到基层医院就诊，而高收入居民偏向于到高级医院就诊。

（四）“因病致贫、因贫致病”的恶性循环

疾病与贫困往往相生相伴。疾病会降低家庭收入，增加治疗费用，使原本有收入的成员变成家庭负担，且自付医疗费用开支对低收入家庭的影响远远超过高收入家庭；而贫困导致贫困人群有病不治，耽误了最佳治疗时间，最后要花费更多的医疗费用，使其陷入一种恶性循环。数据显示，贫困人群每年因病支付医疗费用占家庭总支出的 10%～12%，16%的家庭借钱看病，6%的家庭因看病变卖财产；在应就诊而未就诊的贫困家庭中，63.1%是因为经济困难，而在需要住院未住院的家庭中，88%是因为经济原因。

此外，大病冲击对贫困人口的影响较大。调查显示，出现过大病的家庭，人均纯收入平均降低 13.2%，且健康冲击的长期影响可持续长达 24 年。在一些地区，因病返贫户可达贫困户的 50%以上。图 17-11 显示，无论采用哪种衡量标准，贫困户的健康冲击比例均高于非贫困户，且贫困户健康冲击比例波动的幅度远大于非贫困户。

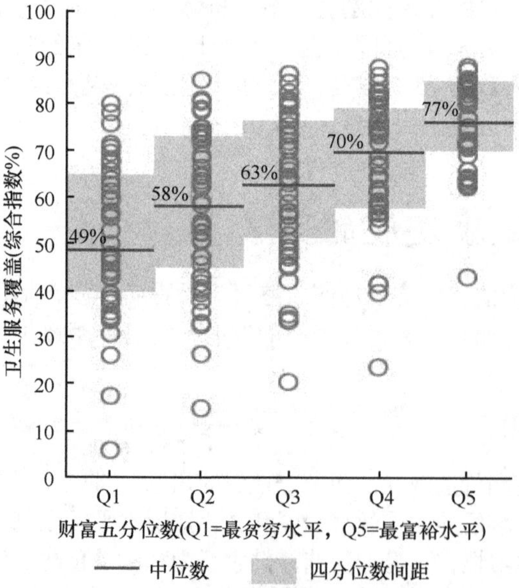

图 17-11 不同收入水平国家的孕产妇和儿童健康卫生服务覆盖情况

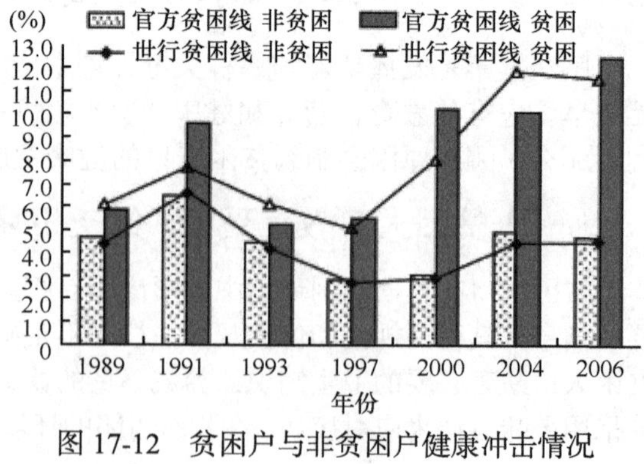

图 17-12 贫困户与非贫困户健康冲击情况

扩展的内容

一、贫困的内涵及类型

国际社会中最广泛使用的贫困（poverty）概念是世界银行提出的“每天的生活水准以 1 美元为标准，在此之下即为贫困”。近年来随着对贫困的认识不断加深，人们逐渐认识到单一从经济角度定义贫困已经不能满足当今社会的需要，还应该从社会公共服务、医疗保健水平、受教育程度、卫生条件等多因素多侧面综合定义贫困。因此，社会政策大师汤森认为，贫困是社会成员参与社会活动，发挥其一定的作用时所需要的生活条件（如饮食、环境的舒适性、生活水平及其他方面的服务等）不能得到完全保障时的状况。

贫困有绝对贫困和相对贫困两种类型。绝对贫困属于一种生存贫困，指人本身的基本生存都难以保证的贫困状态，与维持基本生存的物质需求有关，与社会经济和收入高低与否无关；相对贫困指个体或家庭收入水平与社会整体水平相比可以达到社会认可程度时所处的生活状态，是在把我们的生活水平与拥有较高收入的参照组相比较后产生的贫困，“增长性贫困”是导致相对贫困的主要原因。它根据贫困评价标准的变化而变化，具有一定主观性，只能反映某一时期某一地域的相对贫困状态。

链接

增长性贫困

一般意义上而言，经济的增长会增加社会总财富，带动居民生活质量的提高。而发展实践却发现随着经济增长，贫困人口的经济水平可能不变甚至恶化，即出现“增长性贫困”问题。1985—2001 年中国的经济增长有效地减少了贫困，但同时收入不均等状况的恶化也限制了经济增长带给贫困人口的潜在福利，从而降低了增长减少贫困的效果。特别就中国农村地区而言，虽然经济增长是其贫困率下降的主要推动力，但中国减贫的速度和效果出现明显递减的趋势，扶贫成本大幅度上升，绝对贫困与相对贫困并存，绝对贫困相对缩小，而相对贫困却有扩大的趋势。增长性贫困与初次收入分配不公、初始贫困率较高以及社会保障制度改革存在的问题高度相关。增长性贫困强调了收入分配制度，特别是收入再分配对于解决贫困问题的重要性。

二、贫困人口的衡量标准

常用衡量贫困的指标有恩格尔系数（Engel’s coefficient）、贫困率和全球饥饿指数（global hunger index，GHZ）。①恩格尔系数是食品消费与总收入之比，恩格尔系数越大，表明研究对象越贫困；②贫困率又称贫困发生率，在确定的贫困线基础上，贫困人口与总人口之比，反映某个国家或地区的贫困规模大小；③全球饥饿指数是一个反映全球各国贫穷和饥饿状况的重要综合指数，该指数综合了联合国粮食与农业组织、WHO 以及联合国儿童基金会等机构提供的相关数据，以营养不良的人口比例、体重不足的 5 岁以下儿童比例、5 岁以下儿童的死亡率三个方面的指标为依据而确定。指数以百分制来衡量一个国家的饥饿水平，其中 0 为不存在饥饿，100 为极度饥饿，即分数越高，该国的食物状况越差。

三、改善贫困人口健康问题的措施

（一）开展国际支援，向面临经济严重困难的国家提供技术和经济支持

近年来许多国家的卫生状况取得了明显的改善，但是贫困人口的绝对数、卫生和营养条件仍然有增无减。这种经济和卫生条件较差的状况多发生在最不发达国家和一些发展中国家。为改善这种状况，1990 年 WHO 提出开展国际资金流动和卫生支援，重点是对“人人享有卫生保健战略”全球监测最薄

弱的国家开展支援。该措施已实施20余年，对改善最不发达国家贫困人口健康状况发挥了巨大作用。

（二）各国政府增加投资

世卫组织总干事陈冯富珍博士讲到，各国政府增加投资可以减轻人们所遭受的苦难，更均衡地分配经济发展带来的好处并让大量长期陷于贫困的人口摆脱贫困。近年来许多针对贫困人口的控制措施也验证了这一观点。据WHO《投资克服被忽视的热带病的影响》（*Investing to overcome the global impact of neglected tropical diseases*）报告，2012年有8亿多人得到了至少一种针对被忽视热带病的治疗。许多国家已经认识到在预防和治疗被忽视的热带病等贫困相关疾病时进行投资的重要性和成本效益。70多个国家已经开始实施或准备启动加快控制被忽视的热带病的国家计划。在投资进一步增加的情况下，到2017年，接受预防至少一种疾病治疗的人数可达到15亿。

（三）提高贫困人口收入，从根本上改变贫困面貌

提高贫困人口收入可从两个途径着手，一方面，为贫困人口就业提供便利，增加贫困人口就业岗位，增强居民的就业能力，促使贫困人口通过自己的劳动提高收入水平，从根本上切断因病致贫的链条。另一方面，完善收入分配制度、政府财政制度以及社会保障制度，充分利用收入再分配的矫正机制，改善因经济增长带来的“增长性贫困”问题。

（四）改善环境，加强健康意识及疾病预防

改善贫困人口的环境是世界各国和国际社会都在执行的措施，尤其在获取安全的饮用水和改善的环境卫生设施并养成良好的个人卫生习惯方面做了大量工作。自1990年以来，全球约26亿人获得了改善的饮用水水源，全球约21亿人使用上了改善的环境卫生设施。但是由于对促进人们行为改变的健康教育活动投入不足，缺乏适合贫困人口使用的低价产品以及接受甚至鼓励随地排便的社会风气依然盛行等原因，改善环境卫生设施的工作进展受到阻碍。现在全球人口中仅有68%使用改善的环境卫生设施，比联合国《千年发展目标》所设定的77%的目标低9个百分点。因而改善环境的工作仍需进一步开展，特别关注最难以覆盖的人群，使用创新技术和方法为贫困人群提供价格低廉的、可持续的环境卫生解决方案。

（五）充分发挥社会保障制度、医疗保险制度和医疗救助制度对医疗服务的补充作用

扩大社会保障制度和医疗保险制度的覆盖率，让更多贫困人口享受到社保和医保服务，如扩增参保疾病病种，降低医保报销起付线，提高贫困人口住院报销比例等，让贫困人口更容易获得医保服务。针对贫困人口较为集中的农村地区，积极推行新型农村合作医疗制度，完善医疗保障制度，提高补偿标准，特别是对大病的补偿力度。对贫困人口的医疗保险给予补贴，建立贫民医院，鼓励发展商业医疗保险。此外，对于特别贫困或因病致贫人群，应发挥医疗救助的作用，降低其“因病致贫，因病返贫”的风险。

进展与评述

一、国际反贫战略

（一）联合国《千年发展目标》

《千年发展目标》是国际社会最重大的减贫战略方针，从八个领域十八项指标规划了21世纪全世界所有国家和主要开发援助机构消灭贫困的蓝图。千年发展目标首次将贫困的概念由单一的关注增长扩展到关注人们的生活质量和幸福度，并且将反贫困的实际行动拓展到减少疾病、普及

教育、增加清洁用水、改善环境卫生和环境可持续等多个方面。《千年发展目标》实施 10 多年以来，人类在贫困削减、减少饥饿、普及基础教育、促进妇女权利以及性别平等等方面取得了很大进展。尽管千年发展目标取得了可喜的成果，但是由于该目标自身的不足以及全球发展中出现的新问题和新变化，千年发展目标进展缓慢。从目前的发展势头来看，除了中国和印度大部分发展中国家都不能实现千年发展目标。在 47 个非洲国家中，有 42 个至少在一般的目标上偏离了前进的轨道，12 个国家在所有的目标上偏离了前进的轨道。

上述问题的产生唤起了全世界对极端贫穷、饥饿、疾病、不平等以及可持续发展问题的关注。人们开始意识到把有限的资源集中用来处理最关键最急需问题的迫切性。多边机构、双边机构、民间智库纷纷积极地将制定 2015 后世界发展框架纳入共同发展的计划中。目前，联合国系统正引导一个关于 2015 后发展框架开放的、包容性的磋商过程，目前已经形成多种 2015 后世界发展框架的方案，这些方案仍然在讨论和交流的过程中。该方案一旦形成，对于改善全球贫困状况具有深刻的指导意义。

（二）全民健康覆盖研究计划

WHO 于 2013 年发布的《全民健康覆盖研究》（*research for universal health coverage*），指出，要确保所有人都可以获得所需的卫生服务而不会有大的经济风险或陷入贫困的危险。作为“人人享有卫生保健”行动的延伸，全民健康覆盖对人口健康有直接影响。获得卫生服务能够使人们更具生产力，从而能够积极为家庭和社区做出贡献。同时，针对财务风险的保护措施可以防止人们因为自费支付卫生服务费用而致贫。因此，全民健康覆盖是可持续发展和减贫的关键组成部分，也是减少社会不公平的关键要素。

《全民健康覆盖研究》指出，减贫在实施过程中需要注意几个问题。一是公平实施，如果全民健康计划得不到公平实施，那么受益的通常是富有人群，而贫困人群则会输在起跑线上；二是公平投入，卫生财政预算往往向更先进、更昂贵的临床服务倾斜，对预防性服务的投入则少于实际所需；三是公平待遇，即使临床与非临床部门的就业机会同样按比例增加，但因收入等其他因素影响，临床服务还是更具吸引力，导致大多数低收入国家，甚至中等收入国家缺乏接受过正规培训的医务工作者。

二、中国反贫战略——精准扶贫

中国目前仍有 8000 万人没有脱贫，贫困地区发展滞后的问题没有根本改变。贫困居民情况不明、针对性不强、扶贫资金和项目指向不准的问题依旧突出。为解决这些问题，习近平总书记提出“精准扶贫”的战略，即“扶贫对象精准、项目安排精准、资金使用精准、措施到户精准、因村派人精准、脱贫成效精准”。

（张　璇　高梦婷　李十月）

参考文献

陈书. 2012. “增长性贫困”与收入分配差异研究. 重庆：重庆大学，1-139.

江震，郭素芳，温春梅等. 2013. 近三十年中低收入国家妇幼健康促进行动与研究进展. 中国卫生经济，32（12）：11-17.

中华人民共和国卫生部. 2012. 中国出生缺陷防治报告（2012）. 北京：中华人民共和国卫生部.

Degenhardt L, Stockings E, Patton G, et al. 2016. The increasing global health priority of substance use in young people. Lancet Psychiatry, 3（3）：251-264.

Mathers C D，Stevens G A，Boerma T，et al. 2015. Causes of international increases in older age life expectancy. Lancet，385（9967）：540-548

Prince MJ，Wu F，Guo Y，et al. 2015. The burden of disease in older people and implications for health policy and practice. The Lancet，385（9967）：549-562.

Wilkinson P，French R，Kane R，et al. 2006. Teenage conceptions，abortions，and births in England，1994–2003，and the national teenage pregnancy strategy. Lancet，368（9550）：1879-1886.

第十八章　伤害和暴力的预防控制

Prevention and control of injuries and violence

伤害和暴力是一个全球性的公共卫生和社会安全问题，据世界卫生组织（WHO）统计，全球每年约有500万人死于各类伤害，预计到2020年将达到840万人，其中道路交通伤害是伤害致死的重要原因。伤害又具有可预见性和预防性，来自许多研究证据表明，通过包括但不限于医疗卫生部门的共同努力，可以在伤害和暴力的预防上取得令人瞩目的成绩。国际社会需要与世界各地政府和民间团体合作，实施那些已经被证明是有效的预防措施，以减少每天因伤害和暴力所导致的不必要的生命损失。

第一节　伤害和暴力的疾病负担

伤害和暴力不仅会造成躯体上的损伤，也会因为生理上的损伤而导致伤者心理、精神、行为等方面的伤害，从而造成个人、家庭、社会的经济负担的增加。道路交通伤害、青少年自杀、暴力以及老年人跌倒等导致的疾病负担增加不容忽视。

【案例18-1】

WHO《全球疾病负担2013研究》报告指出，2013年全球因道路伤害死亡人数为139.5万，位居主要死亡原因的第七位；中国道路伤害死亡人数为31.4万，位居中国人群死因的第三位。道路交通事故是全球一项重要死亡原因，并且是15～29岁人群的主要死亡原因，这使得人们正日益认识到道路交通伤害给家庭和国家经济造成的沉重负担。

上述案例反映了道路交通伤害的哪些信息？伤害背后的疾病负担如何？国际社会采取了哪些行动？

引申的知识

一、道路交通伤害的严重性

2015年WHO道路安全全球现状报告指出，道路交通伤害已成为15～29岁人群的10大死亡原因之首。2013年道路交通死亡人数为125万，死亡率为17.4/10万。道路交通死亡90%发生在低收入和中等收入国家，低收入和中等收入国家的道路交通死亡率是高收入国家的2倍以上。例如，非洲为26.6/10万，东地中海为19.9/10万，欧洲只有9.3/10万。所有道路交通死亡者中有23%为骑摩托车者、22%为行人和4%为骑自行车者，三者合计约占半数。骑摩托车者、骑自行车者或行人死于道路交通事故的可能性随地区不同而有差别。在非洲区域行人和骑自行车者的死亡比例最高，占所有道路交通死亡的43%，而在东南亚只有16%。在中国，行人、乘客、骑自行车者和骑摩托车者因交通伤害致死占道路交通伤害致死总数的80%。随着机动车的快速发展，交通伤害在中国人群死因的顺位也发生了明显变化，从1990年的第十位提升到2013年的第三位（表18-1）。这些数据充分说明了道路交通伤害已成为威胁人类生命安全的重要公共卫生问题。

表 18-1　1990—2013 年中国人群死因前十位

1990 年	2010 年	2013 年
下呼吸道感染	卒中	卒中
卒中	缺血性心脏病	缺血性心脏病
慢性阻塞性肺疾病	慢性阻塞性肺疾病	**交通意外**
先天性畸形	**交通意外**	慢性阻塞性肺疾病
溺水	肺癌	肺癌
新生儿脑病	肝癌	肝癌
缺血性心脏病	胃癌	胃癌
自我伤害	自我伤害	先天性疾病
早产并发症	下呼吸道感染	下呼吸道感染
交通意外	食管癌	肝硬化

二、道路交通伤害对儿童青少年的威胁

2004 年 WHO 全球疾病负担报告数据显示，全球每年因道路交通伤害死亡的儿童超过 26 万，约占儿童伤害总死亡的 30%。在中国，伤害是造成儿童死亡的第一位原因。根据 2006～2013 年中国伤害监测系统数据显示，从 2006 年到 2013 年，儿童道路交通伤害的病例数量呈上升趋势，一直位居儿童非故意伤害发生原因的第二位。2013 年因机动车车祸导致的儿童伤害病例占总病例的 66.4%，高发时间主要是 7、8 月份，周末和晚上的 5～6 点时间段。高发的重点人群是中学高年级男生和学龄前男童，有 65.4%的伤害是发生在驾乘交通工具时。可见，应针对儿童不同年龄和性别开展道路安全教育，特别是加强假期、休息日、学生放学时间对儿童的看管与陪护。

链接

儿童道路交通伤害的金字塔

据 WHO 和联合国儿童基金会 2008 年联合出版的《世界预防儿童伤害报告》显示，全世界每天有 2000 多个家庭因非故意伤害或"意外事故"而失去孩子，从而使得这些家庭变得支离破碎，而这些伤害原本是可以预防的。据 WHO 估计，在全球，道路交通伤害是 5～14 岁儿童的第二位死亡原因，是儿童残疾的首位原因，每年约有 1000 万儿童因道路交通事故而受伤或残疾。

道路交通伤害死亡（如 1 人）的背后是更多儿童留下残疾（4 人）和大量儿童需要住院治疗（254 人），如图 18-1。

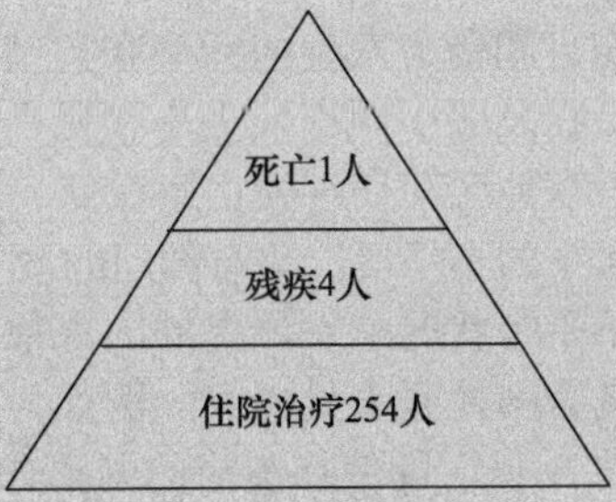

图 18-1　儿童道路交通伤害死亡、残疾和住院的关系

2012 年，WHO 统计了世界范围内各年龄组男性人群的主要死亡原因，如表 18-2 所示，道路交通伤害是 15～29 岁年轻人（young people）的第一位死因，是 5～14 岁儿童的第四位死因。

三、道路交通伤害预防的国际努力

研究表明，酒后驾车会加大撞车危险，戴上质量良好的头盔可使道路碰撞的死亡危险降低 40%，佩带安全带可使驾驶者和前排乘客的死亡危险降低 45%～50%，婴儿座、儿童座和增高垫可使发生撞车时的儿童死亡率减少 54%～80%，佩带安全带可使驾驶者和前排乘客的死亡率危险降低 45%～50%。因此，为了减少道路交通伤害，WHO 致力于通过倡导佩戴头盔、系安全带或安

装儿童约束装置、不超速行驶以及酒后不开车等行车安全措施，提高国家、政府部门、社区、家庭和个人对道路交通伤害这一可预防的死亡原因的认识，全球共同努力减少伤害发生。

2015 年 9 月，在联合国大会上通过的具有重大历史意义的 2030 年可持续发展议程中，包括了一项道路交通伤害的具体目标，即旨在到 2020 年时，使全球道路交通事故造成的死伤人数减少 50%。

表 18-2 不同年龄组与伤害和暴力有关的死因顺位（2012 年，WHO）

顺位	0～4 岁	5～14 岁	15～29 岁	30～49 岁	50～69 岁	70+岁	全年龄组
1			道路交通伤害				
2			自杀				
3				道路交通伤害			
4		道路交通伤害	凶杀				
5		溺水		自杀			
8			溺水	凶杀			
9		（与火有关的）烧伤					道路交通伤害
12			战争		道路交通伤害	跌倒/坠落	
13	溺水	跌倒/坠落					
15	（与火有关的）烧伤	凶杀	（与火有关的）烧伤				自杀

扩展的内容

一、伤害和暴力的发生现状

伤害和暴力已成为世界各国主要的公共卫生问题之一，2014 年 WHO 的《伤害和暴力-2014 年事实》（*Injuries and Violence - The Facts* 2014）报告显示，世界上每 6 秒钟就有 1 人因伤害死亡，每年因伤害死亡的人数约为因 HIV/AIDS、结核和疟疾导致死亡总和的 1.7 倍。

伤害和暴力发生的频率和类型在世界不同国家和地区、不同人群、不同时间的分布不同，但总体上在发展中国家发生率和死亡率都高于发达国家，中低收入人群高于高收入人群。例如，在东地中海地区，伤害死亡率在低、中等收入国家约为高收入国家的 3 倍。这些差异与不同国家间经济水平的不平等、政府部门的政策措施不到位、人群不安全的居住环境、工作条件等密切相关。经济不平等状况愈发严重的国家往往会有较高的暴力死亡率，在国家之内，最高的死亡率出现在最为贫穷的社区人员中间。例如，一项在巴西里约热内卢的研究显示，凶杀率在贫困地区是富裕地区的 3 倍，即使在富裕的国家如英国，一个来自社会最底层的儿童死于一场大火的可能性比来自一个富裕家庭的儿童高 16 倍。

伤害和暴力在不同性别间的发生也是不同的，每年因伤害和暴力死亡的男性约为女性的 2 倍。男性死于伤害的前三位原因是道路交通伤害、自杀和凶杀，而女性与伤害有关的死亡原因主要是道路交通伤害、跌倒/坠落和自杀。据 WHO 报道，在世界范围内，每年死于道路交通伤害者中大约有 3/4 是男性，死于凶杀者中有 4/5 和死于战争的人中有 9/10 都是男性。但是，也有一些类型的伤害和暴力的分布因年龄、性别和（或）地区而不同。例如，在东地中海地区和东南亚地区，15～29 岁的女性与火有关的烧伤、窒息等导致的死亡率分别是男性的约 1.5 倍和 2.0 倍。在全球范围内，年龄在 70 岁以上的女性跌倒/坠落的死亡率要高于男性。更值得关注的是，有超过 1/3 的女性遭受过来自亲密伴侣的身体和（或）性暴力，或者非亲密伙伴造成的性暴力。据估计，全球范围内平均有 20%的女孩和 10%的男孩在他们的童年经受过性虐待。由此可见，伤害和暴力已成为世界各国主要的公共卫生和安全问题之一，特别是在不发达国家、在中低收入人群中问题更加严重。

链接

伤害的概念及分类

伤害是由于机械能、电能、化学能、热能及电离辐射等能量以超出人体能耐受的量或速率作用于人体后所导致的机体损伤，也包括在某些情况下由于氧气或热能等生命基本物质的缺乏所导致的损伤，如溺水或冻伤。伤害的分类方法很多，依据不同的研究目的，可以采用不同的分类方法。通常在流行病学研究中将伤害分为非故意伤害（意外伤害）和故意伤害两大类。前者主要包括交通伤害、跌倒/坠落、中毒、溺水等，是由于意外（无目的）造成的伤害；后者主要是指有目的、有计划地自我伤害或加害于他人所造成的伤害，如自杀或自残、中毒、凶杀、暴力等。

二、自杀和暴力

据 WHO 统计，2012 年自杀死亡人数为 242 903 人，位居 15～29 岁年龄组死亡原因的第二位。青少年凶杀比例在不同国家之间及一国之内相差悬殊，但是男性青少年在所有国家中，既是实施凶杀的主体，同时也是凶杀的受害者。而在女性中，青少年凶杀的比例在几乎所有地区都远低于男性。2000—2012 年，大多数国家的青少年凶杀率都在下降，高收入国家的下降幅度大于低收入和中等收入国家。在中国，根据 2006—2013 年疾病监测系统显示，因自残或自杀就诊人数占所有伤害就诊人数的比例也呈下降趋势，从 2006 年的 1.4%下降至 2013 年的 0.7%，以女性下降最明显。

暴力也是全球一个主要的公共健康问题，各国男性青少年均是暴力的主要实施者和受害者。全世界每年由于各类暴力造成 100 多万人丧命，暴力死亡率为 8.8/10 万，更多的人遭受的是非致死性伤害。国外有研究表明，暴力是 15～44 岁人群的重要死因，其导致的死亡占男性死亡总数的 14%。中国 2006—2013 年监测数据显示，暴力粗死亡率从 2006 年的 1.2/10 万下降至 2013 年的 0.65/10 万，下降了 46.3%。其中男性下降了 47.6%，女性下降了 42.1%。不同性别、城乡暴力标化死亡率均呈下降趋势，并且男性和城市人群暴力死亡率下降更明显。

WHO 在《2012—2020 年间全球预防暴力运动的行动计划》以及《2014 年全球预防暴力状况报告》中，呼吁各国制定并评估暴力预防的相关政策，并且通过提高暴力数据收集能力，开展暴力预防和控制研究，加强暴力受害者的反应能力等措施减少暴力发生。特别是针对青少年、女性的自杀和暴力应该加强法律建设，制定相应策略、措施，全社会共同行动。

链接

WHO 关于暴力预防的 10 个事实

- 暴力每年造成近 140 万人死亡。
- 自杀和凶杀占到暴力相关死亡原因的 80%以上。
- 90%的暴力死亡发生在低收入和中等收入国家。
- 暴力主要影响到具有经济生产力的年轻人。
- 暴力带来的健康影响并不局限在身体损伤方面。
- 暴力可得到预防并且其带来的影响可得以减轻。
- 个人可从学校开展的暴力预防规划中获益。
- 在家庭中促进积极向上的养育关系可以预防暴力。
- 社区规划在预防暴力方面可发挥重要作用。
- 社会可通过减少乙醇、枪支以及经济和性别不平等情况带来的风险预防暴力的发生。

三、伤害的疾病负担研究

伤害和暴力不仅会造成躯体的生理性损伤，而且也会造成心理、精神、行为等的伤害，从而导致死亡、失能、疾病和自杀等的高发。例如，伤害和暴力导致骨折，胸、脑部损伤，残疾等生理伤害后，由于受伤者长期的卧床或残疾继而可能会进一步导致其酗酒或吸毒、抑郁和焦虑、不安全的性行为，甚至产生自杀念头或自杀行为等精神和行为健康问题。这些精神和行为问题没有得到及时纠正和治疗，就可能会进一步导致肿瘤、冠心病、艾滋病等，甚至失能或死亡。因此，伤害所导致的疾病负担就会明显增加，造成的长期危害不容忽视。但是要预防和控制伤害和暴力的发生，降低疾病负担，必须全社会共同参与，包括政府部门、社区、学校、家庭以及每一个社会公民共同努力。

据 2012 年 WHO 统计，全世界死亡人数约 5600 万，其中，伤害导致的死亡人数占 9%，约为 504 万。来自澳大利亚、新西兰、美国等的综合数据显示，每发生 1 例由伤害所造成的死亡的同时，就有约 30 人住院、300 个急诊病例，还有更多的病例在其他医疗如家庭医生诊所和急救机构等接受治疗。伤害导致的死亡和残疾带来的劳动力丧失，给家庭、社会造成的经济损失是巨大的。《全球疾病负担 2013 研究》报告给出的伤害导致的全球伤残调整寿命年（DALYs）显示，在 1990 年，前 25 位常见全球 DALYs 中与伤害相关的占 4 席，分别为道路伤害（第 9 位）、自我伤害（第 19 位）、溺亡（第 21 位）、跌倒/坠落（第 25 位）。到 2005 年则只有 3 位与伤害相关，分别为道路伤害（第 10 位）、自我伤害（第 19 位）、跌倒/坠落（第 22 位）。而到 2013 年虽然也只有 3 位与伤害有关，但顺位发生了变化，道路伤害上升到第 7 位，自我伤害下降到第 21 位，跌倒/坠落保持在第 22 位。由此可见，道路交通伤害已成为全球主要的疾病负担之一。表 18-3 列出了 2005 年和 2013 年部分与伤害相关的 DALYs，总体上 2013 年全球全年龄人群的 DALYs 较 2005 年有所下降。

表 18-3　2005 年和 2013 年伤害相关的全球全年龄 DALYs（千年）

伤害类型	2005 年	2013 年
伤害（总）	267 681.2	247 582.4
交通运输伤害	82 941.2	78 952.9
道路伤害	76 626.7	73 251.1
步行者道路伤害	26 400.1	25 580.0
骑车道路伤害	50 10.9	701.5
骑摩托车道路伤害	15 234.5	14 199.2
机动车道路伤害	28 677.5	27 692.3
其他道路伤害	1 303.7	5 078.1
其他交通工具伤害	6 314.5	5 701.8
非故意伤害	112 792.0	105 941.3
跌倒/坠落	6 950.1	27 491.4
溺亡	25 529.1	21 608.0

链接

疾病负担及其评价指标

疾病负担（burden of disease）是指疾病、伤残和过早死亡对生命健康和社会经济造成的损失和影响，包括流行病学负担和经济负担。流行病学负担主要是评价人群健康状况和干预效果，比较不同疾病、不同影响因素对人群健康的影响。常用的评价指标有：病伤的发病率、患病率、死亡率、门诊和住院率以及综合效用指标如潜在减寿年数（PYLLs）、质量调整寿命年（QALYs）、伤残调整寿命年（DALYs）等。疾病经济负担是指由于疾病、失能（残疾）和早死给患者、家庭和社会带来的经济损失以及为了防治疾病而消耗的卫生经济资源。通常用直接成本、间接成本和无形成本来评价经济负担。

进展与评述

中国的伤害疾病负担仍然沉重

在中国，每年因伤害造成的死亡近80万例，占全球伤害死亡人数的15%，导致的DALYs损失为4080.40万人年。2010年，中国人群前五位伤害死因依次为道路交通事故、自杀、意外跌倒、溺水和意外中毒。按DALYs负担排序，前五位伤害依次是道路交通事故、意外跌倒、自杀、溺水和意外中毒，其中道路交通事故、意外跌倒造成的疾病负担呈上升趋势，而自杀导致的疾病负担呈现下降趋势。伤害造成的直接经济负担在2005年达774.5亿元，与1993年相比增加了4.91倍；同年间接经济负担达到2750.6亿元，比1993年增加了6.2倍，增长幅度远高于同期GDP5.2倍的增幅。每年因伤害死亡导致的潜在寿命损失年（PYLLs）为117.3万人年，占全死因PYLLs的36.5%。从伤害类型看，交通伤害导致的PYLLs最高，为55.1万人年，占总伤害PYLLs的47.0%，其次是溺水死亡（20.0万人年）和自杀死亡（15.2万人年）。伤害死亡致儿童PYLLs达73.1年，工作寿命损失年为58.3年。

全球疾病负担的数据显示了伤害造成的疾病负担总体呈现下降趋势，但是中国伤害的疾病负担有增加趋势。1990～2010年，道路交通伤害造成的DALYs上升了22.8%，上升速度明显超过全球平均水平；意外跌倒造成的DALYs上升了22.7%，自杀导致的疾病负担下降了47.2%。随着中国机动车数量的快速增加和人口老龄化加剧，伤害造成的疾病负担可能还将进一步增加。

伤害疾病负担主要集中在20～40岁青壮年人群，这部分人群的早死和致残引起的寿命损失严重，将对社会发展产生巨大影响。因此，各级政府、相关职能部门、社会团体、家庭、个人都应该加强伤害和暴力的防范意识，共同努力降低伤害和暴力的发生。

第二节　伤害发生的危险因素

伤害的发生有其个人因素也有家庭、社会因素，如司机疲劳或超速驾驶机动车导致交通事故、人行道与机动车道未进行有效隔离等，都可能导致交通伤害发生。因此，调查和分析伤害发生的因素，针对危险因素采取预防控制措施，是减少伤害发生的最有效手段。

【案例18-2】

有研究者对2001—2007年在中国发表的15篇有关儿童少年伤害危险因素的文献进行了定量分析（Meta分析），结果发现，男生、外向型性格、非独生子女、有高危行为（如骑车、爬高、玩棍棒刀剪 、玩火 、逗狗、游泳、打架等）、父亲文化程度低、有不安全环境（如居住地靠近公路或水源、周围有饲养狗、室内农药/鼠药放置不当、电源或锐利工具管理不当等）是伤害发生的危险因素，而家庭收入高、家庭和睦、开展安全教育是儿童少年伤害发生的保护因素。

上述的研究表明，伤害的发生有其个人因素，如外向型性格、有高危行为等；也有家庭因素，如家庭收入、父母亲文化程度、家庭和睦等；同时也存在社会因素，如居住靠近公路或水源、学校是否有开展安全教育等。

那么这些因素是如何影响伤害发生的？应该如何识别伤害的危险因素以及确定因素与伤害的关联，进而能够针对危险因素采取有效的预防措施，避免伤害的发生，降低疾病负担，是需要政府部门、社区、学校、家庭共同思考的问题。

引申的知识

一、伤害发生的个人因素

或是生理或心理特征的差异，或对安全知识理解和掌握程度的不同，个体的因素影响到伤害的发生。例如，儿童对外界事物普遍具有好奇心，可能就会玩火、戏水或接触了危险物品从而发生伤害；老年人由于其生理功能的减退，容易出现跌倒伤害。另外，抑郁症患者容易发生自杀事件，心理发育不良或病态性格的人容易出现过激行为导致行凶、斗殴等暴力伤害发生。目前已有许多研究报道，精神障碍、情感障碍或人格障碍是自杀发生的主要危险因素。抑郁症人群中的年自杀率约为一般人群自杀率的 8 倍（83.3/10 万 vs.11.2/10 万），而病态性格、社会心理失衡的个体，常常会由于个人对工作和生活、家庭或社会的不满，而出现过激行为，导致故意伤害发生，如行凶、家庭暴力、校园暴力、社会暴力等，从而导致个体或多人出现伤亡。WHO 的《2014 年全球预防暴力状况报告》显示，据估计，2012 年共有 47.5 万人死于凶杀，其中 60%的死者是 15～44 岁男性，凶杀是这一年龄组男性第三大死因。在各种暴力行为的背后，存在许多共同的风险因素和重大内在联系。例如，经济不平等、酗酒和养育不当可能会增加虐待儿童、青少年暴力、亲密伴侣暴力以及对妇女性暴力的可能性。

二、伤害发生的家庭因素

引起伤害的家庭因素主要包括家庭不完整、不稳定，或家庭关系不和谐，缺少家庭关心和爱护，这些都可能会导致伤害的发生。有研究显示，单亲家庭成长的孩子，心理健康方面常常会出现问题，导致孩子自卑或孤僻，容易出现过激行为而引起故意伤害。如果儿童在家庭或社区中招受排斥、忽视、严厉体罚或性虐待或亲眼目睹暴力行为，就会加剧其在今后发展阶段出现暴躁好斗和反社会行为的风险，包括在成年后从事暴力行为。根据第三次中国妇女社会地位调查显示，在整个婚姻生活中有 24.7%的女性遭受过配偶的暴力。中国妇联和联合国儿童基金会的一项调查显示，中国 74.1%的儿童在成长期曾受到不同程度的虐待。

三、伤害发生的社会因素

社会因素在伤害发生和预防方面发挥了重要作用。无论是非故意伤害，还是故意伤害，都与社会因素密切相关。例如，道路交通伤害与道路基础设施、道路安全立法等密切相关。加强道路基础设施建设和道路安全法实施，可改进道路使用者的行为并减少道路交通事故和伤亡。各类暴力与社会决定因素紧密相关，如管理薄弱、法治不全、文化和社会习俗、失业、收入悬殊等，都可能引起故意伤害的发生。另外，社区安全保障设施、医疗保障条件、学校和工作场所的安全教育与宣传等，也会影响伤害的发生、预防和处置。例如，每年暑假期间的儿童溺水、校园暴力事件等与学校的安全教育、假期学生的组织管理等有很大的关联。

扩展的内容

一、伤害发生的综合因素——社会生态模型

伤害的发生通常是个体因素、家庭因素和社会环境因素共同作用的结果。例如，交通意外伤害的发生可能是司机疲劳驾驶或超速驾驶、自行车或人行道与机动车道未进行有效隔离、交通安全法执行不严等多因素的存在而导致的结果。根据美国心理学家尤里·布朗芬布伦纳（Urie Bronfenbrenner）提出的生态系统理论（ecological systems theory），可以用图 18-2 表示

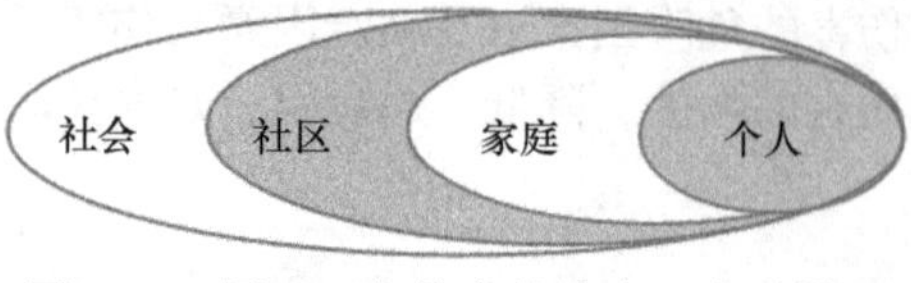

图 18-2 用于理解伤害的社会生态学模型

伤害和暴力发生的社会生态学因素。伤害和暴力的发生个体嵌套于相互影响的一系列环境系统之中，在这些系统中，系统与个体相互作用并影响着个体事件的发生。例如，每年暑假期间都会有儿童溺水死亡的事件被报道，究其发生溺水的原因首先是个人因素，因为儿童喜欢玩水，加之天气炎热，儿童更容易去河边、海边游泳或戏水，而且儿童的自我约束力不强，对危险缺乏足够的认识，所以容易造成意外。其次是家庭因素，因为在儿童放暑假期间许多家长是正常上班的，所以很难做好监管。特别是在农村地区，父母外出务工，孩子由老人代管，更难做好儿童的监护。再次，是社区和社会因素，因为社会缺乏专门的组织机构能提供给那些家长上班无人监管的儿童进行免费学习、娱乐的场所，更缺乏相应的配套游泳场馆，所以儿童只能到河流、海边游泳，就会增加发生意外的风险。因此，要预防和控制儿童溺水死亡事件的发生，必须全社会联合行动。一方面要加强儿童安全教育、普及游泳和救生技能；另一方面要加强暑期监管，儿童游泳/戏水必须有大人陪同；同时政府部门应投资在大中小学内建设泳池，在节假日时间对公众开放等。通过采取综合措施，才能有效预防和控制儿童溺水事件发生。

二、伤害发生危险因素识别的观察性研究方法

常用的伤害危险因素识别的观察性研究方法有现况调查、病例-对照研究、队列研究。现况调查通常是选择一定人群，通过问卷调查的方法收集伤害发生的相关资料，对伤害发生的频率、人口学特征、地区特征、伤害类型等进行描述分析，进一步分析伤害发生者与未发生者相关因素的比例，探讨伤害发生的危险因素。有学者对绍兴市青少年学生自我伤害特征及其危险因素进行了多因素分析发现，单亲家庭、焦虑情绪症状、学习负担重、睡眠≤6 小时是青少年学生自我伤害的危险因素。

病例-对照研究是以发生伤害者为病例，选择未发生伤害并且与伤害者具有可比性的健康人为对照，采用统一的调查表进行伤害发生危险因素调查，这些危险因素包括：①人口统计学特征变量，如性别、年龄、文化程度、家庭人口数、婚姻状况、人均年收入、住房类型或居住楼层等；②个性行为特点；③伤害的危险识别水平和预警意识；④家庭内药品和毒品摆放地点；⑤从事的工种的危险性；⑥社会支持网络等。按照配比或成组设计的方法进行资料分析，确定危险因素与伤害发生的关联强度。

队列研究是探讨疾病发生原因的最佳观察性研究方法，目前国内也开展了伤害危险因素前瞻性队列研究。例如，有研究者对马鞍山市 1 494 名大中学生伤害发生的危险因素进行了前瞻性研究。随访 1 年发现，男性、自评外向性格、焦虑情绪评分高是影响伤害发生≥3 次的危险因素，而母亲文化程度为高中、自评家庭经济状况中等及中等以上和抑郁情绪评分高是伤害发生的保护因素。

三、伤害发生危险因素验证的干预研究方法

对通过观察性研究发现的伤害危险因素，可通过人群干预或社区干预的研究设计进行验证。人群干预方法是将特定人群随机分为干预组和对照组，干预组给予干预措施，对照组不实施专门的干预措施。例如，一项针对提高家长危险度识别行为的干预研究是教育家长将家庭中的危险品存放上锁、热水瓶摆放在年幼儿童不能拿到的地方、电插座插上保护装置等，然后比较两组家庭儿童意外伤害发生率的差异。如果上述措施提高了家长对家庭意外伤害危险度识别能力，可显著降低儿童意外伤害发生率，则证明家长的伤害危险度识别能力与儿童伤害存在关联。

社区干预试验则通过在干预社区实施某项干预措施，比较干预和非干预的社区人群伤害发生频率的变化，评估干预效果，以评价特定因素在伤害发生中的作用。例如，有研究者在一批学校对小学生开展了为期一年半的溺水预防教育，以另一批学校为对照，结果显示以学校为基础的溺水健康教育干预可有效降低溺水相关高危行为，能有效预防非致死性溺水的发生，从而进一步验

证了观察性研究发现的预防溺水知识和技能与溺水的关系。

进展与评述

一、伤害危险因素研究为预防控制提供证据

在2014年WHO关于伤害与暴力事实的报告中，给出了根据多国研究证实有效地减少伤害相关死亡主要原因的有效措施。这些措施包括对道路交通事故、烧伤、溺水、跌倒/坠落、中毒、人际暴力和自杀的预防。其中有效减少跌倒/坠落死亡的措施有：①制定和执行要求高层建筑安装护栏的法律；②重新设计家具和其他产品；③建立运动场所设备的标准。针对自杀应采取的有效措施包括：①减少接近常见的自杀手段，如枪支、杀虫剂和某些药物的机会；②实施政策和干预措施，以减少乙醇的有害使用；③确保精神疾病的早期诊断和有效治疗，尤其是对抑郁症和乙醇依赖者的治疗；④确保对自杀未遂或有自杀风险的人的管理，包括评估和适当的随访；⑤培训初级卫生保健工作者和其他可能会与有自杀风险的人来往的“守门人”／“信息传递者”；⑥采用媒体报道的可靠的自杀报告。通过对这些有效措施的进一步实施，相信伤害与暴力的发生率将会进一步下降。

二、从伤害监测到伤害的危险因素监测

由于伤害的发生通常是多因素共同作用的结果，而且很多因素是可以预测、预防的。因此，加强伤害监测和危险因素监测，可为提早预测、预防伤害的发生提供依据。

目前世界上许多国家都开展了伤害的监测，如美国的国家电子伤害监测系统（national electronic injury surveillance system，NEISS）、加拿大的医院伤害报告和预防系统（Canadian hospitals injury reporting and prevention program，CHIRPP）等，全球范围的伤害监测主要是以急诊室为基础建立的伤害监测系统。在中国，2005年开始建立以医院门/急诊为基础的伤害监测点，目前已遍布除港澳台地区之外的中国31个省/自治区/直辖市和5个计划单列市，共43个监测点、126家监测医院参与的中国监测网。该监测网统一由中国疾病预防控制中心慢性非传染性疾病预防控制中心实施管理，各省级和监测点疾控中心负责所辖地区的伤害监测。该监测系统主要监测伤害发生的类型，以及伤害事件的发生原因、发生时间、发生地点等重要的基础数据，为进一步制定伤害预防控制策略和措施，确定高危人群提供了重要的依据。

除了进行伤害发生的被动监测外，还应该开展伤害相关行为危险因素的人群调查研究。通过开展伤害危险因素监测，可以及早发现伤害发生的可能危险因素、明确伤害预防的优先领域，为制定有效的伤害预防策略和措施提供流行病学证据。

伤害危险因素监测与传统的以医院为基础的伤害监测不同，它是通过主动、系统、连续（定期）地开展伤害危险因素的调查，收集与伤害发生有关的个人、家庭、社会因素（如使用汽车安全带、安置儿童座椅等的比例，学校、社区开展安全教育的情况等），并分析这些因素在人群中发生的频率和居民对伤害危险因素的认知程度等，及时发现伤害发生的可能危险因素，及早采取积极干预措施，防止伤害事件发生，防患于未然。伤害危险因素监测是伤害预防的一级预防，也是最有效的预防方法，但是，目前在中国尚缺乏专题的伤害危险因素监测，只是在慢性病及其危险因素监测项目中包含了关于道路交通伤害的行为危险因素内容。因此，为了更好地预防伤害发生，做好伤害一级预防，需要加强伤害危险因素监测。

第三节 伤害的预防与控制

针对伤害发生的可能因素开展监测、调查和研究，明确伤害发生的原因，并针对危险因素采取预防干预措施，可有效减少伤害的发生。目前已被证实了一些有效的预防道路交通伤害、跌倒/

坠落、自杀和暴力等的策略和措施，并已经在一些国家实施，对减少伤害的发生、降低伤害的疾病负担发挥了重要作用。

【案例 18-3】

根据中国伤害监测系统数据显示，2008—2013 年中国共监测跌倒/坠落病例 1 223 905 例，占全部伤害病例的 32.9%。跌倒/坠落的病例数量和占全部伤害病例的比例均呈逐年上升趋势。其中≥65 岁年龄组跌倒/坠落病例数占该年龄组全部伤害病例的 56.6%。2012 年中国死因监测结果显示，全人群因跌倒死亡率为 7.95/10 万，≥65 岁老年人中跌倒死亡率则迅速上升，≥85 岁跌倒死亡率达到 278.24/10 万，可见老年人群是跌倒/坠落伤害预防控制的重点人群。自 2004 年起，在上海市长宁区开展了老年人跌倒预防研究与实践，通过确定老年人跌倒问题的发生情况、识别其相关危险因素，制订和评估干预策略措施，制订了老年人跌倒社区综合干预项目。通过改善居家环境和小区环境，提升老年人平衡能力，开展健康教育、保健知识宣传等措施，使干预后老年人跌倒发生率由 17.7%下降至 7.2%。这充分表明了针对跌倒的主要危险因素开展积极预防和干预，可以获得良好效果。

老年人跌倒的预防干预案例说明，采取综合干预措施可以预防伤害的发生。那么目前针对主要伤害与暴力如跌倒、道路交通伤害、儿童溺水、自杀等有哪些有效的预防控制措施？全社会应采取哪些行动共同预防和控制伤害与暴力？

引申的知识

一、监测是跌倒预防控制的第一步

跌倒监测是及早发现跌倒事件，并及时得到救助的第一步。利用现有的以医院为基础的跌倒监测系统数据，虽然可以分析老年人群跌倒发生的时间、地点、损伤的部位和严重程度等，但是很难及早发现跌倒的危险信号以及尽早采取救助措施。随着电子信息技术的快速发展，许多实时监测产品被开发并应用于人群健康监测。据文献报道，目前已有一些针对老年人跌倒而开发的可穿戴、无创伤的监测产品，如老年人跌倒报警器，可以通过对老年人的平衡和步态活动进行客观的测量，实时获取可靠的数据信息，以便尽早发现可能有跌倒危险的老年人。另外，使用便携式可穿戴动作监测系统测量平衡和步态的行为，鉴别老年人轻微的行动障碍，提示老年人行动中要集中注意力并增强身体活动的动作性能，防止跌倒。

二、识别危险是制定老年人跌倒预防控制策略和措施的前提

发现和识别跌倒的危险因素，并针对危险因素及时采取措施，是预防和控制跌倒的最有效方法。根据中国跌倒监测数据分析显示，有 55.7%的老年人跌倒是发生在家中，其次是公共居住场所（20.5%）。发生跌倒的时间主要集中在上午时间，有 68.9%的老年人跌倒是在休闲活动时发生的。因此，根据这些可识别的危险因素，可以制定防跌倒干预措施。例如，进行居家环境、小区环境的改善，如在有老年人的家庭使用防滑地板、尽量不设置台阶等。另外，对老年人进行防跌倒的行为教育，如运动锻炼时要做好准备活动等。

三、老年人跌倒的可预防性

根据 2014 年中国伤害监测数据显示，≥60 岁老年人群的跌倒 / 坠落病例占该人群非故意伤害比例高达 52.8%，是老年人因伤害就诊的第一原因。老年人跌倒后轻者可能造成骨折、肢体功能受限等非致死性后果，影响生存质量；严重的会导致跌倒后死亡，跌倒致死是 65 岁以上人群伤

害致死的第一死因。虽然随着年龄的增加，老年人跌倒发生的比例在增加，但是跌倒是可以预防和预测的。首先可以针对老年人开展防跌倒健康知识宣教，提高老年人防跌倒意识，了解跌倒发生的早期危险信号，如步态的变化、平衡感觉的异常等，提早做好预防。其次，可以通过佩戴无创伤性、可携带的一些监测设备，监测老年人发生跌倒的早期信号，做好预警。再次，改善老年人居家环境、社会公共居住场所的环境，做好防跌倒预防措施。通过综合这些措施，可以有效地预防和控制老年人跌倒的发生。例如，在上海长宁区开展的老年人跌倒社区综合干预模式试点，取得了很好的效果。该项目建立了一个以疾病预防控制中心、社区卫生服务中心、街道办事处、物业管理服务公司、志愿者等多部门组成的老年人跌倒社区综合干预网络，通过确定老年人跌倒问题的发生情况，识别其相关危险因素，制订和评估干预策略与措施。干预措施主要包括居家环境和小区环境改善，提升老年人平衡能力；加强老年人用药指导，开展衣、食、住、行、运动和心理等方面的预防跌倒的健康教育等。通过综合干预后，老年人采取预防跌倒措施率由 19.3%上升至 86.6%，使老年人跌倒发生率明显下降，这也充分说明了老年人跌倒是可预防的。

扩展的内容

一、伤害的预防策略

国际公认和普遍使用的伤害预防策略有 Haddon 策略、“5E”综合策略等。这些策略的有效性在很多国家的实践中得到了证明，对于减少与控制伤害发生和死亡发挥了重要作用。

（一）哈登伤害预防的十大策略和哈登模型

美国公共卫生医师威廉·哈登（William Haddon）于 1981 年提出了伤害预防的“十大策略”，在 WHO 的支持和推广下，在伤害预防工作中得到了广泛的应用。这十条策略和措施举例见表 18-4。

哈登模型是 1972 年提出的伤害预防措施模型，最初主要应用在交通伤害，目前已经广泛用于各类伤害、突发公共卫生事件等的预防与控制中。哈登模型是用现代流行病学多病因论的观点来解释伤害发生的原理，根据伤害发生的宿主、致病因子和环境三要素以及伤害发生的三个时间阶段给出了三级预防措施。根据哈登模型制订的交通伤害在发生前、发生中和发生后应该采取的预防措施见表 18-5。

表 18-4　WHO 推荐的伤害预防十大策略

预防策略	预防措施举例
预防危险因素的产生	例如，禁止生产有毒、致癌的杀虫剂，禁止手枪的制造和核反应堆的建立
减少已存在危险因素的含量	例如，限制车辆速度以减少道路交通伤害
预防已有危险因素的释放	例如，房间地面不要太光滑、药品不要放到儿童可以拿到的地方等
改变危险因素的释放率及其空间分布	例如，机动车要有安全气囊，驾驶员和乘客要系安全带
将危险因素从时间和空间上与被保护者分开	例如，实行机动车、自行车、行人分道行驶，预防道路交通伤害
用屏障将被保护者和危险因素分开	例如，使用头盔，安全眼镜、佩戴口罩等
改变危险因素的基本性质	例如，家具的圆角，使用易碎的照明柱和其他路旁设施
增强人体对危险因素的抵抗力	例如，加强老年人平衡能力锻炼，预防跌倒
对已经造成的损伤提出针对性的控制和预防措施	例如，各种伤害的紧急救护预案和绿色通道
使伤害患者保持稳定，配合治疗，促进康复	例如，在伤害现场提供及时地紧急医疗救助，采取有效的治疗和康复措施

表 18-5　Haddon 交通伤害预防模型简表

发生阶段	宿主	致病因子	物理环境	社会环境
发生前	遴选合格司机	上路前车辆安全检查，特别是车闸、轮胎、车灯	公路状况及轮胎保养	限制车速的法律，加大对交叉路口的管理

续表

发生阶段	宿主	致病因子	物理环境	社会环境
发生中	司机的应变能力和乘车者的自我保护意识	车辆内部装备（尤其是轮胎）的性能	路面状况及路边障碍物	紧急救援体系和资源保障系统
发生后	防止失血过多，妥善处理骨折，伤害严重程度确定，预防死亡	油箱质地改善与防止漏油，车辆损坏度评价及修复	车祸急救、公路整治	健康保险、消防、应急系统与措施，社会、家庭支持及开辟医疗救治的绿色通道

（二）“5E”综合策略

“5E”策略是指采用包括工程（engineering）、环境（environmental）、强化执法（enforcement）、教育（education）和评估（evaluation）的综合干预策略。其中“工程策略”包括制造对人们更安全的产品，如生产更安全的机动车，以减少道路交通伤害发生。“环境策略”指通过减少环境危险因素降低个体受伤害的可能性，如改善道路状况。“强化执法策略”指通过法律和公安部门的措施确保在人群中维持某些行为和规范的实施，包括强制实施法律以创造安全环境，以及包括确保安全产品生产和销售的法律和规范等，如道路安全法、反校园暴力法等。“教育策略”是针对改变一般人群和特殊人群的态度、信念和行为，提高安全意识。如开展校园安全教育等。“评估策略”涉及判断哪些干预措施、项目和政策对预防伤害最有效，为研究者和政策制定者提供方法建议。

二、伤害的预防措施

（一）三阶段预防措施

从危险因素暴露到伤害发生以及结局的变化，可绘制一个伤害谱来描述从宿主暴露于危险因素，到伤害事件发生，继而出现伤害结局（受伤、失能或死亡）的全过程（图 18-3）。根据这样一个发展过程，伤害预防可以采用三阶段预防措施。

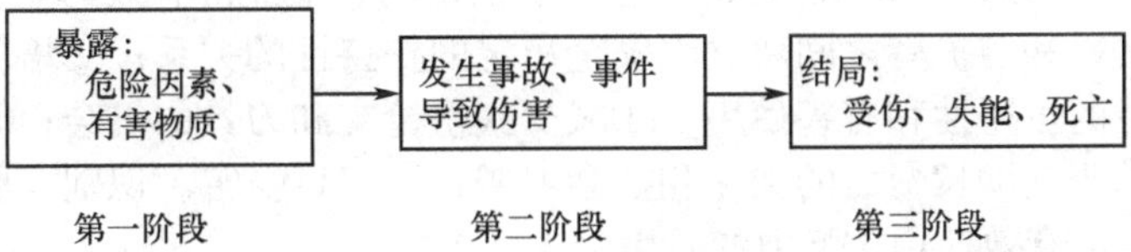

图 18-3　伤害发生过程

第一阶段预防，即针对危险因素或有害物质采取预防措施，如游泳池周边加装护栏，危险河段设置警示牌，劝阻人们在床上吸烟，有害物质的安全保管等。

第二阶段预防，包括及早诊断和正确处理伤害事件，在事故或事件现场及时给予基本救护以防止发生更加严重的后果。如对溺水者的急救知识普及，对跌倒、骨折者的正确施救。

第三阶段预防，即改善结局，促进康复，减少伤残、残疾或死亡。如对因道路交通伤害导致残疾者的心理辅导、康复训练等。

（二）伤害预防的公共卫生四步骤

2007 年 WHO 提出了四步骤的公共卫生方法（图 18-4），第一步，针对伤害问题的规模、特点、范围和后果，在地方、国家和国际层面收集资料；第二步，确认问题的原因，提高或降低个人遭遇问题的风险因素，并查看如何来修正这些因素；第三步，基于第一步和第二步获得的信息，制订和评估干预措施；第四步，分发/传播关于干预有效性的信息，在更大规模上实施有效的干预措施，评估更大规模干预工作的成本有效性。

2014 年，WHO 在《伤害与暴力——2014 事实》（injuries and violence，the facts 2014）报告中

给出了伤害与暴力预防和控制的步骤，如图 18-5。通过实时监测，收集伤害发生的时间、地点、人群特征以及伤害类型、发生原因等，分析、识别和确定危险因素，进一步制订干预措施并评估措施效果，最终达到预防和控制伤害的目的。

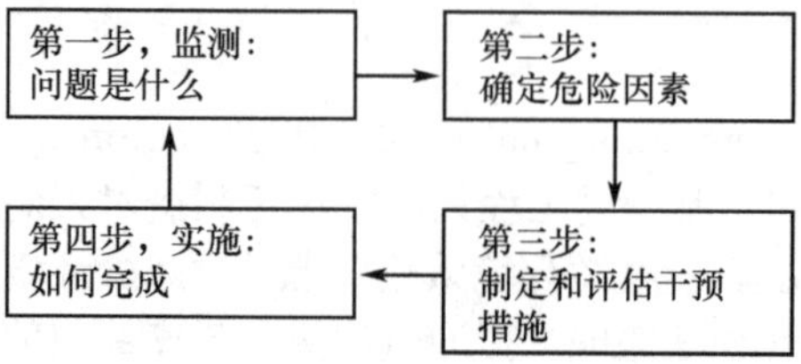

图 18-4 公共卫生方法示意图

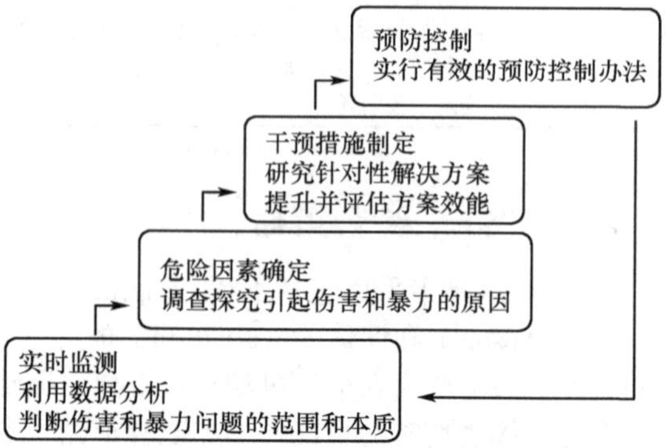

图 18-5 伤害和暴力的预防控制步骤

（三）目前已被证明有效的具体预防措施

WHO 于 2007 年出版了《预防伤害与暴力：卫生部使用指南》，该指南里给出了部分暴力和伤害预防方面有效的措施和卫生部门应承担的职责。目前研究已经提供了清楚的证据，证明适当干预可以预防伤害与暴力。目前证明有效的干预措施包括：①安全带、安全头盔、强制实施的血液乙醇含量限制，可以预防道路交通伤害；②居家危险改造可以防止老人跌倒；③池塘边加护栏可以降低溺水的危险；④治疗抑郁可预防自杀；⑤学校的教育项目可预防亲密伙伴间的暴力行为；⑥家访项目可减轻儿童虐待；⑦防止儿童打开容器可防止中毒。此外，还有些对预防暴力和伤害具有共同效果的措施，如政策制定、数据收集、受害者服务、能力建设、倡导活动等。

在暴力预防方面，2014 年 WHO 确定了有科学依据的、最经济有效的七项暴力预防战略，包括：①在儿童与其父母和照护者之间建立起安全稳定的扶持性的关系；②培养儿童和青少年的生活技能；③减少乙醇的可得性和有害使用；④减少获得枪支和刀具的机会；⑤促进男女平等，预防对妇女的暴力；⑥改变助长暴力的文化和社会习俗；⑦实行受害者识别、照护和支持规划。通过实施这些预防策略可有效地预防暴力的发生。

进展与评述

一、WHO“安全社区”计划

WHO“安全社区”是指具有针对所有人、环境和条件的积极安全预防项目，并且具备包括政府、卫生服务机构、志愿者组织、企业和个人等共同参与的工作网络的地方社区。“安全社区”自 1989 年的 WHO 第一届事故与伤害预防大会上提出以来，得到了广泛的认同和快速发展。WHO“安全社区”的标准包括：①有一个负责安全促进的跨部门合作的组织机构；②有长期、可持续、覆盖各年龄、各性别人群、各类环境的伤害预防与控制计划；③有针对高危人群、高风险环境的预防项目；④有评估安全促进项目、工作过程、变化效果的方法；⑤有记录伤害发生的频率及原因的制度；⑥积极参与本地区及国际安全社区网络的相关活动。近年来，WHO 社区安全促进合作中心在上述 6 条标准基础上，又对交通安全、体育运动安全、家居安全、老年人安全、工作场所安全、公共场所安全、学校安全、用水安全和儿童安全等社区安全的 9 个方面提出了具体指标。根据 WHO 的“安全社区”建设标准，截至目前，全球共有 349 个社区获得了 WHO 认可的“安全社区”称号。在中国，截至目前，中国启动“安全社区”建设的单位已达 2631 个，分布在北京、上海、辽宁、四川、江苏、广东等27个省、市、自治区，覆盖人口超过了1.5亿。已命名575个中国“安全社区”，复评并已再获得命名的社区79家，建成78个国际“安全社区”。“安全社区”建设已由北京、上海、大连、广州等重点城市、东部沿海等地区向中西部地区延伸，扩大了覆盖面，进入了深入开展、持续发展的新阶段。大量事实证明，加强“安全社区”建设对降低事故和其他事件的发生，减少人员伤害、促进社区乃至社会的和谐稳定效果明显，是最经济有效的预防伤害的模式。

二、中国伤害与暴力预防和控制的全社会行动

伤害的预防不可能由某一个部门或机构独立完成，而是需要多部门共同努力，制订和实施综合干预措施才能达到满意的预防和控制效果。这些部门包括交通、司法、教育、劳工、金融、执法和社会福利等部门，他们都在伤害预防中发挥重要作用。

2011年9月6日，卫生部发布了《老年人跌倒干预技术指南》，该指南从公共卫生的角度总结了国内外预防控制老年人跌倒的证据和经验，提出了干预措施和方法。此外，卫生部还发布了针对儿童伤害的相关指南，包括《儿童道路交通伤害干预技术指南》、《儿童溺水干预技术指南》和《儿童跌倒干预技术指南》。这些指南的制定和发布，从全社会层面规范了伤害预防干预的办法，有助于降低老年人和儿童相应伤害的发生及伤害的严重程度，对预防和控制儿童交通安全、溺水，老年人和儿童跌倒起到了积极作用。

除了针对主要伤害问题采取全社会干预行动外，对中国近 1/4 的家庭存在的家庭暴力问题，也出重拳加以预防和控制，以保护家庭成员的合法权益。在2015年12月27日的第十二届中国人民代表大会常务委员会第十八次会议上，通过了《中华人民共和国反家庭暴力法》，并于2016年3月1日起施行，这是中国首部反家庭暴力法，也是预防和控制家庭暴力的有力武器。该法律的生效，将对预防和控制弱势群体的伤害和暴力起到积极的作用。

（杨新军）

参考文献

戴苡，沈清，钟要红，等. 2010. 中国儿童少年伤害危险因素的 meta 分析. 中国学校卫生，31（9）. 1111 1113.

方益荣，邢超，马岩，等. 2015. 绍兴市青少年学生自我伤害特征及其危险因素分析. 浙江预防医学杂志，27（11）：1103-1109.

胡梦珏，马文军，许燕君，等. 2013. 广东省居民伤害谱及疾病负担研究. 华南预防医学，39（1）：18-22.

梁晓峰. 2015. 推进中国伤害预防策略研究与应用. 中华流行病学杂志，36（1）：1-2。

罗艳，陶芳标，张安慧，等. 2010. 安徽省马鞍山市大中学生多发伤害现况及危险因素的前瞻性研究. 中华流行病学杂志，31（1）：30-33.

GBD 2013 DALYs and HALE Collaborators. 2015. Global, regional, and national disability-adjusted life years（DALYs）for 306 diseases and injuries and healthy life expectancy （HALE） for 188 countries，1990-2013：quantifying the epidemiological transition. Lancet，386（10009）：2145-2191.

Global Burden of Disease Study 2013 Collaborators. 2015. Global，regional，and national incidence，prevalence，and years lived with disability for 301 acute and chronic diseases and injuries in 188 countries，1990–2013：a systematic analysis for the Global Burden of Disease Study 2013. Lancet，386 （9995）：743-800.

WHO. Injuries and Violence：the facts 2014[EB/OL].http：//www. who. int/violence_injury_prevention/media/news/2015/Injury_Violence_facts_2014/en/

World Health Organization. 2008. World report on child injury prevention. Geneva：WHO，

第十九章　恐怖袭击和突发公共卫生事件应急与应对

Contingency and respond of terrorist attacks and public health emergencies

人类在认识世界和改造世界的活动中，发现和创造了大量的物质和精神财富，同时也带来了诸多问题。当前，恐怖袭击（terrorist attacks）和突发公共卫生事件（emergent public health events）已成为人类必须面对的严重问题。除人为的恐怖活动外，各种突发事件包括重大疫情、中毒、化学毒物泄漏、自然灾害等频繁发生。这些突发事件都导致了巨大的社会和个人的经济损失，影响着人类的健康和幸福，引起了社会动荡。如何避免突发事件的发生，或对已发生的突发事件进行处理从而减少损害，已成为许多国家重要的公共卫生问题。

第一节　恐怖袭击应急与应对

恐怖袭击是全人类的公害，其行为严重威胁人类的生命安全、生存发展、社会生产和生活秩序。进入 21 世纪，恐怖组织袭击活动在全球范围内迅速蔓延，频繁发生。因此，防范应急与应对恐怖袭击活动已成为世界各国当前和今后一段时期国家公共卫生问题的一项新的重大课题。

【案例 19-1】

美国东部时间 2001 年 9 月 11 日早晨 8：40（北京时间 9 月 11 日晚上），4 架美国国内民航航班几乎被同时劫持，其中两架撞击位于纽约曼哈顿的世界贸易中心，世界贸易中心的两幢 110 层摩天大楼在遭到攻击后相继倒塌，附近 5 幢建筑物也因受震而坍塌损毁；第三架飞机袭击了美国国防部五角大楼，大楼部分结构坍塌；第四架飞机在宾夕法尼亚州索美塞特县坠毁，事后调查其原计划袭击目标是国会大厦。

在这一事件中，共有 2996 人罹难（不包括 19 名劫机者），其中 2974 人被官方证实死亡，另外还有 24 人下落不明。罹难人员包括四架飞机上的全部乘客共 246 人、世贸中心 2603 人、五角大楼 125 人及 411 名救援人员。这就是著名的“9・11”事件。

那么，“9・11”事件是什么性质的事件？“9・11”事件对美国和全球有什么样的影响？

引申的知识

一、“9・11”事件是什么性质的事件？

“9・11”事件是人类社会刚刚迈入 21 世纪时发生的，该事件使整个世界震惊，也让超级大国恐慌，该事件是人类历史上迄今最严重的恐怖袭击事件。世界贸易中心双塔倒塌所产生的冲击波和影响力沉重而深远，既给美国人的心灵留下巨大创伤，又使国际关系格局发生变化，美国政府对此次事件的谴责和立场受到大多数国家同情与支持，国际范围内的多国合作反恐怖行动就此展开。

对于恐怖袭击（terrorist attacks）的定义，联合国和不同的国家有不同的定义。美国国防部、联邦调查局和国务院使用的定义也不尽相同。一般而言，恐怖袭击就是极端分子（恐怖组织或个人）人为制造的针对但不仅限于平民及民用设施的不符合国际道义的攻击方式，包括抢劫，刺杀，安装临时爆炸装置，生物、化学和核武器，自杀性炸弹和绑架等。

中国全国人民代表大会常务委员会《关于加强反恐怖工作有关问题的决定》中对恐怖活动的定义为：恐怖活动是指以制造社会恐慌、危害公共安全或者胁迫国家机关、国际组织为目的，采取暴力、破坏、恐吓等手段，造成或者意图造成人员伤亡、重大财产损失、公共设施损坏、社会秩序混乱等严重社会危害的行为，以及煽动、资助或者以其他方式协助实施上述活动的行为。

二、“9·11”事件对美国和全球有什么样的影响?

“9·11”事件作为国际恐怖主义的极端之作，对美国所造成的前所未有的冲击主要表现在国家安全方面。事件发生后，美国小布什政府秉持“不惜一切代价保护美国”的信念，高举反恐大旗，把反恐作为国家安全战略的首要目标。对内，检审和改革国家情报机构，全面加强和整合情报力量，通过《情报机构改革法案》，设立统管 15 个情报机构的国家情报总监职位和国家反恐情报中心；组建国土安全部，内设 20 多个部门，并让海岸警卫队等军方机构参与国土防御；实施一系列反恐立法及反恐机制和恐怖预防建设，加强出入境、交通、航空器管理，所有这些措施都是为了坚决防止恐怖分子再度在美国土地上制造恐怖袭击。对外，美国以反恐划线，在全球范同内掀起反恐战争，如阿富汗战争和伊拉克战争，同时与世界各国加强金融和情报反恐合作。

“9·11”事件后，恐怖袭击活动高度国际化，活动次数频繁，造成的伤亡惨重，恐怖手段和战术不断升级，恐怖活动涉及范围和袭击目标扩大，危害越来越大，对世界安全、全球经济和社会发展均产生前所未有的影响。

（一）恐怖袭击影响着当今世界的安全

恐怖袭击造成的大量人员伤亡，严重影响着世界各地的安全。在中国，近年由于极端的民族主义和宗教势力的蔓延，袭击活动次数频繁，严重影响着中国社会的稳定和人民生命的安全，2008 年发生在中国西藏拉萨的“3·14”打砸抢烧暴力事件，烧死或杀死藏汉群众 18 人，给当地人民群众生命财产造成重大损失。据统计，20 世纪 90 年代，全世界恐怖活动每年造成的伤亡人数呈升降相间的波浪式增长态势，每年增长率为 19.08%，其中，死亡人数每年增长率为 12.59%。

（二）恐怖袭击活动使世界各地经济遭受新的挑战

随着全球经济的一体化，国与国之间、地区与地区之间经济的联系更加广泛、紧密，对任何一个地区的恐怖袭击将导致其他相关地区的经济受到挫折。“9·11”事件后，尤其 2015 年从年初到年末，从中东到欧美，从亚洲到非洲，袭击、爆炸、空袭、绑架等系列恐怖袭击频发，除了给袭击目标国家和地区造成上百亿美元的直接经济损失以外，还在其他层面打压着全球经济复苏的动力。由于恐怖袭击难以预测预防，全球经济增长和经济社会运行的成本面临被迫抬高的风险。在恐怖袭击风险面前，被恐怖组织列入打击对象的主要欧美国家必将增加安全和情报机构的支出，从而继续抬高政府财政赤字率，降低发达经济体复苏的预期。

（三）恐怖袭击活动使世界各地常处于一种恐慌状态

1995 年发生在日本东京地铁的“沙林毒气事件”、2001 年发生在美国的“9·11”事件以及随后的“炭疽芽孢恐怖袭击”、2008 年发生在中国西藏拉萨的“3·14”打砸抢烧等事件，这些恐怖袭击活动是残暴和不可预测的，人们面对恐怖袭击最容易产生恐惧心理，谈“恐”变色。这种恐惧心理产生的负面效应是全方位的。它可造成社会的动荡不安，给社会、经济、人文、健康等各个方面都会带来深刻的影响。如 1999 年 1 月 19 日《读卖新闻》发表对“沙林毒气事件”中受害者的调查发现，受害者在精神方面的重创难以愈合。2001年发生在美国的“9·11”事件后，“炭疽芽孢恐怖袭击”又接连在美国发生，以致全美谈“炭”色变。

无数次的恐怖袭击事件，让我们思考恐怖袭击有什么特点？恐怖袭击有哪些类型？如何应对恐怖袭击？

链接

震惊世人的恐怖袭击事件

- 1983年10月23日，贝鲁特的美国海军陆战队兵营与另一个法国伞兵营地遭遇自杀式炸弹袭击，300人丧生。
- 1993年3月12日，在印度孟买连续发生了13起炸弹袭击，接着印度教穆斯林又举行暴动，造成300人死亡。
- 1995年3月20日，日本东京地铁的沙林毒气事件，袭击者向东京地铁投放神经性毒剂沙林，5510人中毒，19人死亡。
- 1996年11月23日，劫持者强迫一架埃塞俄比亚民航班机冲进印度洋，使127人丧命。
- 1998年8月7日，“基地”组织用炸弹袭击了美国在肯尼亚首都内罗毕和坦桑尼亚港口城市达累斯萨拉姆的大使馆，共造成253人死亡。
- 1999年9月13日，一枚威力强劲的炸弹将俄罗斯莫斯科一个居民区摧毁，118人死亡。
- 2001年9月11日，美国纽约和华盛顿的“9·11”事件，自杀式炸弹袭击者劫持民航客机撞向世贸中心和五角大楼，造成超过3000人死亡。
- 2001年10月19日，美国炭疽芽孢事件，导致了社会极大恐慌，2人死亡。
- 2004年9月1日，发生在俄罗斯的别斯兰惨案，事件在9月3日结束但导致了326名人质死亡，从而成为俄罗斯最严重的恐怖主义袭击事件。
- 2016年3月22日，发生在比利时布鲁塞尔的恐怖袭击导致35人丧生，超过300人受伤。

扩展的内容

一、恐怖袭击的特点

当前，全球范围内的恐怖袭击呈迅速扩散蔓延的严峻趋势。系列恐怖袭击事件显示恐怖主义活动具有以下特点。

（一）隐蔽性和突发性

恐怖组织活动秘密化、伪装化进行是当前国内外恐怖袭击主要特点，也是为达到其危害目的而采取的重要手段。恐怖组织实施暴力袭击活动越来越秘密隐蔽，恐怖活动常常暗中进行，精心组织，秘密筹划，导致恐怖活动经常是突然发生，没有预兆。如美国的“9·11”事件，4架美国国内民航航班几乎被同时劫持。为了更大地制造隐蔽性突发袭击，中国恐怖组织的袭击已由新疆内部转向内地，如发生在2014年3月1日的昆明暴力恐怖袭击事件和发生在2013年10月28日的北京金水桥事件。

（二）危害的严重性

恐怖袭击的暴力行为严重威胁人类的生命安全，造成无辜群众重大伤亡；扰乱正常的生活秩序，造成社会极大恐慌；恐怖袭击所带来的政治风险往往威胁到社会的和谐、国家政权的稳定。美国“9·11”事件发生以来，美国就陷入对恐怖主义活动的恐慌之中，接连不断在美国发生的“炭疽芽孢恐怖袭击”又造成美国社会极大恐慌。2016 年 3 月 22 日发生在欧洲心脏——布鲁塞尔的两起自杀式爆炸袭击事件造成惨重人员伤亡，再次引起人们对于反恐问题的关注。

（三）袭击手段多样性

生物武器、化学武器、核辐射、爆炸（人体炸弹、汽车炸弹）、劫持、打砸烧杀，甚至网络袭击。如 1995 年日本东京地铁的“沙林毒气事件”、如 2001 年美国的“9·11”事件以及随后的“炭疽芽孢恐怖袭击”，2009 年以来中国北京、西藏、昆明等地的打砸烧杀和爆炸事件以及 2002 年南京的“毒鼠强”事件。

（四）目标多向性

恐怖主义袭击的目标不仅涉及重要的政治、外交、军事、经济、高层政要，而且还涉及平民百姓，特别是人口密集的公共场所经常是袭击的目标。如 2014 年的中国昆明“3·01”恐怖事件，10 余名统一着装的暴徒蒙面持刀在云南昆明火车站广场、售票厅等处砍杀无辜群众，造成 29 人死亡、130 余人受伤。“伊斯兰国”近期在北非、西非和西亚地区制造的多起恐怖袭击事件，也印证了这一点。

二、恐怖袭击的类型

恐怖袭击主要分为两种，一种是实际意义上的恐怖袭击，其核心是“政治主张带领恐怖袭击”；另一种是非实际意义上的恐怖袭击，表现为恐怖的犯罪手段而触犯法律刑事或其他形式的犯罪，主要表现为袭击不附带任何政治主张。在任何方式的恐怖袭击中，一旦具有政治主张的出现，才是真正意义上的恐怖袭击，否则也仅是刑事犯罪而已，只不过手段残忍而恐怖。

（一）根据恐怖袭击的方式分为两种类型

1. 非常规手段　指恐怖组织或恐怖分子为了达到其政治、经济、宗教、民族等目的，通过实际使用或威胁使用放射性物质、化学毒剂或生物战剂，或通过袭击或威胁袭击化工（核）设施（包括化工厂、核设施、化学品仓库、实验室、运输槽车等）引起有毒有害物质或致病性微生物释放，导致人员伤亡，或造成公众心理恐慌，从而破坏国家和谐安定的恐怖活动。

（1）核与辐射恐怖袭击：通过核爆炸或放射性物质的散布，造成环境污染或使人员受到辐射。

（2）生物恐怖袭击：利用有害生物或有害生物产品侵害人、农作物、家畜等。如发生在美国“9·11”事件以后的炭疽邮件事件。

（3）化学恐怖袭击：利用有毒、有害化学物质侵害人、城市重要基础设施、食品与饮用水等。如东京地铁沙林毒气袭击事件。

（4）网络恐怖袭击活动：利用网络散布恐怖袭击、组织恐怖活动、攻击电脑程序和信息系统等。

2. 常规手段　包括爆炸（炸弹爆炸、汽车炸弹爆炸、自杀性人体炸弹爆炸等）、枪击（手枪射击、制式步枪或冲锋枪射击等）、劫持（人、车、船、飞机等）及纵火等。

（二）根据恐怖袭击的目的分为六种类型

1. 内乱　干扰和平、安全及社会正常运作的集体暴力行为。

2. 政治恐怖主义　为了追求政治目的而在社会制造恐慌的暴力犯罪行为。

3. 非政治恐怖主义　不以政治目的为前提的恐怖主义，显示出有意的制造高度恐慌，最终为了争取个人或集体利益，但没有政治上的意图。

4. 类恐怖主义　暴力犯罪行为的附属品，其形式及表达方式类似真正的恐怖主义，但缺乏其要素。其主要目的并非要引起恐慌，而是利用恐怖分子的形式及技巧以达成相似的结果。如在逃的重罪犯胁持人质就是类恐怖主义。

5. 有限政治恐怖主义 真正的政治恐怖主义采取革命的形式进行，有限政治恐怖主义是指以意识形态或政治为动机的恐怖活动，但其活动并不是要夺取国家的控制权。

6. 国家恐怖主义 指以恐怖或压迫手段进行统治的国家，其程度与恐怖主义相似，又可指由政府为了追求其政治目的或其外交政策而进行的恐怖活动。

三、如何应对恐怖袭击？

美国“9·11”事件后，世界范围内的恐怖活动此起彼伏，严重威胁着世界和平与稳定以及人民群众生命财产的安全。面对恐怖袭击的全球危害，特别是生物和化学恐怖袭击事件的潜在危害，保证人民生命安全与国家经济利益，寻找有效的应对措施是摆在世界各国面前的一项迫切的现实任务。

应对恐怖袭击，既要从政治、经济、立法、行政等各个方面采取一系列行之有效的战略措施，又要迫切提升应急管理的能力。这种能力包括建立反对恐怖袭击应急预案的能力，强化反对恐怖袭击应急演练的能力，增强现场有效处理恐怖袭击的能力，做好反对恐怖活动善后工作的能力等诸多方面。

（一）建立、健全相关的法规和制度

完善恐怖袭击应急处理的法律规定，完善各种预案和技术方案，使国家的恐怖袭击防御和应急反应的体系建设、科学研究、装备及相应的储备等相关的工作，均纳入有法可依、有章可循的部门协同运作的整体制度框架（图 19-1）。

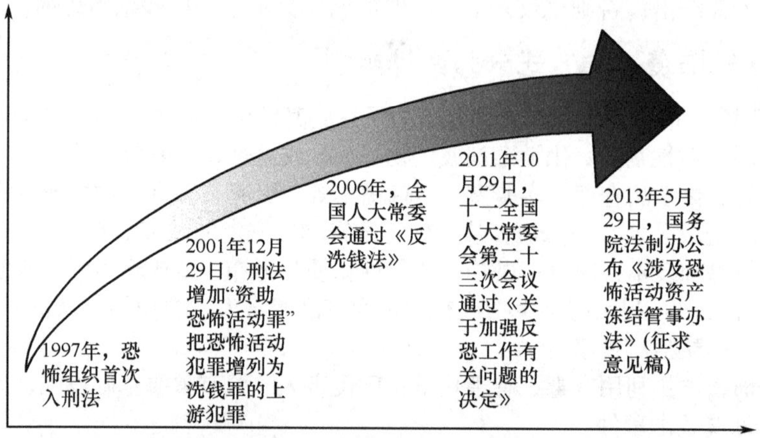

图 19-1 中国反恐立法进程

（二）建立由国家政府职能部门统一指挥的管理体制和应急反应机制

建立起由政府统一指挥、各相关部门统一行动的管理体制和应急反应机制。中国可按各地的具体情况划分应急准备反应区，所有职责部门和机构、组织都有相应的准备和应对预案，并配合以国家紧急储备体系和动员体制，形成装备精良、机构完善、军民一体、及时有效的恐怖袭击预防和应急处理网。所有参战力量既要对统一指挥机构负责、发挥主观能动作用，创造性地完成其下达的各项指令；又要与其他部门和单位协调配合，以提高应急处理效率。

（三）完善预测预警机制，建立预测预警系统

“预警”一词最早源于军事领域，现在逐渐应用到政治、经济、社会、自然等多个领域。反恐预警是通过国家监测、评估和预报恐怖袭击风险和危机的情报活动或工作。在很长一段时间里，

由于恐怖活动具有极强的隐蔽性和突发性，国际反恐工作的重心一直定位在大规模恐怖袭击后的应对和处置上。但“9·11”事件后，由于恐怖活动的非对称性和破坏的惨重性，国际反恐工作的重心不得不由应急处理向反恐预警转移。

有效的恐怖预防是取得反恐斗争胜利的重要保障。完善的反恐预警机制不仅能够及时有效地预防恐怖活动的发生，而且即使在恐怖活动发生后，也能够按照预计的计划有条不紊地应对和处置，从而防止社会恐慌情绪的蔓延，增强民众的信心，维护社会的稳定。目前，中国已经初步建立起国家、省、地与县四级预警发布平台，预警体系建设开始进入完善阶段。为不断完善中国突发事件预警体系，应做好以下三方面工作：一是要整合监测预警系统，提高预警发布速度与覆盖面。国家有关部门要建立健全预警管理体制，规范统一发布制度，结合国家突发事件预警系统建设进程，整合各级各部门的监测与预警系统资源，提高预警发布的及时性与全面性。二是要强化风险信息沟通，完善应急联动机制。各地各部门要健全部门信息沟通与应急联动机制，加强跨部门跨区域衔接协调，采取多种手段弥补预警盲区，确保风险信息各方面能够及时采取必要的应急反应措施。三是要加强反恐情报收集与分析，健全反恐预警与应急响应机制。重视预警在防范突发事件中的先导作用。由于恐怖袭击有很强的隐蔽性，突发性与破坏性，近年来，美、英、俄等国家的反恐策略，逐渐向“将恐怖活动制止或消灭于萌芽状态”转变。有关部门要加强国家反恐顶层设计系统，构建反恐预警组织体系，健全反恐预警运作与应急响应机制。

链接

中国的预警级别和发布

预警级别依据突发事件可能造成的危害程度、紧急程度和发展势态，一般划分为四级，Ⅰ级（特别严重）、Ⅱ级（严重）、Ⅲ级（较重）、Ⅳ级（一般），依次用红色、橙色、黄色和蓝色表示。

预警信息包括突发事件的类别、预警级别、起始时间、可能影响范围、警示事项、应采取的措施和发布机关等。

预警信息的发布、调整和解除可通过广播、电视、报刊、通信、信息网络、报警器、宣传车或组织人员逐户通知等方式进行，对老、幼、病、残、孕等特殊人群以及学校等特殊场所和报警盲区应当采取有针对性的公告方式。

（四）建立和完善反恐应急预案

应急预案是各级人民政府及其部门、基层组织、企事业单位、社会团体等为了依法、迅速、科学、有序的应对突发事件而预先制订的工作方案。反恐应急预案告诉我们如何去应对恐怖袭击，也就是在事前、事发、事中、事后的各个过程，谁来做、怎么做、如何做、做到什么程度以及用什么资源做。

反恐应急预案主要包括以下六方面内容：总则、组织指挥体系及职责、管理流程设计、保障措施规划、附则和附录。其中，组织指挥体系及职责、管理流程设计和保障措施规划是反恐应急预案的重点内容。组织指挥体系及职责前面已叙述，下面介绍管理流程设计和保障措施规划。

1. 管理流程设计　应对恐怖袭击事件，需要按照社会危害的发生过程将每一个等级的恐怖袭击活动进行阶段性分期，以此作为采取应急措施的重要依据。应急管理流程设计正是基于恐怖袭击活动的分期而对恐怖袭击活动进行分级管理的，旨在建立一个全面整合的应急管理模式。根据恐怖活动可能造成的危害和威胁、实际危害已经发生、危害逐步减弱和恢复三个阶段，可将恐怖活动应急管理总体上划分为预防预警、应急响应和后期处理三个阶段（图 19-2）。应急管理的目的是通过提高恐怖活动的预见能力、救治能力及学习能力，及时有效地化解危机状态，尽可能恢复正常的生活秩序。

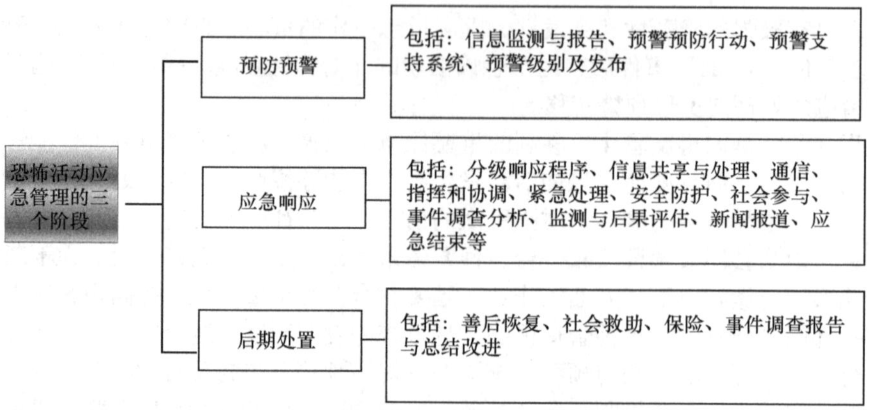

图 19-2 恐怖袭击应急管理的三个阶段

2. 保障措施规划 应急管理过程中各环节的主管部门与协作部门，每一项职能分别对应若干个主要的牵头机构和辅助机构，并制订各机构的具体责任范围和相应的应急程序。通过以应急设备及保障机构为支线，明确各参与部门的职责，形成有法可依、有章可循的部门协同运作的整体制度框架。

（五）加强应对恐怖袭击的培训、教育和应急演练

对全体国民普及生存、自救、互救知识和技能的教育和相关的训练。加强对各级领导干部的培训，提高反恐袭击的认识和指挥能力；强化专业技术队伍的技术训练和预案演练，提高应急处理能力；特别要对社会公众普及防恐怖危害的全民教育，提高防范意识，减少心理恐慌，避免可能的社会动荡。

反对恐怖活动的应急演练是依据有关恐怖活动的应急预案，模拟应对突发恐怖事件的活动，是检验应急预案及应急培训效果的重要手段，也是检验评价和保持应急能力的重要手段。因此反对恐怖活动必须从纸上谈兵上升为真实演练。据《南方周报》2014 年 5 月 22 日报道，中国共有 31 省（自治区、直辖市）开展了以“反恐防暴”为主题的应急演练。

（六）增强现场处置恐怖袭击的能力

反对恐怖袭击，最好的效果是事前预警、预防。通过构建有效的应急预警机制，在恐怖袭击发生之前发出警示，制敌于先，是应对恐怖袭击的最佳途径。但是由于恐怖袭击具有隐蔽性、不确定性和突发性等特点，因此，现场有效处置恐怖袭击是反恐的关键。

1. 及时启动应急预案，成立现场指挥部 恐怖袭击活动发生后，事发地的省级人民政府或者国务院有关部门在报告特别事件信息的同时，要根据职责和规定的权限启动相应应急预案，及时、有效地进行处置、控制事态。对于先期处置未能有效控制的特别重大事件，要及时启动相关预警预案，并由国务院相关应急指挥机构或国务院工作组统一指挥或指导有关地区、部门开展相应的处置工作；一方面，现场应急指挥机构要做好现场的应急处置工作；另一方面需要国务院多个相关部门共同参与处置的突发公共事件，由该类突发事件的业务主管部门牵头，其他部门予以协助。

2. 进行现场处置 一旦发生突发恐怖袭击事件，反恐小组要在第一时间赶赴现场，在现场的应急处置中首先要迅速封锁现场，全力抢先救人。

（1）现场处置程序：①在初步查明情况的基础上，根据事件的性质和类型，由现场指挥部划定警戒区域，实施现场管制，疏散中心现场及其附近滞留群众。全力营救被困遇险的伤亡人员，并送至指挥部指定的安全地带。②迅速封锁事发地点，派遣专业人员查找投毒地点、炸药等残留痕迹。③对相应的公交、地铁线路和空中、海上运输采取必要的管制措施。美国“9·11”事件发生后，由于担心可能有更多的飞机被劫持，美国联邦航空局实施了前所未有的“清空”行动。使

美国领空的4500架飞机降落并停飞，国际航班也转至国外机场降落。④事件发生后，在救援的过程中要采取听、探、看和对生存生还者询问等方法进行搜寻，弄清楚被困人员的位置。数量以及是否伤亡等情况，采取有针对性的重点救援，对于暂时救不出的伤员，要采取通风送食送水等措施，防止被困人员窒息导致死亡。对于救出的受伤人员经医疗组检查处理后，要积极协同有关医疗单位进行转移治疗。

（2）现场处置方法。

1）投放剧毒、生化危险品事件：一旦暴恐分子在公众聚集场所、要害部位投放剧毒、生化危险品，要及时迅速地组织安排好治安、消防、交巡等部门的警力，并配备好必要的防化装备，封锁现场，疏散群众。同时，卫生防疫部门组织有关专家要携带必要的装备器材迅速赶赴现场，判明毒物种类、性能及可能产生的危害后果，由专家组提出化解处置方案，经现场指挥部同意后，组织实施消毒防疫工作。紧接着就是要组织查缉犯罪嫌疑人，尽快查明投毒情况，在一定范围内组织清查清理，尽快彻底清除毒源。加强车站、生活水源等重点场所、要害部位的安全监测和防范控制工作。例如，1995年3月20日发生在日本的化学毒气沙林中毒事件：警方迅速作出反应，消防队和医疗救护队迅速赶到现场，身着防护衣的救援人员立即将中毒人员送往医院，防化专家30分钟内乘直升机赶到现场采样。万余名军警封锁现场、疏散人员，关闭地铁线及沿线车站；经过两个半小时的侦检分析即确认为神经性毒剂沙林中毒；事件发生3个小时后，政府即出版宣传印刷品以稳定人们的情绪，同时组成了140人的防化部队对列车和车站的有毒物质进行清除。

2）爆炸事件：有关防爆部门及政府如果接到来自公众聚集场所、要害部位放置爆炸物的信息后，要迅速组织足够的警力封锁现场，及时疏散群众迅速地离开现场。立即组织排爆和消防人员赶赴现场，开展搜爆排爆。一旦发生爆炸事件，全力扑救火灾，查找并营救遇险被困人员。在基本确定不再发生新的爆炸后，要组织有关专家对可能发生的建筑物倒塌等次生灾害进行评估，并采取相应的安全措施。确定爆炸点、爆炸物，提取相关的犯罪证据，配合有关单位适时清理现场。

（七）做好反恐善后处理工作

反恐现场的应急处置，并不等于反恐应急工作的结束。在现场紧急处理工作结束后，要迅速有效地开展恢复生产、生活等各项活动，尽可能减少恐怖袭击所带来的损失和影响。同时要采取切实措施，使事件中的幸存者、遇难者家属的社会行动能力能够尽快恢复。善后工作是反恐斗争中尤为重要的一环，具体包括三方面：一是全力救治受伤人员，同时要特别注意消除受害群众和所有经历者的心理恐惧；二是组织力量迅速侦查破案，依法严惩恐怖分子；三是总结经验教训，进一步加强反恐工作。

进展与评述

国际恐怖主义源于20世纪50年代兴起的民族争取、民族自治和自决权的运动，于60年代末开始兴起。80年代末期，恐怖活动开始猖獗。有学者把恐怖袭击、政治腐败和环境污染并称为21世纪人类面临的三大威胁。美国“9·11”事件以后，恐怖袭击对象更加宽泛、恐怖袭击手段更加多样和恐怖袭击危害影响更加深远。

一、恐怖袭击的新趋势与新特点

随着经济全球化、科学技术的发展和互联网的普及，恐怖主义的发展出现了一些值得关注的新特点和新趋势：①恐怖主义国际化或全球化。随着经济全球化的不断加速，国际恐怖主义网络和活动也呈现出全球化趋势，恐怖主义把他的触角伸向了世界各地。恐怖主义的“国际”

含义在于目标、行动和组织系统的国际化，而且恐怖主义所依赖的经济来源日趋多元化、规模化，从传统的走私、贩毒、绑架勒索等向新经济领域渗透。②目的政治性和思想狂热性。恐怖主义活动的动机带有鲜明的政治性，其主要目的不是消灭和摧毁行动目标，而是制造恐惧和惊慌以影响公众的心理，造成特定的恐怖气氛和政治压力，从而对政府和特定的社会团体形成压力和威慑，迫使政府、社会团体做出让步，以便达到政治报复、破坏统治秩序或影响政府内外政策的目的。恐怖分子有着强烈的信仰支撑和精神动力，其行为动机和特征与一般暴力犯罪不同，他们思想顽固、精神狂热、行为极端，不受法律、道德、传统和舆论的约束，具有反人类的特点。③主体组织性。现代恐怖主义活动通常以严密的组织形式出现，恐怖组织分工明确、组织严密、活动诡秘，其人员的募集和训练、目标的选择、方案的制订、手段的运用、工具的使用、力量的组织以及逃跑的路线和方法，一般事前都经过精心准备和密谋策划。④恐怖手段的高科技化。高科技的发展像一柄双刃剑，在给人类带来好处的同时给恐怖分子提供了更有利的武器，也给人类带来了更大的灾难。恐怖活动和恐怖主义犯罪也向高智能、高科技方向发展，且有进一步发展之势。⑤恐怖方式的暴力性、残酷性。当代国际恐怖主义的袭击范围和对象在不断地扩大，这是一个极为危险的趋势。如果说传统恐怖活动是“要更多的人看，而不是让更多的人死”的话，现在的恐怖活动是“既要更多的人死，也要更多的人看”，无辜人群成为恐怖分子大规模袭击的目标，以此向政府施加压力，或打击政府威信，或破坏其国际形象。⑥目标象征性。恐怖活动的袭击目标是经过精心选择的，这些目标象征着恐怖分子要反对、破坏或报复的制度、政权或秩序，恐怖活动者与其具体侵害对象之间往往没有直接利害关系和现实联系。⑦恐怖主义势力与民族分裂势力、宗教极端势力、邪教组织势力相互勾结，共谋“发展”。恐怖主义组织间有进一步联合、合作的倾向，基于民族或种族分离主义、宗教矛盾引发的恐怖活动异常活跃：一是与民族分离主义相结合的恐怖主义；二是以宗教极端主义为主的恐怖主义；三是宗教膜拜团体的恐怖主义（即邪教恐怖主义）。⑧现代大众传播系统对国际恐怖主义活动起到了刺激作用。大众媒体是影响恐怖主义的一个重要外部因素，它与恐怖主义的各自特点决定了它们之间存在着某种意义上的“伙伴关系”，某些媒体的报道在一定程度上推动了恐怖主义的发展，同时也对政府开展反恐行动产生了消极影响。⑨极右翼制造的恐怖主义事件频繁。随着国际大环境的变化，以新纳粹为代表的极右翼种族主义势力在某些西方国家死灰复燃，对其深层原因，需要进一步分析、思考。

二、提高应对恐怖袭击的能力

应对恐怖袭击，既要从政治、经济、立法、行政等各个方面采取一系列行之有效的战略措施，又要迫切提升应急管理的能力。这种能力包括建立反对恐怖袭击应急预案的能力，强化反对恐怖袭击应急演练的能力，增强现场有效处理恐怖袭击的能力，做好反对恐怖活动善后工作的能力等诸多方面。应对恐怖袭击和遏制恐怖主义，需进一步提高预警能力，做好重点防范、实现高效协调和给予严厉打击。同时，加强国际合作是有效打击和遏制恐怖袭击的必要手段。中国反恐是全球反恐合作的一个重要组成部分，要深化与周边国家和全球反恐组织的合作，共同防范和打击国际恐怖袭击活动，努力消除产生恐怖主义的根源。

第二节　突发公共卫生事件应急处置

21 世纪以来，社会上各种突发事件包括重大传染病疫情、中毒、化学毒物泄漏、自然灾害等频繁发生。这些突发事件导致巨大的社会和经济损失，严重影响着人类的健康，引起社会动荡。2002 年 11 月暴发传染性非典型肺炎（severe acute respiratory syndrome，SARS）以后，人们更深刻地认识到突发性公共卫生事件造成危害的严重性以及应急处置的重要性和必要性。

【案例 19-2】

2003 年 1 月 28 日上午 9 时，A 区疾病预防控制中心接到 B 区医院预防保健科主任报告，该院急诊室、呼吸内三病区报告有 9 例原因不明肺炎，其中 2 例病情严重，在 ICU 病房接受抢救治疗。接到报告后，A 区疾病预防控制中心立即派调查人员前往 B 区医院开展流行病学个案调查。初步调查发现患者黄某引起医院里医务人员感染。经病原学、血清学诊断，确诊该病为严重急性呼吸系统综合征（SARS）。

根据流行病学调查，第一例 SARS 病例于 2002 年 11 月 16 日在广州佛山出现，从 2002 年 11 月 16 日至 12 月下旬，在 5 个市共有病例 22 例。

2003 年 2 月 10 日，一名已患 SARS 的广州退休医生进入中国香港，入住中国香港某国际酒店，并且引发另外 7 名旅客感染，由此引起了国际大流行。该 SARS 患者于 2 月 22 日往广州某医院急症室求诊并在 3 月 4 日不治去世。多数流行国家和地区包括加拿大、中国香港特别行政区、新加坡、中国台湾省、越南和美国等都在 2 月下旬和 3 月发现了输入病例，导致 SARS 大流行。

SARS 的流行在 2003 年 5 月中旬开始处于平稳，7 月 14 日以后各国家和地区没有新病例出现，SARS 的流行终于落下了帷幕。至此，全球共有 32 个国家和地区报告 8098 例 SARS 确诊病例，死亡 774 人，病死率 9.6%。

在此期间，发生了一系列事件引起社会恐慌，包括医务人员在内的多名患者死亡，世界各国对该病的处理直至最后控制，疾病的命名，病原微生物的发现及命名，联合国、世界卫生组织及媒体的关注等。

据此，“SARS”事件属于什么事件？“SARS”事件对中国乃至全世界会产生什么样的影响？如何应对与处置突发公共卫生事件？

引申的知识

一、“SARS”事件属于什么事件？

2002 年冬季至 2003 年春季肆虐于中国和其他部分国家和地区的 SARS 虽然最终得到了很好的控制，但从 2002 年 11 月 16 日到 2003 年 7 月 31 日，全世界共发生 8098 例非典型肺炎病例，774 例死亡，它无疑是人类历史上的又一场灾难。回顾人类历史，从公元前几乎摧毁整座雅典城的“雅典瘟疫”至 2002 年冬始于广东最终波及 32 个国家和地区的 SARS，这些严重危害人类健康和对人们生命构成造成严重威胁的事件在人类社会发展过程中频繁发生。但是在 SARS 暴发之前，许多人对“突发公共卫生事件”这一名词还很陌生。

关于突发公共卫生事件的定义各个国家和地区不尽相同。国际上对突发公共卫生事件有代表性的定义是欧洲人权法院对“公共紧急状态”（public emergency）的解释，即“一种特别的、迫在眉睫的危机或危险局势，影响全体公民，并对整个社会的正常生活构成威胁”。SARS 暴发后，中国于 2003 年 5 月 7 日公布了《突发公共卫生事件应急条例》，条例对“突发公共卫生事件”作出了明确的定义：指突然发生，造成或者可能造成社会公众健康严重损失的重大传染病疫情、群体性不明原因疾病、重大食物和职业中毒以及其他严重影响公众健康的事件。该定义明确规定了突发公共卫生事件的特点和范畴。依据此定义，2002 年冬季始发于中国的 SARS 属于典型的突发公共卫生事件。

链接

中华人民共和国国务院令

第 376 号

《突发公共卫生事件应急条例》已经2003年5月7日国务院第7次常务会议通过，现予公布，自公布之日起施行。

总理　温家宝

二〇〇三年五月九日

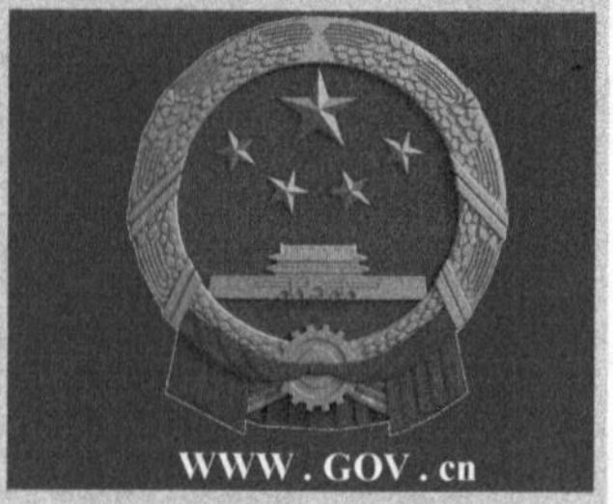

中央政府门户网站

二、"SARS"事件对中国乃至全世界的影响

"SARS"事件是21世纪人类的一场灾难，一种新型突变的冠状病毒的出现和流行，在短短的半年时间波及32个国家和地区，并导致了全球性公共卫生危机。其传染性之强，病死率之高，病程之长，波及面之广，在新出现的急性传染病中是少见的。它对中国乃至全世界的社会、经济、人文、健康等各个方面都带来了深刻的影响。

根据WHO 2003年9月26日最后报告，从2002年11月1日到2003年7月31日，全世界发生的SARS病死率为9.6%。中国大陆及香港特别行政区和台湾省共发生7428例，死亡685例，分别占全世界SARS发病和死亡的92%和88%。

"SARS"事件因病或死亡造成的劳动力损失，因隔离可疑病例、密切接触者和疫区封锁造成的因病休息、停工、停学、停业对社会稳定和经济发展造成的影响非常严重。SARS疫情引起全社会不必要的心理恐惧、紧张和忧虑对社会的间接影响也较严重。此外，SARS疾病造成的直接医疗成本也较高。WHO初步估计，SARS造成的世界经济损失已达300多亿美元。

SARS的出现和扩散，暴露了中国公共卫生系统的缺陷。美国菲尼克斯德弗瑞技术研究院院长、著名危机管理专家劳伦斯·巴顿（Laurence Baiton）博士就曾经指出："虽然人类在过去的一个世纪里掌握了各种各样疾病的治疗方法，但传染病仍时有发生，并不断威胁着全世界人们的生命。"中国也亲身感受到"SARS"事件带来的重大影响和应对突发公共卫生事件的危难局面。鉴于整个公共卫生的严峻形势，中国必须做好加强突发公共卫生事件的应急反应能力的充分准备。突发公共卫生事件预防和控制是目前中国必须面对的严峻问题，必须积极应对。

三、如何应对与处置突发公共卫生事件

进入21世纪，频繁发生突发公共卫生事件不仅对人们健康和生命安全造成了极大危害，也对经济发展和社会稳定构成了巨大威胁，如何应对与处置突发公共卫生事件已成为国际社会广泛关注的世界性问题。中国在应对与处置2003年"SARS"事件过程中，将SARS列入法定传染病的管理范围，组建了中国防治非典型肺炎指挥部，统一领导中国防治工作，制定和颁布了《突发公共卫生事件应急条例》和《传染性非典型肺炎的管理办法》，表明中国已将突发公共卫生事件应对与处置工作纳入依法、科学、规范、有序的管理轨道。

SARS疫情暴露出当时中国公共卫生事业发展滞后、应对重大突发公共卫生事件机制还不健全的现状，针对防治非典工作中暴露出的突出问题制定了《突发公共卫生事件应急条例》，同时证明了应对与处置突发公共卫生事件应做好应急准备、提高现场应急处理能力、信息发布和公众引导及善后处理四方面工作。

（一）应急准备

突发公共卫生事件应急准备包括制订应急预案、人力的准备和物力的准备。

1. 制订应急预案　中国《突发公共卫生事件应急条例》第十一条规定了“中国突发事件应急预案”。2006 年 8 月 1 日起实施的《国家突发公共卫生事件总体应急预案》，包括 25 件专项预案、80 件部委预案、31 个省市的总体预案，形成了中国性的应急预案体系。

制订应急预案是为有效预防、及时控制和消除突发公共卫生事件及其危害，指导和规范各类突发公共卫生事件的应急，国家突发公共卫生事件应急预案处理工作，最大限度地减少突发公共卫生事件对公众健康造成的危害，保障公众身心健康与生命安全。当突发公共卫生事件发生或即将发生时，以应急预案为基础，依据应急预案中的组织机构、应急响应程序、有关部门职责分工等科学、快速、有序、高效应对和处置突发公共卫生事件。突发公共卫生事件发生后，地方卫生行政部门应当组织专家对突发公共卫生事件进行综合评估，初步判断突发事件的类型，并向地方人民政府提出是否启动突发公共卫生事件应急预案的建议。2008 年四川汶川发生 8.4 级地震和 2009 年高致病性甲型 H1N1 流感时，中国迅速做出应急反应，及时启动突发公共卫生事件应急预案，6 个地震受灾市、州，9 个重灾县制定了地震相关应急预案，以应急预案高效地指导应急处置工作，最大限度地减少了突发公共卫生事件对公众健康造成的危害。自 2003 年中国突发公共卫生事件应急预案制至目前，中国已经制定了 130 多项专项突发公共卫生事件应急预案，包括国家核应急预案、食品安全突发事件应急预案、学校突发事件应急预案以及 2014 年 12 月 29 日国务院办公厅以国办函〔2014〕119 号印发的《国家突发环境事件应急预案》。这些突发事件应急预案在中国应对和处置近年发生的突发公共卫生事件发挥了极为重要的作用。

链接

中国突发事件应急预案

- 突发事件应急处理指挥部的组成和相关部门的职责。
- 突发事件的监测与预警。
- 突发事件信息的收集、分析、报告、通报制度。
- 突发事件应急处理技术和监测机构及其任务。
- 突发事件的分级和应急处理工作方案。
- 突发事件预防、现场控制，应急设备、设施、救治药品和医疗器械以及其他物资和技术的储备与调度。
- 突发事件应急处理专业队伍的建设和培训。

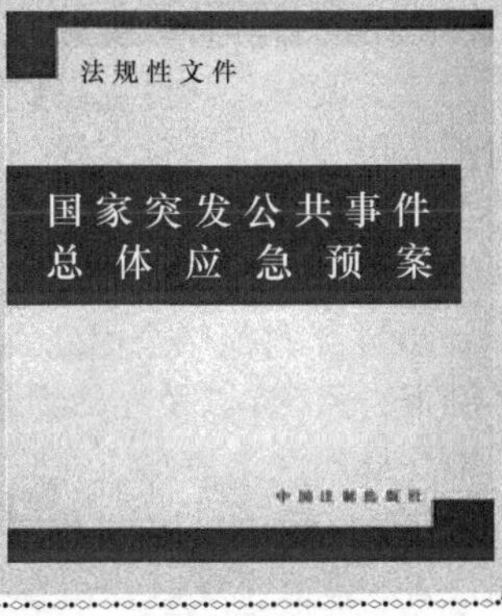

2. 人力的准备　组织人员培训，学习有关防护手册，了解并掌握重大传染病、常见中毒的临床表现和处理原则。特别应当了解本地疾病监测的有关资料、本地既往发生突发公共卫生事件的背景资料，增强认识，逐步积累经验。

针对 SARS 疫情等突发公共卫生事件对中国的影响，卫生部于 2003 年 07 月 18 日全面开展突发公共卫生事件应急处理人员培训，并制订了培训方案和计划，并决定利用 1 年左右的时间，采用巡回讲座、集中面授、远程教育等多种方式，培训从省到县、从领导干部到技术人员，总共 2 万 2 千多人，建立应对突发公共卫生事件的专业人才队伍。培训的对象分为领导决策层、卫生管理层和技术操作层。领导决策层主要包括省地级政府及相关部门主要负责人，卫生管理层包括省地县级卫生行政部门、医疗卫生机构主要负责人，高等医学院校预防医学、公共卫生专业副教授以上人员，技术操作层是医生、护士及疾病预防控制中心一线工作人员。培训的重点内容是中国公共卫生政策以及中国非典防治的措施和经验等。

3. 物力的准备　一般器材的准备，如交通工具、专业人员自身防护器材、通讯联络工具、消毒杀菌的药品与器械等；专用仪器设备的准备，如现场实验室仪器设备、检测仪器设备、采样工具等；专用药品试剂的准备，如消毒药品、治疗药品、诊断药品和试剂等。根据SARS防控经验，在2006年控制禽流感疫情期间，卫生部召集了63位流行病学、微生物学及卫生统计学领域的专家学者，根据禽流感暴发的周期规律以及高危人群等参数，测算出应急药品、器械、消毒用品等物资的需求，为后续应急处理禽流感疫情提供及时、足量、合格的物资做了充分的准备。

（二）现场应急处理

1. 现场应急处理的方法和措施

（1）突发公共卫生事件现场指挥与组织：突发公共卫生事件发生后，地方卫生行政部门应当组织专家对突发公共卫生事件进行综合评估，初步判断突发事件的类型，并向地方人民政府提出是否启动突发公共卫生事件应急预案的建议。地方人民政府根据突发公共卫生事件发生的范围、危害程度、事件的性质及变化等，决定是否启动相应的突发公共卫生事件应急预案，并向上一级卫生行政部门与人民政府报告。应急预案启动后，突发事件发生地的人民政府有关部门，应当根据预案规定的职责要求，服从突发事件应急处理指挥部的统一指挥，立即到达规定岗位，做好本区域、本系统和本单位的突发公共卫生事件应急处理工作，支持配合对突发公共卫生事件应急处理工作进行的督查和指导。

2008年四川汶川特大地震突如其来，地震发生13分钟后，军队应急机制全面启动，组织专家研判震情趋势。震后两个多小时，国务院总理温家宝即赶往地震灾区，当晚即召开了国务院抗震救灾总指挥部署会议，部署抗震救灾工作。各级抗震救灾指挥部下设由有关部门、武警部队和地方党委、政府主要负责人参加救援组、预报检测组、医疗卫生组、生活安置组、基础设施组、治安组、宣传组等工作组，支持配合抗震救灾应急处理工作进行的督查和指导。面对突发灾害，举国上下同心协力、应急机制高效运转，中国应急机制与现场指挥和组织能力得到快速成长。

（2）突发公共卫生事件现场监测与报告：地方卫生行政主管部门应当指定卫生监督机构、疾病预防控制机构负责突发公共卫生事件的日常监测，确保监测与预警系统的正常运行，及时发现潜在的隐患以及可能发生的突发公共卫生事件，并依照相关法律法规规定的报告程序和时限及时报告。并建立各级突发公共卫生事件信息报告体系，确保信息畅通。

2004年禽流感全面暴发，中国已初步建立了人禽流感监测系统，主要包括中国不明原因肺炎病例报告系统，以及在动物禽流感疫情和人禽流感病例发生后，在疫情发生地区3km内要按照《人感染高致病性禽流感应急监测方案》的要求，对发热伴流感样症状病例和密切接触者开展主动监测工作。2008年四川汶川大地震发生后，利用现代化科技手段，第一次用手机开展大规模疫情监测报告，建立了灾区疫情直报系统，在震后10天开始恢复疫情报告，实现防疫工作全覆盖，使得地震灾区没有重大传染病疫情，受伤群众得到及时救治。

（3）调查与控制：突发公共卫生事件发生后，卫生行政主管部门负责组织卫生监督机构、疾病预防控制机构或者其他有关部门指定的突发公共卫生事件应急处理机构，立即对突发公共卫生事件进行调查、现场监测与勘验，做出评价报告，采取相应控制措施。2003年SARS疫情暴发后，广州市某疾病预防控制中心接到某医院预防保健科主任报告，该院急诊室、呼吸内三病区报告有9例原因不明肺炎，其中2例病情严重。接报告后，该疾病预防控制中心立即派疾控科专业人员前往医院开展流行病学个案调查。经核实，该患者作为不明原因肺炎上报。经初步调查。发现患者黄某引起医院里医务人员感染，故立即对所有患者进行个案调查。

（4）救援与救治：突发公共卫生事件发生后，公共卫生事件应急处理指挥部及当地医疗卫生机构应当立即对突发公共卫生事件所致的患者提供现场救援与医疗救护。2008年四川汶川8.4级大地震，直接进入灾区的解放军和武警部队14.6万人，民兵预备役部队7.5万人，地震、消防、矿山、危化等专业抢险救援队约1.5万人，医疗卫生人员约5万，不惜一切代价，尽一切努力抢救生命。

2. 现场应急处理的一般程序 突发公共卫生事件现场应急处理按如下程序。

（1）及时报告：发生重大疫情和中毒事故的单位以及收治患者的医疗机构，应及时向疾病预防控制机构和卫生监督机构报告。疾病预防控制机构和卫生监督机构接到报告后，要及时报告上级卫生行政部门和上级业务指导机构。接报单位要详细询问疫情和事故发生情况，并做好接报记录。突发公共卫生事件现场应急处理的一般程序见图 19-3。记录内容包括：①事件发生的时间、地点等；②事件的可能性性质，受威胁人数、发病人数、死亡人数等；③发病的可能原因、初步分析的结果、已采取的初步应急措施、尚需要上级有关部门解决的疑难问题等；④报告时间、报告人、联系电话等。

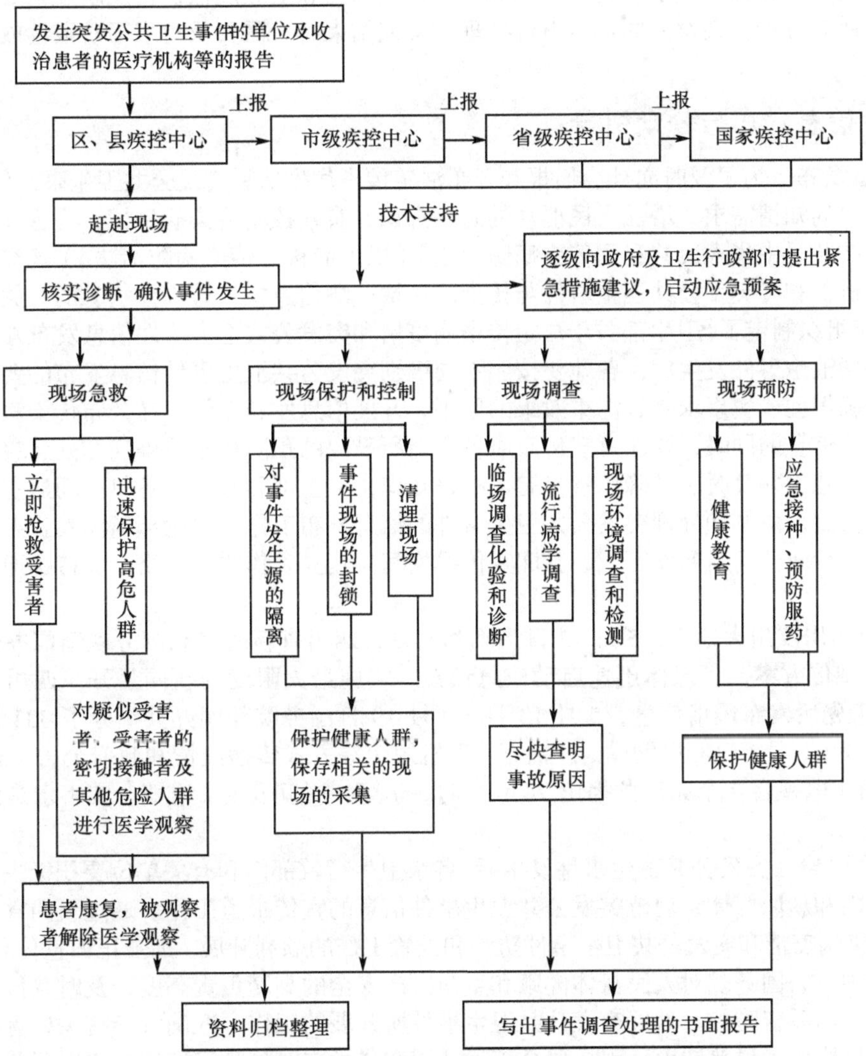

图 19-3　突发公共卫生事件现场应急处理的工作流程

（2）现场急救：应及时将传染病患者和中毒患者送往有关医疗单位就诊；或就地进行隔离、抢救、治疗；或进行医学观察等。同时疾病预防控制机构要发挥自身的专业特长，向有关医疗单位提出抢救治疗的意见和建议。

（3）现场控制：发生疫情和中毒事故的单位及调查人员有责任对现场采取保护和控制措施。如停止饮用受污染的水并保存水样；封存患者使用过的剩余食物等。根据疫情和事故的性质、特点，采取的主要控制措施包括：①对传染源的隔离：对传染病接触者的检疫、留验，疏散相关人员等；②进行疫区封锁：进行现场卫生消毒、杀虫，采样和留样，销毁有毒食品等；③改善卫生条件和环境质量：如供给清洁卫生的饮用水，采取通风换气，防泄漏。

（4）现场调查：开展流行病学调查，到达现场后主要开展对突发公共卫生事件的发病情况、分布特征等进行调查分析，以便提出有针对性的预防控制措施。可以采用现场访问、采样检验等方式，同时要根据疫情的线索对传染病患者、疑似患者及其密切接触者进行追踪调查，以期查明事件发生的原因，确定性质。

（5）现场预防：对健康人群进行健康教育和卫生防病知识宣传，提高公众自我保护意识和能力，采取应急接种和预防服药等措施，保护人群健康。

（6）写出书面报告：为了准确及时地向卫生行政部门和上级疾控机构反映疫情处理信息，便于今后进行研究分析，突发公共卫生事件处理过程或结束时，需要及时书写阶段性或总结性调查报告。

（三）信息发布与公众引导

1. 信息发布 为了及时向社会通报和公布法定传染病疫情和突发公共卫生事件信息，引导舆论，满足公民的知情需求，增强人民群众的防病意识，有效控制传染病疫情，妥善处置突发公共卫生事件，按照《中华人民共和国传染病防治法》（以下简称《传染病防治法》）、《突发公共卫生事件应急条例》和《突发公共卫生事件与传染病疫情监测信息报告管理办法》的有关规定，卫生部于2003年组织制定了《卫生部关于法定传染病疫情和突发公共卫生事件信息发布方案（试行）》。

突发公共卫生事件发生后，各地要按照不同级别突发公共卫生事件信息发布的要求，遵循及时主动、准确把握、实事求是、注重效果的原则，开展信息发布工作。在公布传染病疫情和突发公共卫生事件信息的同时，要注意宣传政府各部门所采取的预防控制传染病和处置突发公共卫生事件的有关措施，并及时、准确地宣传有关科普知识。卫生部和各地、各单位间建立快捷有效的联系和沟通机制，协调和处理突发公共卫生事件的信息发布工作。卫生部新闻发言人、新闻办公室与各地卫生行政部门新闻发言人、新闻宣传机构间应建立工作联系网络，保持畅通的信息沟通和交流。

2008年四川汶川大地震，5月12日当晚和次日，四川省新闻办和国务院新闻办分别提出震灾救援总体宣传方案，各媒体迅速启动应急预案，实施最大限度的新闻公开。四川省新闻办5月12日当天先后发布震情信息，5月13日～9月19日国务院新闻办共举办了331次新闻发布会。一些灾区市、县、政府以网站、广播车、手机短信等方式传播震情和政府公告，5月12日～8月13日四川电视台7个频道共播出7430小时，于第一时间及时、准确、实事求是向社会告知了灾情真相。

2. 公众引导 突发公共卫生事件发生后，各级卫生行政部门和有关单位要积极主动配合新闻宣传主管部门和新闻媒体，规范突发公共卫生事件信息的宣传报道工作。通过新闻宣传和舆论引导，推动传染病疫情和突发公共卫生事件防治和处置工作的顺利开展。加强正面宣传和舆论引导，大力宣传党中央、国务院对人民身体健康和生命财产安全的高度负责态度，及时宣传各级党委、政府和有关部门妥善防控、处置突发公共卫生事件所开展的工作，准确宣传有关处置突发公共卫生事件的具体措施和科普知识，引导群众正确认识和科学应对传染病疫情和突发公共卫生事件。县级人民政府以上要组织有关部门利用广播、影视、报刊、互联网、手册等多种形式对社会公众广泛开展突发公共卫生事件应急知识的普及教育，宣传卫生科普知识，指导群众以科学的行为和方式对待突发公共卫生事件。要充分发挥有关社会团体在普及卫生应急知识和卫生科普知识方面的作用。

2003年SARS疫情暴发后，各省市人民政府组织编印了上万册SARS宣传画和宣传折页发送给各省各市大专院校和铁路、民航、省直机关等单位，宣传画内容包括预防、治疗和控制SARS的相关知识。卫生部基层卫生与妇幼保健司和中国亿万农民健康促进行动办公室随后编印了一套用于农村基层卫生机构与人员的宣传材料，包括《农村卫生人员预防传染性非典型肺炎必读》

及“保护农民健康预防非典型肺炎”、“控制非典型肺炎做到四早最重要”两张招贴画。《农村卫生人员预防传染性非典型肺炎必读》可作为基层医疗卫生人员的知识读本，也可作为培训参考材料。卫生部基层卫生与妇幼保健司还发出通知，要求各县、乡、村让招贴画上墙，乡镇卫生院、村卫生室除张贴招贴画外，还有责任将预防 SARS 的知识通过广播、黑板报等多种方式向农民宣传讲解。

（四）善后处理

突发公共卫生事件善后处理

（1）后期评估：突发公共卫生事件结束后，各级卫生行政部门应在本级人民政府的领导下，组织有关人员对突发公共卫生事件的处理情况进行评估。评估内容主要包括事件概况、现场调查处理概况、患者救治情况、所采取措施的效果评价、应急处理过程中存在的问题和取得的经验及改进建议。评估报告上报本级人民政府和上一级人民政府卫生行政部门。

（2）奖励：县级以上人民政府人事部门和卫生行政部门对参加突发公共卫生事件应急处理作出贡献的先进集体和个人进行联合表彰；民政部门对在突发公共卫生事件应急处理工作中英勇献身的人员，按有关规定追认为烈士。2008 年四川汶川地震抗震救灾中，四川各类媒体报道中宣扬先进人物 1613 人，其中有 72 人成为国家表彰的抗震救灾英雄。

（3）责任：对在突发公共卫生事件的预防、报告、调查、控制和处理过程中，有玩忽职守、失职、渎职等行为的，依据《突发公共卫生事件应急条例》及有关法律法规追究当事人的责任。

（4）抚恤和补助：地方各级人民政府要组织有关部门对因参与应急处理工作的致病、致残、死亡人员，按照国家有关规定，给予相应的补助和抚恤；对参加应急处理一线工作的专业技术人员应根据工作需要制订合理的补助标准，给予补助。

（5）征用物资、劳务的补偿：突发公共卫生事件应急工作结束后，地方各级人民政府应组织有关部门对应急处理期间紧急调集、征用有关单位、企业、个人的物资和劳务进行合理评估，给予补偿。

扩展的内容

一、突发公共卫生事件的特征

2003 年的 SARS 疫情和 2008 年的四川汶川大地震，都是突如其来，造成大量人员伤亡的事件。纵观人类社会上各种突发公共卫生事件包括重大传染病疫情、中毒、化学毒物泄漏、自然灾害等，其共同的特征是：在某一短时间内突然发生，造成众多伤亡或对人群的生命和身心健康构成严重的威胁，产生巨大的公共卫生影响。

（一）发生的突然性

突发公共卫生事件多为突然发生，甚至事先没有预兆，没有防备，以致事先难以做出能完全避免此类事件发生的应对措施，要求人们必须在极短的时间内做出分析、判断。例如，SARS 突然出现，事先没有先兆，未能预料，直到患者突然发病，病情又紧急又严重。由于人们对其病因、病原、传播途径、治疗方法、预防方法等没有明确的认识，一时难以采取最有效的治疗措施。

（二）危害的严重性

突发公共卫生事件往往影响严重，常导致大量伤亡和妨碍居民的身心健康。主要表现为受影响人数多，死亡率较高。如 2008 年四川汶川大地震，受伤人数为 374 643，死亡人数为（含失踪人数）87 164；又如 1984 年印度博帕尔事件，农药厂泄露出来的异氰酸甲酯毒气在 4 小时内扩散到 40km^2，波及 11 个居民区，受害者达 52 万人。

（三）影响的公共性

突发公共卫生事件并非仅仅影响少数几个人的健康，而是影响到广泛的社会群体，而且群体受害者之间都存在着一种已知或尚未查明的共同受害原因。如 1992 年南亚发现的 O139 新型霍乱使数十万人发病；中国 2008 年的三鹿奶粉事件累计报告患儿近 29.6 万人。

（四）处理的复杂性

由于突发公共卫生事件发生突然，没有防备，时间紧迫。有些疾病（如 SARS）甚至难以诊断或是没有特效药，给治疗带来很多困难。因此，在采取应急措施方面如现场抢救、控制和救治，原因的调查和善后处理涉及多系统、多部门，如卫生部门、生产部门、交通部门、公安部门、城建部门、环保部门等。突发公共卫生事件的处理必须统筹兼顾，科学决策，在政府领导下综合协调处理。

二、突发公共卫生事件的界定与分级

（一）突发公共卫生事件的界定

1. 美国对突发公共卫生事件的界定 国外卫生专家认为突发公共卫生事件主要包括两类：自然灾害和人为事件。美国疾病预防控制中心制定的《国家突发公共权利标准法案》将突发公共卫生事件界定为：发生的或即将发生的，威胁健康或引起疾病的事件。

（1）确定由以下事件引起：①生物恐怖事件；②新出现的以及曾经被控制或消灭的病原体或生物毒素；③自然灾害；④化学恐怖袭击或事故泄露；⑤核攻击或事故泄露。

（2）致以下任何一种损害的发生：①造成大量受感染人群死亡；②造成大量受感染人群严重地或长期地残疾；③造成受害人群暴露于大量病原体或毒物，这些病原体或毒物可以导致长远的健康危害。

2. 中国对突发公共卫生事件的界定 根据《突发公共卫生事件应急条例》进行界定。

（1）重大传染病疫情：是指传染病的暴发（在一个局部地区短期突然发生多例同一种传染病患者）和流行（一个地区某种传染病发病率显著超过该病例历年的一般发病率水平），包括鼠疫、肺炭疽和霍乱的暴发，动物间鼠疫、鲁氏杆菌病和炭疽等流行，乙丙类传染病暴发或多例死亡，罕见或已消灭的传染病，新传染病的疑似病例等。

（2）群体性不明原因性疾病：是指一定时间内（通常是指 2 周内），某个相对集中的区域（如同一个医疗机构、自然村、社区、建筑工地、学校等集体单位）内同时或者相继出现 3 例以上相同临床表现，经县级及以上医院组织专家会诊，不能诊断或解释病因，有重症病例或死亡病例发生的疾病。

（3）重大食物中毒和职业中毒：包括中毒人数超过 30 或出现死亡 1 例以上的饮用水和食物中毒，短期内发生 3 人以上或出现死亡 1 例以上的职业中毒。

（4）其他严重影响公众健康的事件：包括医源性感染暴发，药品或免疫接种引起的群体性反应或死亡事件；严重威胁或危害公众健康的水、环境、食品污染和放射性、有毒有害化学性物质丢失、泄漏等事件；生物、化学、核辐射等恐怖袭击事件有毒有害化学品生物毒素等引起的集体性急性中毒事件；地震、海啸、山体滑坡、台风和森林火灾等自然灾害；有潜在威胁的传染病动物宿主、媒介生物发生异常和学生因意外事故自杀或他杀出现 1 例以上的死亡以及上级卫生行政部门临时规定的其他重大公共卫生事件。

（二）突发公共卫生事件的分级

根据突发公共卫生事件性质、危害程度、涉及范围，突发公共卫生事件分为特别重大（Ⅰ级）、重大（Ⅱ级）、较大（Ⅲ级）和一般（Ⅳ级）四级（表 19-1）。

表 19-1　突发公共卫生事件的分级

级别	分级依据
Ⅰ级	（1）一次事件出现特别重大人员伤亡，而且危重人员多，或者核事故和突发放射事件、化学品泄漏事故导致大量人员伤亡，事件发生地省级人民政府或有关部门请求国家在医疗卫生救援工作上给予支持的突发公共事件。 （2）跨省（区、市）的有特别严重人员伤亡的突发公共事件。 （3）国务院及其有关部门确定的其他需要开展医疗卫生救援工作的特别重大突发公共事件。
Ⅱ级	（1）一次事件出现重大人员伤亡，其中，死亡和危重病例超过 5 例的突发公共事件。 （2）跨市（地）的有严重人员伤亡的突发公共事件。 （3）省级人民政府及其有关部门确定的其他需要开展医疗卫生救援工作的重大突发　公共事件。
Ⅲ级	（1）一次事件出现较大人员伤亡，其中，死亡和危重病例超过 3 例的突发公共事件。 （2）市（地）级人民政府及其有关部门确定的其他需要开展医疗卫生救援工作的重大突发公共事件。
Ⅳ级	（1）一次事件出现一定数量人员伤亡，死亡和危重病例超过 1 例的突发公共事件。 （2）县级人民政府及其有关部门确定的其他需要开展医疗卫生救援工作的重大突发公共事件。

三、公共卫生应急组织体系及职责

突发公卫事件中卫生应急的组织体系由应急指挥机构、日常管理机构（综合协调机构）、专家咨询委员会、应急处理专业技术机构组成。

（一）应急指挥机构和日常管理机构

中国《突发公共卫生事件应急条例》第三条和第四条规定，突发事件发生后，国务院设立中国突发事件应急处理指挥部，由国务院有关部门和军队有关部门组成，国务院主管领导人担任总指挥，负责对中国突发事件应急处理的统一领导、统一指挥；省、自治区、直辖市人民政府成立地方突发事件应急处理指挥部，省、自治区、直辖市人民政府主要领导人担任总指挥，负责领导、指挥本行政区域内突发事件的应急处理工作。国务院卫生行政部门设立卫生应急办公室（突发公共卫生事件应急指挥中心），负责中国突发公共卫生事件应急处理的日常管理工作；各省、自治区、直辖市人民政府卫生行政部门及军队、武警系统要参照国务院卫生行政部门突发公共卫生事件日常管理机构的设置及职责，结合各自实际情况，指定突发公共卫生事件的日常管理机构，负责日常管理工作。

2003 年国家在应对“SARS”事件过程中，由党中央和国务院直接领导这场抗击 SARS 斗争，组建了中国 SARS 防治指挥部，统一领导中国防治工作。国家抗震救灾总指挥部由国务院总理温家宝担任，地方各级党委书记直接担任当地抗震救灾指挥部的指挥长。各级抗震救灾指挥部下设由有关部门、武警部队和地方党委、政府主要负责人参加救援组、预报检测组、医疗卫生组、生活安置组、基础设施组、治安组、宣传组等工作组。

（二）专家咨询委员会

国务院卫生行政部门和省级卫生行政部门负责组建突发公共卫生事件专家咨询委员会；市（地）级和县级卫生行政部门可根据本行政区域内突发公共卫生事件应急工作需要，组建突发公共卫生事件应急处理专家咨询委员会。

（三）应急处理专业技术机构

医疗机构、疾病预防控制机构、卫生监督机构、出入境检验检疫机构是突发公共卫生事件应急处理的专业技术机构。应急处理专业技术机构要结合本单位职责开展专业技术人员处理突发公共卫生事件能力的培训，提高快速应对能力和技术水平，在发生突发公共卫生事件时，要服从卫生行政部门的统一指挥和安排，开展应急处理工作。

四、突发公共卫生事件的应急管理、风险评估与物资保障

（一）突发性公共卫生事件的应急管理

突发公共卫生事件的应急管理是指在突发公共卫生事件的发生前、发生中、发生后的各个阶段，用有效方法对其加以干预和控制，使其造成的损失减至最小的过程。突发公共卫生事件应急管理关键环节包括：①建立预警系统；②确定控制策略；③健全决策机制；④规范信息的传播；⑤保证物资供应；⑥坚持依法行政。

中国为进一步加强突发公共卫生事件的应急管理工作，全面履行政府职能，根据《国务院关于实施国家突发公共事件总体应急预案的决定》（国发〔2005〕11 号）和中央机构编制委员会办公室《关于增设国务院办公厅国务院应急管理办公室的批复》（中央编办复字〔2005〕47 号），国务院办公厅设置国务院应急管理办公室（国务院总值班室），承担国务院应急管理的日常工作和国务院总值班工作，履行值守应急、信息汇总和综合协调职能，发挥运转枢纽作用。根据突发公共卫生事件的动态发展过程，相应的管理环节和管理职能见表 19-2。

表 19-2　突发公共卫生事件管理环节和管理职能

时期	管理类型	管理职能
潜伏期	常态管理	1. 应急组织体系建设 2. 应急管理机制设计 3. 应急管理法制建设 4. 风险识别与评估 5. 监测与预警 6. 应急预案的制定与修改 7. 教育与培训 8. 应急管理保障准备等
风险发生与传播	应急管理	9. 应急控制 10. 流行病学调查 11. 部门协调 12. 舆情导向 13. 基层应急管理等
恢复期	常态管理	14. 社会心理疏导 15. 评估与总结等

（二）突发公共卫生事件的风险评估

风险评估就是在收集监测数据、相关背景信息和文献资料等的基础上，组织专家对事件发生的可能性、后果的严重性和脆弱性进行定量或定性估计，并给出风险控制建议的过程。突发事件公共卫生风险评估分为日常风险评估和专题风险评估。日常风险评估根据常规监测收集和部门通报的信息，国际组织及有关国家（地区）通报的信息，对突发事件开展初步快速地评估，每个月至少开展一次。而专题风险评估是针对重大事件进行全面、深入的专项公共卫生风险评估。

风险评估可为预防和控制突发公共卫生事件的发生提供依据，也为进一步提高预防与应急处理突发公共卫生事件的能力打下基础，而风险评估方法的正确运用直接影响风险评估的可靠性和风险控制的有效性。2012 年 2 月卫生部印发的《突发事件公共卫生风险评估管理办法》关于风险评估技术方案中提出了风险评估方法，主要有：专家会商法、德尔菲法、风险矩阵法和分析流程图法。利用风险矩阵法对期间各类公共卫生事件（传染病、食品安全、化学中毒事件等）发生的可能性和后果的严重进行风险分级（表 19-3），为风险控制决策提供指导性建议。

表 19-3　风险评估矩阵分类表

事故（事件）发生可能性	极高（5）	高（4）	中等（3）	低（2）	极低（1）
极高（5）	10	9	8	7	6
高（4）	9	8	7	6	5
中等（3）	8	7	6	5	4
低（2）	7	6	5	4	3
极低（1）	6	5	4	3	2

注：风险分值范围为 2～10，其中：低风险为 2～4，中等风险为 5～6，高风险 7～8，极高风险 9～10

（三）突发公共卫生事件的物资保障

物资保障是指各种医疗卫生物资的生产、储备、供应除了能够保证日常的各项预防、医疗、保健等工作的需求外，当突发公共卫生事件发生时，也能为应急处理工作提供及时、足量、合格的物资。突发事件的每一项预防，应急处理工作，都需要大量的物资做保障。在《突发公共卫生事件应急条例》中规定，国务院有关部门和县级以上地方人民政府及其有关部门，应根据突发公共卫生事件应急预案的要求，保证应急设施、设备、救治药品和医疗器械等物资储备。发生突发公共卫生事件时，应根据应急处理工作的需要调用储备物资。突发公共卫生事件物资保障的工作程序见图 19-4。

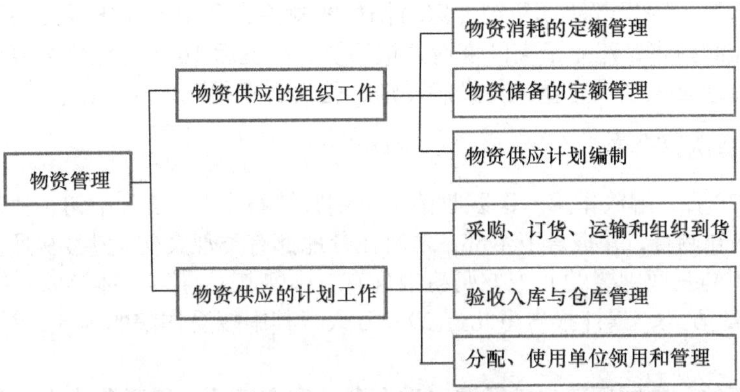

图 19-4　突发公共卫生事件物资保障的工作程序

根据中国法律的规定，作为医疗卫生机构用于突发公共卫生事件应急处理的医疗救治药品、器械、防护用品、消毒用品等物资，必须进行长期储备，做到有备无患。西方发达国家在应对突发公共卫生事件时，一般利用已设计好的数学模型，科学确定应急药品的储备规模，实现对应急药品的库存控制。

五、近年来中国重大突发公共卫生事件及应对情况

（一）“SARS”疫情

2003 年发自中国的 SARS 疫情共波及中国 24 个省，266 个县和市区，累计报告病例 5327 例，累计治愈出院 4927 例，死亡 349 例。SARS 疫情的暴发，中国呈现出强大的政治动员优势和卓越的社会组织能力。实现了人民群众广泛参与、群防群控、联防联控，并及时将 SARS 列入法定传染病的管理范围，组建了中国 SARS 防治指挥部，迅速制定和颁布了《突发公共卫生事件应急条

例》和《传染性非典型肺炎的管理办法》，把SARS控制工作纳入依法、科学、规范、有序的管理轨道。《突发公共卫生事件应急条例》的颁布实施是中国公共卫生事业发展史上的一个里程碑，标志着中国将突发公共卫生事件应急处理纳入了法制轨道。

（二）高致病性禽流感

2003年11月，中国确诊第一例人感染高致病性禽流感，2004年全面暴发高致病性禽流感，中国内地共有16个省份发生50起高致病性禽流感疫情。由于人类对禽流感病毒普遍缺乏免疫力，以及人类感染H5N1型禽流感病毒后的高病死率和可能出现的病毒变异等，WHO认为该疾病是对人类存在潜在威胁最大的疾病之一。

2004年以来，中国已初步建立了人禽流感监测系统，主要包括中国不明原因肺炎病例报告系统，以及在动物禽流感疫情和人禽流感病例发生后，在疫情发生地区3km内要按照《人感染高致病性禽流感应急监测方案》的要求，对发热伴流感样症状病例和密切接触者开展主动监测工作。

（三）四川汶川地震

2008年5月12日，四川省汶川县发生里氏8.0级的地震，地震现场一片废墟，交通瘫痪、通信中断、停水断电。死亡及受伤人数重大，造成69 227人遇难，374 643人受伤，17 923人失踪。地震造成的直接经济损失8452亿元人民币。

面对突发灾害，举国上下同心协力、应急机制高效运转，中国应急机制与能力得到快速成长。地震发生13分钟后，军队应急机制全面启动；疾病预防控制中心建立了灾区第一个帐篷实验室，及时开展病原学检测；卫生部协调组织专家对伤员的救治，利用现代化科技手段，第一次用手机开展大规模疫情监测报告，建立了灾区疫情直报系统，在震后10天开始恢复疫情报告，实现防疫工作全覆盖，使得地震灾区没有重大传染病疫情，受伤群众得到及时救治。

（四）三鹿奶粉事件

2008年6月28日，解放军第一医院收治了首例肾结石患儿。7月中旬，甘肃省卫生厅接到病例报告后，随即展开调查，并报告卫生部，之后在各地都有类似案例发生。9月11日卫生部指出，调查发现患儿食用的三鹿牌婴幼儿配方奶粉中含有三聚氰胺，导致人体泌尿系统产生结石。中国累计免费筛查2243万人，累计报告患儿近29.6万人，其中接受住院的为5.2余万人，已有5.1万患儿痊愈出院。

针对此重大事件，中国迅速启动了国家重大食品安全事故Ⅰ级紧急响应；并全力做好婴幼儿免费筛查诊断和患儿医疗救治工作；及时制定了乳与乳制品中三聚氰胺临时管理限量值，保障上市乳制品质量安全。此次事件督促中国应加强食品安全监管的稽查工作，建立先发制人的食品安全监测体系，系统而有序地解决食品安全问题；建立食品生产、流通、消费环节的监测网；健全食品安全信息的收集、分析和发布机制。

（五）甲型H1N1流感

2009年4月中旬，美国、墨西哥和加拿大等国家相继发现甲型H1N1流感病毒引起的呼吸道感染性疾病，疫情在全球范围迅速蔓延。5月11日，中国内地报告了首例输入性病例，随之疫情快速上升并广泛传播，直至同年12月初达到疫情流行高峰，之后疫情呈下降趋势。

甲型H1N1流感疫情暴发，中国已做好了充分的应对准备：将甲型H1N1流感纳入国家法定传染病管理，抓好重点场所、人群和环节的疫情防控；扩大和完善流感监测网络，掌握疫情动态和病毒变异情况；并设立定点救治医院，控制院内感染，加强重症病例救治。此外，中国率先在世界上大规模接种甲流疫苗并取得良好效果，也更加注重及时发布疫情信息，宣传防病知识。

进展与评述

突发公共卫生事件是随着人类社会的发展而发生，且随着社会和经济的发展，突发事件发生越来越频繁，“SARS”事件后，中国及世界各国认识到，突发公共卫生事件是全球当前乃至今后相当长一段时期重要的公共卫生问题。

一、加强突发公共卫生事件应急管理机制建设

应对突发公共卫生事件，既要从经济、立法、行政等各个方面采取一系列行之有效的战略措施，又要迫切提升应急管理的能力。2003 年 5 月 7 日出台的《突发公共卫生事件应急条例》是中国的是中国第一部有关应急管理的法规，也中国突发公共卫生事件危机管理的起点。《条例》着重解决突发公共卫生事件应急处理工作中存在的信息渠道不畅、信息统计不准、应急反应不快、应急准备不足等问题，旨在建立统一、高效、有权威的突发公共卫生事件应急处理机制。虽然中国突发公共卫生事件应急管理还需进一步完善，但目前中国已经建立了突发公共卫生事件应急处理的组织机构和体系、应急队伍、监测预警、物资储备等体制和系统。随着社会经济的发展和技术的进步，中国应对突发公共卫生事件体制和措施不断完善、预警监测能力不断增强，使其能够保护人民健康，促进经济发展，维护社会稳定。

二、全球化时代全球突发公共卫生事件应急处置的国际合作

日趋严重的环境污染和资源匮乏、原有生物病原体的耐药性变异、新发传染病的出现、经济欠发达地区和国家薄弱的公共卫生服务能力、城市地区人口的过度密集、国家和地区间交流日益频繁，以及部分地区极端民族主义和宗教势力的增长，使得全球逐渐进入了一个突发公共卫生事件的高发时期，人类的健康和生命安全受到了严重威胁。据 WHO 统计，近 30 年来，世界新发现的传染病有 30 多种，如埃博拉出血热、艾滋病、疯牛病等。“SARS”的出现表明，传染病仍然是全球性威胁。突发公共卫生事件一旦发生，其影响可能超出国界，需要国际间的合作。WHO 于 2005 年通过了专门修订的《国际卫生条例》，包括一系列全面和经验证的规定和程序，更有助于使世界更充分地避免全球卫生威胁。

（高艳荣　洪　峰）

参考文献

陈锦治，王旭辉，杨敬，等. 2005. 突发公共卫生事件的预防与应急处理. 南京：东南大学出版社.

董伟. 2015. 防范和应对恐怖主义活动知识读本. 北京：人民日报出版社.

刘永昌. 2011. 恐怖主义势力对中国的威胁.学理论，（7）：54-55.

万明国，王成昌. 2009. 突发公共卫生事件应急管理.北京：中国经济出版社.

王陇德.突发公共卫生事件应急管理，理论与实践[M].人民卫生出版社.

王跃进. 2004. 9・11 以来国际恐怖主义活动的主要特点. 世界经济与政治论坛，（5）：64-67.

魏荣，雍永权. 2010. 突发公共卫生事件医疗应急保障物资储备方法.中国急救复苏与灾害医学，2（5）：159-160.

吴群红. 2009. 突发公共卫生事件应对—现代启示. 北京：人民卫生出版社.

吴照美，刘冲. 2011. 关于完善中国反恐预警机制的思考. 武汉公安大学学报，25（3）：24-26.

第二十章　公共卫生服务政策

Public health service policy

新中国成立以来，中国政府制定并出台了系列公共卫生政策与法规，以促进全体公民健康状况的改善。近些年，特别是实施“深化医药卫生体制改革”以来，中国的公共卫生服务政策发生了较大变革。本章在介绍卫生政策相关知识的基础上，对中国主要公共卫生服务政策现状及其发展过程进行了梳理，并介绍了国际上推行的一些主要公共卫生服务政策。

第一节　公共卫生服务政策概述

公共卫生服务政策是卫生政策的具体范畴之一，是公共卫生事业的核心部分，是公共卫生事业健康发展的重要保证，在整个卫生事业乃至社会发展中占有十分重要的地位。

【案例 20-1】

2015 年 7 月 23 日，在中国国家卫生和计划生育委员会召开的新闻通气会上，相关专家表示，自 2002 年中国政府将乙型病毒性肝炎（以下简称乙肝）疫苗纳入免疫规划的 13 年来，已累计为 2 亿儿童免费接种疫苗。2014 年，中国新生儿 3 剂次乙肝疫苗全程接种率达到 95%。自 2010 年起，中国开始对孕妇实施乙肝病毒血清学筛查，乙肝病毒表面抗原阳性孕妇所生新生儿在接种乙肝疫苗的同时，再免费接种乙肝免疫球蛋白。2009—2011 年，中国为 15 岁以下人群补种乙肝疫苗，共计 6800 万余人。2007 年，甲肝疫苗纳入国家免疫规划后，中国甲肝报告发病数呈持续下降趋势。2012—2014 年，丙肝报告病例数趋于平稳，为 20 万例左右。

在 2015 年 7 月 24 日中华预防医学会召开的中国病毒性肝炎防控研讨会上，中国疾病预防控制中心副主任冯子健接受记者采访时指出，取得这些成绩与坚持疫苗接种为主的预防策略密切相关。接种乙肝疫苗是最经济有效的预防手段，必须保证高水平的疫苗接种率，才能建立牢固的免疫屏障。

作为公共卫生政策之一，预防接种在过去 10 年中取得了显著成绩。那么，什么是公共卫生服务政策？这些政策又是如何制定的？

引申的知识

一、疫苗接种是防控乙肝的有效手段

多年来乙肝在国家法定传染病报告系统中居于首位，约占传染病总报告例数的 1/3，是危害中国居民健康的重要传染病之一。乙肝病毒感染及其引致的慢性肝病（如肝硬化、肝癌）已成为中国重要公共卫生问题。

乙肝疫苗是预防乙肝的有效药物。接种疫苗后，可刺激免疫系统产生保护性抗体，存在于接种对象的体液之中，乙肝病毒一旦出现，抗体会立即发挥作用将其清除，预防感染，且不会伤害肝脏，使人体具有了预防乙肝的免疫力，从而预防乙肝感染。接种乙肝疫苗是预防乙肝病毒感染

最有效、最经济的方法。

2015 年 7 月 25 日世界肝炎日宣传活动大会上，中国国家卫生和计划生育委员会副主任王国强公布了第三次中国乙型病毒性肝炎血清流行病学调查结果。中国 1～4 岁儿童乙肝表面抗原携带率为 0.32%，比 2006 年下降 66%；5～14 岁青少年为 0.94%，比 2006 年下降 61%。这是中国公共卫生领域取得的伟大成就。这些成绩的取得主要归功于中国推行的乙肝疫苗纳入国家免疫规划的乙肝控制策略。

二、乙肝免疫预防政策

1978 年，原卫生部下发《关于加强计划免疫工作的通知》，要求中国在 3 年内普遍实行计划免疫，力争尽快消灭白喉、脊髓灰质炎、麻疹、百日咳、破伤风、结核病等传染病，标志着中国进入儿童计划免疫时期。1984 年，中国开始使用血源性乙肝疫苗。1992 年 3 月，国务院颁布《90 年代中国儿童发展规划纲要》，提出了相应儿童健康目标。为了实现此目标，国家计划免疫政策进行了相应调整，免疫服务内容不断扩大，开展了乙肝等新疫苗接种工作，乙肝疫苗被纳入儿童计划免疫管理。

2000 年 6 月，原卫生部在召开的肝炎控制战略研讨会的基础上形成了战略建议书，向国务院递交了加快乙肝控制的报告。2001 年，国务院颁发了《中国儿童发展纲要（2001—2010 年）》，进一步明确了计划免疫工作目标。经国务院批准，从 2002 年开始将乙肝疫苗纳入儿童计划免疫，实现了疫苗免费。为缓解贫困地区面临的财政压力，十五期间中央财政安排专项基金，对西部及中部省份的贫困地区予以适当补助。2005 年 3 月，国务院颁发了《疫苗流通和预防接种管理条例》，实现了新生儿乙肝疫苗免费接种。在做好新生儿乙肝疫苗免费接种的基础上，逐步开展了新生儿以外人群乙肝疫苗接种工作，重点是 2002 年以后出生的儿童乙肝疫苗查漏补种。2009 年起，中国各级疾控部门在中国范围内开始对 15 岁以下未接种过乙肝免疫的人群，免费补种乙肝疫苗。

三、预防接种是基本公共卫生服务项目之一

中国现行的基本公共卫生服务政策涵盖 12 项基本公共卫生服务项目，预防接种即是其中之一。预防接种项目的服务主体一般为基层医疗卫生服务机构；服务对象主要为辖区内 0～6 岁儿童（包括流动人口）及重点人群；服务内容主要包括预防接种管理、预防接种及疑似预防接种异常反应处理等。

扩展的内容

一、公共卫生服务政策概念

公共政策（public policy），指社会公共权威在一定历史时期内为达到一定的目标而制订的行动方案和行为依据。而平时所讲的方针（policy），指引导事业前进的方向和目标，是公共政策的一种表现形式。

卫生政策（health policy），指社会为了满足人们的医疗卫生需要而采取的行动方案和行为依据。卫生政策的目的是研究社会如何以合理的方法，在一定资源条件下提供高质量的卫生服务，满足人民群众的卫生服务需要。

卫生工作方针是中国卫生政策的一种表现形式，从政策类型看，属于国家的基本政策。卫生工作方针是在总结卫生实践经验并吸收国际先进科学成就的基础上形成的，并随着政治、经济、文化和医学科学技术的发展相继充实新的内容，使之不断地完善和提高。

公共卫生服务（public health service）是指为保障社会公众健康，以政府为主导的有关机构、

团体和个人有组织地向社会提供疾病预防与控制、妇幼保健、健康教育与健康促进、卫生监督等公共服务的行为和措施。

公共卫生服务政策作为卫生政策的重要组成部分，是指社会为满足人们的公共卫生服务需要而采取的行动方案和行为依据。将公共卫生服务纳入政策的框架中，不仅能够促进经济的增长，保持经济的稳定，更有利于卫生事业的发展和人民健康水平的提高。

二、卫生政策系统及其功能

（一）卫生政策系统的基本特征

1. 政策目标 公共卫生服务政策必须先有明确的目标，没有目标的政策没有任何意义可言。公共卫生服务政策目标是公共卫生服务政策的基础。

2. 政策主体 是政策运行过程中不可或缺的要素，是政策制定及运行过程的基础和前提条件。一般来说，政策的主体是指影响或参与政策制定执行过程的人或者组织，主要解决谁来制定、实施、监督和评估政策的问题。

3. 政策客体 是指政策所发生作用的对象，包括政策所要处理的社会问题和所发生功能作用的社会成员。了解政策所发生作用的社会生活领域问题的性质和特点，政策所涉及社会成员的需要、利益和心态，有助于制定出适应具体政策客观情况、为人民所普遍接受和理解的政策。

4. 政策价值 是指政策主体通过政策作用于政策客体而实现自己的利益和意志，以及政策客体在政策作用下能够反映和体现政策的目标和效能。政策价值是政策基本要素的核心，是政策内容的灵魂，主要用来解决的是政策的功能问题。

5. 政策内容 狭义来说是指反映政策目标的具体内容规定，包括政策的原则、政策方法、政策措施、手段和方法、政策的适用范围等。

6. 政策形式 是指政策的外部表现形式。例如，法令、法规、规划、计划、方案、措施、条例等。

7. 政策效果 不同公共卫生服务政策有不同的效果，效果优劣是评价公共卫生服务政策好坏的重要依据。

此外，政策系统尚包括政策环境，包括社会环境和自然环境两大部分。

（二）卫生政策主要功能

政策存在的意义就在于它的重要功能。卫生政策作为公共政策的具体体现，一般具有以下三种基本功能。

1. 引导功能 卫生政策是针对社会利益关系中的矛盾所引发的社会问题而制定的。引导功能既包括对整个卫生事业发展的宏观指导作用，也包括对具体公共卫生服务机构、工作人员和服务对象的微观指导作用。从作用结果上看，政策既有正向引导功能，又有负向引导功能。正向引导功能是主要的，它是政策对事物发展方向的正确引导，体现了人们对事物发展规律的正确认识。不正确的卫生政策，违背了绝大多数人利益的政策，必然具有负向功能。

2. 调控功能 是指政府运用政策，在对出现的各种社会矛盾进行调节和控制的过程中所起的作用。卫生政策的控制功能广义上可以理解为党、国家及卫生行政部门为达到一定的卫生工作目的所采取的硬性手段；狭义上则可以将其理解为卫生政策对可能发生的或者已经发生的偏差所采取的限制措施。

3. 分配功能 资源是有限的，不可能满足每一个社会成员的所有需要，社会中每一个利益集团和个体都希望在有限的资源中多获得一些利益，这必然造成利益分配上的冲突。政府制定与实施卫生政策的目的就是要将社会卫生资源合理有效地在它所服务的对象中加以分配。

三、卫生政策制定的依据与步骤

卫生工作是一个国家社会生活中十分重要的领域，关系到国民的生命健康和身体素质。从某种角度讲，是一切社会事业的基础。所以卫生政策的制定必须要把握其依据，遵循一定的步骤。

（一）卫生政策制定的主要依据

1. 国家的总政策和总目标　当今社会，卫生发展已不仅是卫生部门的职责，而且是与社会和经济发展的各个部门有密切的联系，卫生发展既促进社会和经济的发展，同时卫生发展又依赖社会和经济的发展，所以卫生政策是整个国家政策体系中的一个重要组成部分。

2. 卫生事业的性质　卫生事业是实行一定福利政策的社会公益事业。这一性质是制定卫生政策的基础。

3. 中国的卫生国情　解析中国的卫生国情，中国人口总量压力对卫生问题的压力依然存在，人口老龄化趋势使社会保障总体负担日趋加重，大规模的人口流动与迁移，使对流动人口的医疗保障管理面临较高的风险。制定卫生政策要从中国的基本卫生国情出发，明确政策的方向，有针对性地将工作重点放在亟待解决的问题上。

4. 人民的健康状况　卫生工作的根本任务就是保障广大人民的健康，提高人民的身体素质。就现阶段看，贫穷病、富贵病、社会病同时存在，因此在制定卫生政策时一定要从人民的健康状况实际出发。

5. 国家的法律法规　国家的法律法规是人民意志的体现，是保障人民权益的方法和手段。卫生政策的制定要以国家的法律法规为依据并且符合国家的法律法规，这样的政策才具有权威性和可行性。

（二）卫生政策制定的步骤

1. 进行政策分析，确定政策目标　公共卫生服务政策总是伴随着公共卫生问题出现的，所以在制定政策之前必须对政策对应的问题有一个全面的了解和评估。确认需要制定相应政策的公共卫生问题及问题的性质、现状、症结、紧迫性和社会影响。在深刻认识问题的基础上，进行认真的政策分析，对政策目标进行科学的论证。

2. 政策方案的设计　确定实现政策目标的各种可能的方案。在本阶段要注意三个原则：①多样性原则，即所构想的方案要尽可能地多，以便比较鉴别；②所设想的方案既要整体完备又要个体间互斥，也就是说要把所有可能的方案都设想出来，不能有遗漏，但同时所构想的方案彼此之间要相互独立和排斥；③方案要有创造性，政策的制定也是一种创造思维的活动过程，政策制定需要针对不断发展变化的新情况制定有创新性的政策。

3. 对各种政策方案进行评估择优　所谓评估就是采用一定的标准，将备选方案按优先顺序加以排列。在各种备选方案制订出来之后，要先确定评估各种备选方案的政治标准、经济标准和价值标准，根据标准对各种方案进行评估和择优。常用的具体的评估标准包括：①有利于总政策的实现；②能最大限度实现政策目标；③消耗的政策资源最少；④实现政策目标的风险程度最小；⑤政策实施以后所产生的副作用最小。

4. 政策的可行性论证　在政策方案的选择过程中，特别需要注意政策方案的可行性问题，对政策的可行性进行评价。政策可行性评价的内容一般包括政治方面的可行性、经济方面的可行性、技术方面的可行性和法律方面的可行性。这样才能顺应广大人民的利益，顺利地执行。

进展与评述

一、“预防为主”是中国各时期卫生政策之根本

1949 年 9 月，中华人民共和国中央人民政府卫生部和中国人民解放军军事委员会卫生部召开了中国卫生行政会议，确定了中国卫生建设的总方针：预防为主，卫生工作的重点应放在保证生产建设和国防建设方面，面向农村、工矿，依靠群众，开展卫生保健工作。

1950 年 8 月，中央人民政府卫生部和中国人民解放军军事委员会卫生部联合召开了第一届中国卫生会议。毛泽东主席给会议题了词：“团结新老中西各部分医药卫生人员，组织巩固的统一战线，为开展伟大的人民卫生工作而奋斗”。最后，会议在交流和总结经验的基础上，确定了中国卫生工作三大原则：①面向工农兵；②预防为主；③团结中西医。1950 年 9 月，中央人民政务院第 49 次政务会议正式批准了卫生工作三大原则。

1952 年 12 月，第二届中国卫生会议总结了当时开展爱国卫生运动的经验，根据周恩来总理的提议，将“卫生工作与群众运动相结合”列入中国卫生工作原则之一，并经过 167 次政务会议正式批准。从此，中国卫生工作“面向工农兵，预防为主，团结中西医，卫生工作与群众运动相结合”的四大原则正式形成。这四大原则以后也被称为卫生工作的四大方针。

1990 年，原卫生部和国家中医药管理局起草的《中国卫生发展与改革纲要》，提出了卫生工作的基本方针是：贯彻预防为主，依靠科技进步，动员全社会参与，中西医协调发展，为人民健康服务。经中央同意列入《中共中央关于制定国民经济和社会发展十年规划和“八五”计划的建议》之中，1991 年 4 月，中国人大七届四次会议通过的《国民经济和社会发展十年规划和第八个五年计划纲要》，将卫生工作基本方针修改为：贯彻预防为主，依靠科技进步，动员全社会参与，中西医并重，为人民健康服务。从而确定了中国卫生工作方针的基本框架。

1996 年 12 月，中共中央、国务院在北京召开了中国卫生工作会议。1997 年 1 月，发布的《中共中央、国务院关于卫生改革与发展的决定》，明确提出了新时期的卫生工作的方针：以农村为重点，预防为主，中西医并重，依靠科技与教育，动员全社会参与，为人民健康服务，为社会主义现代化建设服务。至此，新时期的卫生工作方针正式形成。

中国的卫生工作方针在其发展过程中，一直将“预防为主”作为卫生工作的重中之重，“预防为主”也是中国在制定卫生政策时所遵循的重要原则。而“预防为主”方针对中国公共卫生服务政策的制定具有重要的指导意义，对中国卫生事业发展也发挥了重要作用。

二、新时期中国主要公共卫生服务政策

近些年，在深化医药卫生体制改革的背景下，中国的公共卫生服务政策也发生了重大变革。2009 年中国开始实施基本公共卫生服务项目。截至 2015 年年末，中国的基本公共卫生服务项目已发展到包括建立健康档案、健康教育等 12 大类。除了基本公共卫生服务项目以外，中国还针对严重威胁妇女、儿童等脆弱人群和某些传染病、地方病等重大疾病，设立和实施了重大公共卫生服务项目。此外，2006 年国发 10 号文《关于发展城市社区卫生服务服务的意见》提出要大力发展社区卫生服务，并明确了社区卫生服务的工作内容主要包括公共卫生服务和基本医疗服务。

第二节　中国主要公共卫生服务政策

随着社会经济的快速发展及疾病模式的转变，中国公共卫生服务体系存在的问题日益凸显。为了有效应对此问题，近十年来，中国出台了系列公共卫生服务政策，本节将予以重点介绍。

【案例 20-2】

自 2009 年以来，山东省在城乡基层医疗卫生机构普遍开展了国家基本公共卫生服务项目。截至 2012 年，山东省城乡居民健康档案累计建档达 8299 万人，建档率为 85.7%，其中，规范化电子建档达 7340.5 万人，建档率达到了 75.8%。全省孕产妇、0～6 岁儿童、65 岁以上老年人实现健康管理人数分别达 92.3 万、546.0 万、866.2 万，高血压规范管理人数达 760.3 万，糖尿病规范管理人数达 184.0 万，重性精神病规范管理人数达 27.8 万。90.6%的政府办基层医疗卫生机构开展了卫生监督协管服务，提前并超额完成国家规定的有关项目任务。

作为目前中国最主要的公共卫生服务政策之一，基本公共卫生服务项目政策具体内容有哪些？除此外，尚有哪些主要公共卫生服务政策？

引申的知识

一、基本公共卫生服务政策概述

2009 年《中共中央国务院关于深化医药卫生体制改革的意见》中明确提出，国家制订基本公共卫生服务项目，逐步向城乡居民统一提供疾病预防控制、妇幼保健、健康教育等基本公共卫生服务，规定人均基本公共卫生服务经费补助标准 2009 年为 15 元。同年，原卫生部、财政部、原国家人口计生委联合印发了《关于促进基本公共卫生服务逐步均等化的意见》，进一步明确了基本公共卫生服务项目的具体内容。2009 年年底，基本公共卫生服务项目在中国各地基层医疗卫生机构开始全面实施。

针对当前城乡居民存在的主要健康问题，中国政府推行了国家基本公共卫生服务项目。项目以儿童、孕产妇、老年人、慢性疾病患者等为重点人群，面向全体居民提供最基本的公共卫生服务。凡是中华人民共和国公民，无论城乡，无论户籍或非户籍常住人口，均能享受到国家基本公共卫生服务。基本公共卫生服务项目规定的服务内容由政府为城乡居民免费提供，所需经费主要由政府承担，城乡居民可直接受益，居民不需付费。

基本公共卫生服务主要由基层医疗卫生机构如乡镇卫生院、社区卫生服务中心（站）、村卫生室等提供。疾病预防控制中心、妇幼保健院等专业公共卫生机构提供技术指导。

实施基本公共卫生服务项目旨在提高居民健康意识及改变不良生活方式，帮助居民逐步树立起自我健康管理理念；减少主要健康危险因素的威胁，预防和控制传染病及慢性病的发病和流行，对于提高居民健康素养及水平具有重要意义。

二、基本公共卫生服务政策内容

2009 年底，政策开始实施时，涵盖了 9 类基本公共卫生服务项目。其后，中国的基本公共卫生服务在巩固已有项目的基础上，进一步扩大服务覆盖面，扩展和增加服务内容，提高和强化服务水平。2015 年，基本公共卫生服务项目在以往的基础上提高了居民健康档案建档率；增加高血压、糖尿病和重性精神疾病（严重精神障碍）患者管理人数，对血压、血糖控制不理想的患者增加随访次数，提高老年人体质辨识和儿童中医调养服务覆盖率；在老年人体检中增加腹部黑白 B 超检查；新增加结核病患者健康管理服务，开展可疑者推介转诊，对患者进行随访管理，监督其规范服药；提高个体化健康教育补助水平；加强预防接种服务，完善建立预防接种证、卡服务并给予相应补助，提高每接种剂次补助水平。

截至目前，中国的基本公共卫生服务项目已发展到包括建立健康档案，健康教育，预防接种，0～6 岁儿童、孕产妇、65 岁及以上老年人健康管理，高血压、糖尿病等慢性病和重性精神疾病患者管理，结核病患者健康管理、中医药健康管理，传染病和突发公共卫生事件报告和处理以及卫生监督协管 12 大类。具体可参见第一章表 1-2。

三、基本公共卫生服务项目政策推行背景

2003 年，SARS 的暴发暴露出了中国公共卫生事业存在的严重问题，对中国公共卫生事业提出了严峻的挑战。自此之后，中国的公共卫生服务得到了快速的发展，相关的政策也随之出台。其中基本公共卫生服务项目推行背景如下：

2003 年 10 月，中国出台了《中共中央关于完善社会主义市场经济体制若干问题的决定》（简称《决定》）。《决定》中提出了"要深化公共卫生体制改革，强化政府公共卫生管理职能，加强公共卫生设施建设，建立健全疾病信息网络体系、疾病预防控制体系和医疗救治体系，提高公共卫生服务水平和突发性公共卫生事件应急能力"的精神。这一政策明确了政府的公共卫生管理职能。

2005 年 10 月 11 日，中共中央十六届五中全会第五次会议通过了《中共中央关于制定国民经济和社会发展"十一五"规划的建议》（简称《建议》）。《建议》明确提出了加大政府对卫生事业的投入力度，完善公共卫生服务体系。提高疾病的预防控制和医疗救治服务能力，努力控制艾滋病、血吸虫病、乙型肝炎等重大传染病，积极防治职业病、地方病。

2006 年 10 月 11 日，中共中央十六届六中全会通过的《中共中央关于构建社会主义和谐社会若干重大问题的决定》进一步明确：坚持公共卫生的公益性质，深化医疗卫生体制改革，强化政府责任，严格监督管理，建设覆盖城乡居民的基本卫生保健制度，为群众提供安全、有效、方便、价廉的公共卫生和基本医疗服务。加强公共卫生体系建设，开展爱国卫生运动，发展妇幼卫生事业，加强医学研究，提高重大疾病的预防控制能力和医疗救治能力。

2007 年，党的"十七大"报告提出：强化政府责任和投入，完善国民健康政策，鼓励社会参与，建设覆盖城乡居民的公共卫生服务体系，为群众提供安全、有效、方便、价廉的医疗卫生服务。完善重大疾病防控体系，提高突发公共卫生事件应急处置能力。重申了公共卫生服务的重要性和政府的重视程度。

2009 年 4 月 6 日，《中共中央国务院关于深化医药卫生体制改革的意见》及《医疗卫生体制改革近期重点实施方案（2009—2010 年）》中提出"促进基本公共卫生服务逐步均等化"。国家制定基本公共卫生服务项目，从 2009 年起，逐步向城乡居民统一提供疾病预防控制、妇幼保健、健康教育等基本公共卫生服务。实施国家重大公共卫生服务项目，有效预防控制重大疾病及其危险因素，进一步提高突发重大公共卫生事件的处置能力。健全城乡公共卫生服务体系，完善公共卫生服务经费保障机制，2009 年人均基本公共卫生服务经费标准不低于 15 元，到 2011 年不低于 20 元。加强绩效考核，提高服务效率和质量。逐步缩小城乡居民基本公共卫生服务差距，力争让群众少生病。

同年，原卫生部、财政部、原国家人口计生委联合印发了《关于促进基本公共卫生服务逐步均等化的意见》、《国家基本公共卫生服务规范（2009 版）》，明确了基本公共卫生服务均等化的主要任务，将基本公共卫生服务均等化落到实处，细化了基本公共卫生服务的服务项目，规范了基本公共卫生服务的筹资方式以及服务的实施规范等内容。

2010 年 12 月，原卫生部、财政部又相继出台了《关于加强基本公共卫生服务项目绩效考核的指导意见》以及《基本公共卫生服务项目补助资金管理办法》，进一步明确了基本公共卫生服务绩效考核的原则、依据、内容、方法和管理，对项目的筹资责任、资金安排、拨付使用和监管等资金管理程序和办法进行了规定。

2011 年，原卫生部、财政部《关于做好 2011 年基本公共卫生服务项目工作的通知》出台，政府对基本公共卫生服务更加重视，加大财政支持。人均基本公共卫生服务经费达到由 2009 年的人均 15 元增加至 25 元。增加了服务项目，严格了服务项目提供的规范要求。

为进一步规范国家基本公共卫生服务项目管理，原卫生部在《国家基本公共卫生服务规范（2009 年版）》基础上，组织专家对服务规范内容进行了修订和完善，形成了《国家基本公共卫生服务规范（2011

年版)》。其后又于 2015 年又进行了修订和完善，形成《国家基本公共卫生服务规范（2015 年版）》。

扩展的内容

一、国家基本公共卫生服务规范

《国家基本公共卫生服务规范》（National Essential Public Health Service Specification）是乡镇卫生院、社区卫生服务中心（站）和村卫生室等城乡基层医疗卫生机构为居民免费提供基本公共卫生服务的参考依据，也为各级卫生行政部门开展基本公共卫生服务绩效考核提供了重要依据。其他医疗卫生机构提供国家基本公共卫生服务也可参照《国家基本公共卫生服务规范》执行。

《国家基本公共卫生服务规范》所列的基本公共卫生服务项目主要由乡镇卫生院及社区卫生服务中心负责组织实施，村卫生室、社区卫生服务站分别接受乡镇卫生院和社区卫生服务中心业务管理并承担基本公共卫生服务任务。乡镇卫生院、社区卫生服务中心（站）和村卫生室等城乡基层医疗卫生机构开展国家基本公共卫生服务应接受当地疾病预防控制、妇幼保健、卫生监督等专业公共卫生机构的技术指导。

《国家基本公共卫生服务规范》已出版多个版本，最新版本为《国家基本公共卫生服务规范（2015 年版）》。此版本包括 11 项内容，即城乡居民健康档案管理、健康教育、预防接种、0～6 岁儿童健康管理、孕产妇健康管理、老年人健康管理、高血压患者健康管理、2 型糖尿病患者健康管理、重性精神疾病患者管理、传染病及突发公共卫生事件报告和处理以及卫生监督协管服务规范。在各项服务规范中，分别对国家基本公共卫生服务项目的服务对象、内容、流程、要求、考核指标及服务记录表等作出了规定。

二、国家重大公共卫生服务政策

除了对全民实施基本公共卫生服务项目以外，中国还针对严重威胁妇女、儿童、老年人等脆弱人群和某些地区居民的传染病、地方病等重大疾病和主要健康危险因素，设立和实施了国家重大公共卫生服务项目（national major public health service project）。

（一）2009 年及以前实施的国家重大公共卫生服务项目

1. 农村孕产妇住院分娩补助项目　该项目从 2009 年开始实施，主要针对农村孕产妇住院分娩服务提供补助，以保障母婴安全，降低孕产妇死亡率和婴儿死亡率。

2. 农村妇女两癌检查项目　该项目从 2009 年开始实施，主要针对试点地区农村适龄妇女进行宫颈癌和乳腺癌检查，达到早发现、早诊断、早治疗，降低疾病负担的作用。

3. 预防艾滋病、梅毒和乙肝母婴阻断项目　该项目自 2003 年启动实施，主要对患有艾滋病、梅毒、乙肝的孕产妇进行检测，并进行免费的药物阻断治疗，减少其所生婴儿感染风险。

4. 增补叶酸预防神经管缺陷项目　该项目自 2009 年开始实施，为减少神经管缺陷的发生，为农村地区育龄妇女在怀孕前 3 个月和怀孕后 3 个月免费增补叶酸。

5. 百万贫困白内障患者复明工程　该项目自 2009 年开始实施，主要对中国贫困白内障患者实施复明手术并进行手术费用补助，逐步消除因白内障导致的可避免盲。

6. 农村改水改厕工程　该项目自 2009 年开始实施，主要目的是改善农村的文明卫生习惯，保障农村饮用水的质量。

7. 艾滋病患者的“四免一关怀”项目　该项目自 2004 年开始实施，“四免”是指：①对农村居民和城镇未参加基本医疗保险等保障制度的经济困难人员中的艾滋病患者免费提供抗病毒药物；②在中国范围内为自愿接受艾滋病咨询检测的人员免费提供咨询和初筛检测；③为感染艾滋病病毒的孕妇提供免费母婴阻断药物及婴儿检测试剂；④对艾滋病患者的孤儿免收上学费用。“一关怀”是指将生活困难的艾滋病患者纳入政府救助范围，按照国家有关规定给予必要的生活救济。积极扶持有生产能力的艾滋病患者。避免对艾滋病感染者和患者的歧视。

（二）2012 年后实施的重大公共卫生服务项目

1. 贫困地区儿童营养改善项目 该项目自 2012 年开始实施，主要内容是为 6 个月至 2 岁的婴幼儿每天提供 1 包富含蛋白质、维生素和矿物质的营养包，同时开展儿童营养知识的宣传和健康教育，改善贫困地区儿童营养和健康状况。

2. 贫困地区新生儿疾病筛查项目 该项目自 2012 年开始实施，向贫困地区新生儿疾病筛查提供补助，为项目地区新生儿免费提供听力障碍、苯丙酮尿症和先天性甲状腺功能减低症三种疾病筛查。

3. 地中海贫血防控试点项目 该项目自 2012 年开始实施，为试点地区群众免费提供珠蛋白生成障碍性贫血初筛、基因检测和产前诊断。

链接

现代结核病控制策略——DOTS

WHO 在 1991 年向全球推荐 DOTS（directly observed treatment short course）战略，指用于结核病控制、以检出和治疗患者为主要手段的综合性策略。它包括 5 个基本要素。

（1）政府的承诺：首先应该明确控制结核病是各级政府的责任，政府的人力与经费投入应满足现代结核病控制工作的需要。

（2）利用痰涂片显微镜检查以发现更多的传染性肺结核患者。

（3）对所有发现的传染性肺结核患者，每次服药都要在医务人员的直接面视下服用，并进行记录，以保证患者的正规治愈。

（4）建立持续不间断的免费抗结核药物供应系统。国家对抗结核药物的生产、供应实行有效管理，以保证药品质量并满足患者治疗的需要。

（5）建立结核病的登记、报告和评价的监控系统，及时地掌握中国的结核病信息，以不断指导和改进工作。

三、社区卫生服务政策

社区卫生服务机构（中心、站）主要承担提供社区公共卫生服务和基本医疗服务的任务。

（一）公共卫生服务

社区公共卫生服务主要包括：①卫生信息管理；②健康教育；③传染病、地方病和寄生虫病防治；④慢性病预防控制；⑤精神卫生服务；⑥妇女保健；⑦儿童保健；⑧老年保健；⑨残疾人康复指导和康复训练；⑩计划生育技术咨询指导，发放避孕药具；⑪协助处置辖区内突发公共卫生事件；⑫政府卫生行政部门规定的其他公共卫生服务。

（二）基本医疗服务

基本医疗服务主要包括：①常见病、多发病的诊疗、护理和诊断明确的慢性病治疗；②社区现场应急救护；③家庭出诊、家庭护理、家庭病床等服务；④转诊服务；⑤康复医疗服务；⑥政府卫生行政部门批准的其他适宜医疗服务。社区卫生服务机构可以结合自身中医药特色和优势，提供与上述内容相关的中医药服务。

社区卫生服务机构与预防保健机构、医疗机构间应形成良好的分工协作机制。疾病预防控制机构、健康教育机构、妇幼保健机构等预防保健机构应对社区卫生服务机构提供技术支持和业务指导。同样，上级综合性或专科医疗机构也应承担指导和培训社区卫生服务机构工作人员的任务。

国家建立并逐步完善分级诊疗和双向转诊制度，推进社区卫生服务机构与上级医疗机构间多种形式的联合与合作（如医疗体），逐步推行社区首诊制。

社区卫生服务机构应根据服务人口、居民服务的需要等设置卫生专业技术岗位，配备适宜数量和职称层次的全科医学、公共卫生、中医等专业执业医师和护士，药剂、检验等专业根据需要合理配置。上述专业技术人员应具备法定执业资格。

链接

社区卫生服务起源

社区卫生服务发源于英国。1945 年，英国议会批准了《国家卫生服务法》，规定实行由政府税收统一支付的初级社区卫生服务和医院专科医疗服务。1948 年开始正式实施，并宣布建立国家卫生服务制度。这一制度拉开了社区卫生服务的帷幕。

进展与评述

一、国家基本和重大公共卫生服务项目政策实施进展

自 2009 年国家基本公共卫生服务项目在中国全面实施以来，基本公共卫生服务项目内容发生了一定变化，增加了一些新的项目，将来也必定会新增其他相关项目。在此过程中，政府根据社会经济发展水平，考虑财政的最大可支持能力，先行确定国家基本公共卫生服务项目经费补偿标准。在此基础上，国家通过对相关形势分析和研究，找出对居民健康影响大、具有普遍性和严重性的主要公共卫生问题，根据居民的健康需求、实施健康干预措施的可行性及其效果等多种因素，选择并最终确定优先增加的国家基本公共卫生服务项目，努力做到把有限的资源应用于与居民健康关系最密切的问题上，使基本公共卫生项目工作效果最大化。

基本公共卫生服务项目实施以来，国家对基本公共卫生服务的财政补助从 2009 年的人均 15 元提高到 2015 年的人均 40 元，服务项目从最初的 9 类 41 项扩大到 12 类 45 项，基本覆盖了居民生命全过程。基本公共卫生服务项目覆盖中国 13 亿人口。基本卫生服务项目的实施不仅促进了居民健康意识的提高，改变了居民不良的生活方式，帮助居民逐步树立起自我健康管理理念；还一定程度上减少了危害居民的主要健康危险因素，有效预防和控制了传染病及慢性病的发生和流行。此外，还提高了公共卫生服务体系特别是基层公共卫生服务机构公共卫生服务和突发公共卫生服务应急处置能力，建立起维护居民健康的第一道屏障，对于提高居民健康素质有重要促进作用。

在实施基本公共卫生服务的同时，国家和各地区针对重大疾病、重要健康危险因素和重点人群健康问题，制定和实施了 15 岁以下人群补种乙肝疫苗、贫困白内障患者复明手术、农村孕产妇住院分娩、农村妇女“两癌”筛查、贫困地区儿童营养改善、农村无害化卫生厕所建设等重大公共卫生服务项目。2015 年已累计覆盖近 2 亿人，有力地保障了重点人群健康。

二、中国社区卫生服务发展策略

1. 改革分配机制，规范收支管理　推行社区卫生服务机构人事制度及分配制度改革，实行定编定岗、公开招聘、岗位管理及绩效考核。开展以岗位工资和绩效工资为主要内容的收入分配改革。将社区卫生服务机构工作人员收入与服务收入分离，积极探索推行科学合理的收支运行管理机制（如收支两条线管理）。加强公共卫生服务项目评估，逐步完善公共卫生服务项目财政补助方式。

2. 完善社区卫生服务运行机制　要不断完善如下社区卫生服务运行机制：社区首诊制及双向转诊机制、绩效管理及工作人员激励机制、推进患者合理流向的医疗保险制度、财政补偿机制、服务质量改进机制。

3. 完善社区卫生服务网络体系，实施一体化服务 按照标准设置社区卫生服务中心及服务站，形成完善的社区卫生服务网络。服务站是服务中心的派出机构，行政、业务、财务及人员等方面实行统一管理。

第三节 国际主要公共卫生服务政策

全球化背景下，国际公共卫生政策对中国卫生事业发展影响深刻。全球公共卫生服务政策主要针对全球面临的主要公共卫生问题，也是中国公共卫生服务政策制定和实施的重要依据。

【案例 20-3】

2000 年，《联合国千年宣言》确立了一个宏伟的人类发展愿景，即以减贫为核心的千年发展目标，在卫生、健康、性别平等、环保等领域提出了具体指标和落实时间表。这是人类发展史上的一个创举，凝聚了各国人民对未来美好生活的憧憬。到 2015 年，全球落实千年发展目标取得显著进展，国际社会已经实现或基本实现减贫、提供安全饮用水、男女平等接受初级教育、抗击疟疾、改善贫民窟等 5 项指标。在公共卫生领域，国际社会在应对传染病方面同样成绩卓著。据统计，有超过 620 万霍乱感染者逃离了死亡线，同时对抗结核病的全球战役挽救了大约 3700 万人的生命。全球有 21 亿人口卫生条件得到明显改善，不露天如厕的人口比例比 1990 年时减少了几乎一半。

何为千年发展目标？除此之外，尚有哪些是国际社会共同推崇的公共卫生服务政策？

引申的知识

一、何为千年发展目标

2000 年 9 月，在联合国千年首脑会议上，世界各国领导人就消除贫穷、饥饿、疾病、文盲、环境恶化和对妇女的歧视，商定了一套有限时但也能够测量的目标和指标。这些目标和指标被置于全球议程的核心，统称“千年发展目标（Millennium Development Goals，MDGs）”。所有目标完成时间是 2015 年，这是一幅由全世界所有国家和主要发展机构共同展现的蓝图。首脑会议的《联合国千年宣言》在人权、善政和民主方面也做出了广泛承诺。

千年发展目标是整个联合国系统为达成共同目标而一致努力提供的框架。联合国发展集团（发展集团）将帮助确保千年发展目标一直处于这些努力的核心。实际上，在几乎每一个发展中国家，联合国都有独特的优势倡导变革，为其寻求知识和资源，及帮助协调国家一级的更广泛努力。

链接

联合国千年发展目标标志

标志分别由“我们能够”、“消除贫穷”、“2015”、“千年发展目标”4 部分组成，其中 2015 中的“0”用一个类似旋转的地球来表达，标志配色方案采用的是黑、红、灰 3 种颜色，整体感觉非常的醒目。

WE CAN
END POVERTY
2015 MILLENNIUM DEVELOPMENT GOALS

二、千年发展目标八项目标

1. 消灭极端贫穷和饥饿　包括：①靠每日不到 1 美元维持生活的人口比例减半；②使所有人包括妇女和青年人都享有充分的生产就业和体面工作；③挨饿的人口比例减半。

2. 普及小学教育　确保不论男童或女童都能完成全部初等教育课程。

3. 促进两性平等并赋予妇女权力　最好到 2005 年在小学教育和中学教育中消除两性差距，最晚于 2015 年在各级教育中消除此种差距。

4. 降低儿童死亡率　5 岁以下儿童的死亡率降低 2/3。

5. 改善产妇保健　共两项：①产妇死亡率降低 3/4；②到 2015 年实现普遍享有生殖保健。

6. 对抗艾滋病病毒以及其他疾病　包括：①遏止并开始扭转艾滋病毒/艾滋病的蔓延；②到 2010 年向所有需要者提供艾滋病毒/艾滋病的治疗；③遏止并开始扭转疟疾和其他主要疾病的发病率增长。

7. 确保环境的可持续能力　包括：①将可持续发展原则纳入国家政策和方案，扭转环境资源的流失；②减少生物多样性的丧失，到 2010 年显著降低丧失率；③到 2015 年将无法持续获得安全饮用水和基本卫生设施的人口比例减半；④到 2020 年使至少 1 亿贫民窟居民的生活有明显改善。

8. 全球合作促进发展　共 7 项：①进一步发展开放的、遵循规则的、可预测的、非歧视性的贸易和金融体制。包括在国家和国际两级致力于善政、发展和减轻贫穷。②满足最不发达国家的特殊需要。这包括：对其出口免征关税、不实行配额；加强重债穷国的减债方案，注销官方双边债务；向致力于减贫的国家提供更为慷慨的官方发展援助。③满足内陆国和小岛屿发展中国家的特殊需要。④通过国家和国际措施全面处理发展中国家的债务问题，使债务可以长期持续承受。⑤与发展中国家合作，为青年创造体面的生产性就业机会。⑥与制药公司合作，在发展中国家提供负担得起的基本药物。⑦与私营部门合作，提供新技术、特别是信息和通信技术产生的好处。

三、公共卫生服务政策是实现中国千年发展目标的重要保证

作为世界最大的发展中国家，中国是全球发展合作的重要参与者和贡献者，在实现千年发展目标方面的成就可圈可点。截至 2014 年年底，中国已经实现或基本实现 10 多项千年发展目标指标，在消除贫困方面，更是遥遥领先，得到国际社会的一致认可。在公共卫生领域，中国也取得了非常大的成就。5 岁以下儿童死亡率从 1991 年的 61.0‰降至 2013 年的 12.0‰，孕产妇死亡率从 1990 年的 88.8/10 万下降到 2013 年的 23.2/10 万。在艾滋病防治方面，2014 年新报告艾滋病感染者和患者 10.4 万例，疫情总体上控制在低流行水平，接受抗病毒治疗的患者比例不断上升，患者病死率显著下降。在肺结核防治方面，2010 年涂阳肺结核患病率为 66/10 万，肺结核死亡率为 3.9/10 万，分别较 1990 年下降了 51%和 79.5%，疫情上升势头得到有效遏制。这一系列成绩的取得，主要得益于中国政府推行的公共卫生服务政策（如基本公共卫生服务项目中为 0～6 岁儿童提供健康体检等免费服务、重大公共卫生服务项目中的“四免一关怀”政策）。

扩展的内容

一、21 世纪人人享有卫生保健

（一）政策内容

20 世纪 70 年代末，WHO 为世界各国提出了未来数十年的主要社会目标——到 2000 年使全世界人民都能达到一种按社会和经济发展所能达到的最高可能健康水平，此即 2000 年人人享有卫

生保健（health for all by the year 2000），亦译为2000年人人健康。

1998 年第 51 届世界卫生大会上 WHO 各成员国发表了题为《21 世纪人人享有卫生保健（health-for-all policy for the twenty-first century）》的宣言。21世纪人人享有卫生保健旨在帮助实现阿拉木图会议所发起的人人享有卫生保健理想。它为21世纪前20年确定了全球重点和具体目标。其主要内容是：①重申健康是每个公民的一项基本人权，每个公民都有相同的权利、义务和责任，来获得最大可能的健康；②人类的健康水平提高和幸福，是社会经济发展的终极目标。

（二）社会基础

主要包括：①承认最高可能的健康水平是一项基本人权；②重视政策、研究和服务提供过程的伦理问题；③消除个人间及群体间的不公平、不合理现象；④消除性别歧视，强调性别平等。

（三）政策基础

1. 健康是人类发展的中心 个人健康是家庭、社会和国家实现社会、经济目标的前提。只有以健康为中心才能真正保证各层面社会、经济目标的实现。不仅要重视生命数量，更要重视生命质量。脆弱人群的健康状况是衡量健康公平性和卫生政策正确性的重要指标。

2. 卫生系统的可持续发展 可持续发展在于不断加强基础建设，包括新建和改革。目标不仅要惠及当代，也要考虑后代受益。基础建设的概念不仅是结构，更重要的是宗旨和功能。

（四）政策目标

1. 总体目标 《21 世纪人人享有卫生保健》总目标为：①延长人均期望寿命的同时提高生活质量；②在国家间和国家内部改善健康的公平程度；③卫生系统可持续发展，保证人民利用这一系统所提供的服务。

2. 具体目标 《21世纪人人享有卫生保健》具体目标为：①到2005年，在各国和国家间确定并实施健康公平性评估；各成员国制定具体的行动计划，并开始实施和评估。②到2010年，消灭麻风病，阻断恰加斯病的传播；全体居民获得终生的综合、基本、优质的卫生服务；建立适宜的卫生信息系统；实施政策研究和体制研究的机制。③到2020年，确定孕产妇死亡率、婴儿死亡率、5 岁以下儿童死亡率和平均期望寿命的具体目标；全球负担大大减轻，与结核、艾滋病、疟疾、烟草相关发病、暴力/损伤引起的发病率和残疾上升的趋势得到控制；消灭麻疹、丝虫病和沙眼，维生素 A 和碘缺乏症也被消灭；部门间行动的协调性加强，重点在安全饮用水、环境卫生、营养和食品卫生以及住房环境方面；社区建立综合健康行为促进计划并予以实施。

（五）行动计划

行动计划包括以下四方面的内容：①与贫困做斗争，重要的是寻找一种机制让贫困人口能够通过自救改变生存的环境。采取卫生干预措施，打破贫困和不健康的恶性循环。②在所有的环境中促进健康，包括生活、工作、娱乐和学习环境。③部门间的协调、协商和互利。卫生部门要意识到各部门动机，以便协调，实现在促进人类健康目标上的一致性。④将卫生列入可持续发展规划。

二、初级卫生保健

（一）概念

为实现2000年人人享有卫生保健目标，针对全球卫生状况和社会经济状况，WHO和联合国儿童基金会提出初级卫生保健是实现此目标的关键和基本途径。初级卫生保健（primary health care，PHC）又称基本卫生保健，它依靠切实可行、学术上可靠而又受社会欢迎的方法和技术；它是社区的个人和家庭的充分参与普遍能够享受的；其费用是社区或国家依靠自力更生及自决精神在各个发展阶段上又能负担得起的；它既是国家卫生系统的中心职能和主要焦点，也是国家卫生系统和整个社会发展的一个组成部分；它是个人、家庭和社区与国家卫生系统接触的第一环，能使卫生保健尽可能接近于人民生活和工作场所，是卫生保健持续进程的起始一级。

（二）基本原则

1. 成本效益原则　必须以最低的成本产生最大效益的方式来分配资源。要变革资源分配的模式，使资源投放方向从医院和专科服务为主转向地区卫生体制和基层卫生工作方面。

2. 社会公正原则　初级卫生保健要体现卫生服务提供和卫生资源分配与利用的公正性。要确保满足人民最基本的卫生需要所必需的资源上和服务上的可及性和覆盖面，同时要保证人民接受卫生服务机会的均等性。

3. 社区参与原则　在改善卫生状况和健康水平的过程中，必须充分发挥社区和人民群众的重要作用。通过宣传发动、调动群众参与改变自己不良行为和生活方式的积极性，提高自我保健能力。

4. 部门协同行动　要达到“最高可能的健康水平”目标不能只依靠卫生部门，必须有赖于卫生部门与各相关部门为促进人类健康的共同行动并建立协作关系。

（三）基本任务

1. 促进健康　通过健康教育、保护环境、合理营养、饮用安全卫生水、改善卫生设施、开展体育锻炼、促进心理卫生、养成良好的生活方式，以增强自我保健能力，增强体质和心理健康。

2. 预防　在研究人群健康和疾病客观规律及它们和人群所处的内外环境、人类社会活动相互关系的基础上，采取积极有效的措施，预防各种疾病的发生、发展。

3. 治疗　早期发现、早期诊断、及时治疗，以避免疾病的发展与恶化，促使早日好转痊愈。

4. 康复　对丧失了正常功能或功能上有缺陷者，通过医学、教育、职业和社会的措施，尽量恢复其功能，使他们重新获得生活、学习和参加社会活动的能力。

（四）基本要素

初级卫生保健主要包括八项要素：①对当前主要卫生问题及其预防和控制方法的健康教育；②改善食品供应和合理营养；③供应足够的安全卫生水和基本的环境卫生设施；④妇幼保健和计划生育；⑤主要传染病的预防接种；⑥预防和控制地方病；⑦常见病和外伤的合理治疗；⑧提供基本药物。

在第 34 届世界卫生大会上，除上述八项要素以外，又增加了“使用一切可能的方法，通过影响生活方式和控制自然和社会心理环境来预防和控制非传染病和促进精神卫生”一项要素。

（五）初级卫生保健，过去重要，现在更重要

2008 年，WHO 成立 60 周年、《阿拉木图宣言》发布 30 周年。60 年中，世界卫生形势发生了巨大变化，《世界卫生组织宪章》阐述的核心观念和《阿拉木图宣言》提出的价值观已被验证，至今仍然正确。尽管全世界人民的健康状况得到了显著改善，但各国遵循这些价值观所开展的初级卫生保健运动却没有成功。

为了回顾过去并总结经验，使未来能做得更好。WHO 把《2008 年世界卫生报告》主题定为“初级卫生保健，过去重要，现在更重要”。报告再次回顾了初级卫生保健所提出的基于一系列价值观和原则，用以指导卫生系统发展的宏伟蓝图。报告提供了一个重要机会，帮助各国吸取过去的经验，考虑前行中面临的挑战，为卫生系统找到主要解决方案，以缩小期望与实现间的差距。

链接

《2008年世界卫生报告》

——初级卫生保健：过去重要，现在更重要

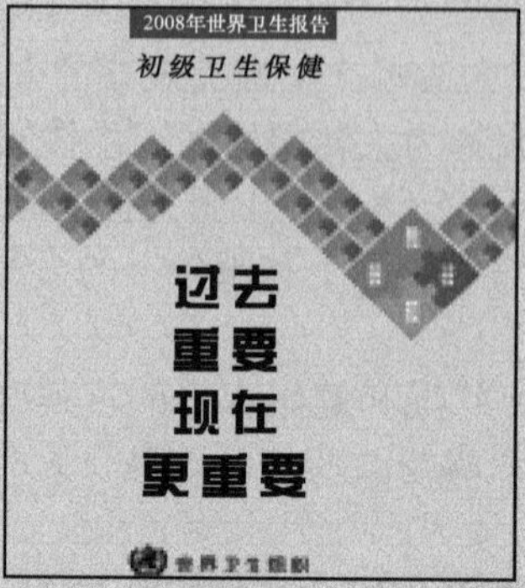

为何要重振初级卫生保健？为何现在比以往任何时候都更需要重振？直接的回答是：各成员国明确要求重振初级卫生保健——这种需求不仅来自于卫生专业人士，还来自于政治界人士。

全球化正使许多国家的社会凝聚力面临着挑战，作为当代社会机构中重要组成部门的卫生系统很明显未能较好地履行其自身职能和发挥其应有作用。

进展与评述

一、联合国千年发展目标取得的成绩及挑战

《千年发展目标2015年报告》指出，15年来，各国为实现2000年《联合国千年宣言》中设定的八项目标所付出的努力基本上是成功的，同时也承认仍有不足。报告中的数据和分析表明，利用有针对性的干预措施、理性战略、充足的资源和政治意愿，即使是最贫穷的国家也能够取得进展。

（一）取得的主要成绩

经过世界各国的努力，《联合国千年发展目标》实施后取得了一系列成绩。

1. 全球生活在极端贫困中的人数减少超过了一半 从1990年的19亿下降至2015年的8.36亿，其中大多数进展是在2000年后取得的。

2. 全世界小学教育适龄儿童失学人数接近减半 2015年估计有5700万，而2000年有1亿。

3. 大多数国家已实现了小学教育性别均等 过去20年，有近90%的国家（在有数据的174个国家中）的妇女在议会中的代表性也日益增大，妇女在议会内的平均比例增加了近一倍。

4. 全球5岁以下儿童死亡率下降超过一半 1990—2015年，全球5岁以下儿童死亡率下降超过一半，每千名新生儿中的死亡人数从1990年的90降至43。

5. 全球孕产妇死亡率下降了45% 这一目标没有完全实现，但进步很大，其主要的下降发生在2000年以后。

6. 疟疾和结核病干预避免了大量早死 2000—2015年，有超过620万人避免死于疟疾，2000—2013年，预防、诊断和治疗结核病的干预措施拯救了约3700万人的生命。

7. 卫生设施得到显著改善 自1990年以来，全世界又有21亿人可使用经改善的卫生设施，露天便溺的人口比例接近减半。

8. 全球合作促进发展　2000—2014 年，来自发达国家的官方发展援助按实际值计算增加了 66%，达到 1352 亿美元。

八项目标取得的具体成绩参见《千年发展目标 2015 年报告》。

（二）不平等依然存在

尽管全世界在千年发展目标在很多具体目标方面成绩显著，但各个地区和国家的进展很不均衡，仍然有巨大的差距。

1. 性别不平等依然存在　尽管妇女在议会的代表性增加，越来越多的女童入学，但性别不平等依然存在。妇女在获得工作、经济资产和参与私人和公共决策方面仍然面临歧视。

2. 最贫穷家庭和最富裕家庭以及农村和城市之间存在巨大差距　来自最贫穷 20%家庭的儿童发育迟缓的可能性是来自最富有 20%家庭的儿童的 2 倍还多，前者儿童失学可能性是后者儿童的 4 倍，前者 5 岁以下儿童死亡率几乎是后者的 2 倍。约有 16%的农村人口无法使用经改善的饮用水源，而在城市人口中的比例为 4%；居住在农村的人口有约 50%缺乏经改善的卫生设施，而在城市人口中只有 18%。

3. 气候变化和环境恶化危及已取得的进展，穷人受到的伤害最大　在环境方面，自 1990 年以来，全球二氧化碳排放量增加了 50%。此外，水资源短缺目前影响世界 40%的人口，预计受影响人口还会增加。

4. 数百万的穷人仍然生活贫困、忍受饥饿，无法获取基本服务　尽管已取得了巨大的进展，但即使在今天仍有约 8 亿人生活在极端贫困中，忍受着饥饿的煎熬。1.6 亿多 5 岁以下儿童由于缺少足够的食物而无法达到其年龄该有的身高。

此外，冲突依旧是对人类发展最大的威胁。截至 2014 年年底，由于冲突，平均每天有 4.2 万人被迫流离失所，需要寻求保护，这几乎是 2010 年 1.1 万人的 4 倍。

二、可持续发展目标

2015 年联合国千年发展目标已圆满达成，为与各国商讨 2015 年后的可持续发展路径，延续千年目标的宝贵成果，联合国在全球范围发起“我的世界”的调查，旨在号召世界各国人民从 16 项议题中选出 6 项最关心的议题，作为 2015 年 9 月联合国千年计划大会上“2015 年后全球可持续发展目标”的重要数据参考。

在 2015 年 9 月 25 日召开的可持续发展峰会上，联合国全体成员国正式通过《2030 年可持续发展议程》，包含 17 个全球发展目标，致力于在 2030 年前消除贫困，应对不平等，并解决气候变化问题。此全球发展目标包括：①消除贫困；②零饥饿；③健康福祉；④优质教育；⑤性别平等；⑥清洁饮用水和环卫设施；⑦经济适用的清洁能源；⑧体面工作和经济增长；⑨产业创新和基础设施；⑩减少不平等；⑪可持续城镇；⑫负责任的消费和生产；⑬应对气候变化；⑭保护海洋生态；⑮保护陆地生态；⑯公正、和谐和包容社会；⑰全球伙伴关系。

可持续发展目标建立在千年发展目标的基础上。2000 年通过的千年发展目标旨在消除极度贫困和饥饿、预防可治愈的疾病、推进性别平等、改善水资源和卫生环境等。千年发展目标自实施以来取得了举世瞩目的成就，在一系列目标的支持下彰显了统一进程的价值。但当前，全球范围内的贫困尚未完全消除。新的可持续发展目标以及覆盖面更广的 2030 年可持续发展议程在千年发展目标的基础上设立了更高目标，致力于从根源上消除贫困，满足全世界范围内人类的发展需求。

可持续发展目标将完成千年发展目标未完成的使命，确保所有人的发展，一个都不能少。相信在为实现新一轮系列目标而奋斗的过程中，相关公共卫生服务政策仍将发挥巨大的作用。

（周成超　孙　龙）

参考文献

陈竺. 2012. “健康中国 2020”战略研究报告. 北京：人民卫生出版社.
郝模. 2015. 卫生政策学. 北京：人民卫生出版社.
李立明，姜庆五. 2015. 中国公共卫生理论与实践. 北京：人民卫生出版社.
罗乐宣，林汉城. 2008. 国内外基本卫生服务包的研究及其对制定社区公共卫生服务包的启示. 中国全科医学，(11)12A：2195-2197.
陶芳标，马骁，杨克敌. 2009. 公共卫生学概论. 北京：科学出版社.
詹姆斯·郝圣格. 2015. 赵莉，石超明. 北京：社会科学文献出版社.
Jahn A，Bozorgmehr K，Müller O. 2015. Reforming public and global health in Germany. Lancet，386（9996）：851-852.

第二十一章　信息化时代的公共卫生

Public health in information times

“信息化”概念产生于日本。1963 年，日本学者梅倬忠夫（TadaoUmesao）在《信息产业论》一书中描绘了“信息革命”和“信息化社会”的前景，预想到信息科学技术的发展和应用将会引起一场全面的社会变革，并将人类社会推入“信息化社会”。在信息化时代，信息成为关键资源，随着信息化的发展，公共卫生将步入全新的发展阶段。如何有效利用公共卫生信息以支持公共卫生决策，是公共卫生领域的主要任务之一。本章将从公共卫生信息化和大数据分析两个方面介绍信息化时代公共卫生的信息利用及信息化建设。

第一节　公共卫生信息化

随着信息技术和互联网的快速发展，公共卫生走上了信息化进程。自 2009 年中国通过的《关于深化医药卫生体制改革的意见》和《2009～2011 年深化医药卫生体制改革实施方案》起，公共卫生信息化被提到了前所未有的高度，中国逐步建立和完善了公共卫生信息平台和业务系统。公共卫生信息化建设作为卫生信息化的重要组成部分，是创新资源整合与利用模式的重要举措。

【案例 21-1】

非洲埃博拉的硝烟还未平息，美洲一种虫媒病毒又火热来袭。这种虫媒病毒就是近日曝光率极高的寨卡病毒（Zika virus）。2014 年 2 月，智利在复活节岛报道了寨卡病毒感染的首位本土病例。2015 年 5 月，巴西开始出现寨卡病毒感染疫情。截至 2016 年 1 月 26 日，有 24 个国家和地区有疫情报道，其中 22 个在美洲，目前欧洲多国也有报道，有在全球蔓延的趋势。

根据中国国家卫生计生委办公厅印发的《寨卡病毒病防控方案（第一版）》，中国疾病预防控制中心信息中心及时响应，2 月 4 日迅速完成业务需求分析、功能实现方式的确认，组织技术力量充分依托网络直报平台，在《传染病报告信息管理系统》疾病分类中增加“寨卡病毒病”的报告病种选项，定制开发个案信息报告和管理功能，同时完成省级业务管理员用户授权及隐私保护配置等前期准备工作，保障了实时在线的网络报告与寨卡病毒病防控方案的发布同时上线。系统定制的个案信息报告和管理功能，满足了各类医疗机构对寨卡病毒病个案信息及时、安全报告的需求，保证数据统计分析的及时性和准确性，同时为各级疾控中心加强病例的动态追踪管理、及时掌握疫情态势、制订防控策略提供了重要的信息技术支撑。

什么是信息化？公共卫生信息化有哪些作用？公共卫生信息化的发展现状如何？

引申的知识

一、什么是公共卫生信息化

2006 年中国国务院办公厅印发《2006—2020 年国家信息化发展战略》中对“信息化”的定义是：“信息化（informatization）是指充分利用信息技术，开发利用信息资源，促进信息交流和知识共享，提高经济增长质量，推动经济社会发展转型的历史进程。”

公共卫生信息化（public health informatization）是指在国家统一规划和组织下，在公共卫生领域中广泛利用电子、计算机、通信等现代信息技术，促进公共卫生组织机构和工作流程的信息化，促进公共卫生相关技术的开发和应用，促进公共卫生服务的质量和效率的提高，实现公共卫生信息资源的优化共享，加速卫生服务现代化和信息化的过程。

二、公共卫生信息化的作用

（一）提高了突发事件的预警能力和传染病控制能力

公共卫生系统的建设需要以信息化为支撑，可使其系统在网络平台上处理业务能力的水平提高，对公共卫生事件的应急能力和监控能力做到科学化。例如，地理信息系统（geographic information system，GIS）技术在突发公共卫生事件应急体系和疾病监测网络系统的应用中，系统可以通过 GIS 强大的数据库功能，将各种疾病情况直观地展示出来，还可以通过地图展示功能使观察者对疫情或事件的发展情况一目了然，对疾病或事件实现实时预测和监控。因此公共卫生信息化发展进程的加快，对于突发事件的预警和传染病预防控制发挥了重要作用。

（二）提高医院服务质量和效率，方便患者就诊

2009 年 12 月 3 日卫生部公布的《卫生部关于规范城乡居民健康档案管理的指导意见》指出，要逐步在中国统一建立居民健康档案，并实施规范管理。居民健康档案以及电子病历能在广域网环境下实现信息传递和资源共享，能实现被授权者在任何时间、地点提取所需要的基本信息，无论到哪家医院就诊或体检，都能提取到就诊者的以往健康档案。电子健康档案和计算机信息系统的应用，将大大缩短医生会诊的时间，使服务质量和效率得到提高，上下级医院的信息交流更加提高了基层医院医疗水平。同时资源的共享，避免重复检查，减轻患者的医疗费用负担，简化就诊流程，极大程度上方便了患者就诊。

（三）有利于管理工作更加规范，决策更加科学

计算机和通信等现代设备在公共卫生领域的投入使用，实现了传统手工监管模式向网络实时监控模式的转变，各机构和部门在统一规划下的管理的信息系统中，使管理工作更加规范，有利于提高对组织结构管理的效能，增加管理的及时性和科学性。同时公共卫生体系中可以运用云计算、数据库等现代信息化方式，其能及时准确收集和保存大量信息，方便海量数据的挖掘分析、数据的实时共享，避免重复操作，减轻了工作人员的工作量，并得出快速而准确的结果，有利于管理人员的科学决策。

三、公共卫生信息化发展现状

（一）中国公共卫生信息化发展现状

中国的公共卫生信息化系统建设在 2003 年非典暴发后表现出迅猛的发展势态。在发展进程中，广泛吸取国内外在信息化建设中的先进理念，结合中国公共卫生实践，不断完善基础网络和业务应用系统建设，促使信息利用与服务共享最大化。当前，中国已在公共卫生信息化系统建设领域取得了一系列成绩。

第一，构建了全球疾病监测网络覆盖面最大的互联网应用系统。2004 年，中国开始建设覆盖中国的传染病监测网络，该系统实时监控中国传染病的情况。当前，有 39 种传染病通过这一系统上报，医疗机构一旦发现鼠疫、霍乱以及肺炭疽、SARS、脊髓灰质炎、人感染高致病性禽流感等病例，必须在 2 小时内报告；其他传染病，要在 24 小时内报告。通过这一系统，各级卫生和疾控部门能实时掌握本辖区疫情，进而第一时间做出防控措施。目前这一网络已成为全球覆盖范围最广、覆盖人群最多的传染病网络监测系统，为中国人民提供健康保障。

第二，构建了通过合理利用虚拟专网（virtual private network，VPN）技术和 Internet 资源建立“公网专用”以进行全球疾病监测的网络系统。系统成功地实现了互联网、VPN、高性能计算、海量存储和快速统计、专业应用软件开发的技术集成，并利用 Web-GIS 的空间分析方法与技术，实现了对监测数据的动态快速统计分析、传染病暴发与转移的早期监测，是互联网、计算机及信息技术首次在公共卫生领域大规模的成功应用。

第三，构建了全球规模最大的疾病在线直报网络系统。直报系统成功转换了传染病报告管理模式，是中国公共卫生领域的一次重大飞跃。它的建立在第一时间发现疫情、控制疫情扩散方面起到了至关重要的作用。它不仅有助于探测传染病早期暴发、提高疫情监测报告的及时性和准确性与疫情分析能力，还推动监测系统的质控工作的高效开展。通过中央与地方的网络连接，信息收集、疫情处理工作更加标准化，在很大程度上改变了疾病控制部门的工作模式，充分展现了中国公共卫生的现代化和信息化的水平，中国公共卫生系统的整体工作能力大幅度提升。因此，人民群众的身体健康得以更好地保障，国家在疾病控制上的经济投入可以一定程度得以降低，节约了成本。

第四，构建了全球监测病例个案数据量最大的疾病监测信息系统。中国构建的基本监测信息系统解决了基本监测业务的不断发展以及分散系统建设成本不断增加的困难，满足了多层次一体化的管理服务需求，即跨组织业务协同、数据集共享利用、业务分类管理和持续信息服务。从而实现了数据资源整合、流程优化与应用集成、应用支撑与业务规则执行能力的提高。

第五，实现了疫情报告与单病种病情监测信息管理的结合，为实现 WHO 提出的综合监测信息管理模式奠定了基础。综合监测信息管理模式将有助于提高疫情监测报告的及时性和准确性以及探测传染病早期暴发的能力，为监测系统的质控提供了快速监控手段，进一步提高了疫情分析能力，改善疫情报告和单病种病情监测信息管理存在的弊端，整体上提高了公共卫生信息系统的工作能力。

（二）国外公共卫生信息化发展现状

国外卫生信息化发展至今已有 50 余年的历史，从早期的电子病历系统到目前广泛开展的电子卫生保健（e-health）取得了很好的成效。卫生信息化起源于美国，其卫生信息化的基本思路是建立以居民健康档案信息系统为核心，同时包括电子病历、卫生信息标准化、公共卫生疾病监测和环境监测等其他辅助信息系统为一体的全民健康信息管理系统。目前美国的医疗卫生行业已建成“健康网络”，医疗保险与健康咨询同时渗透到社区和家庭，公共标准建设超前，显示出了一个发达国家的技术优势。欧盟等发达国家的卫生信息化比美国发展稍晚，20 世纪 70 年代中期和 80 年代初期，大多数国家实现了区域医疗信息化系统。此外，由于欧盟的移动通讯网络很发达，处于国际领先水平，所以大部分国家采用移动通讯来实现远程医疗会诊，使其在远程医疗方面的成就较好。

扩展的内容

一、互 联 网 +

2015 年 3 月 5 日十二届中国人大三次会议上，李克强总理在政府工作报告中首次提出“互联网+”行动计划。“互联网+”（Internet plus）就是“互联网+各个传统行业”，即利用信息通信技术和互联网平台，让互联网与传统行业进行深度融合，创造新的发展生态。为此衍生出互联网+金融、互联网+制造业、互联网+零售业、互联网+公共卫生等新的概念和发展领域。

应用互联网和社交媒体等数字化手段可以获取与某种疾病相关的关键词，通过分析关键词的频率可以判断此种疾病可能暴发和扩散的地点。有学者利用 Twitter 聊天工具统计了 2008 年 8 月至 2010 年 8 月约 100 万用户发布的 360 万条与流感相关的 Twitter 信息，通过对其数据流加以过滤，留取与流感相关的信息，并为这些信息加上地理位置标签，以显示相关流感 Twitter 信息来自哪里，以及这些信息在一定时间段内的变化情况。统计结果显示 Twitter 的流感信息同美国疾病预防控制中心提供的流感暴发数据之间呈高度正相关，能够成功推断出哪些地区出现了流感暴发的初期症状，进而提前预测到某个地区流感即将到来。

“互联网+”在医疗领域也不断有新的尝试，是公共卫生健康管理信息化的一个重要部分。移动医疗+互联网是当今的热点问题，在一定程度上，这种全新模式有助于优化医疗服务。例如，随着互联网医疗的不断升级，它可能贯穿百姓医疗与健康管理的全过程：疾病预防阶段在移动医疗数据端存储并检测自身的健康数据，全程关注健康状况；在诊疗过程中，移动医疗也贯穿全程，从就诊前的挂号到后期的支付等，提高医院工作效率，节约患者时间；在就诊后，互联网把医患间的距离拉得更近，帮助医生更便捷地开展随访工作，便于患者与医生流畅沟通。

二、云 计 算

美国国家标准与技术研究院（national institute of standards and technology，NIST）定义：云计算（cloud computing）是一种按使用量付费的模式，这种模式提供可用的、便捷的、按需的网络访问，进入可配置的计算资源共享池（资源包括网络、服务器、存储、应用软件、服务），这些资源能够被快速提供，只需投入很少的管理工作，或与服务供应商进行很少的交互。云计算通过集中所有的计算资源，采用硬件虚拟技术，为云计算使用者提供强大的计算能力、存储空间和带宽等资源。

云计算的一个重要应用就是实现区域医疗卫生信息化。区域化卫生信息系统（regional health information system）是包括电子政务、医保互通、社区服务、双向转诊、居民健康档案、远程医疗、网络健康教育与咨询，实现预防保健、医疗服务与卫生管理一体化的信息化应用系统。要实现数据在多个卫生机构和医疗机构中实时共享，必须使用云计算服务，建立一个集成平台，可将所有的数据集中到一个数据平台上，供各卫生医疗部门使用（图 21-1）。云计算通过云储存服务以及计算分析服务实现区域医疗卫生资源的共享。云储存服务可利用集群应用、网格技术或分布式文件系统等功能，将网络中大量各种不同类型的存储设备通过应用软件集合起来协同工作，共同对外提供数据存储和业务访问功能。而计算分析服务能够运用其本身超大规模的计算来提高对海量的医疗相关数据的分析能力与深度发掘利用水平，在海量的数据中找到它们的关联规则并对其进行精加工和深度利用，为各级医疗机构、医院和临床一线提供更加全面、准确的数据。

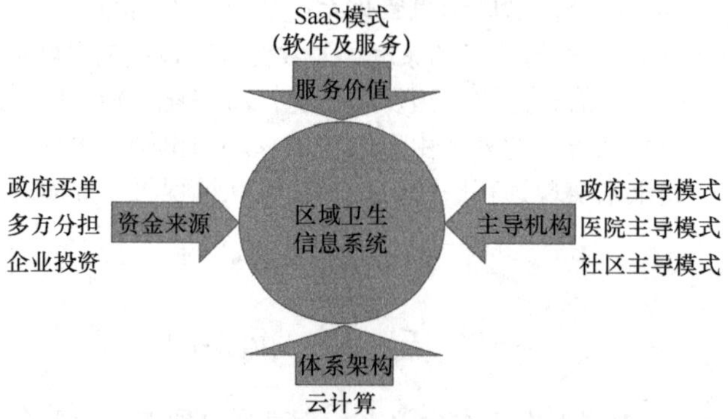

图 21-1 区域卫生信息系统建设模式

三、物 联 网

物联网（Internet of Things，IOT）的概念最早是由美国麻省理工学院（Massachusetts Institute of Technology，MIT）的 Kevin Ashton 教授提出的，在 2005 年国际电信联盟（International Telecommunication Union，ITU）发布的《ITU 互联网报告 2005：物联网》中被正式提出。2009 年中国物联网兴起，2010 年中国政府工作报告中对物联网的注释为：物联网是指通过信息传感设备（射频识别 RFID、红外感应器、全球定位系统、激光扫描器等），按照约定的协议，把任何物品与互联网连起来，进行信息交换和通讯，以实现智能化识别、定位、跟踪、监控和管理的一种网络。它在互联网基础上延伸和扩展。

2012年2月《物联网“十二五”发展规划》提出了在以人体生理和医学参数采集及分析为切入点，面向家庭和社区发展远程医疗服务的智慧医疗领域，开展应用示范工程，探索应用模式。远程医疗服务是对社区健康人群、疾病人群的健康危险因素进行全面监测、分析、评估、预测、预防、健康指导的全过程。利用无线传感网、互联网完成对患者各类生理参数的实时数据读取、信息交换、远程控制等，实时跟踪居民的健康情况。社区管理中可以利用无线等信息传感设备将一端的传感器固定在患者身上，另一终端连接到相应的医疗设备中，社区的医务人员通过终端设备实时监测患者的心电监护、心肺功能以及呼吸监测等相关数据，若出现异常，信息会立即发送到社区卫生服务中心，从而及时采取预防和治疗措施。此外通过物联网技术可以对社区居民实行智能医疗和移动护理，使医务人员能高效、全面地对社区居民的健康进行管理。

四、数据仓库

数据仓库（data warehouse，DW）是面向主题的（subject oriented）、集成的（integrated）、相对稳定的（non-volatile）、反映历史变化（time variant）的数据集合，用于支持管理决策（decision making support）。数据仓库是决策支持系统（decision support system，DSS）和联机分析处理（on-line analytical processing，OLAP）应用数据源的结构化数据环境，研究和解决从数据库中获取信息的问题。

数据仓库是一种面向数据应用的数据管理技术，它提供集成化、历史化的数据管理功能，支持综合性的数据分析。数据仓库系统包含数据源、数据存储与管理、服务器以及前端工具与应用四个部分。它可为城市公共卫生事件的监测与预警、分析与预测、决策支持等子系统对数据的分析与处理创造良好的条件。首先数据仓库从各类医院、卫监所、疾控中心及各公共卫生部门等分布数据源系统中抽取有用的公共卫生数据到数据准备区，然后对数据准备区中的数据进行清洗、转换，并通过元数据映射后装入数据仓库，再根据公共卫生安全应急管理的具体需要建立专业数据集市，最后由前端各专业应用子系统经过多种分析后将结果展现给用户，通过这种模式可以解决由于各异构系统的分散性、数据类型的不一致性以及一些历史数据的离线等问题，从而实现对分散在各部门异构系统中的卫生数据进行集成分析。

进展与评述

智慧健康整合互联网、大数据、云计算、信息医学、传感等技术和资源，秉承“以人为中心”的健康服务理念，彻底颠覆传统健康观念和医疗模式，提供最佳体验的整合式健康服务。运用新一代信息技术，创新健康管理和干预方式，实现智慧健康，是社会发展的必然要求。智慧公共卫生是通过打造健康档案区域卫生信息平台，利用先进的物联网技术，实现公共卫生服务对象与卫生人员、公共卫生服务机构、数字化设备之间的互动，逐步达到信息化。并在不久的将来融入更多人工智慧、传感技术等高科技，使预防保健等公共卫生服务走向真正意义的智能化，推动公共卫生事业的繁荣发展。

智慧公共卫生的特点包括：①互联：经授权的公卫医师能够随时查阅患者的疾病个案细则，患者也可以自主选择更换公共卫服务医师或机构；②协作：把信息仓库变成可分享的记录，整合并共享健康档案信息和记录，以期构建一个综合的专业的公共卫生服务网络；③预防：实时感知、处理和分析重大的疾病暴发流行、公共卫生事件，从而快速、有效地做出应急响应；④普及：支持乡镇卫生院和社区卫生服务中心无缝地连接到综合医院和疾控中心，以便可以实时地获取公共卫生专家建议、安排健康干预、预防接种和接受健康教育培训；⑤创新：提升知识和过程处理能力，进一步推动健康管理、疾病管理的创新和研究；⑥可靠：使从业公共卫生医师能够搜索、分析和引用大量科学证据来支持他们的病因研究和流行病学诊断。

真正的智慧公共卫生应该涵盖管理、民生、产业三大方面（图21-2），只有这三大方面做好了，才能使得公共卫生这个本质得到更好的发展，才能使得全民在公共卫生服务中真正感受到智能、优质、便利。智慧公共卫生还可以使医疗卫生、科学研究人员、疫苗供应商、保险公司等整个医疗生态圈的每一个群体受益。在不同医疗卫生机构间，建起疾病与健康信息整合平台，将区域医疗卫生机构之间的业务流程进行协同整合，医疗卫生信息和资源可以共享和交换，从而大幅提升了医疗卫生资源的合理化分配，真正做到以人为本，促进全民健康的公共卫生服务（图 21-3）。

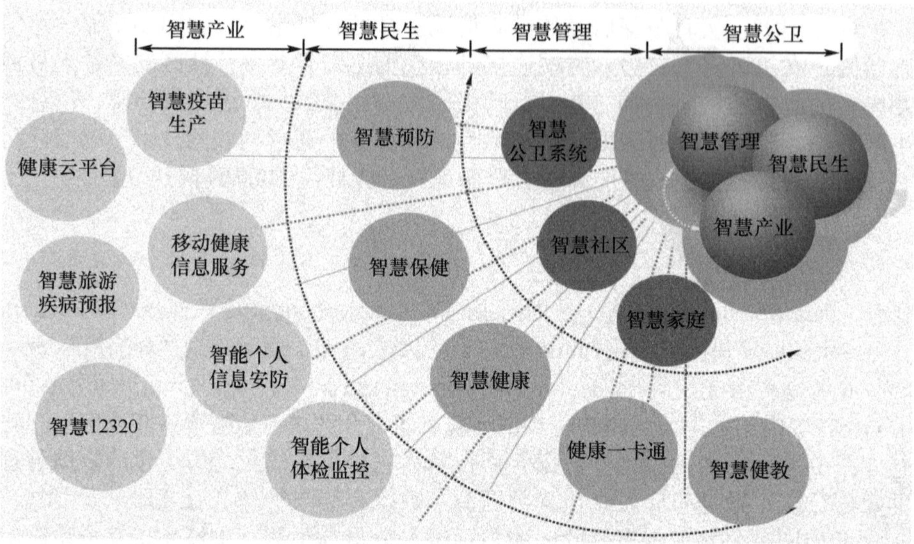

图 21-2 智慧公共卫生业务框架

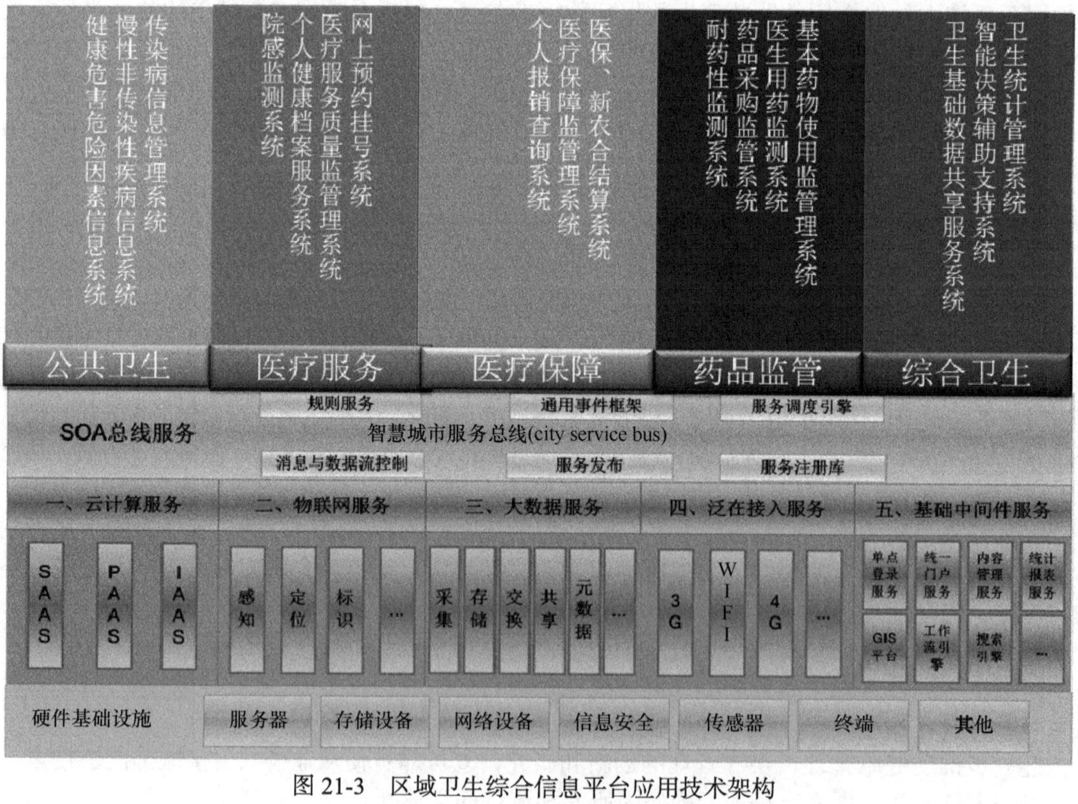

图 21-3 区域卫生综合信息平台应用技术架构

（许亚运 詹小丽）

第二节　大数据时代的公共卫生信息处理

大数据是继云计算、物联网之后的又一次全球性信息技术革命，随着各种类型数据信息的不断涌现以及相应价值的不断挖掘，大数据分析正在商业、互联网行业等领域引发巨大变革。由于公共卫生有着非常广泛的内涵和外延，与人群健康和疾病有关的一切因素都可以纳入公共卫生范畴，这就提示除了传统公共卫生调查和监测之外，还有很多有价值的信息隐藏在其他各种类型的数据中，如互联网检索数据、可穿戴设备数据、环境气候数据等。这些所有跟公共卫生相关的数据一起构成的公共卫生大数据。如何从复杂的大数据中挖掘公共卫生价值，支持公共卫生决策，是大数据时代的公共卫生需要面对的问题。本节将从大数据分析的基本概念和方法以及其在公共卫生领域的应用做简要阐述。

【案例 21-2】

（一）谷歌流感趋势

维克多·迈尔·舍恩伯格（Viktor Mayer Schoenberger）关于谷歌流感趋势（Google flu trends，GFT）的描述："在甲型 H1N1 流感暴发的几周前，互联网巨头谷歌公司的工程师们在《自然》(Nature）杂志上发表了一篇引人瞩目的论文，它令公共卫生官员们和计算机科学家们倍感震惊。文中解释了谷歌为什么能够预测冬季流感的传播……他们设立的这个系统唯一关注的就是特定检索词条的使用频率与流感在时间和空间上的传播之间的联系。谷歌公司为了测试这些检索词条，一共处理了 4.5 亿个不同的数学模型。将得出的预测（图 21-4）与 2007 和 2008 年美国疾控中心记录的实际流感病例进行对比之后，谷歌公司发现，他们的软件发现了 45 条检索词条的组合，将它们用于特定的数学模型后，他们的预测与官方数据的相关性高达 97%。和疾病预防控制中心一样，他们也能判断流感是从哪里传播出来的，而且判断非常及时，不会像疾病预防控制中心一样要在流感暴发一两周之后才可以做到。"

——维克多·迈尔·舍恩伯格《大数据时时代：生活、工作与思维的大变革》

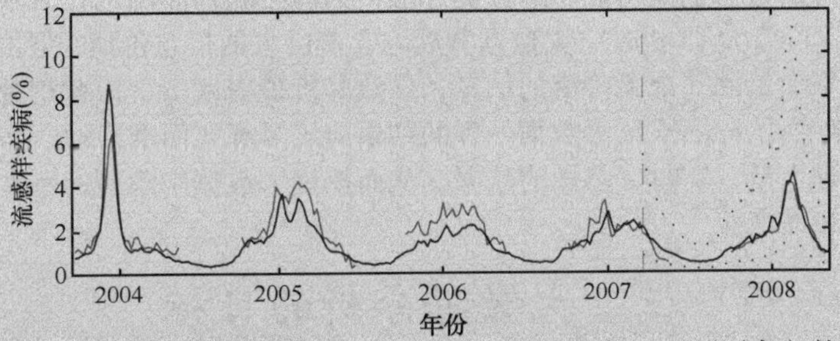

图 21-4　谷歌流感样疾病的模型预测结果（黑）与 CDC 记录（灰）的比较

（二）全球疾病负担研究

资料来源于 187 个国家，分性别和 20 个年龄组，包括发表的全部文献资料和可能获得的未发表资料，还获得了部分一手资料，死亡资料收集了 1980—2010 年的生命登记资料、死因推断、死亡监测、人口普查、调查、医院死亡资料、警察局登记资料和尸体解剖资料。伤残造成的疾病负担计算收集了 1980—2010 年的 289 种疾病和伤害，1160 种结局的患病、发病、缓解、病程和超额死亡情况，资料来源包括发表的研究、病例告知、肿瘤登记、其他疾病登记资料、出生前临床血清监测系统、医院出院数据库、流动照顾信息库、家庭调查、其他调查和队列研究资料。危险因素资料来自人群调查和普查资料、地表水监测资料、直接家庭测量资料、检查资料、流行病学研究资料、食品监测资料、营养与健康调查、石棉产量进出口统计资料、劳动力抽样调查、劳动力普查、国际职业致癌物监测系统和国际劳工组织伤害数据库。

——肖革新《全球疾病负担研究——大数据分析应用实例》

公共卫生大数据的来源是什么？大数据有什么特点？大数据分析的目标是什么？

引申的知识

一、公共卫生大数据来源

随着信息技术和互联网的快速发展，公共卫生也迎来了自己的信息化时代，并积累了越来越丰富的公共卫生数据资源。通过医疗卫生服务活动所收集的数据是公共卫生大数据中最基本的数据，这些数据可来源于传统的普查、抽样调查、统计报表、重点调查和典型调查等，如医院的电子病历、公共卫生检测数据、卫生统计等。全球疾病负担研究的数据即来源于此类信息资源。另外，用户原创内容和感知式系统产生的数据也成为公共卫生大数据的主要来源。用户原创内容数据是用户通过互联网，如微博、脸书（Facebook）等社会网络平台产生的数据，如搜索、交换和共享的健康信息。谷歌流感趋势使用的特定检索词条即是对此类信息的使用。感知式系统数据主要依靠“物联网”技术，通过在物体、设施和环境中设置的传感器与互联网连接，实现个体化、连续性、跨区域的远程健康监测数据，如通过可穿戴设备实现人体参数（心电、呼吸、体温等）的长期动态获取和实时诊断，并可通过无线传输，以及在异常状况下进行报警和定位。

二、大数据的特点

大数据具有“5V”特点，包括：①数据量大（volume）：大数据的首要特点就是量大，目前大致处于 TB、PB 阶段，未来将达到 EB、ZB、YB 以及更高的级别。②产生速度快（velocity）：得益于信息技术的发展，公共卫生数据每时每刻都在以极大的速度被创造、收集和存储。③数据多样复杂（variety）：大数据不仅包括了传统的结构化数据，更多地包含了非结构化数据和半结构化数据，包括了一切可以记录和存储的信息，多样化、无标准且难以用传统的统计指标或统计图表加以表示，不同来源的数据也没有统一的分类标准，因此必须对非结构化大数据进行量化以及与结构化数据对接。④价值大（value）：大数据背后隐含着巨大的信息价值，但由于其本身杂乱的特点，使其同样包含了大量的冗余无价值的信息，导致其价值密度低，因此挖掘大数据是一项沙里淘金的工程。⑤精确性（veracity）：大数据处理的结果应该是真实而准确的，而不是无效的。因此，大数据分析是要处理大量、实时、多样的数据，从而挖掘大数据中隐藏的巨大价值，并同时保证原始数据的真实性和准确性。

三、大数据分析的目标

舍恩伯格说：“大数据发展的核心动力就是人类测量、记录和分析世界的渴望。”由此可见，大数据分析就是要通过数据去还原事物的本来面目，以达到求真的目的。传统卫生统计研究更多的是为了探求变量之间有无因果关系，通过建立回归方程等方式对因变量进行预测。变量间的相关关系是一种最普遍的关系，因果关系是特殊的相关关系，有因果关系必有相关关系，但有相关关系不一定能找到因果关系，所以传统的统计学往往在相关关系基础上寻找因果关系。《大数据时代》认为，在大数据时代，统计研究的目的就是寻找变量或现象之间的相关关系，然后根据变量或现象之间的相关关系就可以帮助我们理解现在和预测未来，通过相关关系预测是大数据分析的核心。大数据时代一般不做因果关系分析的原因，一方面是因为数据结构和数据关系错综复杂，很难在变量间建立函数关系来研究因果关系，寻找因果关系的时间成本高昂；另一方面，大数据价值密度低，数据处理快，大数据分析处理的是流式数据，由于数据规模的不断变化，往往存在“此一时，彼一时”的情况，而变量间的因果关系具有时效性，探寻因果关系往往得不偿失。但是大数据分析并不是要放弃因果关系分析，因果关系的确定有利于对事物本质更深入的理解，尤其对于公共卫生事件的深入了解具有重要意义，因此如何在大数据分析中探寻因果关系是一项重大的挑战。

扩展的内容

一、大数据结构分类

数据可被分为三类，即结构化数据、非结构化数据和半结构化数据。据国际知名调研机构福瑞斯特研究公司（Forrest Research）的统计，结构化数据占目前所有数据信息的 15%左右，其他以非结构化数据和半结构化数据的形式存在（只有不到 5%进行了数字化管理）。

传统数据基本上是结构化数据，包括定量数据和少量经过专门设计的定性数据，结构化数据经过了格式化，有一定的标准且可以使用常规的统计指标或统计图表加以表现。由此可见，结构化数据可以较为方便地进行量化处理，有一套较为完整的量化处理方式和程序，量化的结果可以直接用于各种运算和分析。结构化数据在日常生活和研究学习中起到了重要的作用。工作生活中涉及到的结构化数据一般存储在预先设计好的关系型数据库中，再按需要设计相应的表，将数据信息保存至表中，表的查询和统计具有操作简单、易于维护的特点。传统的公共卫生数据信息多属于结构化数据，如调查数据、监测数据等。

非结构化数据的结构不稳定，无法使用关系型数据库存储，只能够以各种类型的文件形式存放，如文本文档、图片、报表、音频、视频等。通常情况下无法直接知道非结构化数据的内容，必须通过对应的软件才能打开浏览。非结构化数据由于没有规定的结构，不能进行标准化，不易于管理，所以非结构化数据的查询、存储、更新以及使用都需要更加智能化的系统。全球疾病负担研究收集的数据涉及多种内容、来源于不同的收集方式、具有不同的存储结构，即属于非结构化大数据的分析。

半结构化数据是介于结构化和非结构化数据之间的一种数据形式，它们既不是完全无结构，也不是传统数据库系统中那样有严格的数据结构。半结构化是互联网数据最大的特点，互联网上的如 HTML 文档、XML 文档、SGML 文档、Web 数据均是半结构化数据，另外，在电子邮件、电子商务、文献检索、病例处理中也存在着大量结构和内容均不固定的数据。谷歌流感趋势就是对半结构化数据的利用。

二、大数据的总体和样本

从概率统计的角度看，在进行卫生统计活动之前要明确总体和样本，要通过样本来推断总体的特征，强调的是样本的代表性，样本的代表性需要通过概率抽样来满足。在概率抽样中，也需要大量观察，通过足够量的观察以归纳总体的规律，所以大量观察指的是量的足够。而大数据的“大”指的是不限量的数据，是一切可以记录的全体数据，并且不断地被创造出来，按照《大数据时代》一书的观点，样本即等于总体，在这种情况下大数据分析即是总体研究，大数据的特征就是总体的特征，不需要统计推断。另外，传统卫生统计要求先有总体，再有数据，而对于大数据来说是先有数据再有总体，即“事后总体”。原因在于大数据个体在事先是不确定的，是变化着的，且事后仍然难以识别。

全体样本取代随机样本确实意义重大，但并不是完全否定抽样调查，就目前来看，大数据并不在所有情况下等同于总体。例如，有些大数据仅仅是研究总体的一部分，有些大数据中存在不属于研究总体的噪声数据。大数据仅仅是研究总体的一部分时，需要判断大数据样本的代表性。在这种情况下，大数据的样本需要是总体的一部分且没有重复的样本。例如，搜索引擎数据、社交媒体数据和网络调查数据等，这些数据都没有覆盖总体中的全部数据，因此需要对其代表性进行评估。大数据中存在不属于研究总体的噪声数据的情况下，大数据中样本可能重复出现，也会有些样本不在研究目标里，统计推断就比较困难，需要对数据进行“清洗”。

三、公共卫生大数据分析的常用方法

数据挖掘是指从大量、不完全、有噪声、模糊、随机的数据中提取蕴含其中的、事先不得知但又潜在有用的信息和知识的过程。数据挖掘理论和技术的发展让公共卫生大数据分析成为可能。数据挖掘包括预测和描述两类方法，公共卫生中常用的具体方法有关联分析、分类与预测、聚类分析、可视化分析、数据仓库（data warehouse，DW）与联机分析处理（online analytical processing，OLAP）等。

关联分析描述数据之间的密切程度，反映事件之间的关联，从而根据已知情况对未知问题进行预测，对于卫生决策和疾病控制具有重要意义，如对疾病和气象数据的关联分析，了解疾病的发生与气象因素之间的关联，从而在一定程度上对疾病的预防控制策略提供支持。

神经网络分析是模拟大脑的神经组织结构和工作机制，由节点和相互连接的结构构成自适应非线性模型，能够自身适应环境、总结规律、完成运算识别，具有良好的预测效果，如模拟传染病的时空扩散（图 21-5）。

决策树是一种分类方法，利用信息增益寻找最大信息量的属性建立节点，自顶向下据节点属性不同取值建立分支，构建树的模型，使分类规则可视化。

数据可视化分析是以图形、图像、虚拟现实等易为人们所理解的方式展示原始数据间的复杂关系、潜在信息及发展趋势，如食源性感染的可视化显示（图 21-6）。

DW（数据仓库）是为用户提供各种手段从数据中获取信息和知识的信息提供平台，为数据存储和决策分析提供支持。DW 关注决策者所需要的主题，排除无用信息，可以集成多个不同数据源，随着时间的变化而变化且数据不易丢失。OLAP 是基于多维数据库和多维分析的一类技术，专门用于支持复杂决策的决策分析工具。它与 DW 互为补充，DW 进行数据管理，OLAP 进行复杂的分析，侧重于决策分析，并提供直观的查询结果，是数据仓库的主要应用。图 21-7 展示了 DW 在疾病负担研究技术平台架构中的位置。

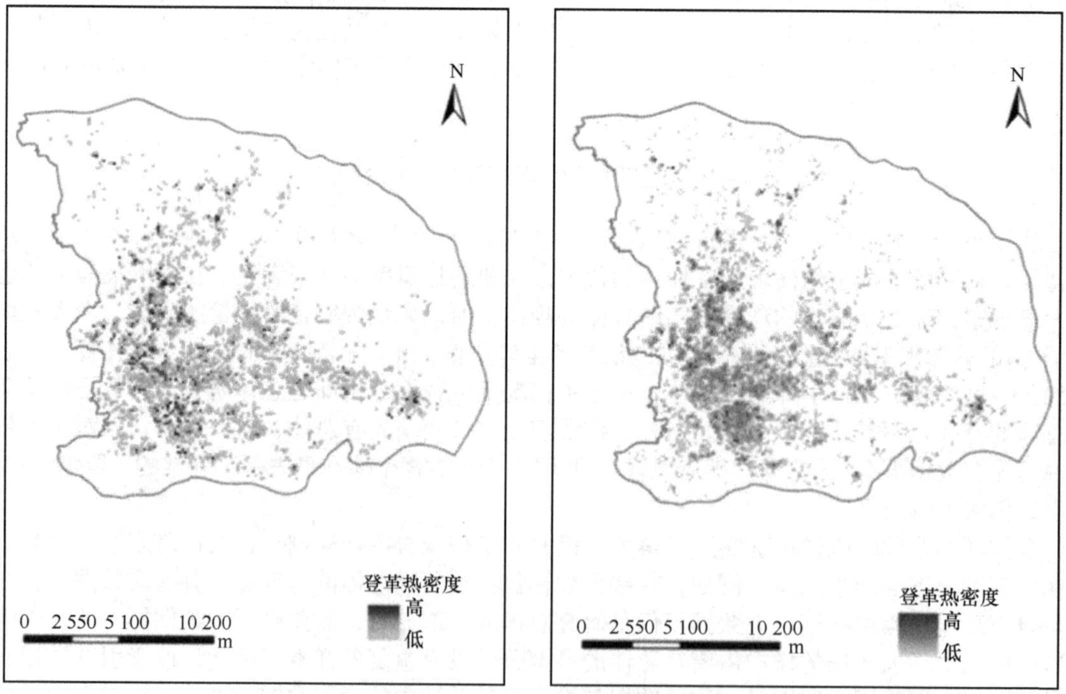

图 21-5 利用神经网络模型模拟登革热时空扩散的模拟密度图（左）和实际密度图（右）

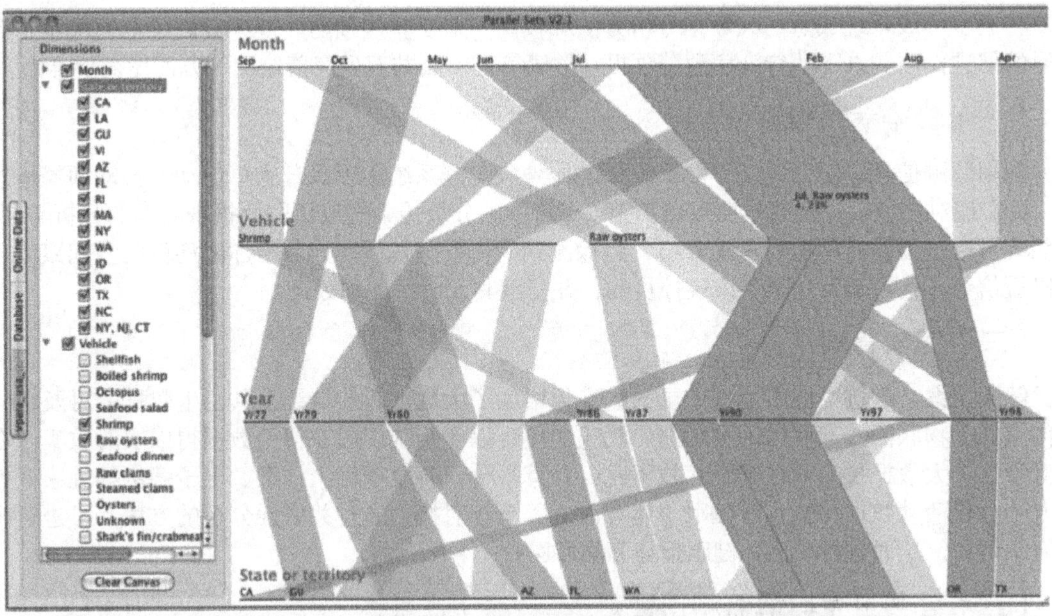

图 21-6　副霍乱溶血性弧菌感染暴发可视化研究结果

横轴线条长度表示发病例数，通过带颜色的线条的联结显示了不同时间、地区由食用虾和生牡蛎造成感染的情况。例如，七月份为高发月份，其中 1 例食用虾感染，该病例感染于 1980 年，发生在关岛（GU），其他为食用生牡蛎感染，3 例发生于华盛顿（WA）（1987 年 1 例，1990 年 2 例），还有 1 例发生于 1997 年俄勒冈州（OR）

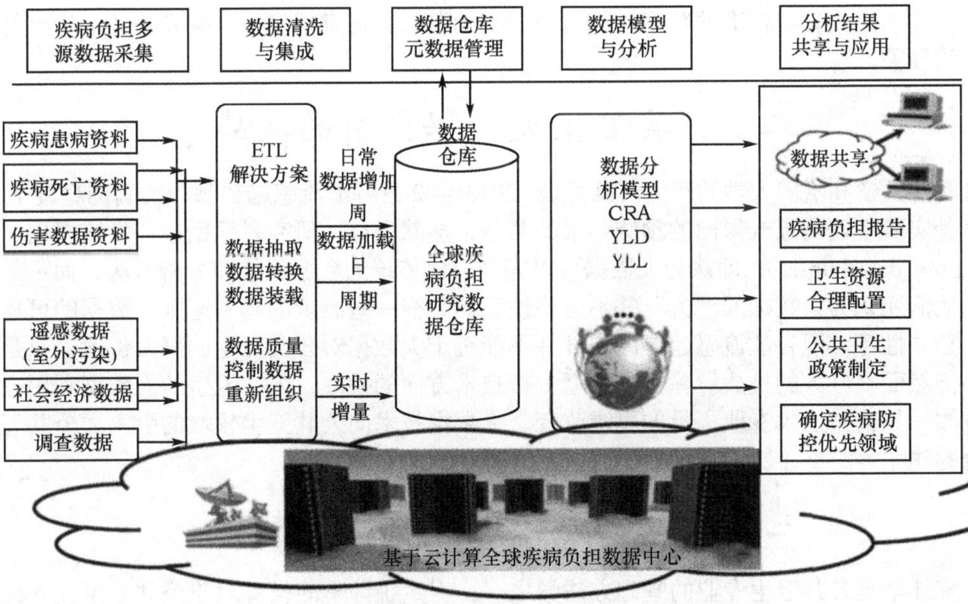

图 21-7　疾病负担大数据平台

进展与评述

一、公共卫生大数据分析的应用前景

公共卫生大数据的分析利用还处于研究探索阶段，随着公共卫生信息化的发展，如区域卫生信息平台、电子病历和健康档案的逐步建立，数据挖掘等大数据分析技术的在公共卫生领域的应用，将逐步形成系统成熟的大数据分析方法和模型，对于疾病预防、健康促进、卫生决策都具有重要的促进作用。以下从传染病预警预报、健康管理、公共卫生舆情监测等方面做简要介绍。

（一）传染病预警预报

利用监测信息资源，对基于网络直报的传染病监测系统实现以日为单位动态自动预警概念模型，可实现对传染病暴发的早期自动预警，支持中国分级传染病疫情监测报告数据的分析与利用。该系统可通过预警模型实时自动分析，将探测到的传染病发病率异常增加或病例的空间聚集通过手机短信等方式自动发送至各级疾控机构，并提醒其及时关注和处理。

（二）健康管理

健康档案、病例等健康监测记录的数字化增加了大数据时代传统公共卫生数据的可及性，健康传感器、物联网、互联网等技术的广泛应用使难以靠传统手段获得的数据得以实时收集。在这个背景下，大数据技术如数据仓库技术、云计算平台，将电子健康档案、电子病例等健康数据和个人社会化活动数据（饮食、睡眠、体育锻炼等）相对接，通过关联性分析的方法，可进行个性化健康评估，从而进行个性化健康指导和临床医疗。

（三）公共卫生舆情监测预警

目前，网络媒体已经成为人们获取信息的重要来源，互联网上涉及传染病、突发公共卫生事件以及公共卫生安全方面的新闻、社交网络等信息，对公共卫生决策也具有重要意义。使用网络信息抓取技术，抓取相关信息，已经成为公共卫生监测的另一重要手段。通过文本挖掘技术进行舆情监测的同时，可以将监测数据输入预警预报模型进行预测分析，以报表、统计图、趋势图的形式显示，并与达到警告标准的数据进行对应级别的警告，得到传染病、突发公共卫生事件在网络中舆情的预警。

二、公共卫生大数据分析的挑战

来自西北大学和哈佛大学的研究团队发现，2013 年 2 月谷歌流感趋势预测的病例超过了 CDC 根据全美各实验室监测报告得出的预测结果的两倍，显然失准。研究者根据这一发现提出“大数据傲慢”（big data hubris），即认为大数据可以完全取代传统的数据收集和分析方法，而不是作为其补充。他们还认为大数据的“大”并不应该使我们忽视一些测量的基本原则，数据的可靠性、有效性、独立性等。但谷歌流感趋势的失准并不能否定大数据对公共卫生的巨大价值，只是在分析技术上仍然面临巨大的挑战。除了大数据分析技术方面的挑战，公共卫生的大数据利用也面临相应的挑战，如公共卫生专业人员的思维改变、大数据技术向公共卫生领域的引入、公共卫生大数据平台的建立等。

三、大数据分析的卫生统计教育

卫生统计学是公共卫生专业的基础方法学之一，卫生统计学的教育对于公共卫生发展具有重要意义。当大数据分析越来越多地应用于公共卫生领域，将大数据统计分析思维、理论和方法纳入到卫生统计学教育中十分必要。

首先，让学生明确大数据分析思维和理论与传统卫生统计学的差异，如理解大数据的“数据”与传统数据的不同，掌握大数据对传统统计概念的特殊定义，熟练大数据的分析思维，加强从大数据的角度分析公共卫生问题的观念等。其次，要加强数学和计算机基础教育，大数据的复杂性，必然导致其分析方法的特殊性，不能套用传统统计方法，数学基础的学习有利于更好地理解、应用甚至开发大数据方法。大数据的发展与先进的计算机技术平台密不可分，大数据更是以多种形式进行数字化存储，要充分地挖掘这些数据，对计算机技术的学习，包括特殊软件技术的学习，将大有益处。

（许亚运 何首杰 李十月）

参考文献

韩志琰，甄天民，谷景亮，等. 2014. 基于3521工程的区域卫生信息化建设总体设计框架.中华医学图书情报杂志，23（3）：19-22.

李金昌. 2014. 大数据与统计新思维. 统计研究，31（1）：10-17.

李卫红，陈业滨，闻磊，等. 2015. 基于GA-BP神经网络模型的登革热时空扩散模拟[J].中国图象图形学报，c20（7）：981-991.

马化腾，张晓峰，杜军. 2015. 互联网+：国家战略行动路线图.北京：中信出版社.

马加奇. 2016. 数字疾控与智慧公卫——区域卫生平台公共卫生应用建设思路.

马家奇，杨功焕，施晓明. 2006. 基于 I T 技术平台的中国疾病监测.疾病监测，21（1）：1-3.

王宇. 2015. 从系统建设，向整合应用发展.北京：中国疾病预防控制中心.

维克多·迈尔·舍恩伯格.2013. 大数据时时代：生活、工作与思维的大变革. 浙江：浙江人民出版社.

于石成，肖革新. 2013. 全球疾病负担研究——大数据分析应用实例. 医学信息学杂志，34（9）：12-16.

智勇，段宇. 2015. 智慧医疗产业结构及发展现状探析. 现代管理科学，9：52-54.

Ginsberg J，Mohebbi MH，Patel RS，et al. 2009. Detecting influenza epidemics using search engine query data. Nature，457（7232）：1012-1014.

Sims JN，Isokpehi RD，Cooper GA，et al. 2012. Visual Analytics of Surveillance Data on Foodborne Vibriosis，United States，1973–2010. Environmental Health Insights，5（5）：71-85.

索　引

J

K

L

M

N

P

Q

R

S

T

W

X

Y

Z

其他